"十四五"首批职业教育河南省规划教材

医养结合应用技术丛书

老年人生活照护

Life Care for the Elderly

主 编　郑鹏远

郑州大学出版社

图书在版编目(CIP)数据

老年人生活照护 / 郑鹏远主编. — 郑州：郑州大学出版社，2022. 6(2024.1 重印)

（医养结合应用技术丛书）

ISBN 978-7-5645-8332-3

Ⅰ. ①老… Ⅱ. ①郑… Ⅲ. ①老年人 - 护理学 Ⅳ. ①R473.59

中国版本图书馆 CIP 数据核字(2021)第 232341 号

老年人生活照护

LAONIANREN SHENGHUO ZHAOHU

选题总策划	苗　萱		封面设计	陈　青
助理策划	张　楠		版式设计	苏永生
责任编辑	张彦勤		责任监制	李瑞卿
责任校对	张　楠			

出版发行	郑州大学出版社		地　　址	郑州市大学路 40 号(450052)
出版人	孙保营		网　　址	http://www.zzup.cn
经　销	全国新华书店		发行电话	0371-66966070
印　刷	郑州宁昌印务有限公司			
开　本	787 mm×1 092 mm　1 / 16			
印　张	28.5		字　　数	674 千字
版　次	2022 年 6 月第 1 版		印　　次	2024 年 1 月第 2 次印刷

书　号	ISBN 978-7-5645-8332-3		定　价	108.00 元

本书如有印装质量问题，请与本社联系调换。

编审委员会

王自立　河南省卫生健康委老龄健康处

朱声永　河南省卫生健康委老龄健康处

张　浩　郑州市卫生健康委老龄健康处

郑鹏远　郑州大学第五附属医院

杨　捷　新乡医学院三全学院

张　艳　郑州大学护理与健康学院

张松峰　商丘医学高等专科学校

苗　萱　郑州大学出版社

编委名单

主　　编　　郑鹏远　　郑州大学第五附属医院

副 主 编　　赵志刚　　郑州颐和医院

　　　　　　王少亭　　郑州大学第五附属医院

　　　　　　赵　敏　　河南中医药大学第一附属医院

　　　　　　汪桂琴　　郑州大学第五附属医院

　　　　　　薛松梅　　新乡医学院三全学院护理学院

　　　　　　魏联杰　　河南中医药大学第一附属医院

编　　委　　王　琰　　郑州大学第五附属医院

　　　　　　韩晓霞　　郑州大学第五附属医院

　　　　　　董安琴　　郑州大学第五附属医院

　　　　　　张秋君　　郑州大学第五附属医院

　　　　　　梁廷营　　郑州大学第五附属医院

　　　　　　罗晓华　　郑州大学第五附属医院

　　　　　　郭　君　　郑州大学第五附属医院

　　　　　　王　润　　郑州大学第五附属医院

　　　　　　程　智　　郑州大学第五附属医院

　　　　　　袁慧丽　　郑州大学第五附属医院

　　　　　　田雨同　　郑州大学护理与健康学院

　　　　　　望永鼎　　商丘医学高等专科学校

　　　　　　陈　欣　　河南中医药大学第一附属医院

　　　　　　荣　惠　　河南中医药大学第一附属医院

　　　　　　赵明利　　郑州颐和医院

　　　　　　刘惠萍　　河南省职工医院

　　　　　　刘左右　　郑州大学第五附属医院

　　　　　　周亚捷　　郑州大学第五附属医院

　　　　　　孙永秒　　郑州大学第五附属医院

　　　　　　张　鋆　　郑州大学第五附属医院

编写秘书　　张　楠　　郑州大学出版社

　　　　　　付珈珈　　郑州大学第五附属医院

　　　　　　李　珍　　郑州大学第五附属医院

一、教材编写背景

1. 我国老龄化形势日益严峻。据我国第7次全国人口普查数据显示,全国60岁及以上人口已经达到2.64亿,占比18.7%,其中65岁及以上人口1.9亿,占比达到13.5%,同时,平均家庭户人口2.62,规模继续缩小,家庭照护能力进一步减弱。

2. 健康养老上升为国家战略。家家有老人,人人都会老,养老问题是家事也是国事。在我国"未富先老"的背景下,党和政府高度重视养老问题。习近平总书记在十九大报告中指出:"积极应对人口老龄化,构建养老、孝老、敬老政策体系和社会环境,推进医养结合,加快老龄事业和产业发展。"2020年李克强总理在政府工作报告中要求,"促进医养康养相结合,发展普惠型养老服务和互助性养老"。医养结合成为老龄化社会背景下,满足老年人群多元需求的新突破。

3. 医养结合型人才欠缺。"十四五"期间,面对"银发浪潮",预计有4 400多万的失能、半失能老年人,随之而来的是健康与照护问题不断叠加。因此亟需知识面广、素质高、综合能力强的复合型人才。而我国在涉老专业人才培养上,仍存在许多短板,满足居家养老和社区健康服务需求的基层人才尤为缺乏,目前各高校及培训机构尚未开设"医养结合"方向的教育,医养结合型人才培养与快速发展的人口老龄化现状严重不匹配。

4. 医养结合《老年人生活照护》类教材短缺。在中国知网、万方数据、维普数据库及PubMed等国内外文献数据库中检索,并未发现相关文献及教材记录。全国高校开办老年相关专业的数量逐年增多,而聚焦老年人最基础的生活照护、与国际接轨、具有系统思维、满足老年人多元照护需求的培训教材严重匮乏,"医养结合应用技术丛书"的《老年人生活照护》填补了此类教材的空白。

二、教材特色

1. 教材聚焦失能老年人长期照护技术,探索了理论与技术创新。教材主编郑州大学第五附属医院院长郑鹏远教授团队,借助目前承担的国家重点研发计划"主动健康和老龄化科技应对专项'医养结合服务模式与规范的应用示范'(2020YFC2006100)项目",站在全球老龄化视角,从医学、康复、护理等专业角度出发,结合我国国情,组织国内大批医养结合领域知名专家、学者,共同编写了"医养结合应用技术丛书"中的《老年人生活照护》教材。

2. 教材纳入了主动健康理念并全程融入人文关怀实操创新。立足于培养学生与从业实操人员,提升主动观察老年人需求与生活自理能力,帮助老年人最大限度恢复自我照护能力的角度,全程人文关怀,把主动健康与智慧照护纳入教材模块中,采用系统化的护理程序实操方法。

3. 教材具有较强的实用性、整体性、科学性与系统性。本教材为优化医疗卫生资源、提升老年照护技术，填补"十四五"相关专业教材空白提供技术与专业创新。

4. 教材内容传承传统基础照护技术，并融入互联网+智慧技术。该教材在编制过程中，结合科技部大课题"主动健康科技应对"研究，引导聚焦新时代老年人特点、国内国际照护环境与方法的发展及变化，将专业教学标准与国家政策要求、职业技能标准融合，增设了"主动健康照护"与"智慧生活照护"章节，与功能与心理评定及照护，移动、移位照护，饮食照护，排泄照护，睡眠照护，清洁照护共组成8个模块。以提高老年人生命质量与尊严为目标，定制不同程度的生活照顾及护理服务，形成覆盖老年人全生命周期的一站式系统基础照护服务。

老吾老以及人之老，走进"十四五"，面对快速发展的老龄化进程与互联网时代老年人的多元需求，技能人才队伍是医养结合工作中不可或缺的重要力量。本教材探索建立具有中国特色与时代特色的医养结合技能人才培养新模式，为建设健康中国提供技能人才支持。

故此，我积极向大家推荐这部教材。

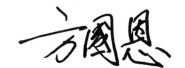

中国康复医学会会长

2021 年 9 月 29 日

◉ 国家重点研发计划
◉ 主动健康和老龄化科技应对专项"医养结合服务模式与规范的应用示范"（项目编号：2020YFC2006100）
◉ "十四五"首批职业教育河南省规划教材

目 录

概论 ………………………………………………………………………………… 1

　　一、人口老龄化形势严峻,照护负担叠加,我国社会照护保障挑战大 ………… 2

　　二、医养结合经过近十年发展已经上升为国家战略,规范化的失能照护供给是
　　　医养结合最重要的基础支撑 ………………………………………………… 3

　　三、发达国家养老经验与制度体系建设的启发借鉴 ………………………………… 4

　　四、老年照护人才培养与教材短缺成为制约医养结合基础发展的"拦路虎" ……… 5

　　五、"医养结合应用技术丛书"《老年人生活照护》编写思路与框架创新 ……… 6

第一章　主动健康照护 …………………………………………………………… 11

　第一节　主动健康的概念、作用与意义 ………………………………………… 11

　　一、主动健康的概念 ……………………………………………………………… 11

　　二、主动健康的作用与意义 ……………………………………………………… 12

　第二节　主动健康积极性培养 …………………………………………………… 13

　　一、唤醒照护 ……………………………………………………………………… 14

　　二、自我保健与自我健康促进 …………………………………………………… 17

　　三、团体活动规划与提升 ………………………………………………………… 25

　　四、益智游戏 ……………………………………………………………………… 31

　　五、老年大学与产业园区 ………………………………………………………… 35

　第三节　主动健康锻炼 …………………………………………………………… 39

　　一、有效呼吸训练法 ……………………………………………………………… 39

　　二、手功能锻炼操 ………………………………………………………………… 44

　　三、防摔倒锻炼操 ………………………………………………………………… 46

　　四、传统全身功能锻炼操 ………………………………………………………… 47

　第四节　健康养生 ………………………………………………………………… 54

　　一、膳食营养 ……………………………………………………………………… 54

　　二、调理养生 ……………………………………………………………………… 60

第二章　综合评估及照护 ………………………………………………………… 64

　第一节　概述 ……………………………………………………………………… 64

　　一、老年人综合评估的概念 ……………………………………………………… 64

　　二、老年人综合评估的内容 ……………………………………………………… 64

1

三、老年人综合评估的意义 ⋯⋯⋯⋯⋯⋯⋯⋯ 66

第二节 老年人躯体功能评估 ⋯⋯⋯⋯⋯⋯⋯⋯ 66

一、日常生活能力评估 ⋯⋯⋯⋯⋯⋯⋯⋯⋯ 67

二、感知觉与沟通能力评估 ⋯⋯⋯⋯⋯⋯⋯ 75

三、吞咽功能评估 ⋯⋯⋯⋯⋯⋯⋯⋯⋯⋯ 84

四、视、听功能评估 ⋯⋯⋯⋯⋯⋯⋯⋯⋯ 88

五、运动能力评估 ⋯⋯⋯⋯⋯⋯⋯⋯⋯⋯ 92

第三节 老年人精神心理状态评估 ⋯⋯⋯⋯⋯⋯ 102

一、认知功能评估 ⋯⋯⋯⋯⋯⋯⋯⋯⋯⋯ 102

二、情绪和情感评估 ⋯⋯⋯⋯⋯⋯⋯⋯⋯ 108

三、人格评估 ⋯⋯⋯⋯⋯⋯⋯⋯⋯⋯⋯⋯ 112

四、压力评估 ⋯⋯⋯⋯⋯⋯⋯⋯⋯⋯⋯⋯ 115

五、老年角色与角色适应评估 ⋯⋯⋯⋯⋯⋯ 120

六、文化评估 ⋯⋯⋯⋯⋯⋯⋯⋯⋯⋯⋯⋯ 127

七、精神状态与社会参与能力评估 ⋯⋯⋯⋯ 132

第四节 常见老年综合征的评估 ⋯⋯⋯⋯⋯⋯⋯ 134

一、跌倒 ⋯⋯⋯⋯⋯⋯⋯⋯⋯⋯⋯⋯⋯⋯ 135

二、痴呆 ⋯⋯⋯⋯⋯⋯⋯⋯⋯⋯⋯⋯⋯⋯ 135

三、尿失禁 ⋯⋯⋯⋯⋯⋯⋯⋯⋯⋯⋯⋯⋯ 141

四、抑郁 ⋯⋯⋯⋯⋯⋯⋯⋯⋯⋯⋯⋯⋯⋯ 144

五、谵妄 ⋯⋯⋯⋯⋯⋯⋯⋯⋯⋯⋯⋯⋯⋯ 146

六、睡眠障碍 ⋯⋯⋯⋯⋯⋯⋯⋯⋯⋯⋯⋯ 148

七、疼痛 ⋯⋯⋯⋯⋯⋯⋯⋯⋯⋯⋯⋯⋯⋯ 151

八、帕金森综合征 ⋯⋯⋯⋯⋯⋯⋯⋯⋯⋯ 152

九、多重用药 ⋯⋯⋯⋯⋯⋯⋯⋯⋯⋯⋯⋯ 154

十、营养不良 ⋯⋯⋯⋯⋯⋯⋯⋯⋯⋯⋯⋯ 155

十一、衰弱 ⋯⋯⋯⋯⋯⋯⋯⋯⋯⋯⋯⋯⋯ 157

十二、压力性损伤 ⋯⋯⋯⋯⋯⋯⋯⋯⋯⋯ 159

十三、肌少症 ⋯⋯⋯⋯⋯⋯⋯⋯⋯⋯⋯⋯ 161

十四、深静脉血栓 ⋯⋯⋯⋯⋯⋯⋯⋯⋯⋯ 162

第五节 老年人生活质量与死亡质量评估 ⋯⋯⋯ 165

一、老年人生活质量评估 ⋯⋯⋯⋯⋯⋯⋯⋯ 165

二、老年人死亡质量评估 ⋯⋯⋯⋯⋯⋯⋯⋯ 168

第六节 老年人护理需求等级评估 ⋯⋯⋯⋯⋯⋯ 169

一、概述 ⋯⋯⋯⋯⋯⋯⋯⋯⋯⋯⋯⋯⋯⋯ 170

二、老年人能力评估 ⋯⋯⋯⋯⋯⋯⋯⋯⋯ 172

三、老年综合征罹患情况 ⋯⋯⋯⋯⋯⋯⋯⋯ 173

四、护理需求等级评定 ⋯⋯⋯⋯⋯⋯⋯⋯⋯ 173

第七节　身体形态评估 ································· 173
　　一、正常姿势评估 ······························· 173
　　二、常见的异常姿势评估 ······················ 174
　　三、身体形态评估方法 ························· 176
第八节　运动功能评估 ································· 178
　　一、肌力评估的方法 ··························· 178
　　二、主要肌肉的常用检查手法 ················ 179
　　三、肌张力评估 ······························· 182
　　四、关节活动度评估 ··························· 185
　　五、疼痛的分类及评估 ························· 189
　　六、常见骨骼肌肉系统疾病评估 ·············· 190
第九节　防跌倒评估 ································· 197
　　一、平衡功能评估 ····························· 197
　　二、协调功能评估 ····························· 203
　　三、本体感觉评估 ····························· 204
　　四、步态分析 ································· 205
　　五、知觉障碍评估 ····························· 206
第十节　认知功能评估 ······························· 211
　　一、注意障碍评估和记忆障碍评估 ············ 212
　　二、老年人认知功能筛查量表 ················ 212
　　三、临床痴呆评定量表 ························· 213
第十一节　心肺功能评估 ····························· 214
　　一、心功能评估 ······························· 214
　　二、肺功能评估 ······························· 216
第十二节　老年人特殊心理问题照护 ················· 219
　　一、酒精依赖老年人的心理照护 ·············· 219
　　二、烟草依赖老年人的心理照护 ·············· 221
　　三、药物依赖老年人的心理照护 ·············· 224
　　四、暴力行为老年人的心理照护 ·············· 226
　　五、老年人常见心身疾病的心理照护 ·········· 228
　　六、衰弱综合征老年人的照护 ················ 230
　　七、失能老年人的照护 ························· 232
　　八、临终老年人的照护 ························· 234
　　九、老年人社会适应与家庭问题照护 ·········· 238

第三章　移动、移位照护 ····························· 248
第一节　老年人卧位更换方法 ······················· 248
　　一、概述 ····································· 248

二、常用卧位种类及适用人群 ……………………………………… 249

三、卧位的变换方法 ………………………………………………… 250

第二节 助行器具的使用方法 ……………………………………… 252

一、助行器具的种类、作用 ………………………………………… 252

二、老年人助行器具使用方法 ……………………………………… 254

三、老年人助行器具使用时常见异常情况及处理措施 …………… 254

四、操作程序 ………………………………………………………… 255

第三节 轮椅转运 …………………………………………………… 257

一、轮椅的种类 ……………………………………………………… 257

二、老年人轮椅使用方法 …………………………………………… 257

三、老年人轮椅使用要点、常见异常情况及处理措施 …………… 258

四、操作程序 ………………………………………………………… 258

第四节 平车转运 …………………………………………………… 260

一、平车转运法分类 ………………………………………………… 260

二、使用平车转运老年人的观察要点 ……………………………… 261

三、老年人平车转运时常见异常情况及处理措施 ………………… 261

四、操作程序 ………………………………………………………… 261

第四章 饮食照护 …………………………………………………… 264

第一节 老年人的饮食特点 ………………………………………… 264

一、老年人的饮食现况 ……………………………………………… 264

二、老年人的膳食需求 ……………………………………………… 269

三、老年人的营养状态评估 ………………………………………… 274

四、中医饮食养生知识 ……………………………………………… 284

第二节 老年人饮食照护 …………………………………………… 287

一、概述 ……………………………………………………………… 288

二、营养不良老年人的饮食照护 …………………………………… 288

三、老年痴呆患者的饮食照护 ……………………………………… 291

四、吞咽障碍老年人的饮食照护 …………………………………… 298

五、代谢综合征老年人的饮食照护 ………………………………… 306

第三节 老年人饮食照护的技巧 …………………………………… 309

一、经口喂食照护技巧 ……………………………………………… 310

二、管饲进食照护技巧 ……………………………………………… 311

三、噎呛照护技巧 …………………………………………………… 314

四、误吸照护技巧 …………………………………………………… 319

第五章 排泄照护 …………………………………………………… 323

第一节 老年人排尿照护 …………………………………………… 323

一、概述 ……………………………………………………………………… 323

二、排尿活动评估 …………………………………………………………… 323

三、常见排尿异常老年人的照护技术 ……………………………………… 327

第二节　老年人排便照护 …………………………………………………… 337

一、概述 ……………………………………………………………………… 337

二、排便活动评估 …………………………………………………………… 337

三、常见排便异常老年人的照护技术 ……………………………………… 341

第六章　睡眠照护 …………………………………………………………… 352

第一节　老年人睡眠特点及常见睡眠问题 ………………………………… 352

一、概述 ……………………………………………………………………… 352

二、老年人睡眠特点 ………………………………………………………… 354

三、老年人常见睡眠问题 …………………………………………………… 355

第二节　老年人睡眠障碍评估 ……………………………………………… 367

一、概述 ……………………………………………………………………… 367

二、评估方法 ………………………………………………………………… 367

三、老年人常见睡眠问题评估 ……………………………………………… 369

第三节　老年人睡眠照护 …………………………………………………… 372

一、一般护理 ………………………………………………………………… 372

二、常见睡眠障碍的照护措施 ……………………………………………… 375

第七章　清洁照护 …………………………………………………………… 388

第一节　老年人口腔清洁 …………………………………………………… 388

一、评估 ……………………………………………………………………… 388

二、口腔清洁照护 …………………………………………………………… 389

第二节　老年人头发清洁 …………………………………………………… 392

一、评估 ……………………………………………………………………… 393

二、头发清洁照护 …………………………………………………………… 393

第三节　老年人皮肤清洁 …………………………………………………… 397

一、评估 ……………………………………………………………………… 397

二、皮肤清洁照护 …………………………………………………………… 398

第四节　老年人会阴部清洁 ………………………………………………… 404

一、评估 ……………………………………………………………………… 404

二、会阴部清洁照护 ………………………………………………………… 405

第五节　老年人足部清洁 …………………………………………………… 406

一、评估 ……………………………………………………………………… 407

二、足部清洁照护 …………………………………………………………… 407

第八章　智慧生活照护 ·· 410

第一节　概述 ··· 410

　　一、老年智慧生活照护的概念 ···················· 410

　　二、老年智慧生活照护特点 ······················ 411

　　三、老年智慧生活照护的意义 ···················· 412

　　四、老年智慧生活照护应用前景及发展趋势 ········ 414

第二节　智慧生活照护服务体系 ···················· 415

　　一、老年智慧生活照护服务体系相关概念 ·········· 415

　　二、老年智慧生活照护服务体系的服务内容及形式 ·· 416

　　三、老年智慧生活照护服务体系的应用及管理 ······ 417

第三节　智慧生活照护服务平台 ···················· 419

　　一、老年智慧生活照护服务平台框架设计 ·········· 419

　　二、老年智慧生活照护服务平台需求表达 ·········· 424

　　三、老年智慧生活照护服务平台运营及管理 ········ 426

　　四、老年智慧生活照护服务平台数据管理及信息安全保障 ·· 429

第四节　智慧生活照护服务管理 ···················· 434

　　一、老年智慧生活照护服务方式及需求评估 ········ 434

　　二、老年智慧生活照护服务形式匹配及宣教 ········ 436

　　三、老年智慧生活照护服务质量管理及评价 ········ 437

参考文献 ·· 438

概论

老年人的养老问题是一个全球性课题。中国老龄化来势汹汹,与世界其他国家有明显不同。法国 60 岁以上老年人口比例从 10% 升至 20% 大约历经 130 年,瑞典约 100 年,美国约 80 年,而中国不到 30 年。30 年快速进入老龄化的速度与发达国家 100 余年慢慢变老的历史长河相比,中国尚未做好准备。自古以来中国就有"百善孝为先"的文化传统,孝文化在中国历史上起到稳定家庭、促进社会发展的积极作用。从古至今,中华文化被世人向往和追求。浩如烟海的文化著作,代代辈出的伟大思想家,永无竭尽的奋斗史诗,"老吾老以及人之老"的尊老、爱老、孝老的传统美德,在中华文化史册上浓墨重彩,被誉为世界上璀璨的瑰宝,被世界各国广为流传与效仿。

伴随着中华文明传承发展的浩瀚长河,纵览我国老龄化的快速进程,党中央、国务院高度重视、积极应对人口老龄化和实施健康中国战略,对建立完善覆盖生命全周期、健康全过程的卫生健康服务体系,推进健康老龄化,提高老年人健康水平提出明确要求。我国 2.64 亿老年人群与超过 4 400 万的失能、半失能老年人群,护理需求明显高于全体人群平均水平,对专业的医疗护理服务呈现庞大而刚性的需求。构建老年照护培训教材,提升照护从业人员的照护水平,是加快发展老年照护服务、积极应对人口老龄化的重要内容,也是实施健康中国战略的基础要求,是人人享有健康的基本保证。现阶段,我国尚未建立起全国范围内的养老服务专业人才照护培养与配置体制,各地照护服务人才一方面水平参差不齐,一方面发展空间受到限制,从而造成了人才资源浪费与人才流失并存的现象。此外,地区之间照护人才发展不平衡,经济发达地区的养老服务人才数量多、服务质量相对较高,经济欠发达地区养老服务人才数量不足、服务质量相对较差;超过 4 400 万的失能老年人群体,对养老照护人员需求超过 1 000 万人,而目前我国不足 30 万照护从业人员,缺口巨大,养老照护人员呈现从业人数少、专业素养低的窘境,严重制约了我国养老服务质量的整体提升,阻碍了我国养老事业的发展。

再览我国医养结合启蒙发展的现实场景。凭借习近平总书记十九大报告"推进医养结合,加快老龄事业和产业发展"的政策东风,贯彻落实中共中央"十四五"规划"全面推进健康中国建设,实施积极应对人口老龄化国家战略。构建居家社区机构相协调、医养康养相结合的养老服务体系"的规划要求,聚焦老年人生命全过程的整体健康,整合资源,挖掘生态天赋、基础照护与科研禀赋的融合,用"人与自然和谐共生,健康老龄化科技应对"的理念与方法,引导医养结合领域管理者与从业者,在老年人生活照护养老服务方面趋向专业化、科学化与标准化,同时纳入产业化与智慧化元素,实现医养结合之老年人生活照护的新突破、新跨越,推进"十四五"期间科学化培养医养结合基础人才,促进医养结合事业高质量发展。

一、人口老龄化形势严峻,照护负担叠加,我国社会照护保障挑战大

（一）我国老龄人口基数大、进程快

第7次全国人口普查主要数据显示,我国60岁及以上人口已经达到2.64亿,占比18.7%,其中65岁及以上人口1.9亿,占比达到13.5%,全国已有6省老年人口超1 000万;而户别人口只有2.62,家庭户规模继续缩小,伴随着高龄、空巢老年人口的不断增多,政府财政负担、家庭养老照护负担进一步加重,严峻的老龄化形势伴随着新时代人民生活水平不断提升的趋势,对照护质量与技能提出了更高的要求。

（二）新时代老年人文化与生活照护需求旺盛给养老服务供给提出了新挑战

资料显示,20世纪60年代是新中国成立以来的生育高峰期,特别是自1962年到1973年的"婴儿潮",不到10年时间新增2.6亿人。这批人将在今后几年步入老龄群体,他们伴随着新中国的发展壮大,伴随着文化教育水平与经济发展水平的提升,将产生一批"文化需求与生活照护需求"同样旺盛以及多元的"新一代老年人",有些平台称为"现代老年人"。他们对照护有更高质量的需求,对养老有更高层次的文化诉求。在2021年全国两会上,"如何在基础照护上提升质量与文化内涵"也是代表委员们关注的热点。伴随着"十四五"时期新时代的到来,聚焦这批现代老年人的出行、就医、消费、文娱、办事、网络、社交等多个场景会有多元化的需求,站在他们已经接轨"数字化生活",开始享受数字化带来的生活便利的角度,亟需生活照护向高质量与科学化发展。在这个过程中,充分发挥各类社会组织、团体、非营利机构、高校的作用,构建服务老年群体的社会体系,营造良好的环境氛围;从教育做起,使我国的孝老文化与"数字化生活"有效融合,研发更多适应老年人的产品和数字化服务,因此,亟需照护方法的现代化改进、照护专业人才的现代化提升与与时俱进的教材改进。

（三）高龄、空巢、失能、慢性病老年人数量呈现快速增长趋势

目前我国失能、半失能老年人超过4 000万人,席杨娟等的研究数据表明失能老年人占比达12.27%,失能的老年人数量随着年龄的增长而增加,85岁及以上老年人的失能占比达到51.53%;高龄、空巢、慢性病老年人数量呈现快速增长态势,养老压力叠加。

（四）长期照护保险试点阶段尚未形成科学统一的保险制度,亟需照护供给侧改革催生长期护理保险

2016年6月,人社部发布了《关于开展长期护理保险制度试点的指导意见》,决定在全国15个城市开展长期护理保险制度试点。2020年9月,国家医保局会同财政部印发《关于扩大长期护理保险制度试点的指导意见》,新增14个城市扩大试点。目前,我国政府建立了长期护理保险制度的框架,开始了以社会保险机制来解决老龄化问题的第一步,试点地区的部分失能老人的长期护理服务得到了一定的保障。经过近几年的探索,

我国对长期照护保险制度形成了对经评估达到规定照护等级的长期失能、失智人员,为其基本生活照护和与基本生活密切相关的医疗护理提供服务保障的社会保险制度,这样明晰的概念框架。而如何科学评估?如何规范提供生活照护和与生活照护密切相关的医疗护理服务?目前我国各个层次的高等教育院校或者高职高专院校并没有相关教材。因此,教材缺失将是管理者、从业者、机构与居家照护方法不足的关键影响因素。

我国庞大的老年群体数量与失能、半失能老人的数量在不断增加。"十四五"时期随着新一代老年人群体的加入与家庭结构小户型的改变和赡养功能的弱化,照护压力叠加。失能老年人的长期照护给个人及其家庭带来了沉重的经济和照护负担,这已成为社会所共同面临的风险,同时也给我国的社会保障体系带来了极大挑战,将倒逼"十四五"时期的养老照护供给侧结构性改变与技术性革新,来适应现阶段我国老年人多元化的照护需求。这个时期将是我国积极应对人口老龄化国家战略不可回避的挑战与机遇期;激发照护领域专业人员在照护方法、流程与管理上按照需求导向、问题导向、社会需要导向进行照护供给改革;特别教育培训需要跟进,亟需相对应的照护教材支撑。

二、医养结合经过近十年发展已经上升为国家战略,规范化的失能照护供给是医养结合最重要的基础支撑

在"未富先老"的背景下,深度老龄化带来的巨大压力已经对现有养老保障体系提出了日益严峻的考验。养老问题是家事也是国事。医养结合将现代医护技术与养老服务相结合,实现了养老模式的新突破,成为发展中国特色养老事业的必然选择;2020年9月27日,国家卫生健康委员会等三部门发布《关于印发医养结合机构管理指南(试行)的通知》,厘清了医养结合机构与服务的概念为"医养结合机构是指兼具医疗卫生资质和养老服务能力的医疗机构或养老机构,提供生活照护、医疗、护理、康复、安宁疗护、心理精神支持等服务"。"医养结合"概念的提出具有中国特色,与国际上发达国家的整合照料、美国的管理性医疗服务等具有相近的含义,不是简单的医疗与养老职责的相加,是基于资源整合理论、需要满足资源利用合理化基本原则的积极应对老龄化的策略。它的起源、发展与现状既与发达国家的养老体系有相通、相似之处,也有我国"9073"养老格局下老龄人口"基数巨大、未富先老、老而有病"困局的独特解决之道。

从医养结合的起源与发展道路看,医养结合并不是作为一种独立的养老模式而存在,更多意义上,是作为一种新型的养老服务供给方式来繁荣发展的;随着老龄化的深入,目前医养结合已经上升为国家战略高度。2000年,中共中央国务院《关于加强老龄工作的决定》提出"逐步建立比较完善的以老年福利、生活照料、医疗保健、体育健身、文化教育和法律服务为主要内容的老年服务体系",有业内专家认为这应该是我国医养结合的起源。随后,党和政府政策性文件逐步明确提出了医养结合,2013年,国务院印发了《关于加强养老服务业的若干意见》,明确提出积极推进医疗卫生与养老服务相结合,推动医养融合发展;2015年,原国家卫生计生委、民政部等多部门联合发布《关于推进医疗卫生与养老服务相结合的指导意见》,明确了医养结合模式的基本原则和发展目标,指出医养结合模式重点任务,为中国医养结合的发展指明方向;2019、2020年政策文件密集出台,包括"深入推进医养结合发展的若干意见""医养结合服务指南""医养结合管理指

南""开展医养结合机构服务质量提升行动""医疗卫生机构与养老服务机构签约合作服务指南""建立健全养老服务综合监管制度促进养老服务高质量发展的意见""全国老年友好型社区创建""加强老年人居家医疗服务工作以及加强医疗护理员培训和规范管理工作的通知要求"等。我们可以看到,医养结合的政策体系从宏观到具体服务项目,从机构质量到社区居家服务管理,从老龄健康到服务人才培养要求等文件规范已经相当完善。

目前医养结合已经上升为国家战略高度。医养结合已经纳入《"健康中国2030"规划纲要》《"十三五"老龄事业发展和养老体系建设规划》《"十三五"健康老龄化规划》《"十四五"规划纲要》等,并且在国家医疗卫生服务体系、慢性病防治及癌症防治等专项规划中,都特别强调和突出了医养结合。据新华社报道,习近平总书记主持2021年5月31日中共中央政治局会议时强调:"要贯彻落实积极应对人口老龄化国家战略,加快建立健全相关政策体系和制度框架。完善多层次养老保障体系,探索建立长期护理保险制度框架,加快建设居家社区机构相协调、医养康养相结合的养老服务体系和健康支撑体系,各级党委和政府要健全完善老龄工作体系,加大财政投入力度,完善老龄事业发展财政投入政策和多渠道筹资机制,为积极应对人口老龄化提供必要保障。"

面对医养结合所要解决的失能、半失能老年人的照护难题,我国在医养结合的理论基础、服务体系、健康保障体系等方面已经有了明晰的要求;同时,在预防失能方面,国家卫生健康委办公厅于2019年8月23日印发的《老年失能预防核心信息》提出了16个方面的核心信息要求,以增强全社会的失能预防意识,推动失能预防关口前移,提高失能预防知识水平,降低老年人失能发生率,提高老年人的健康水平。而如何构建提升失能照护管理者与从业人员贯彻落实核心信息的能力,并未做出明确表述。

世界卫生组织发布的《老年人综合照护(integrated care for older people,ICOPE)指南》提出:"改变传统的老年人卫生保健方法侧重于医疗条件,把诊断和管理放在核心位置,整个卫生保健系统对老年人内在能力的关注将使每个人的健康在生命中的老化阶段受益。根据需要,用专业知识为内在能力和功能发挥丧失的人们进行评估和制订照护计划。"构建面对失能、半失能老年人的科学化照护技能教材体系,可为我国新时代医养结合提供最重要、最基础的支撑。

三、发达国家养老经验与制度体系建设的启发借鉴

从19世纪中后期开始,发达国家就陆续进入了老龄化社会,因此养老模式的国际发展潮流自20世纪90年代中期便开始倡导以"持续照顾"为主的养老服务理念,尽可能让老年人在熟悉的居住环境中得到持续的养老服务。发达国家老龄化经过了上百年的漫长进程,因此有时间、精力去调整经济发展较为健全的养老服务体系。如美国从20世纪40年代进入老龄化社会开始,其养老采用的是高度市场化的商业保险照护体系,老龄人全包服务项目(program of all inclusive care for the elderly,PACE)、养老居所服务项目(congregate housing services program,CHSP)、家庭与社区服务(home and community-based services,HCBS)、美国持续照料社区(continuing care retirement community,CCRC)四大机制保障了各类老年人的系统照护;日本在1963年制定了《老人福利法》,几年后颁布了

《老年人保健法》《高龄老人保健福利推进10年战略计划》《护理保险法》等,健全的照护保障法制与护士资质的照护体系保障老年人的养老照护;德国在20世纪六七十年代已出现老龄化的趋势,据德国联邦政策研究中心调查,2010年德国60岁以上人口占比23.6%,德国政府1938年颁布了《护理法》,是第一个以社会立法形式实现社会保险的国家,同时鼓励社会力量参与社会化养老服务业,并对社会保障体系提供财政、专业技能与基础设施建设支持;澳大利亚完善的福利保障制度、健全的家庭医生管理系统与大部分发达欧美国家的体系相似,堪称是"从摇篮到坟墓的高福利国家"。大多数发达国家,不论是市场主导的还是强调政府责任的国家,大多建立了较为完备的、模式多样的养老服务体系与制度体系。其中,对服务对象界定、服务方式选择、服务项目制定以及发展的趋势都是相似的。这为我国特色医养结合模式的探索与长期照护机制的形成提供了诸多可借鉴的经验。

四、老年照护人才培养与教材短缺成为制约医养结合基础发展的"拦路虎"

2019年4月,国务院办公厅印发《关于推进养老服务发展的意见》指出:"持续完善居家为基础、社区为依托、机构为补充、医养相结合的养老服务体系,建立健全高龄、失能半失能老年人长期照护服务体系。"因此探索医养结合模式下复合型老年照护人才课程体系的构建成为当前重要的基础内容。医养结合老年照护人才严重匮乏成为制约我国医养结合发展的重要因素,因此党和政府各部门高度重视。早在2005年,《中国护理事业发展规划纲要(2005—2010)》就提出有计划地培养临床专科护士。当时老年专科护士培养尚未列入重点建设专科,只强调了在护理教育中增加老年护理相关内容。2011年,《中国护理事业发展规划纲要(2011—2015)》开展了以老年人为主要服务对象的长期护理服务模式试点项目,至此老年专科护士的培养引起了各级卫生行政部门与社会各界的重视。2005年2月,南方大学与香港理工大学联合开展的研究生层次的专科护士培训包括老年病专科护士,这是内地对老年专科护士培养的初步尝试。2012年四川大学华西医院老年科参照卫生部《专科护理领域护士培训大纲》申请成为四川省老年专科护士培训基地,继之,北京、上海、江苏等地陆续开展了老年专科护士的培养和认证。2015年已有本科护理院校开设"老年护理与管理"方向的专业。而在医养结合国家战略高度背景下,至2021年6月,我国院校尚未开设"医养结合"方向的教育,更缺乏医养结合相关的系统教材。同时,符合医养结合模式所需要的高素质、精通护理理论、熟练掌握专业护理技能、为老年人提供复合型专业照护人才培养的专业教材处于空白状态。

2019年,国务院办公厅印发《职业技能提升行动方案(2019—2021年)》(国办发〔2019〕24号),明确提出持续开展职业技能提升行动,提高培训针对性、实效性,全面提升劳动者职业技能水平和就业创业能力,进一步加强养老服务人员职业技能培训,缓解养老服务人员短缺问题。

2019年,教育部、发展改革委、财政部、市场监管总局四部门联合印发《关于在院校实施"学历证书+若干职业技能等级证书"制度试点方案》(教职成〔2019〕6号),在老年服务与管理等领域,启动1+X证书制度试点工作。2021年1月,国家卫健委官网发布的《关于政协十三届全国委员会第三次会议第4462号(社会管理类401号)提案答复的函》

指出,关于人才培养顶层设计、增设健康养老相关专业和课程、支持医务人员从事医养结合服务、大规模组织开展职业技能培训、推进"互联网+健康养老"服务、提升照护人员职业待遇6个方面的具体内容;国家卫健委表示将会同相关部门一起深入推进医养结合,继续出台支持性政策措施,培养更多健康养老专业人才和实用人才,将相关职业纳入培训范围,扩大培训规模,提高培训质量,努力提升医养结合从业人员的能力和水平,加快医养照护人才队伍建设。

照护人才是医养结合最基础的人才,面对医养结合模式下失能、半失能的老年人群,深化复合型照护技术技能人才培养培训模式和评价模式改革势在必行。"十四五"时期将是我们应对老龄化不能错过的窗口期,生育率下降和平均寿命延长,空巢老人、失独老人数量持续上升,慢性病老人持续增多,人口城镇化的快速发展,中国的养老问题前所未有的严峻和复杂,"十四五"期间我国需构建具有中国特色的应对方式。数据表明,美国和日本在进入深度老龄化社会时,人均GDP在2万美元以上,中国人均GDP在1万美元。特别是进入后疫情时代,随着5G时代的到来,数字鸿沟将进一步加剧老龄照护难度,"银发浪潮"的严峻形势下,未富先老与长期照护保险机制尚未形成,老年人口照护问题叠加,更加凸显医养结合之照护与教育的急迫,照护保健成为老年服务体系中重要的一环。

国务院2013年至今相继密集出台重要文件,以政策文件的形式和高度,鼓励和提倡相关部门和社会力量投入到医养结合的有效实践中去。人才培养、科学研究、社会服务、文化传承创新、国际交流合作是我国高校承担的五大职能任务。而职业教育除具有以上职能外,还具有鲜明的直接面向市场、面向社会的职业性。要解决老龄化严重带来的老年教育、医养结合之照护人才短缺等民生问题,同样需要职业教育与高等院校教育面向社会需求办学,根据人口老龄化时代赋予教育的责任和使命,打破国内对养老照护观念与方法的误区,推进构建新照护专业与教材,加快培养实用照护人才。在老龄化问题突出、人们生活质量要求显著提高的今天,在社会养老服务转型发展的背景下,构建医养结合之老年生活照护人才培养模式,让教育参与养老服务体系建设,拓宽职业院校办学渠道、增强办学活力,成为走出这一专业人才培养困境的关键所在,推动高等院校教育切合时代发展需求办学与履行社会服务功能,也是时代赋予高校与职业教育的历史使命。目前,全国高校开办养老专业数量逐年增多,但是,聚焦到最基础的生活照护方面,与国际接轨的、可操作且规范科学的培训教材,严重匮乏。我们搜寻中国知网CNKI-总库数据服务平台、万方数据平台、维普数据库及国外文献数据平台PubMed等平台检索,均不能检索到相关文献及教材,因此,老年人照护专业教材的缺失是制约医养结合照护人才培养的基础与关键因素。

五、"医养结合应用技术丛书"《老年人生活照护》编写思路与框架创新

生活照护已成为医疗护理服务体系不可或缺的组成部分,缺乏对失能、半失能老年人的照护技术规范已经成为目前大专、本科院校培养专业技术人才的瓶颈。《老年人生活照护》教材主要聚焦失能、半失能老年人长期照护技术,培养学生与临床实操从业人员观察照护需求、实施照护技术的主观能动性,汇聚高等教育院校、高职高专院校、康复特

色突出的三甲医疗机构、中医特色突出的三甲医疗机构、医养结合先试先行的三级综合医疗机构、公立与民营医养结合机构专家、学者的集体智慧,优化医疗卫生资源,全面优化老年照护技术规范,填补"十四五"《老年人生活照护》教材空白。

（一）本教材设计将体现以下6个特色创新

一是站在全球老龄化的视角,教材编写理念与方法和WHO《老年人综合照护指南》接轨。在全球应对老龄化的策略中,2015年《老龄化与健康的全球报告》将健康老龄化的目标定义为帮助人们发展和保持有利于健康的功能发挥,这一健康老龄化的概念激发了人们对老年保健的新关注。2017年10月WHO公布了《老年人综合照护:社区采取干预措施处理老年人内在能力下降问题指南》[老年人综合照护(integrated care for older reople,ICOPE)],主要体现了对于优化内在能力和功能发挥的重视,将其作为健康老龄化的关键。提出了"以人为本的评估、制订照护计划及致力于保持内在能力和功能发挥的协调服务"。教材编写提出的"主动健康"的概念,源于"评估"基础的照护程序,按照护理程序的方法路径流程履行照护操作的技能设计,与WHO发布旨在"优化内在能力与功能发挥:走向人人健康老龄化"的ICOPE理念不谋而合。

二是转变"全人整体照护"的理念,引导照护技术操作由机械的硬性操作转变为柔性人文操作全流程。提高学生认识,在老年人照护领域树立"以人为本"的整体服务理念,教材将从老年人身心灵整体来诠释照护技术的内容,引导学生在理论学习阶段就从教材中领会整体照护与人文关怀的方法,从每一项照护技术开始,每个技能操作环节都引导体现对老年人的尊重与保护,如操作中的"观察评估问询需求与判断准备"环节引导学生主动走近老年人,全方位评估判断,引导从"生物医学"向"人文医学"转变,这是本教材努力的方向和任务。从每一项的具体实操教程中注意引导学生在实施照护操作过程时,既要按照规范照护流程、步骤、路径执行,又要在照护全程中运用护理程序的方法路径,严谨观察评估与规范照护操作并重,将柔性人文关怀融入照护技能操作的全部过程与每一个环节。

三是恰当运用护理程序的方法,提升学生主动发现问题的能力与实施个性化照护技术的计划。本教材在照护实操环节,将为老年人提供照护时,应用护理程序(评估-诊断-计划-实施-评价)的步骤方法、流程的每一个步骤引导照护者需求导向做评估,评估发现问题制定照护诊断,根据诊断个性情况实施操作,操作全程进行观察、评价与自我调整,这个科学的护理程序的方法是一种针对性的问题解决方式与个性化的实操向导。教材编制的每一项技术操作应该引导学生从了解、掌握老年人健康现状、心理状况、项目理解与配合程度、个性特征与照护需求等方面,全面观察、分析老年人现状。通过评估-诊断-计划-实施-评价方法步骤的运用,建立起基于观察与评估的、以老年人身心健康为中心的、变机械地硬性照护技能操作为整体柔性人文关怀照护技能操作方式,变学生被动执行照护技术操作为主动沟通交流、观察引导老年人主动配合的主动健康理念下的照护技术方式,在国内尚属于首创。

四是内容更加切合新时代老年人照护需求。通过对我国部分高职高专院校此类教材统计的情况,结合我国"十二五"期间《老年人生活照料》职业教育国家规划立项教材内容,分析照护者知识技能现状及培训提高需求,建立照护者主动观察、个性照护模式,编写"医养结合应用技术丛书"《老年人生活照护》教材。编制过程中,我们引导聚焦"十四五"期间新时代老年人的特点、国际国内照护环境与方法的发展变化,做到将专业教学标准与国家相关政策要求、相关职业技能标准紧密衔接,符合新时代老年人照护需求新变化的要求,增设"主动健康"与"智能化照护"章节,具有较强的实用性、整体性、科学性。

五是融入尊严照护、唤醒照护与主动健康照护技术。在编制教材过程中,我们注重结合老年人护理需求等级、生活自理程度,引导老年人变被动照护为主动健康,能指导完成的照护项目不协助,能协助完成的照护项目不代替操作,最大限度地恢复老年人的生活自理能力,让老年人主动地参与到照护技术项目中,从而提升老年人的价值感与尊严意识。

六是结合当前医养结合模式培养复合型照护人才。在医养结合模式下,要求照护人才既要懂政策,又要懂专业,还要懂照护流程;既要懂管理,又要懂营销,还要懂风险控制;既要懂风险控制,又要懂老人,还要懂贴切到位的人文关怀。教育部办公厅等七部门在《关于教育支持社会服务产业发展提高紧缺人才培养培训质量的意见》中明确指出,课程体系的构建要强调专业设置与产业需求对接、课程内容与职业标准对接、教学过程与生产过程对接。所以,本教材结合国内外经验、紧密切合了时代需求,纳入主动健康、智慧照护发展方向的内容,贯穿了"转变全人整体照护的照护观念"的理念,将作为医养结合照护人才课程体系构建所急需的、体现多学科综合照护服务教材,为培养全方位复合型照护人才做出贡献。

(二)本教材将展现5项主要内容

1. 概论

教材概论纵横博古,览阅跨界,以全新的视角简述医养结合的起源、发展、现状、国内外发展情况;以严谨的学术作风,结合我国"9073"养老格局下医养结合所面对的失能、半失能老年人的照护困扰,特别是我国"婴儿潮"下"十四五"期间新一代老年人的出现,高龄、空巢老人的不断增多以及家庭进一步小型化的影响,浓墨重彩地描绘了我国医养结合老年照护的发展现状的特殊性及独特性挑战;同时,结合了医养结合与老年人的照护刚需,带着人文精神娓娓道出了本教材的核心内容"老年照护技术"。本教材既填补了"十四五"《老年人生活照护》教材空白,又刷新了医养结合之老年人照护的研判与思维。

2. 主动健康

本教材从1982年第一次世界老龄大会以来提出适应老龄社会要求的新的人类健康观谈起,从国际社会、世界卫生组织"健康老龄化""积极老龄化"的理念与中国学者提出构建"主动健康观"的新理念出发,借十九大报告"人民健康是民族昌盛和国家富强的重要标志"与《"健康中国2030"规划纲要》全方位、全生命周期健康服务的新理念,纵横国际国内老龄化现状,放眼医养结合国家战略布局,旨在为应对老龄社会面临的健康挑战,探索构建将"主动健康"理念融入老年照护技术的中国医养结合人才照护方案。本教材详细解释了主动健康的概念、作用、意义以及对医学发展、对个体健康的促进作用。更重要的是本教材聚焦老年人康复、护理的刚需,介绍了主动健康康复照护、唤醒照护、文化照护、自我保健与自我健康促进、团体活动规划与提升、益智游戏及老年大学与产业园区方面引导培养老年人主动健康意识的方法;纳入了有效呼吸训练、手功能锻炼操、防摔倒训练操、八段锦、五禽戏等与老年人生活密切相关的主动健康的运动措施;同时,还纳入了膳食营养、调理养生等主动健康养生的生活方法,这将是促进"十四五"时期,促进人体多样化适应,给老年照护领域增添新的活力,实现人体机能增强或慢性病逆转的医养结合老年照护人才培养与未来发展的革命性创新。开创了我国本领域的先河。

3. 系统评估

提升老年人精准化、科学化、规范化照护技术,对老年人进行标准化评估是第一步,也是护理程序工作方法的第一步,是为准确量化老年人的真正需求与合理配置照护服务的依据,是实现合理化、规范化、科学化照护服务的基础。本教材结合国家民政部 2013年 8 月发布的《老年人能力评估》(DB12/T892—2019)行业标准、国家卫健委《关于开展老年护理需求评估和规范服务工作的通知》(国卫医发〔2019〕48 号)的文件要求,根据《WHO 国际功能、残疾和健康分类(ICF)》、《日常生活活动能力评分量表(ADLs)》、《工具性日常生活活动能力量表(IADLs)》、《简易精神状态检查(MMSE)》、《临床失智评估量表(CDR)》、《Barthel 指数评定量表》、《护理分级》(WS/T431—2013)、《老年人能力评估》等,结合我国老年人医疗康复需求特点和部分省、市、地方实践经验制定,立足于老年人照护刚需,从老年人身体形态、肌力、肌张力、关节活动度等康复系统评估,疼痛评定,防跌倒评估,常见骨骼肌肉系统疾病评估以及护理需求评估进行量化与定位,引导学生照护的第一步也是关键的一步,是走进老年人、了解老年人的身心状况,学会沟通与观察,掌握第一手翔实资料,为老年人提供精准的评估定位,为后续的系统照护技术提供基础与依据。本教材保证了评估流程清晰严谨,保障了评估数据完整、有效及可扩展性,评估结果将是建立全面、合理的照护服务计划的科学支撑。

4. 照护技术

本教材将提供给从业者紧密结合老年人最基础的饮食照护,排泄照护,移动、移位照护,睡眠照护,清洁照护技术,同时,紧扣时代脉搏以及 5G 时代的需求,旨在提升照护者的照护与健康新理念,增加了主动健康照护与智慧生活照护模块;本教材在照护技术部分将综合考虑教育者、学生、老年人、照护者、环境和资源这 6 方面的内容;充分运用护理程序的方法,引导教育与从业者在实施照护的过程中,达到教育者方便教、学生容易领会、从业者便于操作、老年人得到"恰当照护"的目的,是一本全程充满人文关怀的有温度的照护技术适用教材。该教材打通"医养融合"照护人才培养的院校-机构、社区-居家的教育培训通道,理论与实践相结合,培养的照护人才具备服务和管理的能力,满足医养结合养老服务体系建设对专业人才的需求,促进教育意义更上一层楼。

5. 每章节设置了精准的培养目标与定位

培养目标定位准确是人才培养的必要条件。本教材每个章节都设定了精准培养目标定位与课时要求,引导教师与照护者明晰专业人才的培养目标应该体现的需求、方向与效果。因此,《老年人生活照护》教材本着"以老年人为需求中心、以老年人健康为宗旨,以医养结合服务能力培养为基础、兼顾医养结合机构管理新理念培养"的原则重组设定专业课程体系,精准设置目标任务。通过创新与实践的结合,整体与个性的结合,程序与人文的结合,传承与时代发展的结合等综合要素目标构建,培养学生拥有老年社会工作、老年护理保健、老年照护服务管理等方面的知识和技能,用人文关怀贯穿每一个照护流程,培养能胜任老年人照护服务与培训管理工作岗位的高级应用型专门人才,积极探索新时代医养结合基础人才培养的新模式、新方法、新教程。

健康是人类生存与发展的基本保证,将健康融入所有政策是我国的战略决策。本教材立足于最大限度地提升老年人的自我照护能力与健康素养,把提升便利性、获得感、幸福感和安全感作为《老年人生活照护》教材编写的重要标准,坚持主动健康新理念,按照高质量发展要求,系统化、规范化构建规范与人文并重的照护技能路径,将为"十四五"新发展阶段养老、孝老、敬老照护体系建设贡献力量。本教材运用护理程序的科学方法,科学观察、理性判断、前瞻指引,进行个性化、针对性的照护施策,充分发挥专家团队的智库作用,不断提升老年人生活品质和生命质量,最大程度激发老年人活力,在更高水平上实现老有所养、老有所医、老有所乐的照护技能,为中国医养结合国家战略提供基础支撑。

第一章　主动健康照护

第一节　主动健康的概念、作用与意义

【学习课时】

2 学时。

【学习目标】

（1）了解主动健康的概念、作用、意义。

（2）了解主动健康对建立健全健康教育体系的重要意义。

【学习要求】

（1）树立"大卫生、大健康、全生命周期健康与主动积极健康"的理念。

（2）在学习过程中把主动健康融入老年人生活照护各个方面之中，建立主动健康思维体系与指导方法。拓展学习国内外前沿主动健康理念和知识。

（3）通过主动健康的方法实现预防为主、防治结合的原则在健康融入生活及解决老年人常见病、慢性病、多发病和衰弱性功能障碍等突出问题中的作用，聚焦老年人群，实施主动健康的方法、措施，促进并引导学生及从业人员建立正确健康观，从而引导老年人及全社会形成有利于健康的生活方式、生态环境和社会环境，促进以治病为中心向以健康为中心转变，提高老年人健康水平和幸福指数。

一、主动健康的概念

自 1982 年第一次世界老龄大会以来，应对老龄社会面临的健康挑战，提出适应老龄社会要求的新的人类健康观，以此引领制定和实施应对老龄社会的健康战略，成为全球面临的一个重大的现实和理论问题。世界卫生组织先后提出"健康老龄化""积极老龄化"等理念，在此基础上中国提出构建"主动健康观"新理念，旨在为应对老龄社会面临的健康挑战探索中国道路和中国方案。十九大报告提出"人民健康是民族昌盛和国家富强的重要标志"，"健康中国"已经成为党中央和各级政府为人民提供全方位、全周期健康服务的新理念。《"健康中国 2030"规划纲要》统筹部署了全方位、全生命周期维护和保障人民健康的战略举措。构建将"主动健康"理念融入健康管理的有效融入机制，提升健康素养，成为提高全民健康水平最根本、最经济、最有效的方向。

世界卫生组织（World Health Organization，WHO）把健康定义为身体、心理及社会各

方面都完美的状态(well being),而不仅仅是没有疾病和虚弱。《科学技术辞典》中对医学的解释是"医学是旨在保护和加强人类健康、预防和治疗疾病的科学知识体系和实践活动"。医学的英文单词"medicine"指的是,处理人健康定义中人的生理处于良好状态相关问题的一种科学,以治疗、预防生理疾病和提高人体生理机体健康为目的。主动健康的使命亦在医学范畴。随着社会经济与医学模式的发展以及未来科技革命的创新,2015年我国各领域专家跨界联合提出了主动健康的概念:主动健康就是通过主动对人体施加可控刺激,增加人体微观复杂度,促进人体多样化适应,从而实现人体功能增强或慢病逆转的医学模式。它强调通过对个体全生命周期行为系统进行长期连续动态跟踪,对自身状态、演化方向和程度进行识别和评估,以选择生活方式各要素为主,充分发挥其主观能动性,综合利用各种医学手段对人体行为进行可控的主动干预,激发老年人主动健康的意识,促使人体产生自组织适应性变化,从提升健康素养、改善健康行为的角度,达到功能提高、消除疾病、维持人体处在健康状态的实践活动和知识体系,这是实现有尊严养老的主要措施之一。

主动健康强调个体在健康行为中的主体责任,相对于既定的自然环境和社会关系网络,个体有其不可选择性,但也具有可调适性(自保性和回避性)。简言之,像社会关系等方面人们无法选择的,可以主动调适,调适不了的可以采取良性自保和回避措施;精神在健康行为中的关键作用主要取决于个体的自主性。人的健康行为是精神、社会和身体综合功能的优化和维持。

主动健康的核心目标是降低疾病和失能发生率,强调预防性健康事业投入不断加大和预防性健康产业产值不断增大。从根本上缓解治疗性健康事业投入,遏制治疗性健康产业直线攀升态势,扭转被动健康观可能给人类造成的系统性健康风险,引导终生健康行为的动态自我精神与身体的管理曲线,从整体上提升长寿时代的生命健康质量。

主动健康突出"战略前移、关口前移",聚焦健康风险因素控制、老龄健康服务等关键问题,通过健康医疗、运动健身、环境再造、营养饮食改进等方面,引领构建以主动健康理念下的自我健康服务与改进系统,提升健康保障能力和自主性。随着主动健康理论体系的完善和发展,它将成为未来国民健康保障体系中不可缺少的组成部分。对于生活方式疾病,进行主动健康干预将成为必要的前置步骤,尤其在健康中国行动的不断深入推进下,主动健康将逐步成为除医疗卫生深化改革外的另一重要抓手,主动健康照护也将作为重要力量与健康新模式,被赋予更多责任,迎来新的发展机遇。

二、主动健康的作用与意义

(一)主动健康与照护的联系

1.主动健康与老年人尊重照护密切相关

主动健康照护使老年人无论处于什么状态,都受到"人格"的尊重,保持"自豪"情感,在照护的同时唤起老年人主动健康的理念。也就是说照护工作不是一味地照护,而是专业性的"对人支援服务"工作,目的在于支撑他们无论在什么样的状态下都能满怀生活的希望和喜悦度过每一天。

2.主动健康与唤醒照护密切相连

通过主动健康的理念,实施唤醒照护的方法,唤起老年人的生活愿望、希望和喜悦的照护方法,才是老年人尊严的具体体现,也是医学人文关怀理念的具体表现。

3.主动健康与情景模拟个性照护紧密相连

老年人因其过去若干年的生活场景,有的表现为关注过去曾经感兴趣的事情;有的表现为对年轻时想做但没做成的事情感兴趣;有的表现为对年轻时完全不放在眼里的事情感兴趣;有的表现为可能年轻时很擅长的事情却不想做了。照护者通过主动健康的方法,规避强加于人的主动干预的强硬方式,引导照护人员观察老年人的需求、表现,鼓励老年人表达自己的想法,尽可能了解老年人的具体情况;循序渐进尊重本人的兴趣和节奏,保持耐心、关注和守护,建立照护者与老年人之间的信赖情感,引导老年人内心积极性的自主发起。

（二）主动健康与提高老年人生活质量的关系

主动健康的运用,对于提升老年人自我照护意识的能力,改变生活方式、提高生活质量、延缓原发慢性病的进展及阻止并发症的发生具有显著作用,增加患者对于自身健康的追求,也是医养结合中必不可少的基石。

第二节　主动健康积极性培养

【学习课时】

10 学时。

【学习目标】

（1）掌握动态评估老年人意识、情感、肢体活动、感知以及社会活动等各种功能的方法。

（2）掌握唤醒照护的理念与方法。

（3）掌握自我保健与自我健康促进的内容及意义。

（4）掌握老年人颈椎保健操、腰椎保健操的具体方法。

（5）掌握团体活动的规划及实施,能根据老年人个性化定制活动类型。

（6）掌握益智游戏对于老年人预防老化的作用。

（7）了解老年人颈椎保健操的目的、注意事项等。

【学习要求】

（1）用主动健康的思维来推动老年人自我保健与自我健康促进的观念教育。

（2）引导老年人主动健康锻炼,适时进行主动健康锻炼的健康教育。

（3）将护理程序的方法步骤运用在颈椎保健操的所有操作步骤中。

（4）益智活动全程遵循个性化、人文关怀、主动健康理念。

（5）理论学习与知识拓展学习。

（6）制订老年人参与益智游戏活动的计划。

（7）照护者启发诱导老年人主动健康锻炼,提升各种功能的自我恢复,保持积极状态。能够指导或启发护理需求在0级（能力完好）的老年人增加和保持活力;主动自我照护;辅助1~4级（轻度、中、重、极重度）失能的老年人通过唤醒照护提升组织器官活动与情感交流的积极性。

一、唤醒照护

（一）概念

强化对老年人的综合干预与健康管理是中共中央国务院印发《"健康中国2030"规划纲要》的要求。唤醒照护是借助外在感知行为的有效刺激,重塑神经电冲动传导途径,有利于颅脑血流灌注,促进昏迷苏醒;并采用视觉、听觉、触觉等知觉刺激改善老年人的感觉障碍,促进神经功能的自我修复及意识状态改善,对老年人因为衰弱引起的功能减退起到促进恢复的积极作用。唤醒照护的关键是不因老年人身体衰弱与功能减退甚至失能,而放弃老年人的活力提升照护;不因老年人的感知觉等各种情感障碍而放弃尊重与关怀;而是积极地通过情感、感知、感觉、活动、功能康复等各种唤醒技术,促进老年人身体与心理健康,同时促进老年人全面发展,也是经济社会发展的基础条件,是促进健康老龄化,老年人文关怀的核心内涵。

（二）方法步骤

1.评估

（1）评估老年人的精神、意识状态,感知觉能力,生活自理与身体受损等级及唤醒照护接受能力。

（2）根据情感与身体受损情况实施唤醒照护方法选择。

（3）照护者评估自我唤醒方法运用能力与提升空间。

2.唤醒照护方法

（1）听觉唤醒。听觉刺激疗法也称声音促醒疗法,是应用多种声音刺激以增强老年人反应性的一种治疗方法。通过听觉刺激,可以兴奋老年人的大脑神经,增加大脑各区域血流循环、声波引起的神经冲动经网状结构进一步影响特异性和非特异性投射系统、觉醒和注意力,使老年人意识得到有效促动。听觉刺激在一定程度上可转变大脑皮质的抑制状态,促进脑组织的血氧供给,有利于自身调节和增强感知觉恢复的动力。

1）语言唤醒:照护从业人员在为老年人进行各项照护时,照护老年人的习惯,运用尊称、规范称谓、亲情称谓或者昵称,呼唤姓名并用鼓励、询问的语言讲解各项照护工作的目的、意义、注意事项等内容;同时,指导老年人家属陪伴,经常与老年人一起沟通难忘或关心的事物。每日最低2次,每次10~15 min,或者通过每次照护工作及各种技能操作的全部过程,照护人员充分运用语言唤醒的方法,亲情称呼少量多次反复沟通、呼唤,刺激兴奋大脑皮质,促进老年人感知觉与兴奋性。

2)音乐促醒:音乐可刺激大脑右半球产生直观的创造性和想象力,通过唤醒照护作用于老年人淋巴系统情感中枢来唤醒老年人心理,促进大脑循环与代谢,调节大脑边缘系统和脑干网状结构功能,使未受累的脑细胞进行代偿从而弥补变性受损脑细胞的功能,达到自身调节而提升α脑电波,促进大脑内啡肽的分泌,使大脑进入最活跃状态。将老年人平时喜欢的音乐录制于播放器内,对于昏迷老年人,放于其枕边戴上耳机,音量调至 40 dB 左右,每日 2 次,每次 20 ~ 30 min;清醒老年人根据意愿调整音量与播放时间。也可尝试改变习惯的音乐,少量多次刺激播放,比如节奏感强的动感音乐来提升老年人活力。

(2)视觉唤醒。视觉刺激疗法也称光照、色彩等促醒疗法,是应用适宜的光线与色彩刺激以增强老年人反应性的一种治疗方法。与听觉刺激唤醒照护有同样的促进作用。

1)光照唤醒:光照刺激视视网膜,促进视反应,引起大脑皮质兴奋灶增加,提高中枢神经系统的紧张度,降低觉醒阈值使其易被唤醒。拉上老年人寓居窗帘,用手电筒分别包上红、绿、蓝 3 种颜色的彩纸,对老年人头面部侧面和正面进行照射,促进被动睁眼、闭眼,节律与平时睁眼、闭眼一致,每日 2 次,每次 5 ~ 10 下。或者根据老年人喜好与习惯增加室外活动时间,室内增加强光刺激,明媚的阳光能提升老年人机体积极状态。

2)容颜唤醒:对于神志不清的老年人,增加熟悉的人、亲人的陪伴时间,或者用看亲人照片、手机视频的方法,每日最低 2 次,每次保持物体在老年人视线中 5 ~ 10 min,可结合语言与情感唤醒综合运用。对于神志清醒的老年人征求其同意,根据喜好与亲朋好友沟通,陪伴或者诱导鼓励老年人参与社会活动,变换的多种容颜增强刺激可以提升大脑皮质兴奋灶,从而提升老年人身体功能。

3)色彩唤醒:给老人寓所配置颜色与风格各异的窗帘,床单元配置花色床单、被罩。室内辅以适宜明暗变换、变色灯光。多人房间,每床之间隔帘颜色可以多种元素混搭刺激老人的视觉敏感度,保持视觉活力,从而产生愉悦感。

(3)味觉唤醒。对意识障碍老人,用蘸有盐水或酸橙汁的棉签分别刺激舌头前面2/3部分,每日 2 次,每次 10 下。注意及时吸引唾液和痰液等分泌物,防止误吸。对清醒老人,根据老人习惯进行饮食与饮品色香味个性调配,餐饮过程中观察老人反应,及时调整方式和方法,并根据需要选择其他唤醒方法共用,保持新鲜感与生活积极性。

(4)嗅觉唤醒。意识障碍者可以采用各种味道强烈的精油香卡(如薄荷味、橘子味、玫瑰花香味)刺激,每日最低 2 次,每次最低 5 s;也可以在实施各种照护操作时随时辅助进行。清醒老人,根据习惯与意愿,在寓所或者公共活动区域,摆放各种新鲜的花草、天然香料刺激老人嗅觉活力,唤醒老年人的主动嗅觉意识。

(5)触觉唤醒。触觉刺激能增强脑干网状结构的唤醒反应,促进上行性网状激活系统轴索的修复和再生,并把各种刺激投射到大脑皮质,形成新的神经闭环和功能重组,使大脑皮质功能逐渐恢复,因此照护者正确的触觉唤醒对于老年人的功能促进尤为重要。

1)抚摸:皮肤抚触刺激对脑干系统的影响最为明显,能强化网状结构的唤醒反射,利于受损轴索的再生与修复,最终可产生新的神经闭环,实现大脑皮质的功能重组。

2)中医穴位刺激唤醒:中医穴位如按压指尖、掌心、耳垂、脚底等,产生穴位刺激感其至疼痛感可以提高皮质的脑血流量和增加感觉输入,建立新的轴突联系,促进功能恢复。每日最低 2 次,每个部位最低 10 次;有报道显示,定期刺激与照护同时不定期延续刺激,对于功能唤醒意义更加明显。

(6)康复功能训练与运动唤醒。康复是老年人刚性需求,但是能够有效康复的概率很低。因此康复、护理、照护团队的连续性主动与被动相结合的康复照护是唤醒机体功能的主要途径。对于 1～4 级失能的偏瘫或挛缩肢体老年人,可以实施关节主动及被动活动,每日 2 次,每次 30 min,由近端至远端,循序渐进;同时可以根据老年人的习惯制订每日室内外运动或者文体活动日程,诱导老年人走出居室,主动锻炼,诱导人与自然的和谐共处。同时康复与运动可以增加感觉输入,改善脑细胞的供血、供氧,大脑皮质损伤的周边细胞可进行功能重组或形成新的神经通路以代偿,促使功能恢复。

(7)活力唤醒。从老人的健康照护与日常生活出发,为老人打造由医生、护士、药师、康复医师、健康管家、康乐师、营养师、社工与环境服务等医疗、康复、社会、娱乐、环境、膳食等多方面、多层次专属整体照护体系,评估并制订"活力唤醒"计划,进行专业"整合式定制照护",给予老人们充分的自由开放空间,让老人"走出去""动起来",减少功能退化,让活力回归。同时。针对不同类型的老人设计不同的康乐活动,形成康乐体系。如椅子瑜伽、琴棋书画练习、手工制作等;将非药物性行为管理法与康乐活动结合,包括运动激活、音乐激活、创意激活、社交激活、心理激活等活动;对阿尔兹海默症患者实施认可疗法,提供人性化的康乐特性照护。同时鼓励老年人的社会支持系统共同协力,让亲人、好友与老人保持情感沟通,不管是居家还是在机构,让关心与爱不缺席。创造老人们有朋友、有被爱与付出爱的环境,以"活力唤醒"为核心理念,提供全方位呵护的老年生活,促进老人焕发新的活力。

(三)注意事项

(1)唤醒照护注重老年人主动参与、保健与照护、自我照护与自我成就、尊严的原则,调动老年人的主动性。

(2)每一个步骤要将观察、评估与评价穿插在照护实施的全过程,动态调整方式和方法。

(3)唤醒照护是一个综合概念,需要全面、全方位的唤醒照护,帮助 1～4 级失能老年人进行医疗、保健、护理、康复、心理、营养、生活与情感等整体唤醒照护,唤醒照护方法因人而异,也会不断发展优化,这需要跨学科的团队合作。

(四)基本知识

1. 肢体语言的概念

肢体语言又称身体语言,是指通过头、眼、颈、手、肘、臂、身、胯、足等人体部位的协调活动来传达人物的思想,形象地借以表情达意的一种沟通方式。

2. 肢体语言的内容

肢体语言包括人的仪表、面部表情、目光接触、姿态、手势、触摸等。

（1）仪表。一个人的仪表包括相貌、身材、衣着、装饰等。照护人员的仪表会影响老年人对医护的认识，所以照护人员仪表应整洁、美观、朴实、大方。

（2）面部表情。面部表情是沟通中传达信息最丰富的，是常用的肢体语言沟通方式之一。一个人可以通过面部表情来表达他的喜、怒、哀、乐、悲、惊、恐。老年人会关注照护人员的面部表情，并将它与自己的需要或焦虑相联系，因此当照护人员面对老年人时，应减少紧张、厌烦、害怕等表情，应给予接受、理解、安慰等表情。

（3）目光接触。目光接触主要是指眼神的交流。照护人员适当地与老年人目光接触，可以表示尊重老年人并愿意倾听老年人的倾诉。

（4）姿态。身体的姿势可以反映一个人的情绪状态和自我概念，所以照护人员的姿态应得体、大方。

（5）手势。手势可以用来强调、加强或澄清语言信息。

（6）触摸。触摸是一种无声的语言，是一种很有效的沟通方式，是指照护人员的手接触老年人的肢体，如抚摸、握手等。触摸可以获得老年人的信赖，减轻其孤独和恐惧感，使他们有安全感和亲切感，帮助他们在人生旅途的最后阶段，在充满人性的温暖气氛中，充实地、安详地、有尊严地离开。

二、自我保健与自我健康促进

（一）自我保健与自我健康促进的概念和意义

自我保健与自我健康促进是引领个人、家庭、社区及社会朝着增进安宁、幸福及实现健康潜能的行为，即为了达到更高层次的健康和安宁幸福的目的所采取的任何行动，是影响个体对自身执行健康行为能力的意愿和动机的一种积极的认知因素。

现今社会形势，人口老龄化的加剧所带来的疾病和失能已经成为一个日趋严峻的社会问题，因此提高老年人主动的自我保健和预防自理缺陷的意识，增强自我照护、自我观察与判断能力对预防疾病和维护老年人的身心健康尤为重要。世界卫生组织指出，个体、家庭和社会在决定满足其健康需求方面将扮演重要角色，自我健康促进行为正成为一种发展趋势，良好的自我保健和健康促进能力有助于健康促进行为的执行，好的健康促进行为又可以进一步促进自我照护的形成和完善。

（二）自我保健与自我健康促进的内容

在家庭、社区和照护中心广泛普及健康教育知识是自我保健与自我健康促进的重要方式，具体的宣教内容如下。

1. 均衡营养

老年人代谢活动降低，若摄食过少，容易发生营养不良性水肿、脚气病、坏血病、抵抗力减弱等。若摄食过多，则容易造成脂肪堆积，发生心血管疾病、肥胖症等。

（1）老年人的代谢以分解代谢为主，需要丰富的蛋白质来补充。含蛋白质丰富而又适合老年人的食物有豆类和鱼类。老年人不宜食用过多含胆固醇较多的食物，如蛋黄及动物内脏。

(2)老年人对脂肪的消化能力差,吸收慢,过多摄入容易在体内造成脂肪堆积。老年人为了保持体内营养均衡,宜选择含不饱和脂肪酸多的油脂,如菜籽油、豆油、花生油等植物油,其中菜籽油最好。尽量少选择不饱和脂肪酸含量较低的食物,如动物油脂、奶油等容易导致高脂血症,对健康无益。

(3)老年人常会出现缺铁和缺钙及体内合成维生素能力降低,特别是维生素 A、B_1、B_2、C 的缺乏。豆制品、芝麻酱、海带、虾皮、芹菜、油菜、水果等含有上述营养素,适合老年人食用。

(4)米、面、糖等均为碳水化合物,是热量的主要来源。老年人活动量少导致能量消耗小,摄入过多容易转变为脂肪在体内贮存。肥胖和患有心血管疾病的老年人应限制碳水化合物的摄入量。

2. 合理膳食

老年人味觉减退,食欲降低,消化能力下降,吸收能力较差,所以烹调配膳要照顾老人的生理特点,使食物美味可口,易于消化,营养丰富。

(1)老年人的胃肠适应能力差,暴食容易造成急性胃扩张,甚至诱发心肌梗死。偏食容易造成体内营养失调而引起营养不良性消瘦,降低对病原体的抵抗力,切忌暴食、偏食。所以,要注意食物多样化和定时、定量进餐,食物要粗细搭配,吃饭要细嚼慢咽,有利于食物消化和吸收,同时预防在进食过程中出现呛咳、误吸。

(2)部分老年人由于味觉减退,喜欢吃味浓、油腻和油炸的食物,这类食品不容易消化,应注意节制,食物应当切碎煮烂,如做成肉糜、菜泥、果汁、汤羹之类的食物,既有利于消化,又有利于补充水分。

(3)老人的口腔唾液分泌减少,牙齿松动或脱落,生硬的食物不易嚼碎和消化,从而增加胃肠负担,对过冷、过热的食物,老年人的肠胃不能适应,食管和肠胃经常受过冷、过热的刺激,还容易诱发口腔及消化道疾病,所以不要偏爱生、硬、过冷、过热等刺激性强的食物。

(4)老年人体内糖储备功能降低,易头晕和有饥饿感,可在两餐之间进食少量糕点、牛奶等。

3. 健康心理和舒适环境

(1)参与娱乐活动。下棋、打牌、跳广场舞、跳健身操、打太极拳、参加联谊活动、约伴步行、组团旅游、上老年大学等。

(2)舒适环境。优美而安静的环境可以使人精神愉快,空气新鲜、环境宽旷、阳光充足是最适合老年人身心舒适的理想环境,有利于自我健康促进。

(3)规律作息。首先,要保证充足的睡眠,老年人最合适的睡眠时间为每天 6 ~ 7 h,除了晚上正常睡眠外,可增加午间休息,每天午饭后休息 0.5 ~ 1.0 h。其次,早睡早起,睡前不要用脑过度,晚饭不要吃得太饱,以免影响睡眠。

4. 良好的卫生习惯

保持良好的卫生习惯,是促进健康的重要环节,如口腔、皮肤清洁,规律排便、戒烟限酒、定期更换被服、每日开窗通风、保持室内空气清新,增加舒适感。

总之,通过上述有益的自我保健,使老年人始终保持健康的体魄、愉悦的心情、良好的社会支持系统,从而达到自我健康促进的目的。

(三)颈椎保健操

1. 观察评估

(1)老年人的自理能力、失能程度、意识状态,根据具体情况选择活动时的保护及是否帮扶锻炼或者主动与被动相结合锻炼。

(2)老年人周围环境是否安全,引导老年人参与。

(3)老年人的接受程度,根据老年人的沟通反应采取相应的语言、表情及适宜触摸,引导锻炼的热情。

2. 判断

护理需求程度、功能锻炼完成程度、环境与音乐的接受程度、对于示范引导的配合程度。

3. 组织计划

(1)根据生活自理能力决定独立锻炼或是帮扶锻炼。

(2)根据周围环境情况及老年人的情绪状态,决定采取语言鼓励与引导示范锻炼或者鼓励老年人社会关系共同参与锻炼。

(3)根据日常对音乐的喜好程度与状态决定是否伴随音乐功能锻炼。

4. 具体实施

首先与老年人进行沟通,取得知情同意;根据老年人的情况实施伴随音乐、引导示范、帮扶锻炼、社会支持等多种参与方式;之后根据老年人的自理能力评级进行相应的颈椎保健锻炼。

(1)辅助护理需求在 0 级(能力完好)的活力老年人进行主动颈椎保健操锻炼。

准备姿势:自然站立,双目平视,双脚略分开,与肩同宽,双手叉腰。

●第一节　先将颈部缓慢向左侧屈,停留片刻,再缓慢向右侧屈,停留片刻,反复做 5 ~ 10 次。动作要舒展、轻松、缓慢,以不感到难受为宜。

●第二节　先将颈部缓慢转向左侧,停留片刻,再缓慢转向右侧,停留片刻,反复做 5 ~ 10 次。要注意的是,此动作以不感到头晕为宜。

●第三节　先将下颌内收,同时头用力向上顶,停留片刻,再放松还原到准备姿势,反复做 5 ~ 10 次。

●第四节　先将头转向左前,然后缓慢向右作绕环动作,回到准备姿势。然后,反方向做同样动作,反复做 5 ~ 10 次。

●第五节　先将头颈向左旋转,同时左手经体前伸向右肩上方,停留片刻,还原到准备姿势。然后,反方向做同样动作,反复做 5 ~ 10 次。

●第六节　先将头颈向左侧弯,同时左手经头顶上方去触碰右耳朵,停留片刻,还原到准备姿势。然后反方向做同样动作,反复做 5 ~ 10 次。

● 第七节　先低头含胸，两臂在胸前交叉，尽量伸向对侧，左臂在上；然后挺胸，两臂展开尽量外旋，肘屈曲与肩相平，同时头颈向左旋转，眼睛看着左手，停留片刻；还原到准备姿势。然后，反方向做同样动作，反复做 5～10 次。

● 第八节　先两手抱头，手指交叉，稍低头并两肘向两侧张开；然后用力抬头，两手向前用力，与头相对抗，尽量不使头后仰，反复做 5～10 次。

● 第九节　两手掌托住下颌，头用力低下使下颌下压，而手掌用力向上顶住，不使下颌向下，反复做 5～10 次。

● 第十节　先低头含胸，两手放在背后，手指交叉，手心向上；然后挺胸，同时用力伸肘，翻掌向下，停留片刻。反复做 5～10 次。

● 第十一节　左肩向外旋转至前臂垂直，左手掌心向前，同时右肩向后旋转至右手到背后，手心朝后，眼睛看着左手，停留片刻；还原到准备姿势。然后，反方向做同样动作，反复做 5～10 次。

（2）辅助 1～4 级（轻度、中、重、极重度失能）的老年人进行颈椎保健穴位按摩。

● 第一节　按摩放松：照护者轻轻拍打老年人左侧肩臂部 10 次，然后轻轻按捏肩部和颈部肌肉，协助老年人头部呈顺时针小幅度轻轻转动，然后按摩右侧。

● 第二节　背梳：双手交叠放置头后部，然后呈梳头姿势从头顶开始向颈部进行梳理 10 次。

● 第三节　洗脸式：两手略屈呈捧水状，然后类似于洗脸动作进行正面、侧面及耳后 3 个方向的擦拭，每个动作 10 次。

● 第四节　按压肩井穴：肩井穴的位置位于大椎与肩峰端连线的中点上，两手交叉按捏对侧肩井穴各 10 次（图 1-2-1）。

● 第五节　按压风池天柱：用拇指按压风池、天柱穴各 5 次，力度需要适中（图 1-2-1、图 1-2-2）。

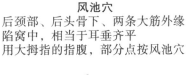

风池穴
后颈部、后头骨下、两条大筋外缘
陷窝中，相当于耳垂齐平
用大拇指的指腹，部分点按风池穴

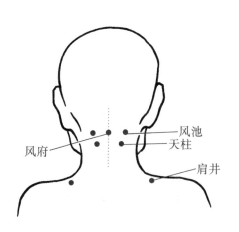

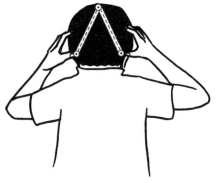

图 1-2-1　风池穴、天柱穴、肩井穴　　　图 1-2-2　按压风池穴

● 第六节 屈颈旋转:先协助老人将颈部缓慢向左侧屈,停片刻后再向右屈,停片刻,共10次。低头停留片刻,然后再后仰头停留片刻,做10次。然后协助老年人将颈部缓慢转向左侧,停留片刻,再协助老年人缓慢转向右侧,停留片刻,反复做10次。以不感到头晕和不适为宜。

● 第七节 抬头旋颈:照护者用右手按住后脑枕部,左手托住下颌轻轻向左上方抬起,然后嘱老年人头部抵抗归位(向右下),3次。换照护者左手按住枕部,右手托下颌向右上方抬起,然后头部抵抗归位,3次。不可用力,动作以颈部承受为准。

● 第八节 拍打放松:协助老年人做颈部旋转后仰的动作,两手同时协助拍打颈肩部10次。

5.评价

(1)进行颈椎保健操锻炼的过程中,每一个步骤运动的同时,照护者要观察老年人的反应,保障安全。

(2)引领示范或者自我锻炼的同时,照护者应关注周围环境,及时协调,达到环境与锻炼的和谐与促进。

(3)应适时评价、校正与促进。

【知识拓展】

颈椎是头以下、胸椎以上的部位。颈椎共有7块,是脊柱椎骨中体积最小,但灵活性最大、活动频率最高、负重较大的节段。各颈椎之间借椎间盘、韧带(前纵韧带、后纵韧带)、其他辅助韧带(黄韧带、棘间韧带)连接。颈椎的连接主要有3种方式:第一,椎间盘,即椎间纤维软骨盘,是椎体之间的主要连接方式。第二,颈椎的椎间关节,包括普通颈椎的关节突、关节钩。第三,颈椎的韧带,在颈椎椎体及椎弓周围有一系列韧带对颈椎的固定及限制颈椎的运动有重要作用。后纵韧带较细长,虽亦坚韧,但较前纵韧带(人体内最长的韧带)为弱,位于椎体的后方,为椎管的前壁。在颈部脊柱、椎体的侧后方有钩椎关节,为椎间孔的前壁。钩椎关节的后方有颈脊神经根、根动静脉和窦椎神经;其侧后方有椎动脉、椎静脉和椎神经。颈椎的活动范围要比胸椎和腰椎大得多,如前屈后伸、左右侧屈、左右旋转以及上述运动综合形成的环转运动。正常的颈椎呈轻度前凸。颈椎生理曲度的存在,能增加颈椎的弹性,减轻和缓冲重力的震荡,防止对脊髓和大脑的损伤。颈椎病是指颈椎椎间盘退行性改变及其继发的相邻结构病理改变(如颈椎骨质增生、颈项韧带钙化、颈椎间盘萎缩退化等),导致周围软组织和椎体受力失调,刺激或压迫颈部神经、脊髓、血管而引起的一系列症状和体征的综合征。

伴随移动互联网时代的到来,各行各业都正经历着巨大的变革,人们的工作、生活的方式和节奏也都随之改变。尤其网络的快速普及,人工智能和大数据迅猛发展,手机、电脑、空调、汽车等消费品已逐渐走进千家万户,这虽然给人类生活带来了极度舒适与便捷,但是也给人们的颈椎健康管理带来严重的威胁与挑战。工作压力日益繁重,长期伏案工作学习,人们很少有意识、有规律地进行运动,颈椎病已出现在各行各业的群体中。我国颈椎病的患病率为3.8%~17.6%,呈逐年升高和年轻化趋势。颈椎疾患无疑给人类健康带来更加复杂、严重的挑战。除了传统行业,新型职业群体(如快递员、电商主播、在线办公人员等)已经成为颈椎病高风险人群。无论对于哪种职业群体,职业相关性颈椎病重在预防。因此,颈椎病的预防与保健知识的宣传普及意义重大。

颈椎病属于临床常见的疾病,据相关调研数据显示,我国颈椎病患者已有5 000万人次,且每年新增患者约百万,多为老年人群,颈椎病已成为威胁我国国民生活质量的重要疾病之一,肩颈部疼痛已经成为全身第二大疼痛,占比为28.39%。这种疾病的发病因由较多,且发病周期长,易反复,对患者的日常生活有很大的影响,所以必须早期发现,早期治疗。此病治疗的关键是以预防为主、治疗为辅、防治结合,才能达到有效控制病情、促进患者康复的目的。结合我国已经发布《"健康中国2030"规划纲要》和《健康中国行动(2019—2030年)》中"职业健康保护行动"专项的相关要求,颈椎病的主动预防指导及保健锻炼具有重要意义。

(四)腰椎保健操

1.观察评估

(1)老年人的自理能力、失能程度、意识状态,根据具体情况选择活动时的保护及是否帮扶锻炼或者主动与被动相结合锻炼。

(2)老年人周围环境是否安全,引导老年人参与。

(3)老年人的接受程度,根据老年人的沟通反应采取相应的语言、表情及适宜触摸,引导锻炼的热情。

2.判断

判断护理需求程度、功能锻炼完成程度、环境与音乐的接受程度、对于示范引导的配合程度。

3.组织计划

(1)根据生活自理能力决定独立锻炼或帮扶锻炼。

(2)根据周围环境情况及老年人的情绪状态,决定采取语言鼓励与引导示范锻炼或者鼓励老年人社会关系共同参与锻炼。

(3)根据日常对音乐的喜好程度与状态决定是否伴随音乐功能锻炼。

4.具体实施

首先与老年人进行沟通,取得知情同意。根据老年人的情况实施伴随音乐、引导示范、帮扶锻炼、社会支持等多种参与方式。之后根据老年人的自理能力评级进行相应的颈椎保健锻炼。

(1)辅助护理需求在0级(能力完好)的活力老年人进行主动腰椎保健操锻炼。

● 第一节　仰卧位—屈伸腿。本节操的要点在于缓慢地屈腿,再缓慢地伸直,左右腿交替,重复上述动作。

● 第二节　仰卧位—直腿抬高。在腿伸直的状态下缓慢地抬高,根据自身情况,尽量抬高到60°以上,再缓慢地放下,双腿交替进行。切记腿不能屈曲,而且放下的过程不能过快。

● 第三节　背桥—五点支撑。双腿屈曲,稍并拢,双手放在身体的两旁,以起到支点作用。缓慢地抬高背部和臀部,呈搭拱桥姿势。此姿势保持 3～5 s,再缓慢放下。

• 第四节 背桥—三点支撑。在上一节操体位的基础上,双手抱于胸前,同样缓慢地抬高背部和臀部,呈搭拱桥姿势。此姿势保持 3～5 s,再缓慢放下。

• 第五节 小燕飞—头胸后伸。俯卧位,双手背后,交叉,双腿伸直。缓慢抬起头和胸,使背部后伸。根据个人情况,尽量抬到最高点后坚持 3～5 s,再缓慢下来。

• 第六节 小燕飞—直腿后伸。俯卧位,双手放于胸前,伸直双腿,先后伸左腿,根据自身情况,尽量抬高,至少约 30°,并在最高点坚持 3～5 s,再缓慢放下,左右腿交替进行。

• 第七节 小燕飞—整体后伸。俯卧位,伸直双腿,伸出右手,同时后伸右手和左腿,根据自身情况,尽量抬高,至少约 30°,并在最高点坚持 3～5 s,再缓慢放下,再换左手和右腿,重复上述动作。

这套动作 1 次 5～10 组,逐步增加。每天可根据自身耐受情况进行 2～3 次。

(2)辅助 1～4 级(轻度、中、重、极重度失能)的老年人进行腰椎保健穴位按摩。

• 第一节 按揉肾俞、腰俞、委中、阿是穴(压痛点),每穴按揉 2 min,(图 1-2-3、图 1-2-4)。

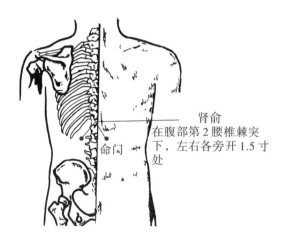

图 1-2-3 肾俞穴

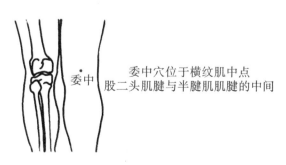

图 1-2-4 委中穴

• 第二节 两手半握拳,在腰部两侧凹陷处轻轻叩击,力量要均匀,不可用力过猛,每次叩击 2 min。

● 第三节　老年人俯卧位,照护者两手放在老年人背部,沿腰两侧骶棘肌上下按摩 100 次,以腰部感觉发热为度。

● 第四节　弹拨痛点 10～20 次,然后轻轻揉按 1～2 min。

5.评价

(1)进行腰椎保健操锻炼的过程中,每一个步骤运动的同时,照护者要观察老年人的反应,保障安全。

(2)引领示范或者自我锻炼的同时,照护者应关注周围环境,及时协调,达到环境与锻炼的和谐与促进。

(3)应适时评价、适时校正与促进。

【拓展知识】

腰大肌位于髋关节前侧的深处和脊椎的下半部,有时也被称作——有力的腰肌。它是人体最重要的骨骼肌,同时也是一条非常重要的姿势肌,因为它是唯一一条连接上半身和下半身的肌肉(脊椎到腿部),并且掌控髋关节和腰椎的稳定和活动。这条肌肉的位置也靠近身体的核心,所以它同时具有维持身体平衡与影响神经、能量系统的功能。当我们说腰这个名词时,通常是指腰大肌,或是包含腰大肌和腰小肌的肌肉群。这两条腰肌都是髂腰肌肌肉群的一部分,这个肌群也包括髂大肌。当此肌肉群收缩时,髋关节就会屈曲,是髋关节最深层、最有力的屈肌肌肉群。髂肌还能够和其他髋关节屈肌一起,如股直肌,帮助骨盆向前倾斜。这样的前倾会导致腰椎前凸,所以腰肌必须有力又柔软才能够避免这段脊椎过度前曲或摆动,也就是最常见的不良姿势之一。腹肌(特别是腹直肌)和脊椎的伸肌也能帮忙对抗这个状况。在腰弯曲和伸展时,腰肌成为自己的拮抗肌,稳定腰部。除了有其他肌肉一起使骨盆保持在中心位置外,维持脊椎曲线的自然弧度也是让腰完成许多任务而不会疲劳的关键。

研究发现腰肌肌肉群在腰椎周围和下横棘肌肌肉群形成肌束得以帮助拉直下脊椎,同时其他肌纤维可以使这个区域收缩。不论是哪种方式,腰肌作为核心肌肉,使身体能够产生力量。对活动甚至是站立都非常重要,因为人体将躯干的重量转移至腿部和足部,此时腰肌帮助脊椎骨盆和股骨相辅相成。腰肌能够平衡身体的核心,刺激脏器和神经,像其他肌肉一样收缩、放松、稳定缓冲和退化,连结上半身和下半身,产生动作和转移身体的重量,只要它处在放松(非紧绷或僵硬和健康的状态)状态,它还能够胜任许多不同的工作。腰肌会影响全身,它是核心肌肉,在股骨和大腿之间扮演着重要的角色,它是它们之间的一座拱柱,因此腰肌的任何作用力(肌肉的收缩)都可以刺激并按摩脏器,像是小肠、肾脏、肝脏、脾脏、胰脏、膀胱和胃等,甚至连生殖器官都会受到影响。脏器传导到脑部的信息被称作内脏讯息,由于腰肌邻近主要脏器,所以它会对这些刺激产生反应。腰肌也会影响神经支配,尤其是经过腰部神经群。主动脉(最大的动脉)所处位置与腰肌类似,所以身体的循环和节律也和腰肌密切相关。所以腰肌如此独特也就不足为奇了,它在不同的病症和动作中曾被形容作:潜伏的捣蛋鬼、完美的伪装者、指挥家、战斗的肌肉等。

　　近年来随着生活方式的改变,腰肌劳损、腰椎间盘突出症的发病率越来越高,发病年龄也逐渐低龄化。腰部疾病已成为困扰现代人的一种常见病。不正确的坐姿和长时间的伏案工作是导致腰椎间盘突出症年轻化的重要原因之一。长期使用电脑的人常常由于坐姿不良,使得腰椎间盘长期处于高压状态,甚至会达到平卧位的几十倍,这很容易造成腰椎间盘突出症发病。腰椎间盘由软骨板、纤维环、髓核构成,大多数人25岁以后,椎间盘便开始退化了,髓核的含水量逐渐减少,椎间盘的弹性和负荷能力也随之减弱,当外力负荷作用于退化的椎间盘,容易出现纤维环破裂,髓核组织突出,从而引起一系列腰腿疼痛、麻木症状,严重影响人们的正常生活。《"健康中国2030"规划纲要》指出,推进健康中国建设,要坚持预防为主,推行健康文明的生活方式,营造绿色安全的健康环境,减少疾病发生。事实上,作为一种慢性退变性疾病,腰椎保健是预防患病的重要方式,即使是已经患病的患者,通过锻炼也可以增强腰部肌肉力量,从而给腰椎足够的保护,改善症状,延缓疾病发展。

三、团体活动规划与提升

(一)规划团体活动计划的基本思路

　　(1)参考:活动计划和康复训练计划有很多类似部分,在制订活动计划时,可以适当参考康复训练计划制订的技巧。
　　(2)评估:了解参与者的身心功能以及活动状态。
　　(3)选择手段:选择合适的活动要素。
　　(4)设定目的:明确实施目的。
　　(5)做规划:计划活动内容。
　　(6)合适:根据对象,进行个性化的调整。
　　(7)记录:将实施内容及过程进行记录。
　　(8)判断效果:确认效果。
　　(9)专业性:这些活动由拥有专业知识和技能的人员实施。
　　对于老年人来说,像康复训练那样制订非常严苛和细致的计划,会让老年人感到压力与疲惫,并降低参与积极性。规划活动时,从"主动健康"视点上来看,愉快而高兴、能带动积极性的活动是丰富老年人日常生活的良好手段,同时,还能激发脑部神经,减缓功能性衰退,维持身心的健康,是非常有意义、能提高老年人生活质量的事情。

(二)制订活动程序的流程

　　1.分析参与者的状况
　　首先了解参与活动人员的需求、能力、好恶,他们的年龄、生活史、身体功能、认知功能的状态。对信息进行分析整合,进行评估,完成人员编组。
　　2.选择参与者分组并制定目标
　　根据机构状况,实施相应的活动训练,确定活动规模以及人数。根据人数和活动内容选择场地及参加人员。

3. 规划活动内容

根据参与者和目的选择合适的活动,当活动内容不适合参与者时,需要立即改变内容,也可根据当天参与者状况临时改变活动内容。

4. 实施活动

按照计划去准备和实施活动时,需要事先决定好场地、进展时间、所需准备、员工人数、风险应对等。但不能坚持计划,要把计划内容作为参考,随时根据场景及临时事件,改变内容和计划,并顺利进行。

5. 记录结果,进行评价

活动实施后,每次都需要有一个简短的评价,针对活动内容、运行方式、参与者反应等进行评价与记录,以便于下次进行参考改进。

6. 根据上次活动结果进行评估、调整

太过严格的计划不适合老年人,必须每次都随机应变根据状况进行调整,并激发其主观能动性,灌输"主动健康"的理念。活动结果评价不佳时,进行再分析评估,找出原因,并对相关组织者、参与者进行确认。对于老年人来说,特别是失能、失智老年人群体,医养结合机构是他们的生活场所,也是他们的社交场所,与医院等治疗场所有所不同,它是日常生活的载体。医养结合机构对于他们来说不是训练场,不是治疗室,而是日常生活的场所,所以需要充分利用好生活这个场所,在生活中融入活动。

(三)活动训练的种类

1. 节日类型活动

如重阳节、敬老日、端午节这种节日,举行一些适宜老年人参加的活动,并能感受节日气氛。

2. 机构内的"动区"活动

如乒乓球、台球、羽毛球等球类运动,可以让老年人参与锻炼,增强心肺功能跟核心肌群水平。

3. 机构内的"静区"活动

如琴棋书画等,可以让老年人开发智力,延缓认知水平下降趋势。

4. 第三方合作类型活动

如集体旅游、集体手工活动、观看演出等,可以让老年人与社会保持联系并能体验到更多的乐趣。

(四)活动项目的实施方法

1. 实施的基础知识

活动项目的重要宗旨是"快乐地开始活动",能够激发老年人主动参与的兴趣,强调

"主动健康"的重要性。为了要随时随地随机应变,我们需要有"制订计划,再放弃计划"的柔软性;有"与其努力不要失败,还不如想办法怎么让败笔重生"的精神;有"让参与的老年人们来帮助我们"的精神。活动的基本原则是"愉快地开始,愉快地结束"。

对于组织者来说,每次计划的实施都不可能完美地进行,所以我们需要有抛弃计划的勇气,可以寻求所有人的帮助,包括老年人参与者,并且了解到,真正重要的不是失败,而是怎么利用好失败,吸取经验,让下次活动更好地进行。

2. 实施时的注意事项

(1)组织者每次传达指示时,尽量每次只传达一个内容。

(2)传达指示时的言语要大声、缓慢、清楚地说出来,同时伴随动作的辅助和说明。

(3)传达指示时要用容易理解的表达方式。

(4)不要有多余、烦琐的动作和言语。

(5)对参与者的评价不要表现到脸上。

(6)邀请和强求是不一样的,保证大家也有不参与的自由。

(7)在现场不要评价其他患者、工作人员。

(8)发生混乱或者事故时,冷静的态度和言语是最有效的办法。

(9)参加人数较多时,要有专门人员观察整体的情况,掌控大局。

(10)结束之后回顾过程,并做好记录。

3. 指导者的作用

指导者需要充分理解该活动的目的、意义,保持责任感。需要对各个事项进行了解,能够简单明了地向参与者解释,让大家顺利地参与活动,并指导其顺利进行,并能做到随机应变。

4. 辅导人员的作用

引导参与者,协助指导者,并提供帮助,并与参与者站在同一视线上参与活动。

(五)活动类型实例参考:怀旧疗法

怀旧疗法也被称为回想疗法。大约 1960 年以前,人们普遍将老年人的回想视为一种"从现实的逃避",对此持否定态度。但是美国精神科医生巴特勒(Butler. R. N)则对此表示提倡,并进行了一系列研究。他认为回想对于老年人来说"是将过去未解决的课题可以重新面对的一种积极行为",并通过回想法开展对自己人生的回顾和评价,探索其中的意义来实现人格的统合。

随着年龄增长,人们会更愿意与人谈论自己的经历、值得回忆的事情。同时,在与家人、朋友或他人交流过程中,人们常常会将模糊的回忆重新连接起来,这就是自我认可的确认行为。另外,通过与他人分享共同的历史经历,能够得到与他人形成团体的连带感、安全感。特别是在有认知障碍的老年人照护中,照护者能了解到老人的过去的话,对于提供更贴心的照料是巨大的帮助。

1. 回想疗法的基础知识

(1)"怀旧"的意义。每人都会回首往事,特别是老年人,这种行为不仅是怀念过去,更多时候,是一种对自身存在的确认。通过对过去事情的回想,将过去的自己和现在的自己连接起来,并接纳未来,这是一种觉悟性的积极行为过程。美国著名心理学家埃里克森提出了著名的"人格的社会心理发展理论",将人的心理发展,分为8个阶段,每个阶段存在一个特殊矛盾,矛盾的顺利解决是心理健康发展的重要前提,将最后一个阶段老年期的特殊矛盾定义为"自我统合"。在这个统合过程中,"回想起自己过去的经历,再次进行审视探讨"的"回想"这种行为是非常有意义的行为,对于老年人的心理健康起到了至关重要的作用。

(2)回想疗法。在老年人医养结合服务过程中,回想疗法是激发老年人"主动健康"意识活动方法的一种。核心意义是:对有漫长经历的老年人进行充分的调研之后,制定目标,组织拥有正确知识的听众(指导者、辅助者、其他参与者),基于适当的一个框架下,促使老人对过去经历进行回忆,使其产生一定的心理-社会效果。回想疗法至今已在独居老人、机构入住者、日照中心、认知症老人机构、抑郁症患者、临终关怀患者之间实施,并已经取得了一定的效果。回想疗法主要分成个人与小组两种形式。个人回想疗法主要是一对一地进行沟通,专业人员作为一个听众倾听患者的讲述。一般来说,是按照患者讲述的节奏,穿插一些提前准备好的问题,进行以生活回顾为主要内容的交流。小组回想疗法以6~8位患者为单位,由2~3名专业人士进行辅导。

(3)回想法的效果

1)对于老年人的效果。①个人及内在的效果包括促进对人生的再认识,并针对过去所存在的问题进行解决、实现体系化和再统合;对自我认知的形成起到帮助作用;对自我的连续性产生信心;为自己带来愉快;减缓面临衰弱和死亡的不安感;提高自尊。②对于社会性的效果包括:促进人际关系的发展;激发生活兴趣,带来更多的愉快感;唤起原有的社会习惯和社会性技术;承担新的角色;促进对新环境的适应等。特别是对于阿尔茨海默病老人,达到情感功能的恢复、提高行动意欲、增加说话的次数、增加表情等非言语性表达的丰富性、提高集中力、减轻行为障碍、促进社会交流、增加患者对外部的兴趣、形成与他人之间的相互支持,达到共鸣的关系。

2)对于工作人员及家属的效果。通过回想法,照护人员可以了解老人生活史、价值观、人生观等内容,可以更加了解老人并提高照护的质量。

2. 回想疗法的实施过程

(1)调查与评估

1)选定参加者:参加之前,需征得参与者的同意,而且对过去的回忆没有抵触。充分考虑参与者的性别、年龄、地区、经验等状况,进行筛选。

2)参加者的信息搜集、评估:事先与家属及参与者本人沟通,详细地了解参与者的生活经历,特别是重大事件,是否愿意分享。而且,还要观察参与者日常生活中的状态,找到他们在服装、表情、遣词用句和与他人关系的特征。针对认知症老人,我们需要了解他们记忆力、空间认知力等现存能力是否存在障碍,尽量利用道具和指导,使现存能力得到良好发挥。

(2)目标设立。实施回想法时,制定目标非常重要。目标包括个人目标、整体目标以及照护者的目标、机构的目标等。需要根据个人评估及机构能力设立目标,然后讨论实施框架。

（3）实施框架

1）场所：实施地点尽量选在安静、温暖、充足光亮的地方，同时需要保护每个参与者的隐私。对于阿尔茨海默病参与者，尽量选在离他们生活场所不是很远的地方，每次在同样的方向进行，避免他们出现认知能力恶化、加剧混乱状况。

2）时间

• 频率　一周一次是比较适宜的频率。尤其是以小组形式实施时，间隔时间太长的话，参与者之间的集体凝聚力会难以形成，参与者之间也难熟悉起来，彼此之间的感情培育会很缓慢。而个人回想法的实施则完全可以根据每个人的情况进行制订，可以适当缩短时间，增加次数。

• 次数与时间　通常系列活动进行 6 ~ 8 次。特别是小组回想疗法，需要 8 次左右的时间，指导者才能很好地掌握小组的运行状态，而参与者相互熟悉，能够相互开展交流的次数也是 8 次。

• 每次的时间　单次的时间以 40 ~ 60 min 为宜。需要充分考虑参与者的体力、精力，选择适当的实施时间。当我们倾听一位老年人在描述他的人生的时候，我们不仅仅要专注他所说的内容，还需要去品味他的语调，跟他共度时光。

• 实施时间带　回想疗法的实施最好是融入参与者的生活中，成为生活的一部分。一般来说可以选择上午或下午比较早一点的时间，但需要回避他们症状比较严重的时刻（如阿尔茨海默病患者的黄昏综合征）。

• 建立信赖关系的时间　在实施回想疗法之前，参与者与指导者之间必须建立一个良好的信任关系，让参与者觉得跟指导者讲述自己的过去，是件安心的事情。

（4）实施内容的结构

1）布置、准备会场：根据参与者的状况准备桌椅、茶水等。准备每个人的名字，做成名牌放在身上或者桌子上。另外，当天活动内容、活动规则、录像机、笔记本也需提前备好。

2）引导参与者入场集合：引导并帮助参与者来到活动地点，充分预留准备时间，因有些参与者可能活动不便，切忌不要匆忙地催促活动开始，对于等待中的参与者，也要有照护人员随时给予照料。

3）开场白、日期、地点、活动规则：参与者集合完毕，指导者进行开场讲话，带领大家进入状态，介绍活动内容、活动规则，开始正式的活动。

4）自我介绍，导入回想：参与者进行自我介绍，然后针对自己的工作、事迹等主题进行回想。持续实施过程中，参与者就会慢慢成为会场的主角，相互熟悉起来的主要活跃人员容易占领这个场面。这时，指导者就需要关注那些没有太能参与进来的参加者，必要的时候，可以将正在进行的内容简约地传达给没有太明白的人，让他们也能参与进去。

5）展示道具，促进回想：根据参与者的生活经历，准备一些小道具。例如很久以前的玩具、过节时的装饰品、以前学校的用品等，通过这些道具的触发，让参与者能够回想起以前的场景，有时候能深有感触地展开很多回忆的话题。

6）参加的感想：根据时间的推进，指导者要充分注意时间节点。时间过长，会导致参与者的疲惫,老年人恢复起来需要花费很大的精力,有时候还会影响他们的生活节奏,所以要在适当的时间点上引导参与者说出感想,并对他们做出鼓励。

7)结束语:简短的结束语并对本次活动进行总结,感谢参与者,对下次活动予以期待。

8)茶话会:活动结束之后,可以给参与者们提供一个休息、缓冲的时间,并适当准备一些小点心等,待参与者放松之后,再回到各自房间。

9)工作人员会议:将参与者送回房间后,工作人员需要针对活动的进行情况、参与者的反应、辅助参与者所观察到的问题等,对当天活动进行总结归纳,并对下一次的活动提出注意事项和新的目标等。

(5)回想话题。激发回想行为的一些核心话题主要分为两类:时间系列话题、非时间系列话题。前者是根据参与者从幼儿时期、少年时期、青年时期、壮年时期,到现在的一个系列进行回想。后者根据季节、节日、生活动力、世界和平等抽象性的话题。根据调查,尽量在回想法实施初期,选用一些积极的内容方向。比较负面、悲哀的话题,需要放在后面,经过数次活动实施,团体之间熟悉之后,再慢慢导入。根据回想的内容,我们可以准备相应的道具以及刺激五感的花草、食物等。

(6)过程要点

1)援护人员作用:援护人员作为倾听方,可以由各种各样的职业担任,医生、护士、心理师、照护人员、社工、康复师等,大家组成一个团队来参与的话,就可以用更宽广的视野来看待参与者的方方面面。有时候家属或义工也可以参与。援助人员在活动开始之前,需要就当天参加人员的情况进行充分的沟通交流,并确认各自的职责、准备的道具及用品。确认好各自在实施时的所在位置、需要帮助时的沟通信号及何时加入到参与者中。

2)记录:在回想疗法实施时,为了更好地掌握整体状况,掌握好每位参与者的情况,我们可以采用录音或录像的方式进行记录。没有设备时,也应做好笔记,以便我们在今后的讨论或研究中作为资料参考。

3)评价:回想疗法的评价可以分为"质"和"量"。"质"的评价是通过活动过程中,参与者的发言、与他们交流的状况等,从参与者的表情和态度上透视他的内心活动进行评价的方式。"量"的评价是由认知功能评级、情绪-行动障碍等评价尺度构成。还需要关注指导者的实施情况以及环境的状况。通过评价,我们可以评估是否达到了预想的效果与目的,在日常生活或日常照护中我们做什么(如与认知症老年人交流方式)?通过回想疗法,我们也需要找到一些援护老年人日常正常生活时的要点,或对家人进行帮助时的关键点等信息。

3.注意事项

(1)倾听者的素质。回想疗法需要倾诉者和倾听者。倾听者需要认真倾听,并在该过程中,随着倾诉者讲述的内容,随时回应他的心情,并陪伴他的感受,是一位相伴而行的存在。援助人员必须拥有正确的知识和丰富的经验,作为一名良好的倾听者在回想疗法的过程中能起到关键性的作用。回想有很大的魅力,让照护人员、家人了解老人从未表现过的丰富多彩的一面,而对他更加尊重。但是,回想内容也有很多危险的东西,一些过去的纠结、矛盾、怨恨,会让双方都非常不舒服,而心生芥蒂。所以,在家人也参与回想疗法时,我们需要很小心、仔细地进行,将家族的历史重新确认,再进行回想。

(2)回想疗法的可能性与限制性。无论是谁都会有一些不堪回首也不愿意提及的事情。但是,在回想疗法过程中,回想的力量能让倾诉者在不经意间触动到这个部分。我们要充分留意其可能性与限制性。在回想疗法开始之前,我们要做好充分的调查与询问,不要强迫他们参加。此外,对参与者讲述的内容我们也要作为隐私信息加以保护。回想疗法中的话题是每个人的人生,有很多他个人的隐私,所以,所有参加人员都需要对这些内容进行保密。特别是关系到其他家庭成员或朋友等时。有周边人际关系的人或相关事情出现在回想倾诉中时,我们都需要谨慎处理和保护。

我们还需要牢牢记住回想疗法是逐渐了解参与者的一个过程,不要急于求成,要逐渐带领老年人进入状态。在这个过程中,参与者重新认识自我、接纳自己,完成一个新的整合,以更好的心态去面对现有的生活。而且,参与回想疗法符合主动健康的理念,可以更好地激发老年人对于生活的热情。对于照护人员来讲,在过程实施中,可以更了解参与者,不再是单单的一个服务对象,而是一个活生生的人,对于日后的照护服务质量的提升是非常有帮助的。对于指导者、援护者等,不断地提升自己的素质、人文关怀能力、观察能力及主动地学习更多老年人心理学相关知识,提升自身的业务能力,也是对于完善回想疗法的效果必不可少的一环关键因素。

四、益智游戏

(一)老年人心理特点

1. 大脑功能逐渐衰退

大脑是人类心理活动和功能的基础,随着年龄的增大不可避免地出现生理功能的衰退,大脑功能的衰退会导致一系列的问题。在老年群体中神经衰弱比较常见,如精神亢奋、易疲劳。主要表现为联想与回忆增多,思考内容杂乱无意义,感到苦恼;注意力很难集中,易受无关因素的干扰;对外界的声光等刺激反应敏感,情绪易激动。精神易疲劳是大脑功能衰退的主要表现,有时还伴有躯体的疲劳。如烦恼、紧张,甚至苦闷、压抑,休息欠佳,脑子昏沉无力;常常感到"心有余而力不足"。短期记忆力较前出现大幅度下降,智力稍减退,思维缺乏创造性,但是对于综合分析能力和判断能力影响较少。

2. 自我评价降低

老年人普遍在退休后处于居家生活的休闲状态,离开熟悉的日常工作和人际圈子,自觉无事可做,失去原有的社会地位和人生价值,对于晚年生活具有迷失感和强烈的不再被他人需要的感觉,认为自己对社会和他人已经没有意义。老年人经常会对退休前的生活充满向往和追忆,喜欢与人谈论的话题也多为自己的经历,会产生强烈的反差感,需要时间去适应退休后的状态。也有一些老年人始终未能调整好认知结构和情绪状态,变得过分的沮丧和低落、对事物提不起兴趣,拒绝人际交往,陷入极度的悲观和自卑情绪之中,就有可能形成老年心理问题。

3.孤独感增强

当下,随着经济的发展,越来越多的年轻人离家去外地发展,出国留学,独自生活的现象较前增多,老年人"空巢"现象日益严重。同时随着生活节奏的加快,年轻人因工作繁忙而无暇过多关注老人,与父母的沟通日益减少。这种时代背景之下,缺少子女陪伴的老年人的生活是孤独的,尤其当相伴一生的配偶去世之后,孤独感愈发加重会对老年人造成更严重的伤害,如果不加以提前干预的话,甚至会出现自杀等悲剧的发生。

4.固执保守

经过了漫长的岁月,老年人已经形成了稳定的人生观与世界观,很难受外界的影响而发生较大改变。老年人的既有观念是由人格特质、成长经历、教育背景等多方面因素共同决定的,而人格特质起到了主要作用。人格属于稳定的心理状态,除非发生重大的生活变故或心理创伤,否则不会有太大变化,所以人的观念随着年龄增加越来越不受外界的影响。许多年轻子女会感受到自己的父母变得越来越固执,听不进别人的建议,很多时候老年人虽然没有对外界的建议表示明确反对,却充耳不闻,我行我素,没有任何改变的迹象。

(二)老年人的认知退化

阿尔茨海默病的致残率高,病程长且治疗开支巨大,给家庭及社会带来了沉重的负担。表现为意识清晰的情况下出现全面持续的智能障碍。主要表现为不同程度的记忆障碍、语言功能障碍、空间功能障碍、人格异常及认知能力下降。

(三)益智游戏对于老年人认知能力的改善

益智游戏有助于老年人保持智力水平,包括记忆、分析推理和多任务处理能力等,并可以改善一些老年人注意力涣散的问题。在缓解老年人的孤独感方面也有巨大的效果。常见的益智游戏包括找错、拼图、迷宫、棋类运动等,以及阅读、数字运算和记忆等训练(平衡延缓智力、记忆和认知功能的下降退化,并保持健康的体魄和心情舒畅)。

(四)利用益智游戏进行锻炼

1.益智游戏的基础知识

游戏的本质是"玩耍",这对于人是不可欠缺的事情。对于老年人来说,当体力和意欲下降的时候,玩耍能发挥激发生活的重要作用。我们需要充分考虑大脑、身体、心智的衰弱情况,这些状况影响着游戏活动的效果。我们需要很好地了解"应该为老年人准备什么样的游戏"。日常生活中的玩耍是一种小小的愉悦,是有趣的事情,对肉体的负担不大。当老年人不满足于日常玩耍,需要有变化的时候,可以进行非日常玩耍。这样可以提高兴奋度、满足度,也可以涌现对生活的意欲。

2.益智游戏计划与实施方式

照护者需要了解每个需要照护的老年人的喜好,对什么感兴趣、对什么会感到兴奋、对什么厌恶等。全方位地了解老年人,了解得越多越好。因此,对于老年人进行生活历史调查,了解其爱好是一件非常重要的事情。在进行生活史的细致调查的时候,作为照护者的我们需要尽量询问具体的信息。我们得知的信息越多、越详细,以后制订计划时,就越能够制订出让老年人从心底感到快乐的游戏。值得注意的是,询问必须建立在信赖的基础之上,否则会让老年人产生被审问的感觉。

为了有效地配合各种愉快的游戏内容,我们需要制订以年为单位的计划。首先,制订一周计划,比如周一是围棋、拼图、猜谜等益智游戏,周二是书法、绘画、手工等游戏,每天有不同内容,让每个人可以选择不同的活动。交叉开来让老年人不厌烦地进行游戏。其次,在日常游戏中搭配非日常游戏。例如,喜欢散步的人,可以根据他的体力和身体障碍程度规划一些旅游活动,比如在旅游地散步;喜欢棋类的人,可以去附近棋社跟爱好者、专业者下棋等。当人有了目标,生活就会出现活力,心情也能变得积极向上。非日常游戏中所得到的愉快感是日常游戏所不能比的,心情兴奋度、满足度很高,身心两方面都容易得到活性化。但需要注意非日常游戏实施的频率,避免给老年人带来身心疲惫感。

3.益智游戏种类

(1)智力激发游戏

1)往事回忆训练:通过回忆过去事件和相关物品,以激发远期记忆,与老人一起回忆他生命中意义重大的事情,或者与家人、好友共同经历的事。最好能同时找出与该事相关的物件,如看照片回忆。训练时,亲友与老人一起,请老人讲述照片背后发生的故事,既令老人感到亲情的温暖,又能取得良好的效果,具体方法同怀旧治疗。

2)实物定位训练:激发老人对近期发生过的事情的回忆,加强对有关该事的时间、地点、人物、环境的记忆。训练前可以带老人外出,比如逛公园、买菜、去社区中心等,回来的路上与老人攀谈,让其讲述此次外出去了何处、做什么事等内容,回到家中,老人如无疲劳感,可以继续回忆此次外出见到的周围环境、碰见什么人、感觉如何等,也可过两天再跟老人聊天,强化他的记忆力。

3)再激发训练:就老人感兴趣的话题组织讨论、思考和推论,引导老人对问题的思考和推理,激发老人的智力和认知能力。

研究证明,益智游戏训练对于正常老年人、早期认知障碍老人的认知功能和智力水平的减退有改善效果。

(2)记忆训练游戏。该方法与智力激发训练中的往事回忆训练类似,通过视、听、记忆等训练,增强趣味性。多以生活内容为背景,如说出最爱吃的食品及其做法;生活小窍门;照图写或默写等。根据条件不同,分组进行或自愿结合。

1)瞬时记忆训练:由照护人员念一串不连续的数字,从两位数起,每次增加一位数,如第一次为56、23、74,第二次为234、768、456,念完后立即让老人复述,直至不能复述为止。

例如:猜猜看,看图说话或写字(图1-2-5)。

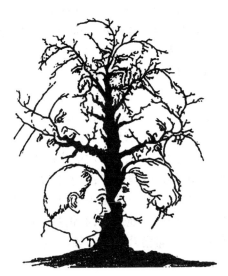

图 1-2-5　看图说话或写字

看树上除树枝外还有什么?

看谁发现得最多,树上除树枝外还能见到什么?

参考答案:左侧依次为面向右的戴眼镜老人、戴帽子的老人、面向左的老人、面向右的有两个老人,左侧有 5 个人的头像。右侧依次为面向左的大胡子老人、戴眼镜戴帽子的老人、面向下的小胡子老人、面向上的戴眼镜老人、面向左的长发老人,右侧有 5 个人的头像。合计 10 个人的头像。

2)短时记忆训练:给老人看几件物品,令其记住,然后请他回忆刚才看过的是什么。

例如:桌上的物品为手表、手机、纸和笔等。遮盖后,请老人讲述桌上物品有几种以及它们的名称。

如回答正确,可增加难度。如:张先生为中学教师;王女士为公司会计;李先生为医院医生;赵女士为机关干部。请老人复述一遍,再进一步让老人从中寻找规律。

3)长时记忆训练:让老人回忆最近的某一天发生的事情,如家里来的客人、看过的电视节目、家中发生的事情。可以让老人与家人一起回忆,老人回忆不起来时,可以适当提醒,但不要把具体内容告诉老人。

(3)反应训练游戏。兔子、墙、枪。

兔子:双手分别放置在头的两侧,以示兔子。

墙:双手张开、向前、摆出阻挡的意图,以示墙。

枪:一只手的拇指和示指伸展,其余手指收缩,手向前伸,以示打枪。

说明:兔子能爬墙,墙能挡枪,枪能打兔子。

(五)课后评估

要求学生能够评估老年人目前认知状态,做出适宜的益智游戏活动调整,并能够根据老年人特点,制订个性化的标准益智游戏活动方案。

五、老年大学与产业园区

(一)老年大学创办的意义

目前,在我国人口结构不断调整的背景下,我国已经正式迈入了老龄化社会。老龄人口的不断增长,使得国家经济的发展与社会的治理出现了一些问题。老年大学的创办,在提高老年人生活技能,丰富老年人人际关系,提升老年人综合素养方面有着积极的作用。在老年大学的发展过程中,只有注重文化与康养的融合与应用,才能够满足老年人对晚年生活的多样化需求,提升老年人的生活品质。

(二)老年大学的发展

1.老年大学是社会发展的潮流

老年大学在我国存在的时间过短,我国最早创办的老年大学才存在了二十年左右。老年大学是社会发展的产物,老年大学的创办不仅对老年人的晚年精神文化生活的补充有很大的帮助,同时也让老年人享受到了国家的改革成果,是巩固老年人思想文化阵地与加强党的建设的需要;是构建终身教育体系和建设学习型党政、学习型社会的需要;是深化和提高老年人的工作的需要,同时也是解决老龄化问题的需要,更是加强社会主义精神文明建设的需要。

我国《老年人权益保障法》也明确规定,老年人也享有受教育的权利,要为老年人创造学习的条件。十六大报告中也明确提出要构建终身教育体系,形成全民学习、终身学习的学习型社会。老年人也是社会的重要组成部分,我们要重视对老年人的学习教育。因此,开办老年大学也是落实十六大精神的举措,是精神文明建设的重要组成部分。老年大学的开办,是老年人学到老、活到老的可贵精神的重要表现,是响应党的号召,同时也是老年人的法律权利。所以老年大学的创办是迎合社会潮流的重要表现。

2.老年大学是老年人自我发展的途径

老年大学的开办,为老年人学习政治、接受教育搭建了平台。老年人退休之后,由社会转入了家庭,生活中除了日常琐事之外便没什么主要的工作,与社会交流减少,可以说是处于半隔离状态,对党的新形势的路线、方针、政策了解得比较少,产生了失落感和孤独感。老年人去老年大学进行学习,老年人感到非常光荣和自豪,圆了大学的梦,通过学习,老年人更是提高了觉悟,更新了观念,在思想上、政治上与党高度保持一致。在进入老年大学学习之后,可以掌握应用电脑的基本知识,通过学习电脑知识不断地增加与外界交流的途径,并不断地丰富自己的学习方式。通过老年大学的学习,老年人既学到了知识,又开阔了视野,也丰富了老年人对外界的认识,提高老年人的综合素质。

3.老年大学是提高老年人身心健康水平的途径

在老年大学中的学习生活中,一些老年人身体不好,但是老年人在老年大学中每天步行去上课,从繁重的家务中摆脱出来,每天在老年大学中学习和锻炼,身体和知识素质明显变好。老年大学不仅可以丰富老年人的生活,而且可以预防阿尔茨海默病的发生。

老年人在一起活动、娱乐,增加老年人之间的沟通交流,不让思想和思考停止,能很好地预防老年痴呆。老年大学还可以保障老年人的健康生活,老年人聚在一起学习和生活,各自培养自己的爱好,丰富了生活,并且有益于身体健康,维护社会稳定。

(三)提高老年人对老年大学的认知

加强对老年大学所取得的成果进行宣传,改变老年人对老年大学的思想认识,提高老年人对老年大学的参与意识。大力开展宣传教育活动,提倡"学到老,活到老"的观念。加大对老年大学的成果展示,从而转变老年人对开办和进入老年大学的看法。以报纸、杂志为主要手段,提倡终身教育的理念,对老年大学的办学宗旨、目的等教学理念进行广泛宣传,充分发挥现代化技术水平,把老年大学的教学成果对社会广泛展示,让社会欣赏老年人的风采,让更多人看到老年人在老年大学中生活质量的提高。让更多人了解到老年人在老年大学中学有所成,学有所乐,乐在其中。发展核心教育品牌,鼓励更多的老年人去老年大学学习。

(四)"文化+康养"相融合的老年大学发展的必要性

老年大学的创办目的,主要是满足老年人的三大需求。

(1)满足老年人的自我提升需求,即部分老年人在步入老年生活后,依然希望可以通过正规的教育提升自身的能力和素养,获得进一步的发展。

(2)满足老年人退休生活的需求。部分老人从忙碌的工作岗位退休后,无论是生活节奏,还是周围的人、事、物都会发生较大的变化。面对这样的变化,老年人难免会有不适应,如果其进入到老年大学中进行学习,就可以更快、更好地适应退休后的变化。

(3)满足老年人提高生活技能的需求。老年人可以通过学习,掌握一些生活方面的技能或者与兴趣爱好有关的技能,进而既实现了生活品质的提升,又可以继续参与到社会经济的发展当中。

在社会经济发展节奏不断加快的形势下,老年人的基本生活得到保障之后,就会产生精神文化方面的需求。而老年大学的发展,则实现了老年人文化养老、健康养老以及快乐养老的愿望。而且,康养是一种具有中国特色的新型概念,主要包含健康、养生和养老三方面的内容,涉及文化、养老、健康、医疗、养生、体育以及旅游等多个业态,强调生理养生与心理养生的结合,不仅注重老年人身体机能的康复与维护,还强调老年人内在精神的祥和与平衡,使其达到身、心、神皆健康的状态。

(五)"文化+康养"相融合的老年大学的发展路径

1. 设置"文化+康养"相融合的教学内容

在经过了体制机制调整、办学体系完善以及办学内容更迭等之后,我国老年大学的发展步入正轨。老年大学的创办目的就是满足老年人的学习需求,提升老年人的生活品质。而文化与康养的融合,不仅可以引导老年人树立积极乐观的心态,还可以提升老年人的精神境界,达到"老有所学、老有所乐"的效果。

目前,我国绝大多数老年大学的课程主要包含以下5个方面:第一,人文科技类课程;第二,艺术修养类课程;第三,健康养生类课程;第四,休闲体育类课程;第五,生活雅趣类课程等。

2.构建"文化+康养"相融合的办学模式

在我国现代化市场经济发展过程中,康养已经成为一种新兴产业。将文化融合到康养产业中,则可以重新催生出一种复合产业,使康养产业的产业链与价值链得到延展。我国传统的老年大学沿用了普通高校的管理模式和教学模式,即在一个固定的场所、固定的教室、进行相应课程的讲解。但是通过实践发现,老年人在学习方面并不注重学习成绩的高低,而是想要通过各种知识的学习以及兴趣爱好的挖掘来进行自我提升,想要与更多志同道合的朋友、同学、教师交流,并互相鼓励、互相支持,达到快乐学习、健康生活的目的。所以,针对"文化+康养"相融合的老年大学的发展,可以将学习场所设置到更加贴近生活、贴近自然的场所当中,将学习与老年人的日常生活融合在一起,使学习成为一种自然而然的习惯。对此,建议从以下两方面入手。

(1)设计"文化+康养"相融合的游学课程 游学课程,指的是"读万卷书,行万里路"的学习方式,即通过亦学亦游、学游结合的方式,满足老年人在旅游、健康以及学习方面的需求。对此,建议将老年人专业课程与自然文化、名胜古迹、诗歌创作、书法绘画、摄影采风以及健康养生结合起来,让老年人参加当地的历史讲座、建筑讲座、自然资源讲座或人文讲座,进而在特定的环境中学习知识,达到身心愉悦、健康养生的目的。

(2)创建"文化+康养"相融合的生态养生小镇 除了设计"文化+康养"相融合的游学课程之外,老年大学还可以创建"文化+康养"相融合的生态养生小镇,即在政府部门、公益组织以及民间资本等力量的支持下,构建专门服务于老年人的生态养生小镇。首先,可以对当地的人文资源和自然资源进行充分利用,站在民俗旅游、慢性病疗养或者休闲养老等角度进行生态养生小镇主题的设计,然后在此基础上加大中药、养生、运动、有机农业等产业的发展力度,从而将农庄、田园以及各种主题场馆等作为老年大学的教室。其次,将老年人教学与文化扶贫、文化下乡等融合在一起,打造"小镇就是大学,大学就在家门口"的生态养生体系,实现"文化+康养"老年大学的多元化发展、特色化发展以及可持续发展。最后,生态养生小镇还可以与中医药文化发展结合在一起,构建以健康养生、休闲度假为主题的特色小镇;或者构建以气候养生、节气养生、食疗养生为主题,以养生产品为辅助的健康养老体系,促进长寿经济的发展。

3.引进"文化+康养"相融合的教学手段

在信息化时代下,移动互联网技术已经在全国范围内得到普及,移动通信技术与互联网、物联网的融合,更是推动了教育文化产业的智能化发展和智慧化发展。"文化+康养"相融合的老年大学,涉及的领域比较多。要想实现进一步的发展,就需要借助当前最主流的移动互联网技术或者大数据技术,构建与时俱进的发展模式。首先,老年大学中的课程体系内容可以对康养理念进行充分的体现,而康养产业也可以从老年大学课程体系中进行更多文化资源的挖掘。其次,将现代化科学技术与老年大学教学进行充分的融合,提升老年大学"文化+康养"教学过程的智慧性。同时,还可以借助大数据技术、人工智能技术、云计算技术等从多种渠道了解当前老年人的基本情况以及实际心理需求,然后以此为基础进行智慧型"文化+康养"老年大学教学内容的设计。

(六)加大对老年大学及相关产业的投资

对老年大学的创办加大投资,积极改善老年大学办学条件,提高老年大学的开办水平。一项事业如果想健康持续发展,没有足够的经济保障肯定是不行的。可以把老年人在大学中的学习作品拿到社会上义卖,既提高了社会对老年大学的认识,也为老年大学提供经费,更能体现社会对老年大学的关爱和支持。政府也要加大对老年大学的财政支持,完善老年大学的教学条件,提高老年人在老年大学中的学习积极性。

(七)完善有关老年大学的政策

明确老年大学的发展方向,提出有利于老年大学发展的政策,为老年大学的发展保驾护航。出台有关老年大学的法律,规范老年大学开展的条件,保证老年大学的质量。明确政府对老年大学的监督,保证老年大学规范化建设,明确老年大学的办学方针与宗旨。制订好老年大学的发展计划,社会共同支持老年大学的发展。确保每位老年人都有机会与权利参与到老年大学的教育中去,让更多的老年人真正在老年大学受惠。把抓好规范化建设,把握教育属性,把提高教学管理水平和教学水平当成重中之重。大力开展老年教育科研活动,主要提高办学水平和教学质量,增强老年大学对老年人的吸引力,让更多的老年人想要进入到老年大学中提升自己,让老年人走进课堂,积极地、有趣地学习知识。还要鼓励社会办学,满足老年人学习的多方面需求。实现课程活动资源的共享化,让老年大学的活动覆盖面更广,让老年大学的教育涉及的方面更多,更可以鼓励推出老年大学网上课程,让身体不方便的老年人可以在家接受教育,这样不仅方便了身体不适的老年人,同时更可以让更多的老年人回到家中也可以进行学习。鼓励开办流动的老年大学,将老年大学带入到社区之中,更可以带入到农村。更好地实现全社会的老年人终身学习。

(八)提高师资队伍及教学管理水平

在挑选老年大学师资力量时,要重视教师的品德素质,对老年教育有积极并且热爱的教师,要展开严格的上岗前培训工作,让每个教师首先深刻地认识到老年大学应如何开展工作,并且正确地把握老年学生的心理与生理的特点,等教师经过严格的考核之后才准许上岗。对身体不好的教师,首先考虑好教师的身体情况安排好工作量,构建完整的教师激励机制,加大对教师的人文关怀,听取教师的意见,增加教师的归属感。并对在老年大学中任教有贡献的教师进行嘉奖,年度根据教师的表现评先进教师,充分显示出教师的价值与贡献,更好地提高教师对教学的积极性。

在教学中,可以把心理学、老年学、现代管理学当作老年大学的主要课程,建立起系统的管理制度和与其相一致的惩罚考核制度,并且将教学管理落实到个人,营造出老年教学齐抓共管的良好氛围,不断提高教学水平。结合老年人的教学管理的实际情况,重视教学理论、方式、内容、组织管理的研究,在此基础上进行总结和创新,打造出鲜明的老年大学办学特色。

第三节　主动健康锻炼

【学习课时】

8 学时。

【学习目标】

(1)掌握主动健康锻炼对生活方式改变与健康促进的意义。

(2)了解主动健康锻炼的方法。

(3)了解加强体医融合和非医疗健康干预等主动健康锻炼的方法对促进老年人群身体素质的重要性。

(4)了解主动健康锻炼这种新型医学模式是健康中国行动的必然选择。

【学习要求】

(1)用主动健康的思维来推动老年人主动锻炼促进健康的教育。

(2)理念更新、理论学习与主动健康锻炼方法实际操作学习。

一、有效呼吸训练法

(一)临床案例

王大爷,75 岁,丧偶,退休后独居。吸烟40 年,每天1 包,平时喜欢吃辣椒和油炸等香辣食物,1 年前患脑梗死后右侧肢体活动障碍,生活自理能力评估为3 级,近2 个月经常咳嗽,咳白色泡沫黏痰,近几天加重,精神倦怠、疲乏,出现胸闷、呼吸急促,体温37.8 ～ 38.2 ℃,血白细胞 $5.5×10^9/L$;中性粒细胞70%,胸部X 射线片示右肺有渗出样改变。

思考:如何帮助王大爷克服疲乏、倦怠、发热状态下进行主动的有效呼吸训练? 有效呼吸训练几次合适?

(二)基本知识

1. 呼吸概述

呼吸是指机体在新陈代谢的过程中,需要不断地从外界环境中摄取氧气,并把自身产生的二氧化碳排出体外,机体与环境之间进行的气体交换过程,称为呼吸。呼吸是维持机体正常功能和生命活动所必需的基本生理过程,一旦呼吸停止,生命也将终结。

2. 呼吸过程

正常呼吸过程包括3 个互相关联的环节。

(1)外呼吸。即肺呼吸,是指外界环境与血液之间在肺部进行的气体交换,包括肺通气和肺换气两个过程。

肺通气是指通过呼吸运动使肺与外界环境之间进行的气体交换。实现肺通气的相关结构包括呼吸道、肺泡和胸廓等。呼吸道是气体进出的通道,肺泡是气体交换的场所,胸廓的节律性运动则是实现肺通气的原动力。

肺换气指肺泡与肺毛细血管之间的气体交换,其交换通过分压差扩散进行,即气体从高分压处向低分压处扩散。如肺泡内氧分压高于静脉血氧分压,而二氧化碳分压则低于静脉血的二氧化碳分压。交换的结果是静脉血变成动脉血,肺循环毛细血管的血液不断地从肺泡中获得氧,释放出二氧化碳。

(2)气体运输。通过血液循环将氧由肺运送到组织细胞,同时将二氧化碳由组织细胞运送到肺。

(3)内呼吸。即组织换气,指血液与组织、细胞之间的气体交换。交换方式同肺换气,交换的结果是使动脉血变成静脉血,体循环毛细血管的血液不断地从组织中获得二氧化碳,释放出氧气。

正常成人安静状态下呼吸频率为16~20次/min,节律规则,呼吸运动均匀无声且不费力,呼吸与脉搏的比例约为1:4,男性及儿童以腹式呼吸为主,女性以胸式呼吸为主。每次吸入和呼出的气体量大约为500 mL,称为潮气量。人用力吸气,一直到不能再吸的时候为止,然后再用力呼气,一直呼到不能再呼的时候为止,这时呼出的气体量称为肺活量。正常成人男子肺活量为3 500~4 000 mL,女子为2 500~3 500 mL。

3.老年人呼吸系统的解剖生理变化

呼吸系统由上呼吸道(包括鼻、咽、喉)和下呼吸道(气管、支气管和肺组织)组成。老年人呼吸系统的变化主要包括器官和组织在形态和功能方面出现的衰老表现、肺功能明显减退以及免疫系统平衡失调。

(1)鼻。老年人鼻黏膜变薄、嗅觉功能减退、腺体萎缩、分泌功能减退,削弱了对吸入气体的加温、湿化、清洁和过滤作用,防御功能下降。老年人的鼻腔不能对吸入的气体进行"加工",干冷或含尘粒的空气直接进入呼吸道,容易引起呼吸道感染,甚至导致呼吸道炎症。

(2)咽。老年人咽部黏膜和淋巴组织萎缩,特别是腭扁桃体明显萎缩,不能充分发挥其防止下呼吸道感染的第一道门户作用,使老年人患下呼吸道感染的机会增加。老年人咽部黏膜、肌肉发生退行性变或出现神经通路阻碍时,可出现吞咽功能失调,进食流质饮食时易导致呛咳,甚至食物误吸入气管,造成窒息或其他呼吸道疾病。

(3)喉。老年人喉部黏膜变薄、上皮角化、固有膜浅层水肿,甲状软骨钙化。防御反射变得迟钝,易患吸入性肺炎。喉部肌肉和弹性组织萎缩,声带弹性下降,发音亮度减弱。

(4)气管、支气管。老年人气管、支气管黏膜上皮萎缩、增生,鳞状上皮化生,纤毛运动倒伏和减弱,导致呼吸道排出分泌物及异物的能力降低,容易发生支气管狭窄。杯状细胞数目增多、分泌亢进,而清除能力下降,引起黏液滞留,可致支气管管腔狭窄,气道阻力增加。同时细支气管管壁弹性减退及其周围组织弹性牵引力减弱,呼吸时阻力增高,使肺残气量增多,影响分泌物的排出。所以,老年人容易引起肺部感染,而感染又可加重肺部功能障碍,甚至导致呼吸衰竭。

(5)肺。老年人肺组织萎缩,肺泡壁弹性纤维减少,弹性下降,所以肺组织回缩的速度及程度下降,导致呼气末肺残气量增多,肺活量及最大通气量减少。老年人肺通气不足,以及肺组织终末小支气管和肺泡塌陷,容易出现肺不张。肺泡壁变薄而发生断裂、肺泡相互融合,肺泡腔扩大、残气量增多,形成老年性肺气肿。肺泡隔中毛细血管的数量和管内血流量减少,肺小动脉硬化,使得肺组织循环血流灌注减少,引起肺动脉高压。肺组织血流灌注减少,通气/血流比例增加,气血交换能力下降,形成"老年肺"。

（6）胸廓及呼吸肌。老年人肋骨和脊柱退行性改变及骨质疏松,使得胸椎后突和胸骨前突,胸椎前后径增大,横径变小,形成桶状胸。肋软骨钙化、肋胸关节及关节周围韧带硬化,使得胸廓弹性降低,限制胸廓活动,顺应性明显下降,导致肺通气量和呼吸容量下降。膈肌本身退行性变、腹腔内脂肪增加,吸气时膈肌下降幅度受到限制,容易发生呼吸疲劳。且呼吸肌纤维数量减少,肌肉萎缩,肌力下降,呼吸效率降低,即使健康的老年人体力活动后也容易出现胸闷、气短。这一改变也可能造成咳嗽、排痰动作减弱,痰液不易咳出,使得老年人容易发生呼吸道阻塞和感染。

因此,随着老化的进程,呼吸系统的组织结构及呼吸功能均会发生不同程度的退行性改变,使得老年人不能很好地维持健康,老年人呼吸功能会出现肺通气量减退、肺换气量功能减退、呼吸调节功能下降、呼吸道屏障减弱、免疫功能下降等变化。也就是说,随着老年人呼吸系统解剖学上的退行性改变,特别是呼吸储备能力的下降以及对呼吸道分泌物清除能力的降低,使老年人发生呼吸道感染以及慢性肺疾病的危险性明显增加。如老年肺炎、慢性阻塞性肺疾病、失能老年人长期卧床引起的并发症坠积性肺炎等,影响呼吸功能。因此,老年人,特别是失能卧床老年人,更需要通过呼吸功能训练来维持及促进健康,对提高整体生活质量意义重大;对老年人进行呼吸训练也应该是伴随老年人所有功能锻炼全过程的基本方法。

目前大量的研究表明,有效呼吸训练能够改善呼吸系统功能、运动能力及生活质量。有效呼吸训练法是通过恰当的呼吸频率调整,以提升肺活量,使肺部气流增多,加大肺活量和最大通气量以达到减少残气量,改善缺氧状态,促进肺功能,防止无效呼吸法乳酸堆积产生"极点"现象;是肺康复治疗的方法之一,也是医疗体育的一种形式,特别是在"十四五"期间,对积极应对人口老龄化有重要意义,也是主动健康训练方法的一种。有效呼吸训练常见的方法有吹气球法、缩唇呼吸训练法,同时配合做扩胸运动等,是一种有氧训练方法。

（三）操作流程

1. 观察评估

（1）观察老年人安静状态下的呼吸情况,了解老年人对有效呼吸的了解程度与参与意识。

（2）评估老年人的年龄、病情、心理状况及生活自理与合作程度。

（3）向老年人解释有效呼吸训练的意义,根据老年人的沟通反应采取相应的语言、表情及适宜触摸与示范,引导训练的主动性。

2. 判断

判断生活自理程度、安静状态下自主呼吸完成程度、有效呼吸训练的接受程度、对于示范引导的配合程度及掌握程度。

3.组织计划

(1)根据生活自理能力决策实施有效呼吸训练的帮扶程度、时间场合与体位支持。

(2)根据老年人的情绪状态与接受程度,决策实施采取语言鼓励与引导示范训练有效呼吸或者鼓励老年人社会关系如有积极主动性的同龄亲戚朋友或者子女共同参与训练。

(3)根据日常呼吸程度与状态决策实施是否伴随音乐或者其他娱乐同时进行有效呼吸训练。

4.具体实施

(1)老年人准备。首先与老年人进行沟通,取得知情同意;根据老年人的情况按照生活自理程度与精神需求,按需准备好实施伴随音乐、引导示范、帮扶、社会支持等多种参与方式。

(2)环境准备。室温适宜、光线充足、环境整洁安静,或者按照需求配备合适的伴随音乐。

(3)照护者准备。衣帽整洁得体,语言、表情适中,肢体语言符合要求,了解关心并鼓励引导老年人参与训练。

(4)用物准备。治疗盘内备表(有秒针)、记录本、笔;根据老年人训练需求与习惯准备相关物品。

(5)测量安静状态下的呼吸情况

1)核对确认:携带根据老年人需要准备的各种物品到老年人身边,核对信息、确认老年人的情绪与自理能力。

2)体位:引导精神放松,采取舒适体位。

3)步骤:照护者将手放在老年人的诊脉部位拟诊脉状,眼睛观察老年人胸廓或腹部的起伏(女性以胸式呼吸为主,男性和儿童以腹式呼吸为主);观察老年人静息状态下的呼吸情况(呼吸深度、节律、音响、形态及有无呼吸困难);计数呼吸次数(测30 s×2,异常呼吸状态应测量1 min);将测量呼吸值记录在记录本或者输入到移动护理信息系统的终端设备。

(6)促进呼吸功能的有效呼吸训练方法。根据老年人的情况与需要选择合适的训练方法,训练过程中注意观察与鼓励,以老年人能够耐受为宜。

1)吹气球呼吸训练法:将气球直径吹至20~30 cm,悬挂至老年人前方20 cm处,鼓励老人深吸一口气后,面对气球缓慢地进行吹气,中间不得重新吸气,一口气将气球吹至合适位置并且能够维持一定时间,随后尽可能延长气球维持时间。吸气时老人腹部需隆起,吸气过程中照护人员或者家属,用双手掌将腹部缓慢地压下,整体进行一次后,稍作休息3~5 min,重复上述动作,每次训练10~15 min,至老人有疲劳感,每天训练3~4次。训练情况及时记录在记录本中,根据老年人意愿适当休息。

2)缩唇式呼吸法:嘱老年人精神放松,以鼻深深吸气,在呼气时,收腹,胸部稍前倾,口唇缩成吹口哨状,使气体通过缩窄的口型缓慢呼出,吸呼比1:(2~3),尽量做到深吸慢呼,缩唇以感到不费力为度。4~6 次/min,每次训练 10~15 min,每天训练 3~4 次。训练情况及时记录在记录本中,根据老年人意愿适当休息。

5. 评价

(1)进行有效呼吸训练的过程中,每一个步骤训练的同时,照护者要观察老年人的反应,保障安全。

(2)引领示范或者自我训练的同时,照护者应关注周围环境,及时协调,达到环境与锻炼的和谐与促进。

(3)应适时评价,适时校正与促进训练。

(四)训练流程

训练流程见图 1-3-1。

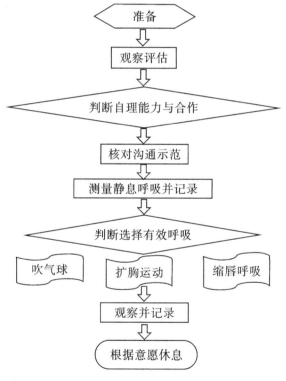

图 1-3-1 有效呼吸训练流程

(五)注意事项

(1)有效呼吸训练是一个循序渐进的过程,欲速则不达,在训练的过程中照护者必须加强对老年人呼吸节奏的配合与训练,进行有效呼吸训练法指导、鼓励、引导、示范,带动老年人参与的积极性。

(2)注意观察有无胸痛、呼吸困难、气紧等不适症状,如有不适要暂停训练。

(3)训练次数与时间根据老年人的适应性与习惯动态调整,引导老年人有效呼吸在任何活动以及日常生活中都可以进行,并不拘泥于一定的形式与场合。

二、手功能锻炼操

手功能锻炼操

(一)临床案例

张大爷,78 岁,半年前因脑血管意外导致左侧肢体瘫痪,生活自理能力评分 60 分,意识清醒,平时可以自行穿衣,不能独立洗澡,听力减退,因子女工作忙无暇照顾,请了保姆照顾,张大爷经常情绪不高,很少与保姆交流,不想活动。

思考:照护者如何调动张大爷的主动锻炼的积极性?张大爷能否做手功能锻炼操?

手功能锻炼操视频

(二)基本知识

上肢的功能主要表现于手部,它组织结构精细,肌腱、内在肌和外在肌、关节囊、韧带、骨骼等组织位于其间,位置相对人体其他部位表浅、精密,容易损伤。手外伤后因组织缺损、神经损伤、瘢痕挛缩、肌腱粘连、关节僵直、肌肉瘫痪和萎缩、伤口长期不愈等,造成手的粗大运动功能(力性抓握、非抓握)及精细运动功能(精细抓握)和感觉功能的障碍;同时,老年人因衰弱导致的各个器官功能的退行性改变却不能有效解决。手功能操的早期介入,可减轻肿胀、保持关节位置正确,保护未愈合组织,增加和保持关节活动度,增加和恢复肌力,恢复感觉,改善手的协调性,以及增强耐力等,使老年人的手重新获得功能,对于最大限度恢复自理能力,恢复生活的热情以及改善脑卒中后遗症有较大的促进作用,通过健侧肢体带动患侧肢体运动。

把 2018 年我国城市人群各种疾病致死率进行排序,我们发现:慢性非传染性疾病(non-communicable chronic disease,NCD)致死亡率较高,心脑血管和代谢性疾病达47.17%,和生活方式有密切相关的疾病致死率总占比高达 88.53%。将我国 2008—2017年致死率前八的疾病的致死亡率总数作图,发现慢性非传染性疾病发病率总体趋势10 年间的平均增长率高达 8.8%。2010 年 6 月,世界卫生组织热带病研究和培训特别规划署在沪召开联合协调理事会年会,原卫生部部长陈竺在主题演讲中提出:如果没有有效的干预措施,中国慢性病可能出现"井喷"。当时,我国慢性非传染性疾病已成为重要的公共卫生问题,心脑血管病、糖尿病、恶性肿瘤等慢性疾病的患病人数已有约 2 亿人,致死人数已经占到因病死亡人数的 80% 以上。时间仅过去了 10 年,这个数字占比已经升至88%。据最新数据推算我国仅患心血管疾病的人数已达 2.9 亿。此外,我国 10 年内也为之付出了超过 30 万亿人民币的卫生费用,投入超过 1 000 万卫生人员,但未能遏制其快速增长。我们也清醒地认识到如果沿着美国健康保障模式,发展必然不可持续。长此以往,这种疾病医学模式继续发展下去或将影响社会的稳定性。

世界卫生组织在《21 世纪的挑战》报告中强调,21 世纪的医学,不应该继续以疾病为主要领域,应当以人的健康作为医学的主要发展方向。《"健康中国 2030"规划纲要》明确指出,把健康融入所有政策,加快转变健康领域发展方式,完善全民健身公共服务体系。通过广泛开展全民健身运动,加强体医融合和非医疗健康干预促进重点人群体育活动提高全民身体素质。由此可见,探索一种新型医学模式是健康中国行动的必然选择。

(三)操作流程

1.观察评估

(1)老年人的自理能力、失能程度、意识状态,根据具体情况选择活动时的保护及是否帮扶锻炼或者主动与被动相结合锻炼。

(2)老年人周围环境是否安全,引导老年人参与。

(3)老年人的接受程度,根据老年人的沟通反应采取相应的语言、表情及适宜触摸,引导锻炼的热情。

2.判断

判断护理需求程度、功能锻炼完成程度、环境与音乐的接受程度、对于示范引导的配合程度。

3.组织计划

(1)根据生活自理能力决定独立锻炼或是帮扶锻炼。

(2)根据周围环境情况及老年人的情绪状态,决定采取语言鼓励与引导示范锻炼或者鼓励老年人社会关系共同参与锻炼。

(3)根据日常对音乐的喜好程度与状态决定是否伴随音乐功能锻炼。

4.具体实施

首先与老年人进行沟通,取得知情同意;根据老年人的情况实施伴随音乐、引导示范、帮扶锻炼、社会支持等多种参与方式;之后进行手功能锻炼。

(1)虎口平击36次。刺激大肠经/合谷穴,对预防、治疗颜面部位疾病(如视力模糊、鼻炎、口齿疼痛、头痛)及预防感冒等有促进作用。

(2)手掌侧击36次。刺激小肠经/后溪穴,对头项强痛、放松颈项肌肉群及预防骨刺、骨功能退化等有促进作用。

(3)手腕互击36次。刺激心经及心包络经/大陵穴,对预防心脏病、胸痛、胸闷、疏解紧张情绪等有促进作用。

(4)虎口交叉互击36次。刺激八邪穴,对预防及治疗末梢循环,如手麻、脚麻等末梢循环疾病等有促进作用。

(5)十指交叉互击36次。刺激心经及心包络经/大陵穴,对预防及治疗末梢循环,如手麻、脚麻等末梢循环疾病等有促进作用。

(6)左拳击右掌心36次。刺激心经和心包络经/劳宫穴,对消除疲劳及提神等有促进作用。

(7)右拳击左掌心36次。刺激心经和心包络经/劳合穴,对消除疲劳及提神等有促进作用。

(8)手背互相拍击36次。刺激三焦经/阳池穴,对调整内脏机能、预防及治疗糖尿病等有促进作用。

(9)搓揉双耳36次。刺激多个穴位,对眼点、颜面部及脑部等部位的循环及全身代谢循环等有促进作用。

（10）双手掌心互相摩擦6下至微热。轻盖双眼，眼球向左右转动6圈，通过眼球转动调经气，调整眼睛的经气；对预防近视、老视及视力模糊有促进作用。

5. 评价

（1）进行手功能操锻炼的过程中，每一个步骤运动的同时，照护者要观察老年人的反应，保障安全。

（2）引领示范或者自我锻炼的同时，照护者应关注周围环境，及时协调，达到环境与锻炼的和谐与促进。

（3）应适时评价、适时校正与促进。

三、防摔倒锻炼操

防摔倒锻炼操

1. 观察评估

（1）老年人的肌力、平衡能力、协调能力、意识和状态，根据具体情况选择活动时的保护及参与形式。

（2）老年人周围环境是否安全，引导老年人参与。

（3）老年人的接受程度，根据老年人的沟通反应采取相应的语言、表情及适当触摸，引导锻炼的热情。

2. 判断

判断护理需求程度、功能锻炼完成程度、环境与音乐的接受程度、对于示范引导的配合程度。

3. 组织计划

根据评估诊断标准，选择训练人群。锻炼时间为早晨7:00—8:00。具体内容为：15 min 的自我牵伸以及热身活动，30 min 的防摔操教学，15 min 的放松整理。

4. 具体实施

首先与老年人进行沟通，取得知情同意；根据老年人的情况实施伴随音乐、引导示范、帮扶锻炼、社会支持等多种参与人员与方式；之后进行防摔倒操锻炼。

（1）脚尖对脚跟提踵。右脚上前一步，落于右脚前，身体重心置于两脚中间。跟随音乐节奏提踵点脚，同时转动手腕，上臂外展，上举于头部交叉，于身前放置身体两侧。视身体平衡情况，调整双足位置，逐渐缩小支撑面。共4个八拍。

（2）弓步再起。左脚上前呈弓步，以右手触摸左侧膝盖，左手自然放置于身体侧后方，然后收回呈站立姿势，再右脚上前呈弓步，以左手触摸右侧膝盖，右手自然放置于身体后侧。然后收回呈站立姿势。两个八拍后，腿部重复上述动作，两手外展上举135°，充分打开胸廓，重复两个八拍。

（3）侧向拉伸回旋。左脚向左横跨一步，左手叉腰，右手外展同时躯干左侧屈，直至右部察觉拉伸感。然后向前弯腰回旋，直至中立位收回。右侧动作则相反。共4个八拍。

（4）躯干旋转。向左横跨一步，左手叉腰，右手前屈外展的同时，躯干右旋向后看，注意避免双腿的扭转活动，避免对膝关节造成损伤，半个八拍后回到中立位，右边重复一次。腿部保持上述动作，左手叉腰，右手上举摸头环绕，同时身体右旋向后看，对侧再重复一次。共4个八拍。

（5）四面点地蹲起。左脚向前垫底，右腿弯曲支撑，上臂平举对拳于体前，然后收回至中立位。左脚分别向前、左、后点地蹲起，然后向左横跨一步，呈马步姿势，起身至中立位。右边动作则相反。共4个八拍。

（6）侧面踱步。向左横跨一步，右手水平外展，同时右脚收回点地；右脚后迈一步，双手自然前抛，同时左脚收回点地；左脚向右前方迈出一步，左手水平外展，同时右脚收回点地；右脚后迈一步，双手自然前抛，同时左脚收回。共两个八拍。

（7）腿部拉伸。左脚横跨一小步，以足跟着地，右腿稍屈，双手交叉自大腿上部顺腿下滑，直至察觉大腿后部及腰背部拉伸感，然后上举外展回到中立位。右边动作则相反。共4个八拍。

（8）左右交替上举。左脚横跨点地，右手上举，躯干左旋；右边重复相同的动作。然后，双足站立，躯干自左侧回旋至中立位，同时双臂轮转；对侧动作则相反。共4个八拍。

（9）踏步转身。左脚向左迈出一步，右脚上步提膝击左肘，摆臂踏步左转；右边动作则相反。共4个八拍。

（10）侧面拉弓。左脚向左横跨，左腿伸直右腿屈，双手交叉然后分离做向左拉弓射箭状，眼睛直视左手，然后收回至中立位。右边动作则相反，共4个八拍。

（11）闭目站立。立直位，双臂外旋上举至胸部，屈肘下落至腹部，然后两臂回于体侧。

5. 评价

（1）在进行防摔倒操锻炼过程中，要时刻注意老年人对运动的反应及耐受程度，保证安全。

（2）引领示范或者自我锻炼的同时，照护者应关注周围环境，及时协调，避免外界环境对训练造成干扰，同时也避免训练打扰到周围居民或环境。

（3）应适时评价、适时校正与促进。

四、传统全身功能锻炼操

（一）八段锦

1. 临床案例

李大爷，73岁，两年前因急性脑梗死留下后遗症，肢体功能差，生活自理能力评分90分，平时可以自行穿衣吃饭，李大爷情绪波动比较大，失眠多梦，体弱多病，胃肠道不好，不爱活动和参加社交活动。

思考：照护者如何调动李大爷主动肢锻炼的积极性？李大爷可否进行八段锦健身养生操？

八段锦

2. 操作流程

(1) 观察评估

1) 评估老年人的自理能力、失能程度、意识状态,根据具体情况选择活动时的保护及是否帮扶锻炼或者主动与被动相结合锻炼。

2) 评估老年人周围环境是否安全,引导老年人参与。

3) 评估老年人的接受程度,根据老年人的沟通反应采取相应的语言、表情及适当触摸,引导锻炼的热情。

(2) 判断。判断护理需求程度、功能锻炼完成程度、环境与音乐的接受程度、对于示范引导的配合程度。

(3) 组织计划

1) 根据生活自理能力决定独立锻炼或是帮扶锻炼。

2) 根据周围环境情况及老年人的情绪状态,决定采取语言鼓励与引导示范锻炼或者鼓励老年人社会关系共同参与锻炼。

3) 根据日常对音乐的喜好程度与状态决定是否伴随音乐功能锻炼。

(4) 具体实施。首先与老年人进行沟通,取得知情同意;根据老年人的情况实施伴随音乐、引导示范、帮扶锻炼、社会支持等多种参与方式;之后通过以下分解动作进行示范和主动锻炼。

1) 预备式:自然站立,两足平开,与肩同宽,目视前方,双腿微屈,掌抱腹前,心情宁静,气沉丹田。

2) 双手托天理三焦:十指交叉,上托,(吸气)徐徐向上托起至胸前,翻掌向上,双腿直立,重心在掌根,(屏气3 s)下落,双手自然向下,放松,与肩相齐时,双腿自然微屈。

3) 左右开弓似射雕:左脚向左迈出一大步,身体下蹲成骑马步,与此同时,双腕相搭(左手在外),开弓,左手开弓,右手拉弓,与胸齐平,并步,右手伸出,右腿弓步,左腿绷步,收回左腿,自然站立。

4) 调理脾胃需单举:左手缓缓上举,右手下按,指尖向外,恢复,右手缓缓上举,左手下按,指尖向外。

5) 五劳七伤往后瞧:双手虚按于膝上,起身,双手向后打开,后瞧,左转头部,目视左手指尖稍作停顿,转正,再缓缓转向右侧,目视右手指尖稍停顿,转正。

6) 摇头摆尾去心火:左脚向左迈出一大步,双手上举,下落按在膝盖上,右倾,身体向右倾斜,左旋,身体旋转180°,眼睛看右脚尖,摇头,动作连贯而下,摆尾,身体放正。

7) 上手攀足固肾腰:双手上托过头顶,缓缓下落至腹前,指尖向上,上举过头顶,下落,双腿绷直,反穿,双手放于后腰肾腧穴抚熨,沿足太阳膀胱经至脚尖,稍作停顿,将身体缓缓直起,双手右势起于头顶之上,两臂伸直,掌心向前,再自身体两侧缓缓下落于体侧。

8) 攒拳怒目增力气:握拳(拇指向里),腿下蹲骑马式,目视前方,出拳,抓握(手指展开,拇指向下,向外划弧,抓握)回收。

9) 背后七颠百病消:两足并拢,双手下垂,脚跟向上提起,稍作停顿,用力下颠。

10) 收势:双手合于腹前,心情放松,呼吸均匀,气沉丹田。

（5）评价

1）进行八段锦健身养生操的过程中，每一个步骤运动的同时，照护者要观察老年人的反应，保障安全。

2）引领示范或者自我锻炼的同时，照护者应关注周围环境，及时协调，达到环境与锻炼的和谐与促进。

3）应适时评价、适时校正与促进。

【拓展知识】

八段锦是通过形体锻炼来调节人的精神情志活动，促进人体的身心健康，调心养神、形神共养的一种中国传统调理养生法。八段锦在现代调理养生生活中具有独特的功效，经常引导老年人练习可以强身健体、消除疲劳、怡养心神、延年益寿；纠正肩背，锻炼腰肌，强健筋骨；疏通经络，加速头部及全身血液循环；调理脾胃，防病治病。

八段锦的注意事项：①根据被照护者的体质灵活掌握，初学阶段，按照练功要领和注意事项，循序渐进锻炼，扎实基本功，不可急于求成超负荷锻炼。尤其要注意高血压、心脏病、肝硬化等患者的被照护者。②练习时注意环境安全安静，空气清新，心情舒畅，衣着得体，宽松舒适。③练功时如感觉较明显头晕、气闷、恶心等应先暂停，待查明原因后再决定是否继续；练功时如罹患急性病、发热或发生出血、外伤情况时，应暂停待健康恢复后再练。④收功应缓缓进行，先散步 1～3 min，再活动四肢，按摩头面，收功后不应立即做重体力活动。⑤练前不可过饱过饥，练后不可吸烟、饮酒、立即吃饭及洗澡。⑥不明病因的急性脊柱损伤或患有脊髓症状者，腰部疼痛，患各种骨骼病者以及骨质疏松者，严重的心、脑、肺疾病患者和体质过于虚弱者不宜练功。⑦眩晕症发作期间不宜采用"往后瞧"及"摇头摆尾"等式；心力衰竭者不宜作"攒拳"一式或改"怒目奋力"为缓缓伸拳；直立性低血压者慎用"托天""单举""背后七颠"等式。

（二）五禽戏

1. 临床案例

张大妈，女，76 岁，1 年前因急性脑梗死经治疗痊愈出院。目前居家，左侧肢体功能差，生活自理能力评估为中度受损。平时可以自行穿衣吃饭，张大妈经常失眠多梦，不爱运动和参加社交活动，自我感觉胃肠道不好，吃饭不容易消化。张大妈子女给她安排在家有陪护，通过监测设备与社区建立了居家互联网互通，与社区家庭医师李医师签订了服务协议。

思考：如何调动张大妈居家主动肢体锻炼的积极性？张大妈可否进行五禽戏功能锻炼操？家庭医师如何通过远程服务带动居家陪护与张大妈一起进行功能锻炼？

2. 操作步骤及流程

（1）观察评估

1）评估老年人的自理能力、失能程度、意识状态，根据具体情况选择五禽戏锻炼时是否需要保护、帮扶，还是鼓励老年人主动练习与被动练习相结合。

2）评估老年人周围环境是否安全，老年人的接受程度，根据老年人的沟通反应采取相应的语言、表情及适宜触摸,引导老年人练习五禽戏的积极性。

(2)判断护理需求程度、功能锻炼完成程度、环境与音乐的接受程度、示范引导的配合程度。

(3)组织计划

1)根据诊断判断结果,结合老年人生活自理能力决定独立锻炼或帮扶锻炼。

2)根据周围环境情况及老年人的情绪状态,决定采取语言鼓励与引导示范锻炼或者鼓励老年人社会关系共同参与锻炼。

3)根据日常对音乐的喜好程度与状态决定是否伴随音乐功能锻炼。

(4)具体实施:首先与老年人进行沟通,取得知情同意;根据老年人的情况实施伴随音乐、引导示范、帮扶锻炼、社会支持等多种参与方式;之后通过以下分解动作进行示范,鼓励主动锻炼。

1)五禽戏基本手型

● 虎爪 五指张开,虎口撑圆,第一、二指关节弯曲内扣。

● 鹿角 拇指伸直外张,示指、小指伸直,中指、无名指弯曲内扣。

● 熊掌 拇指压在示指指端上,余指并拢弯曲,虎口撑圆。

● 猿钩 五指指腹捏拢,屈腕。

● 鸟翅 五指伸直,拇指、示指、小指向上翘起,无名指、中指并拢向下。

● 握固 拇指抵掐无名指根节内侧,余指屈拢收于掌心。

2)具体操作

● 虎举(第一式) ①两手掌心向下,十指撑开,再弯曲成虎爪状;目视两掌。②随后,两手外旋,小指先弯曲,其余四指依次弯曲握拳,两拳沿体前缓慢上提。至肩前时,十指撑开,举至头上方再弯曲成虎爪状;目视两掌。③两掌外旋握拳,拳心相对;目视两拳。④两拳下拉至肩前时,变掌下按。沿体前下落至腹前,十指撑开,掌心向下;目视两掌。

重复①~④动作3遍后,两手自然垂于体侧,目视前方。这套动作中,两掌一升一降,疏通三焦气机,调理三焦功能;手成"虎爪"变拳,可增强握力,改善上肢远端功能。

● 虎扑(第二式) ①接上式。两手握空拳,沿身体两侧上提至肩前上方。②两手向上、向前划弧,十指弯曲呈"虎爪",掌心向下;同时上体前俯,挺胸塌腰;目视前方。③两腿屈膝下蹲,收腹含胸;同时,两手向下划弧至两膝侧,掌心向下;目视前下方。随后,两腿伸膝,送髋,挺腹,后仰;同时,两掌握空拳,沿体侧向上提至胸侧;目视前上方。④左腿屈膝提起,两手上举。左脚向前迈出一步,脚跟着地,右腿屈膝下蹲,成左虚步;同时上体前倾,两拳变"虎爪"向前、向下扑至膝前两侧,掌心向下;目视前下方。随后上体抬起,左脚收回,开步站立;两手自然下落于体侧;目视前方。

⑤~⑧同①~④,惟左右相反。

重复①~⑧动作一遍后,两掌向身体侧前方举起,与胸同高,掌心向上,目视前方。两臂屈肘,两掌内合下按,自然垂于体侧,目视前方。虎扑动作形成了脊柱的前后伸展折叠运动,能增强腰部肌肉力量,对常见的腰部疾病,如腰肌劳损、习惯性腰扭伤等症有防治作用。同时,脊柱的前后伸展折叠,牵动任、督两脉,起到调理阴阳、疏通经络、活跃气血的作用。

● 鹿抵（第三式）　①两腿微屈，身体重心移至右腿，左脚经右脚内侧向左前方迈步，脚跟着地；同时，身体稍右转；两掌握空拳，向右侧摆起，拳心向下，高与肩平；目随手动，视右拳。②身体重心前移；左腿屈膝，脚尖外展踏实；右腿伸直蹬实；同时，身体左转，两掌呈"鹿角"，向上、向左、向后画弧，掌心向外，指尖朝后，左臂弯曲外展平伸，肘抵靠左腰侧；右臂举至头前，向左后方伸抵，掌心向外，指尖朝后；目视右脚跟。随后，身体右转，左脚收回，开步站立；同时两手向上、向右、向下画弧，两掌握空拳下落于体前；目视前下方。

③～④同①～②，惟左右相反。⑤～⑧同①～④。

重复①～⑧动作一遍。中医认为，"腰为肾之府"。尾闾运转，可起到强腰补肾、强筋健骨的功效。另外，鹿抵对于腰部的锻炼，还能增强腰部的肌肉力量，防治腰部的脂肪沉积，防治腰椎小关节紊乱等症。

● 鹿奔（第四式）　①接上式。左脚向前跨一步，屈膝，右腿伸直呈左弓步；同时，两手握空拳，向上、向前划弧至体前，屈腕，高与肩平，与肩同宽，拳心向下；目视前方。②身体重心后移；左膝伸直，全脚掌着地；右腿屈膝；低头，弓背，收腹；同时，两臂内旋，两掌前伸，掌背相对，拳变"鹿角"。③身体重心前移，上体抬起；右腿伸直，左腿屈膝，呈左弓步；松肩沉肘，两臂外旋，"鹿角"变空拳，高与肩平，拳心向下；目视前方。④左脚收回，开步直立；两拳变掌，回落于体侧；目视前方。

⑤～⑧同①～④，惟左右相反。

重复①～⑧动作一遍后，两掌向身体侧前方举起，与胸同高，掌心向上，目视前方；屈肘，两掌内合下按，自然垂于体侧，目视前方。鹿奔动作中，两臂内旋前伸，肩、背部肌肉得到牵拉，对颈肩综合征、肩关节周围炎等有防治作用；躯干弓背收腹，能矫正脊柱畸形，增强腰背力量。

● 熊运（第五式）　①两掌握空拳呈"熊掌"，拳眼相对，垂手下腹部；目视两拳。②以腰、腹为轴，上体做顺时针摇晃；同时，两拳随之沿右肋部、上腹部、左肋部、下腹部画圆；目随上体摇晃环视。

③～④同①～②。⑤～⑧同①～④，惟左右相反，上体做逆时针摇晃，两拳随之画圆。

做完最后一个动作，两拳变掌下落，自然垂于体侧，目视前方。活动腰部关节和肌肉，可防治腰肌劳损及软组织损伤。腰腹转动，两掌画圆，引导内气运行，可加强脾、胃的运化功能。运用腰、腹摇晃，对消化器官进行体内按摩，可防治消化不良、腹胀纳呆、便秘腹泻等症。

● 熊晃（第六式）　①接上式。身体重心右移；左髋上提，牵动左脚离地，再微屈左膝；两掌握空拳呈"熊掌"；目视左前方。②身体重心前移；左脚向左前方落地，全脚掌踏实，脚尖朝前，右腿伸直；身体右转，左臂内旋前靠，左拳摆至左膝前上方，拳心朝左；右掌摆至体后，拳心朝后；目视左前方。③身体左转，重心后坐；右腿屈膝，左腿伸直；拧腰晃肩，带动两臂前后弧形摆动；右拳摆至左膝前上方，拳心朝右；左拳摆至体后，拳心朝后；目视左前方。④身体右转，重心前移；左腿屈膝，右腿伸直；同时，左臂内旋前靠，左拳摆至左膝前上方，拳心朝左；右掌摆至体后，拳心朝后；目视左前方。

⑤～⑧同①～④，惟左右相反。

重复①~⑧动作一遍后,左脚上步,开步站立;同时,两手自然垂于体侧。两掌向身体侧前方举起,与胸同高,掌心向上;目视前方。屈肘,两掌内合下按,自然垂于体侧;目视前方。身体左右晃动,意在两胁,调理肝脾。提髋行走,加上落步的微震,可增强髋关节周围肌肉的力量,提高平衡能力,有助于防治老年人下肢无力、髋关节损伤、膝痛等症。

●猿提(第七式) ①接上式。两掌在体前,手指伸直分开,再屈腕撮拢捏紧成"猿钩"。②两掌上提至胸,两肩上耸,收腹提肛;同时,脚跟提起,头向左转;目随头动,视身体左侧。③头转正,两肩下沉,松腹落肛,脚跟着地;"猿钩"变掌,掌心向下;目视前方。④两掌沿体前下按落于体侧;目视前方。

⑤~⑧同①~④,惟头向右转。

重复①~⑧动作一遍。习练"猿戏"时,"猿钩"的快速变化,意在增强神经-肌肉反应的灵敏性。两掌上提下按,扩大胸腔体积,可增强呼吸,按摩心脏,改善脑部供血。

●猿摘(第八式) ①接上式。左脚向左后方退步,脚尖点地,右腿屈膝,重心落于右腿;同时,左臂屈肘,左掌成"猿钩"收至左腰侧;右掌向右前方自然摆起,掌心向下。②身体重心后移;左脚踏实,屈膝下蹲,右脚收至左脚内侧,脚尖点地,呈右丁步;同时,右掌向下经腹前向左上方画弧至头左侧,掌心对太阳穴;目先随右掌动,再转头注视右前上方。③右掌内旋,掌心向下,沿体侧下按至左髋侧;目视右掌。右脚向右前方迈出一大步,左腿蹬伸,身体重心前移;右腿伸直,左脚脚尖点地;同时,右掌经体前向右上方画弧,举至右上侧变"猿钩",稍高于肩;左掌向前、向上伸举,屈腕撮钩,成采摘势;目视左掌。④身体重心后移;左掌由"猿钩"变为"握固";右手变掌,自然回落于体前,虎口朝前。随后,左腿屈膝下蹲,右脚收至左脚内侧,脚尖点地,呈右丁步;同时,左臂屈肘收至左耳旁,掌指分开,掌心向上,呈托桃状;右掌经体前向左画弧至左肘下捧托;目视左掌。

⑤~⑧同①~④,惟左右相反。

重复①~⑧动作一遍后,左脚向左横开一步,两腿直立;同时,两手自然垂于体侧。两掌向身体侧前方举起,与胸同高,掌心向上;目视前方。屈肘,两掌内合下按,自然垂于体侧;目视前方。

这套动作中,眼神的左顾右盼,有利于颈部运动,促进脑部的血液循环,同时可减轻大脑神经系统的紧张度,对神经紧张、精神忧郁等症有防治作用。

●鸟伸(第九式) ①接上式。两腿微屈下蹲,两掌在腹前相叠。②两掌向上举至头前上方,掌心向下,指尖向前;身体微微前倾,提肩,缩项,挺胸,塌腰;目视前下方。③两腿微屈下蹲;同时,两掌相叠下按至腹前;目视两掌。④身体重心右移;右腿蹬直,左腿伸直向后抬起;同时,两掌左右分开,掌呈"鸟翅",向体侧后方摆起,掌心向上;抬头,伸颈,挺胸,塌腰;目视前方。

⑤~⑧同①~④,惟左右相反。

重复①~⑧动作一遍后,左脚下落,两脚开步站立,两手自然垂于体侧;目视前方。这套动作可加强肺的吐故纳新功能,增加肺活量。

●鸟飞(第十式) ①接上式。两腿微屈;两掌呈"鸟翅"合于腹前,掌心相对;目视前下方。右腿伸直独立,左腿屈膝提起,小腿自然下垂,脚尖朝下;同时,两掌呈展翅状,在体侧平举向上,稍高于肩,掌心向下;目视前方。②左脚下落在右脚旁,脚尖着地,两腿微屈;同时,两掌合于腹前,掌心相对;目视前下方。③右腿伸直独立,左腿屈膝提起,小腿自然下垂,脚尖朝下;同时,两掌经体侧,向上举至头顶上方,掌背相对,指尖向上;目视前方。④左脚下落在右脚旁,全脚掌着地,两腿微屈;同时,两掌合于腹前,掌心相对;目视前下方。

⑤~⑧同①~④,惟左右相反。

重复①~⑧动作一遍后,两掌向身体侧前方举起,与胸同高,掌心向上;目视前方。屈肘,两掌内合下按,自然垂于体侧;目视前方。两臂的上下运动可改变胸腔容积,若配合呼吸运动可起到按摩心肺作用,增强血氧交换能力;提膝独立,可提高人体平衡能力。

【拓展知识】

　　五禽戏是我国古代体育锻炼的一种方法,创始人是东汉末年名医华佗。华佗总结了前人模仿鸟兽动作以锻炼身体的传统做法,创编了一套保健体操,包括虎、鹿、熊、猿、鸟的动作和姿态,也就是五禽戏。古代医家发现,仿禽运动可以疏导气机,通过调神、调息、调形法把人体内存留的废气引导排出,使有利于身体的气在全身流通,经过现代技术的融合发展,相关研究显示,五禽戏在锻炼和提高神经系统的调节功能,促进神经细胞修复和再生;提高人体肺功能及心脏功能,改善心肌供氧量,提高心脏排血量,促进组织器官的正常发育;增强肠胃活动及分泌功能,促进消化吸收,为机体活动提供能量等方面具有积极作用,居家老年人经常练习可以强身健体、消除疲劳、怡养心神、疏通经络、调理脾胃、促进全身血液循环,从而达到防病治病的目的。

　　五禽戏的注意事项:①练习五禽戏应该结合老年人的精神与身体状况由浅入深。在起势、收功的10式动作中,虽然相对简单,容易学会,但要考虑老年人特别是生活自理能力受损的老年人适应速度会较慢,照护者要通过反复讲解、反复示范,必须经过一段时间的坚持认真习练,帮助老年人循序渐进掌握动作姿势变化和运行路线,跟随一起模仿练习;在习练中要充分兼顾老年人的习惯,可采取分解动作,如上、下肢分解练习,再过渡到以腰为轴的完整动作习练,最后逐渐进行完整功法的习练,并逐步达到注意动作和呼吸、意识、神韵的结合,"形神兼备、内外合一"。②因人而异个性化练习。老年人因衰老引起的各种功能减退,特别是患有各种慢性疾病者,需要根据自身体质状况来进行。动作的速度、步姿的高低、幅度的大小、锻炼的时间、习练的遍数、运动量的大小,照护者都应很好把握;特别是居家养老的老年人,家庭医师与护士要引导家人、照护者共同参与,建立主动锻炼的支持系统。原则是练习五禽戏后感到精神愉快,心情舒畅,肌肉略感酸胀,但不感到太疲劳为宜。③五禽戏是祖国医学传承的传统习练方法,也是现代促进身体机能康复的主动健康方法,能够达到修心、健身的积极功效,但是需要持之以恒的练习才能起到很好的效果,这不是一蹴而就的事情,需要引导老年人,避免急躁、冒进。

第四节 健康养生

【学习课时】

8 学时。

【学习目标】

(1)掌握主动健康锻炼对生活方式改变与健康促进的意义。

(2)了解加强体医融合和非医疗健康干预等主动健康锻炼的方法对促进老年人群身体素质的重要性。

(3)了解主动健康锻炼这种新型医学模式是健康中国行动的必然选择。

(4)了解主动健康锻炼的方法。

【学习要求】

(1)用主动健康的思维来推动老年人主动锻炼促进健康的教育。

(2)理念更新、理论学习与主动健康锻炼方法实际操作学习。

一、膳食营养

(一)临床案例

黄先生,65 岁,丧偶,退休后独居,平时喜欢吃辣椒和油炸等香辣食物,1 年前患脑梗死后右侧肢体活动障碍,生活自理能力评估为中度,近 1 个月进食容易呛咳,不易吞咽食物,近几天自感加重,精神紧张。

思考:如何帮助黄先生克服精神紧张、进行主动的进食训练? 选择合适的进食方式?

(二)膳食指南

老年人的膳食指南涵盖以下内容。

1. 饮食多样化

吃多种多样的食物才能利用食物营养素互补的作用,达到全面营养的目的。不要因为牙齿不好而减少或拒绝蔬菜或水果,可以把蔬菜切细、煮软,水果切细,以使其容易咀嚼和消化。

2. 主食多粗粮

主食中包括一定量的粗粮、杂粮。粗杂粮包括全麦面、玉米、小米、荞麦、燕麦等,比精粮含有更多的维生素、矿物质和膳食纤维。

3. 每天饮用牛奶或食用奶制品

牛奶及其制品是钙最好的食物来源,摄入充足的奶类有利于预防骨质疏松症和骨折,虽然豆浆在植物中含钙量较多,但远不及牛奶,因此不能以豆浆代替牛奶。

4. 食用大豆或其制品

大豆不但蛋白质丰富,其丰富的生物活性物质大豆异黄酮和大豆皂甙对老年妇女尤其重要,可抑制体内脂质过氧化,减少骨丢失,增加冠状动脉和脑血流量,预防和治疗心脑血管疾病和骨质疏松症。

5. 适量食用动物性食品

禽肉和鱼类脂肪含量较低,较易消化,适于老年人食用。

6. 多吃蔬菜和水果

蔬菜是维生素 C 等几种维生素的重要来源,而且大量的膳食纤维可预防老年便秘,番茄中的番茄红素对老年男性常见的前列腺疾病有一定的防治作用。

7. 饮食清淡、少盐

选择用油少的烹调方式,如蒸、煮、炖、焯,避免摄入过多的脂肪导致肥胖。少用各种含钠高的酱料,避免过多的钠摄入引起高血压。就各种微量营养素来说,老年人与中年人并无差别,只是老年人因生理条件(牙齿、消化能力等)的限制,摄取食物的总量和种类会比中年人少,要达到中国营养学会推荐量,可能存在着一定的难度。在经济发达的地区或边远的山区,经济、文化、习俗等都可能成为制约老年人食物摄入和微量营养素状况的因素,因此,老年人膳食指南强调要多吃蔬菜,水果和薯类,尽量多摄食绿色及红黄色的蔬菜,以获得更多的微量元素。因为这类食物可以补充必要的微量营养素,如类胡萝卜素、维生素 C 和各种矿物质。

(三)常见进食方式

常见膳食进食方式为经口进食和经管饲途径营养支持,营养支持管路包括鼻胃管、鼻肠管、经皮内镜下胃/空肠造口(PEG/PEJ)。

(四)操作流程

1. 观察评估

(1)评估老年人的年龄、病情、心理状况及生活自理与合作程度。

(2)观察老年人日常膳食情况,掌握老年人对膳食营养的了解程度与参与意识。

(3)向老年人鼓励、引导、解释合理膳食训练的意义,根据老年人的沟通反应采取相应的语言、表情及适宜触摸与示范,引导进食训练主动性。

2. 判断

判断生活自理程度、日常情况下自主膳食程度、对合理膳食的接受程度、对于示范引导的配合程度及掌握程度。

3. 组织计划

(1)根据生活自理能力决策实施膳食训练的帮扶程度、时间场合与体位支持。

(2)根据老年人的情绪状态与接受程度,决策实施采取语言鼓励与引导示范训练自主进食或者鼓励老年人社会关系如有积极主动性的同龄亲戚朋友或者子女共同参与训练。

（3）根据营养程度与状态决策实施是否同时进行合理膳食训练。

4.具体实施

（1）老年人经口进食、饮水操作流程

1）老年人准备。首先与老年人进行沟通，取得知情同意；根据老年人的情况按照生活自理程度与精神需求，准备好实施引导示范、帮扶、社会支持等多种参与方式。

2）环境准备。室温适宜、光线充足、环境整洁安静，或者按照需求配备合适饮食环境。

3）照护者准备。衣帽整洁得体，语言、表情适中，肢体语言符合要求，了解关心并鼓励引导老年人参与训练。

4）用物准备。治疗盘内备米饭、汤、菜品、记录本、笔；根据老年人训练需求与习惯准备相关物品。

5）观察老年人进食量，老年人经口进食，给予协助进食，尽量满足患者的喜好和习惯，速度、温度要适宜，固态和液态食物轮流各一口进食。①"一口食"进养：小口进食，每次用汤匙盛满1/3的食物，以便咀嚼和吞咽，遇有呛咳应立即停止，防止误吸。②准备易下咽、不易误咽的食物或者添加增稠剂。容易吞咽的食物包括果冻和布丁等形状光滑的食物，通过喉部时可变形的柔软食物，黏度适中的块状食物，也可选择吞咽困难的老年人专用食物。③双目失明或双目被遮盖的老年人进食，先告知食物种类增加食欲，促进消化液分泌；按顺时针平面图安放食物，并告知食品名称（6点处放置米饭，9点处放置汤，12点、3点处放置菜品），便于按顺序取用。④对于能经口进食年龄较大的老年人，使用靠垫等保持体位，使头、颈部前伸，把食物放在采用座位进餐老年人能看到的地方，并确认老年人想吃的食物，按照"一口食"大小的团块，鼓励用餐具送入口中。

（2）协助老年人肠内营养支持——管路喂养法操作流程

1）床头、床尾1/3的部位抬高，协助老年人取舒适体位。

2）将注食器或者肠内营养装置连接于肠内管路，抽吸、确保通畅，注入少量温水，根据老年人需要给予滴注或者推注。

3）每次摄入量<200 mL，观察老年人状态，喂养结束，注入少量温水。

4）胃管末端反折，妥善固定。

5）整理床单位及卧位。

5.评价

（1）进行合理膳食训练的过程中，进行每一个步骤训练同时，照护者要观察老年人的反应，保障安全。

（2）引领示范或者自我训练的同时，照护者应关注周围环境，及时协调，达到环境与训练的和谐与促进。

（3）应适时评价、适时校正与促进训练。

（五）注意事项

（1）老年人进食后维持半坐卧位60°~90°，保持1~2 h，预防食物逆流及吸入性肺炎，勿催促患者进食速度、减少进食时的压力。

（2）根据老年人的吞咽能力,选择适宜形状的食物,若唾液分泌减少或口干不易吞咽,可采用流质、半流质辅食或在固体食物中加汤汁或选择适当的食物增稠剂便于吞咽。

（3）由于老年人进食量少,选择优质蛋白质饮食,采用少量多餐,细嚼慢咽。

（4）老年人若因疼痛引起吞咽困难,进食前给予局部镇痛剂或药膏使用。

（5）尊重老年人的选择及自主权,提供最符合老年人需要的方式。

（6）防误吸措施

1）体位选择:尽可能保证端坐位90°,老年人头部与颈部呈90°,使气管稍弯曲不呈一条直线,避免引起呛咳、误吸。

2）流质食物选用增稠剂。

3）由嘴角缓慢喂入,避免呛咳。

4）若为鼻饲流质饮食的老年人,注食前先回抽,有胃液抽出后,注入少量温开水,缓慢灌注鼻饲液或药液,每次鼻饲量不应超过200 mL,间隔时间不少于2 h;药片研碎溶解后灌入;鼻饲液温度保持在38~40 ℃;果汁与鲜奶分别注入,以免凝块;注入前后用温水冲洗管腔,避免堵管,胃管末端反折,防止空气进入胃内造成腹胀;所有物品每天消毒,以免引起腹泻。

（六）训练流程

训练流程见图1-4-1。

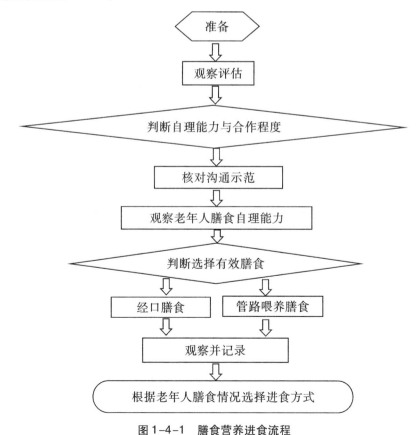

图1-4-1　膳食营养进食流程

【拓展知识】

膳食营养就是摄入食物中的营养,所有的食物都是由蛋白质、碳水化合物、脂肪供能物质组成,提供能量。合理营养是加强老年人保健、延缓衰老进程,防治各种老年常见病,达到健康长寿和提高生命质量的必要条件。而营养不良或营养过剩、紊乱则有可能加速衰老的速度。老年人的膳食营养素参考摄入量如下。

1. 能量

中国营养学会按60、70及80岁将老年群体分为3种推荐量。60岁及70岁人群又分为轻体力与中等体力两大类,但三者的相差幅度不大。这是因为在一般情况下,60岁以上的人很可能基础代谢下降,而体力活动也相对减少,即使有劳动作业,一些已机械化或电器化,所以实际上以轻度劳动计。60~80岁男性的能量推荐摄入量(recommended nutrient intake,RNI)都是7 950 kJ/d(1 900 kcal/d),女性在60岁为7 531 kJ/d(1 800 kcal/d),70岁以后均减少418.4 kJ/d(100 kcal/d)。老年人能量与蛋白质推荐摄入量见表1-4-1。

表1-4-1 能量与蛋白质推荐摄入量表

年龄/岁		能量/kcal		蛋白质/g	
		男	女	男	女
60~70	轻体力活动	1 900	1 800	75	65
	中等体力活动	2 200	2 000	75	65
71~80	轻体力活动	1 900	1 700	75	65
	中等体力活动	2 100	1 900	75	65
≥81		1 900	1 700	75	65

2. 蛋白质

(1)蛋白质对老年人的重要性。由于体内细胞衰亡和体内各种代谢不可避免丢失的蛋白质,以及随机体老化,体内分解代谢的加强,氮的负平衡就难以避免,若再加上蛋白质摄入量不足,组织器官蛋白质合成代谢与更新就会受到更大的影响。老年人还可因种种原因,使摄入的蛋白质的质与量较难满足要求,更加重了组织器官的衰老。

(2)蛋白质的推荐量。《中国居民膳食营养素参考摄入量》建议蛋白质的RNI男性为75 g/d,女性为65 g/d。按男性每日1 900 kcal,女性1 800 kcal的能量摄入推算,要达到男性每日75 g、女性65 g的蛋白质是不容易的。如果能量主要从粮食提供,其蛋白质的含量只能达到推荐量的一半左右。如果除粮食外,还有动物性食物,包括肉、蛋、奶类提供,那么动物脂肪在膳食中的比例就会偏高,需要选择适宜食物品种及数量。

(3)蛋白质的来源。如果谷类食物在膳食中占70%的能量,谷类就约需330 g,其中蛋白质视粮食的品种不同而异,有20~30 g,余下的40~50 g蛋白质可以从动物性食物或大豆类食品中取得,大豆及其制品可与适量鱼、肉类搭配烹调满足均衡膳食要求。

3. 脂类

《中国居民膳食营养素参考摄入量》建议老年人脂肪在全日总能量中的百分比宜设在 20% ~ 30%，亦即在 7 531 ~ 7 950 kJ（1 800 ~ 1 900 kcal）的总能量中，脂肪供能约 450 kcal。全日食物中的所有脂肪，包括食物内和烹调用的油料总计在 50 g 之内。我国人民习惯于使用植物油作为烹调油，必需脂肪酸是可以从这些油料中达到要求的，但需考虑脂肪酸类型与机体需要之间的均衡，至少脂类中含有饱和脂肪酸、单不饱和脂肪酸及多不饱和脂肪酸三大类。就不饱和脂肪酸来说，主要有 n-3、n-6 及 n-9 三种类型，各自都有其生理的功能；而饱和脂肪酸却不宜多于总能量的 10%，这种脂肪酸在动植物油脂中都存在，在动物油脂中较多，而且动物脂肪同时也含有胆固醇。动物的瘦肉中也含有脂肪，如猪肉在非常瘦的状态下也有 20% 左右的动物脂肪，而这些脂肪是肉眼看不见的，故老年人食用畜肉宜有节制。植物油中，尤其是人们常用的菜籽油、玉米油、大豆油及花生油都含有多不饱和脂肪酸，也各有长处，混合食用会比单独食用一类好处大。鱼类，尤以海洋鱼类含有多种脂类，合理加工后，鱼类也适用于老年人的脂肪需要，同时也可以提供优质的蛋白质。在正常条件下，脂类在总能量中也不宜少于 20% 或高于 30%，每日食物中的胆固醇含量不宜多于 300 mg。

4. 碳水化合物

碳水化合物是膳食能量的主要来源，宜占膳食总能量的 50% ~ 60%，老年人的脂肪摄入量减少，相应地，碳水化合物的量应适当增多。应选择复合碳水化合物的淀粉类食物为主食，且多选择粗杂粮，不宜多食用蔗糖等简单的糖类，而果糖易被吸收利用，宜多吃水果、蔬菜等富含膳食纤维的食物，增强肠蠕动，防止便秘。

5. 矿物质

（1）钙。由于胃肠功能降低，肝肾功能衰退及老年人活化维生素 D 的功能下降，加上户外活动减少和缺乏日照，使皮下 7-脱氢胆固醇转变为维生素 D 的来源减少。老年人对钙的吸收利用能力下降，钙的吸收率一般在 20% 左右。钙摄入不足使老年人出现钙的负平衡，体力活动的减少又可增加骨钙的流失，以致骨质疏松症较常见，尤其是女性老年人。《中国居民膳食营养素参考摄入量》建议老年人钙的 RNI 为 800 ~ 1 000 mg/d，应以食物钙为主，牛奶及奶制品是最好的来源，其次为大豆及豆制品、深绿色叶菜、海带、虾皮等。钙的补充不宜过多，每日摄入钙的总量不应超过 2 g。

（2）铁。老年人对铁的吸收利用能力下降，造血功能减退，血红蛋白含量减少，易出现缺铁性贫血，除与铁的摄入量不足，吸收利用差有关外，还可能与蛋白质合成减少、维生素 B_{12}、维生素 B_6 及叶酸缺乏有关，故铁的摄入量应充足，其 RNI 为 12 mg/d。应选择血红素铁含量高的食品（如动物肝脏、瘦肉、牛肉等），同时还应多食用富含维生素 C 的蔬菜、水果，以利于铁的吸收。

6. 维生素

老年人由于体内代谢和免疫功能降低，需要充足的各种维生素以促进代谢、延缓衰老及增强抵抗力。中国营养学会为老年人推荐的微量营养素摄入量与 50 岁的成人基本一致。

（1）维生素 A。胡萝卜素是我国人民维生素 A 的主要来源，应注意多食用黄绿色蔬菜、水果。但由于种种原因老年人蔬菜摄入量常较少，如若牙齿不好，摄入蔬菜的数量更有限，因而常易发生维生素 A 缺乏。我国的老年人的 RNI 为 800 μg/d 维生素 A 当量。

（2）维生素 D。老年人户外活动减少，由皮肤形成的维生素 D 量降低，而且肝肾转化为维生素 D 的活性形式的能力下降，易出现维生素 D 缺乏而影响钙、磷吸收及骨骼矿化，出现骨质疏松症，故老年人维生素 D 的 RNI 为 10 μg/d，高于中年和青年人。

（3）维生素 E。老年人每日膳食维生素 E 的 RNI 为 30 mg/d，当多不饱和脂肪酸摄入量增加时，应相应地增加维生素 E 的摄入量，一般每摄入 1 g 多不饱和脂肪酸应摄入 0.6 mg 的维生素 E。维生素 E 的摄入量不应超过 300 mg/d。

（4）维生素 B_1。老年人对维生素 B_1 利用率降低，因此摄入量应达到 1.3 mg/d。富含维生素 B_1 的食物有肉类、豆类及各种粗粮。

（5）维生素 B_2。维生素 B_2 的 RNI 与硫胺素相同，为 1.3 mg/d。

（6）维生素 C。维生素 C 可促进胶原蛋白的合成，保持毛细血管的弹性，减少脆性，防止老年血管硬化，并可降低胆固醇、增强免疫力、抗氧化，因此老年人应摄入充足，其 RNI 为 130 mg/d。

此外，维生素 B_{12}、叶酸、维生素 B_6 三种维生素对老年人也是非常重要的。同型半胱氨酸是蛋氨酸代谢的中间产物，维生素 B_{12}、叶酸、维生素 B_6 的不足可引起高同型半胱氨酸血症，同型半胱氨酸血症也是动脉粥样硬化的危险因素。因此，这三种 B 族维生素的及时补充，将有助于降低动脉硬化的危险因素。

7. 水和液体

老年人对水分的要求不低于中青年，有时还比其他年龄组要求高，因为老年人对失水与脱水的反应会迟钝于其他年龄组，而且水的代谢有助于其他物质代谢以及排泄代谢废物，目前老年人每日每千克体重应摄入 30 mL 的水。但在大量排汗、腹泻、发热等状态时还必须按情况增加。关键是老年人不应在感到口渴时才饮水，而应该有节奏性地主动饮水，其中还包括不太浓的茶。

二、调理养生

（一）中药足浴调理法

1. 临床案例

赵奶奶，82 岁，既往有双膝关节炎、高血压，平时入睡困难，易感冒、末梢循环差、肢冷疼痛畏寒。

思考：如何帮助赵奶奶克服失眠、体质虚弱、肢冷畏寒等亚健康状态？

2. 操作流程

（1）观察评估

1）老年人的年龄、体质、心理状况及生活自理与合作程度。

2）老年人当前的主要症状、临床表现、既往史及过敏史、用药史。

3）足部的皮肤情况,对温度的耐受程度,有无足部知觉障碍。

4）根据老年人的沟通反应采取相应的语言、表情及适宜的帮助,引导其调理养生的主动性。

（2）判断 判断生活自理能力、接受程度,对于照护者引导的配合程度及掌握程度。

（3）组织计划

1）根据生活自理能力决策实施中药足浴的帮扶程度、时间场合与舒适度。

2）根据老年人的情绪状态与接受程度,决策实施采取语言鼓励与引导鼓励老年人社会关系如同龄亲戚朋友或者子女积极主动性地共同参与。

3）根据日常活动程度与状态决策实施是否伴随音乐或者其他娱乐同时进行中药足浴。

（4）具体实施

1）被照护者准备。首先与其进行沟通,取得知情同意和配合;根据老年人的情况按照生活自理程度与精神需求,按需准备好实施伴随音乐、引导示范、帮扶、社会支持等多种参与方式。

2）环境准备。环境整洁安全安静、室温适宜、光线充足,关闭门窗,屏风遮挡,按照需求配备合适的伴随音乐。

3）照护者准备。衣帽整洁得体,修剪指甲,语言、表情适中,肢体语言符合要求。

4）用物准备。泡洗桶、药浴袋、中药散剂或中药煎液、水温计、快速手消毒液、表、记录本、笔;根据老年人足浴需求与习惯准备相关物品。

5）操作规程

• 核对 携带所需用物至被照护者身边,核对信息、确认情绪与自理能力并做好解释工作,取得配合。

• 体位 引导精神放松,协助取舒适体位,暴露泡洗部位,注意保暖,必要时屏风遮挡。

• 足浴 将中药水去渣取液 1 L,再加入清水 2 L 左右,倒入深度 60~80 cm 的药浴袋内,药液温度保持在 40 ℃ 左右,将双足放入袋内,一起放入泡洗桶内,袋内药液浸润至足三里附近,足浴时间为 30 min。

• 清洁 足浴后用温水清洗泡洗处,用浴巾擦干皮肤,观察局部有无过敏、破溃情况。

• 观察 足浴过程中,应密切观察被照护者的反应,询问有无不适,如有异常,立即停止泡洗,通知医生并配合处理。

• 整理 协助被照护者整理衣着,取舒适体位,将呼叫器置于被照护者身旁。

• 记录 用物分类放置,洗手,记录实施部位皮肤情况及患者感受并签名。

（5）评价

1）药液温度是否适宜、操作是否熟练。

2）足浴后皮肤清洁是否彻底。

3）足浴后是否达到预期目标。

（6）注意事项

1）操作过程中，注意保暖，以微微出汗为宜，避免大汗淋漓以防虚脱。

2）泡洗过程中，指导被照护者在 30 min 内宜饮用温开水 300 ~ 500 mL,以补充体液及增加血容量，严重心肺疾病者足浴过程中饮水量不宜超过 150 mL。

3）饱食、饥饿、过度疲劳时，饭前、饭后半小时内等不宜中药足浴。

4）注意药液温度不宜过高，避免烫伤；泡浴时间不宜过久，久泡热水中，周围血管扩张时间过长，会引起脑部供血不足。尤其是患有高血压、动脉硬化的老年人，有诱发脑卒中的风险。

5）足浴过程中若出现皮肤过敏或不适，及时告知照护者并配合处理。

3. 训练流程

训练流程见图 1-4-2。

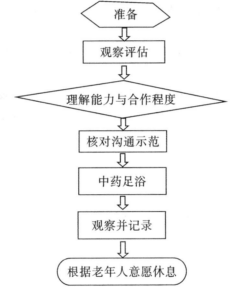

图 1-4-2　中药足浴操作流程

【拓展知识】

（1）中药足浴调理法的概念。中药足浴是辨证选用合适的中草药煎汤制成水剂泡足，利用热水促进药物渗透进入人体而发生作用，使药物能通过脚部透达周身经络，起到调节气血阴阳和散寒通经等多种效果，从而达到改善体质、调理脏腑功能、促进血液循环、治疗疾病和改善睡眠的一种养生方法。

（2）中药足浴的适应证与禁忌证。①适应证：下肢麻木疼痛肢冷畏寒、失眠多梦、体质虚弱易感冒、关节炎等亚健康状况者。②禁忌证：患有严重心脏病和糖尿病、脑血管意外未治愈者、足部有炎症、破溃、皮肤烫伤、出血性疾病者、败血症者、对温度感应迟缓者等。

（3）针对不同病症选择合适的中药足浴药方。①风湿疼痛的药方：泡姜 10 g、肉桂 15 g、秦艽 15 g、桑枝 15 g、独活 15 g、红花 20 g、延胡索 15 g 等。②睡眠障碍的药方：川芎

10 g、石菖蒲 15 g、香附 15 g、夜交藤 30 g、郁金 15 g、茯苓 15 g 等。③脚气的药方:苦参、黄柏、大黄、蛇床子、紫草、赤芍、地肤子、石菖蒲、蒲公英各 15 g 等。④提高抵抗力的药方:党参 15 g、黄芪 20 g、白术 15 g 等。⑤气血虚的药方:当归 20 g、赤芍 15 g、红花 15 g、川断 15 g 等。用法:加水煎煮后倒入足浴盆内泡脚 30 min,每日 1 次。

（4）中药足浴对老年人的益处。①刺激足部穴位、反射区及经络,促进和改善血液循环;②调理体质,强身健体,预防和辅助治疗多种疾病,如高血压、风湿性关节炎、糖尿病、防感冒、驱寒暖身等;③消除疲劳,增进舒适,改善睡眠;④美容养颜、减肥,延年益寿。

第二章　综合评估及照护

第一节　概述

【学习课时】

1 学时。

【学习目标】

(1)掌握老年人综合评估的概念。

(2)了解老年人综合评估的内容。

【学习要求】

(1)在教师课堂上所讲内容的基础上进行主动学习,查阅其他相关资料及量表,拓展知识面。

(2)理论学习、量表的使用及各项评估知识拓展学习。

一、老年人综合评估的概念

随着机体的老化,老年人容易发生各种健康问题。现代老年医学的目标是全面管理老年人的健康问题,最终维持和改善老年人的功能状态及生活质量。然而,传统的单病种诊疗模式不利于全面掌握老年人的健康问题,需要对所有影响老年人健康的因素进行全面有效的评估,从而发现与预后相关的风险因素并进行干预。

老年人综合评估(comprehensive geriatric assessment,CGA)是多维度跨学科的诊疗过程,是采用多学科方法评估老年人躯体情况、功能状态、认知和心理状态和社会环境状况等,进而为患者制订综合的治疗、护理干预计划和长期康复计划等,最大限度地提高老年人的生活质量。

从多角度、多学科对老年人进行综合评估,有利于发现在传统医学模式下容易被忽视的老年综合征及其他健康问题,可对制订干预措施提供指导性依据,最终使患者受益。

二、老年人综合评估的内容

老年人综合评估的内容比较广泛,包括一般情况评估、躯体功能评估、精神心理评估、社会评估、老年综合征的评估、生活质量的评估、死亡质量的评估等。

（一）一般情况

一般情况评估内容括含姓名、性别、年龄、婚姻状况、身高、体重、吸烟情况、饮酒情况、文化程度、职业、家庭基本情况等。

（二）躯体功能

躯体功能评估包括日常生活活动、平衡和步态、跌倒风险、关节活动度、吞咽功能等。日常生活活动(activity of daily living, ADL)的评估包括基础性日常生活活动(basic activity of daily living, BADL)和工具性日常生活活动能力(instrumental activity of daily living, IADL)。其中 BADL 评估内容包括生活自理活动和开展功能性活动的能力，可以通过直接观察或间接询问的方式进行评估。IADL 的评估更为复杂，它包括患者独立用药、做家务、购物、使用交通工具、手机等能力的评估。

（三）精神心理

精神心理评估包括认知功能、谵妄、焦虑、抑郁等，评估过程中要选择有效的评估工具，并严格按照各量表的指导手册执行，使用统一的指导用语，有时间限制的在规定的时间完成，无时间限制的可计时。

（四）社会评估

社会评估是对老年人社会适应能力、社会关系网或社会支持、社会服务的利用、经济状况、特殊需要等方面的评估，还包括对老年人受虐的评估。在评估中社会工作者应发挥重要的作用，高度重视患有疾病的老年人。

（五）老年综合征的评估

常见的老年综合征有阿尔茨海默病、跌倒、失禁、抑郁、睡眠障碍、谵妄、疼痛、帕金森综合征等，以上问题需要多团队整合协调，共同为其制订综合的诊疗、康复及照护计划，最大程度地提高老年人的生命质量。

（六）生活质量的评估

它是对老年人生活质量的综合评估，可用于衡量老年人的幸福指数。做好生活质量的评估有利于老年人健康管理和疾病管理。

（七）死亡质量的评估

伴随社会发展的进步，生活质量的提高，提高死亡的质量，能够令临终老人无畏地接受死亡。让其有尊严、无痛苦的死亡是现代医学模式的需要。因此，死亡质量概念及测量工具的引入对提高终末期老年人的护理质量意义重大。

三、老年人综合评估的意义

（一）对医疗机构

可提高医疗机构服务质量,减少对于医疗资源的占用,可准确定位患者,选择最佳的治疗方案及个案管理。

（二）对医护人员

老年人综合评估不仅提高了医疗质量,还为我们的科研工作提供了大量数据,便于对疾病进行更深入的研究,推动医学的发展与进步。有利于医护人员对患者提供更加有针对性的、个性化的治疗措施,从而提高临床医疗水平,也有助于医护人员提升医学知识与技能。

（三）对老年人

（1）有助于老年人更了解自己的身体状况,增强其健康管理意识。

（2）有助于高龄老年人慢性病及共病的管理,老年综合评估当中的量表可充分评估共病,有利于掌握共病之间的相互影响,优先或重点控制主要慢性病,能够系统地实施各项保健工作,使高龄老年人健康管理达到更好的效果。

（3）有助于老年人的合理用药,尽量减少不必要的用药和过量用药以减少多重用药导致的不良反应,促进老年人合理用药,降低药品费用。

（4）有助于提高家庭及其他成员的照护意识。通过综合评估,家庭成员或照护者可根据评估内容有针对性地提供照护等工作;且为提高居家安全管理提供依据,优化居住环境,改善相关设施,营造老人宜居场所。

第二节　老年人躯体功能评估

【学习课时】

2 学时。

【学习目标】

（1）掌握老年人躯体功能评估的内容与方法。

（2）了解老年人躯体功能评估的概念、目的及原则。

【学习要求】

（1）在学习过程中建立老年人躯体功能评估思维体系与指导方法。

（2）理论学习与国内外前沿老年人躯体功能评估理念与知识拓展学习。

一、日常生活能力评估

(一)日常生活活动的定义

日常生活活动(ADL)是指人们为了维持生存及适应生存环境而每天都要进行的活动,是个人自我照顾和生活独立程度的重要指标。

日常生活活动分为基础性日常生活活动和工具性日常生活活动(IADL)。基础性日常生活活动(BADL)也可称为个人日常生活活动(personal activity of daily living,PADL)或躯体的日常生活活动(physical activity of daily living,PADL),是指为了达到自我身体的照顾而必须每天完成的活动,即自我照顾性的活动。工具性日常生活活动(IADL)是指在家中或社区环境中的日常生活活动,通常需要更复杂的技能,与环境的互动更多。由于每个人的角色、价值观及做事方式会受到个体及文化等因素的影响,因此,每个人的IADL 的项目差异性较大。

老年人的日常生活活动能力受年龄、视力、运动功能、疾病因素、情绪因素等的影响,所以对老年人 ADL 的评估应结合生理、心理、社会等进行全面评估。

(二)日常生活能力的评估

1.评估的目的

(1)确定老年人日常生活活动是否独立及独立的程度。

(2)设定治疗目标,确定治疗方案。

(3)评价治疗效果,修正或更改治疗方案。

(4)比较治疗方案的优劣,促进训练成果的交流。

(5)判断预后。

2.评估的方法

(1)提问法。通过对患者本人进行口头提问或者问卷提问的方式,了解患者的生活活动状况。或者通过询问患者家属或照顾者来了解患者的状况,以此来评估其功能状态。

(2)观察法。通过直接观察老年人完成各项活动的情况进行评估。

(3)量表评定法。采用经过标准化设计、具有统一内容与评定标准、经过普遍认可并且有效的量表,对老年人进行评估。

3.评估的原则

日常生活能力评估过程中应该遵循客观评价、避免主观判断偏差、避免霍桑效应(在做某项活动时表现出色,掩盖了平时的状态)的原则,对患者进行全面的评价。

4.评估的内容及工具

(1)基础性日常生活活动。基础性日常生活活动指日常生活中最基本的活动,如进食、个人卫生、穿脱衣服、洗澡、如厕、大小便控制等。下面将介绍常用的基础性日常生活活动能力评估量表。

1)改良 Barthel 指数(MBI)。Barthel 指数是指对患者日常生活活动的功能状态进行测量,个体得分取决于对一系列独立行为的测量,总分范围在 0 ~ 100。Barthel 指数是在 1965 年由美国人 Dorother Barthel 及 Floorence Mahoney 设计并制订的,是美国康复治疗机构常用的一种 ADL 评定方法。我国自 20 世纪 80 年代后期在日常生活活动能力评定时,也普遍采用这种评定方法(表 2-2-1)。

表 2-2-1 改良 Barthel 指数评定表

项目	评分标准	得分
1. 大便	0 分=失禁或昏迷 5 分=偶尔失禁(每周<1 次) 10 分=能控制	
2. 小便	0 分=失禁或昏迷或需由他人导尿 5 分=偶尔失禁(每 24 h<1 次,每周>1 次) 10 分=能控制	
3. 修饰	0 分=需帮助 5 分=独立洗脸、梳头、刷牙、剃须	
4. 如厕	0 分=依赖别人 5 分=需部分帮助 10 分=自理	
5. 吃饭	0 分=依赖别人 5 分=需部分帮助(夹饭、盛饭、切面包) 10 分=全面自理	
6. 转移(床—椅)	0 分=完全依赖别人,不能坐 5 分=需大量帮助(2 人),能坐 10 分=需少量帮助(1 人)或指导	
7. 活动(步行) (在病房及其周围,不包括走远路)	0 分=不能动 5 分=在轮椅上独立行动 10 分=需 1 人帮助步行(体力或语言指导) 15 分=独立步行(可用辅助器)	
8. 穿、脱衣服	0 分=依赖 5 分=需一半帮助 10 分=自理(系上纽扣,关、开拉锁和穿鞋)	
9. 上、下楼梯(上、下一段楼梯,用手杖也算独立)	0 分=不能 5 分=需帮助(体力或语言指导) 10 分=自理	
10. 洗澡	0 分=依赖 5 分=自理	
总分		

各类中凡完全不能完成者评为 0 分,其余则按照以下评分。

●吃饭　①10 分:食物放在盘子或桌上,在正常时间内能独立完成进餐。②5 分:需要帮助或较长时间才能完成。

●床—椅转移　①15 分:独立完成床—轮椅转移的全过程。②10 分:需要提醒、监督或给予一定的帮助才能安全完成整个过程。③5 分:能在床上坐起,但转移到轮椅或在使用轮椅时需要较多的帮助。

●修饰　5 分:独立完成各项。

●如厕　①10 分:独立进出厕所,脱、穿裤子,使用卫生纸,如用便盆,用后能自己倒掉并清洗。②5 分:在下列情况下需要帮助:脱、穿裤子,保持平衡,便后清洁。

●洗澡(在浴池、盆池或用淋浴)　5 分:独立完成所有步骤。

●平地行走　①15 分:独立行走至少 50 m;可以穿戴假肢或用矫形器、腋杖、手杖,但不能用带轮的助行器;如用矫形器,在站立或坐下时能锁住或打开。②10 分:在较少帮助下行走至少 50 m,或在监督或帮助下完成上述活动。③5 分:只能使用轮椅,但必须能向各个方向移动以及进出厕所。

●上、下楼梯　①10 分:独立上、下一层楼梯,可握扶手或用手杖、腋杖。②5 分:在帮助或监督下上、下一层楼。

●穿、脱衣服　①10 分:独自穿、脱所有衣服,系鞋带。当戴矫形器或围腰时,能独自穿、脱。②5 分:需要帮助,但能在正常时间内独自完成至少一半的过程。

●大便控制　①10 分:能控制,没有失禁。②5 分:需要在帮助下用栓剂或灌肠,偶有大便失禁。

●小便控制　①10 分:能控制,脊髓损伤患者用尿袋或其他用具时应能使用并清洗。②5 分:偶有尿失禁。

2)老年人日常生活活动能力评分表。2019 年 8 月国家出台符合我国老年人日常生活活动能力评分表,包括卧位状态左右翻身、床—椅转移、平地步行、非步行移动等 15 个项目,每个项目采用 Likert 5 级评分法(0 ~ 4 分),总分范围为 0 ~ 60 分,分值越高,提示被评估者日常生活能力越低(表 2-2-2)。

表 2-2-2　老年人日常生活活动能力评分表

项目	评价标准	得分
1.卧位状态左右翻身	0 分 = 不需要帮助	
	1 分 = 在他人的语言指导下或照看下能够完成	
	2 分 = 需要他人动手帮助,但以自身完成为主	
	3 分 = 主要靠帮助,自身只是配合	
	4 分 = 完全需要帮助,或更严重的情况	

续表2-2-2

项目	评价标准	得分
2. 床—椅转移	0分=个体可以独立完成床椅转移 1分=个体在床—椅转移时需要监护或指导 2分=个体在床—椅转移时需要小量接触式帮助 3分=个体在床—椅转移时需要大量接触式帮助 4分=个体在床—椅转移时完全依赖他人	
3. 平地步行	0分=个体能独立平地步行50 m左右,且无摔倒风险 1分=个体能独立平地步行50 m左右,但存在摔倒风险,需要他人监护,或使用拐杖、助行器等辅助工具 2分=个体在步行时需要小量扶持帮助 3分=个体在步行时需要大量扶持帮助 4分=无法步行,完全依赖他人	
4. 非步行移动	0分=个体能够独立使用轮椅(或电动车)从A地移动到B地 1分=个体使用轮椅(或电动车)从A地移动到B地时需要监护或指导 2分=个体使用轮椅(或电动车)从A地移动到B地时需要小量接触式帮助 3分=个体使用轮椅(或电动车)从A地移动到B地时需要大量接触式帮助 4分=个体使用轮椅(或电动车)时完全依赖他人	
5. 活动耐力	0分=正常完成日常活动,无疲劳 1分=正常完成日常活动轻度费力,有疲劳感 2分=完成日常活动比较费力,经常疲劳 3分=完成日常活动十分费力,绝大多数时候都很疲劳 4分=不能完成日常活动,极易疲劳	
6. 上、下楼梯	0分=不需要帮助 1分=在他人的语言指导下或照护下能够完成 2分=需要他人动手帮助,但以自身完成为主 3分=主要靠帮助,自身只是配合 4分=完全需要帮助,或更严重的情况	
7. 食物摄取	0分=不需要帮助 1分=在他人的语言指导下或照看下能够完成 2分=使用餐具有些困难,但以自身完成为主 3分=需要喂食,喂食量超过一半 4分=完全需要帮助,或更严重的情况	

续表 2-2-2

项目	评价标准	得分
8. 修饰（刷牙、漱口、洗脸、洗手、梳头）	0 分 = 不需要帮助 1 分 = 在他人的语言指导下或照看下能够完成 2 分 = 需要他人动手帮助，但以自身完成为主 3 分 = 主要靠帮助，自身只是配合 4 分 = 完全需要帮助，或更严重的情况	
9. 穿、脱上衣	0 分 = 不需要帮助 1 分 = 在他人的语言指导下或照看下能够完成 2 分 = 需要他人动手帮助，但以自身完成为主 3 分 = 主要靠帮助，自身只是配合 4 分 = 完全需要帮助，或更严重的情况	
10. 穿、脱裤子	0 分 = 不需要帮助 1 分 = 在他人的语言指导下或照看下能够完成 2 分 = 需要他人动手帮助，但以自身完成为主 3 分 = 主要靠帮助，自身只是配合 4 分 = 完全需要帮助，或更严重的情况	
11. 身体清洁	0 分 = 不需要帮助 1 分 = 在他人的语言指导下或照看下能够完成 2 分 = 需要他人动手帮助，但以自身完成为主 3 分 = 主要靠帮助，自身只是配合 4 分 = 完全需要帮助，或更严重的情况	
12. 使用厕所	0 分 = 不需要帮助 1 分 = 在他人的语言指导下或照看下能够完成 2 分 = 需要他人动手帮助，但以自身完成为主 3 分 = 主要靠帮助，自身只是配合 4 分 = 完全需要帮助，或更严重的情况	
13. 小便控制	0 分 = 每次都能不失控 1 分 = 每月失控 1 ~ 3 次 2 分 = 每周失控 1 次左右 3 分 = 每天失控 1 次左右 4 分 = 每次都失控	

续表2-2-2

项目	评价标准	得分
14.大便控制	0分=每次都能不失控 1分=每月失控1~3次 2分=每周失控1次左右 3分=每天失控1次左右 4分=每次都失控	
15.服用药物	0分=能自己负责在正确的时间服用正确的药物 1分=在他人的语言指导下或照看下能够完成 2分=如果事先准备好服用的药物,可自行服药 3分=主要依靠帮助服药 4分=完全不能自行服用药物	
上述评估项目总分为60分,本次评估得分为_____分		

(2)工具性日常生活活动。工具性日常生活活动是指为了在家庭和社会中独立生活所需的关键的、较高级的技能,包括购物、健康管理自理与健康维持、金钱管理、照顾他人或宠物、养育孩子、社交沟通、家中清洁与维护、准备餐点与清洁、紧急事件的处理等。常用的评估工具如下。

1)Lawton-Brody工具性日常生活活动功能评估量表。该量表有24分和8分两种评分方法。评分越低,失能程度越大(表2-2-3)。

表2-2-3 Lawton-Brody工具性日常生活活动功能评估量表

项目	评估内容	24分评分法	8分评分法
1.购物	独立完成所有购物需求	3	1
	独立购买日常生活用品	2	1
	每一次上街购物都需要人陪伴	1	0
	完全不上街购物	0	0
2.家务	能做比较繁重的家务或者需偶尔家务(如搬动沙发、擦地板、擦窗户)	4	1
	能做比较简单的家务(如洗碗、铺床、叠被)	3	1
	能做家务,但不能达到被接受的程度	2	1
	所有家务都需要别人协助	1	0
	完全不能做家务	0	0

续表2-2-3

项目	评估内容	24分评分法	8分评分法
3.理财	可独立处理理财	2	1
	可以处理日常购物,但是需要别人的协助与银行的往来或大宗买卖	1	1
	不能处理财务	0	0
4.食物储存	可独立计划、烹煮和摆设一顿适当的饭菜	3	1
	如果准备好一切的佐料,会做一顿适当的饭菜	2	1
	会将已做好的饭菜加热	1	1
	需要别人把饭菜做好、摆好	0	0
5.交通	能够自己搭乘公共交通工具或者自己开车、骑车	4	1
	可搭计程车或公共交通工具	3	1
	能够自己搭乘计程车但不会搭乘公共交通工具	2	1
	有人陪同的情况下可搭乘计程车或公共交通工具	1	0
	完全不能出门	0	0
6.使用电话	独立使用电话,含查电话簿、拨号等	3	1
	仅可拨打熟悉的电话号码	2	1
	仅会接电话,不会打电话	1	0
	完全不会使用电话或者不适用	0	0
7.洗衣	自己清洗所有衣物	2	1
	只清洗小件衣物	1	1
	完全依赖他人清洗衣物	0	0
8.服药	能自己负责在正确的时间用正确的药物	3	1
	需要提醒或少许协助	2	1
	如果事先准备好服用的药物分量,可自行服用	1	0
	不能自己服药	0	0
总分			

2)社会功能活动问卷(FAQ)。该问卷是1969年由Lawton等提出,是一种工具性日常生活活动量表。FAQ是评估患者在家庭和社区的独立生活量表,其信度、效度已经经过验证,近年来广泛用于脑卒中患者的随访(表2-2-4)。

表 2-2-4 社会功能活动问卷

项目	正常或从未做过,但能做（0分）	困难,但可独立完成或从未做过（1分）	需要帮助（2分）	完全依赖他人（3分）
1.每月平衡收支和算账能力				
2.患者工作能力				
3.到商店购物的能力				
4.有无爱好（下棋、打扑克）				
5.简单家务（电炉子、泡茶等）				
6.准备饭菜				
7.能否了解最近发生的事件（时事）				
8.能否参加讨论或者了解电视、图书及杂志内容				
9.能否记住约会的时间、家庭节目、吃药				
10.能否拜访邻居、自己搭乘公共汽车				
总分				

注:评分≤5 分为正常,>5 分表示该患者在家庭和社会中不可能独立。

3）Frenchay 活动指数（FAI）。FAI 是特别为脑卒中患者设计的 IADL 评估量表。它按照比较复杂的身体活动和社会功能评定生活方式,容易完成且能在几分钟内掌握（表2-2-5）。

表 2-2-5 Frenchay 活动指数

评估内容		评分标准	评分
I（最近 3 个月）	1. 做饭 2. 梳洗 3. 洗衣 4. 轻度家务活	0 分＝不能 1 分＝1 次/周 2 分＝1～2 次/周 3 分＝几乎每天	
II	5. 重度家务活 6. 当地商场购物 7. 偶尔社交活动 8. 外出散步>15 min 9. 能进行喜爱的活动 10. 开车或坐车旅行	0 分＝不能 1 分＝1～2 次/6 个月 2 分＝3～12 次/6 个月 3 分＝至少每周 1 次	

续表2-2-5

评估内容		评分标准	得分
Ⅲ(最近6个月)	11.旅游/开车或骑车	0分=不能 1分=1~2次/6个月 2分=3~12次/6个月 3分=至少每周1次	
Ⅳ	12.整理花园 13.家庭/汽车卫生	0分=不能 1分=轻度 2分=中度 3分=全部	
Ⅴ	14.读书	0分=不能 2分=6个月1次 3分=<1次/周 4分=>1次/周	
Ⅵ	15.上班	0分=不能 1分=10 h/周 2分=10~30 h/周 3分=>30 h/周	

二、感知觉与沟通能力评估

(一)感觉评估

1.评估的意义

(1)了解感觉缺失的程度,评估感觉恢复的情况,辅助临床诊断以确定损伤和功能受限的方面和程度,为制订作业康复治疗方案提供客观依据和方向。

(2)在康复治疗过程中,通过随时检查感觉恢复情况以决定开始感觉再教育的时间以及在作业活动中是否需要给予预防受伤训练。

2.评估的设备

通常包括以下物品:①大头钉若干个(一端尖、一端钝);②两支测试管及试管架;③若干棉花、纸巾或软刷;④4~5件常见物:钥匙、钱币、铅笔、汤勺等;⑤感觉丧失测量器,或心电图测径器头、纸夹和尺子;⑥一套形状、大小、重量相同的物件;⑦几块不同质地的布。

3．评估的适应证和禁忌证

（1）适应证

1）中枢神经系统病变：如脑血管病变、脊髓损伤或病变等。

2）周围神经病变：如臂丛神经麻痹、坐骨神经损害等。

3）外伤：如切割伤、撕裂伤、烧伤等。

4）缺血或营养代谢障碍：糖尿病、雷诺现象（雷诺病）、多发性神经炎等。

（2）禁忌证：意识丧失者。

4．评估的注意事项

（1）检查感觉功能时，患者必须意识清醒。

（2）检查前要向患者说明目的和检查方法以充分取得患者合作。

（3）检查时注意两侧对称部位进行比较。先检查正常的一侧，然后请患者闭上眼，或用东西遮上，再检查患侧。

（4）先检查浅感觉，然后检查深感觉和皮质感觉。

（5）根据感觉神经和它们所支配和分布的皮区去检查。

（6）先检查整个部位，如果一旦找到感觉障碍的部位，就要仔细找出那个部位的范围。

（7）如有感觉障碍，应注意感觉障碍的类型。

5．评估的内容与方法

感觉检查的内容包括浅感觉检查、深感觉检查和复合感觉（皮质感觉）检查。对感觉的检查，通常患者的反应有3种。①正常：患者反应快而准确。②消失：无反应。③减低或减退：迟钝的反应，回答的结果与所受的刺激不相符。

不论是检查浅感觉、深感觉，还是皮质感觉，都应弄清以下几个方面的情况：①受影响的感觉类型；②所涉及的肢体部位；③感觉受损的范围；④所受影响的程度。

（1）浅感觉检查

1）触觉：嘱患者闭目，评定者用棉签或软毛笔轻触患者的皮肤，让患者回答有无一种轻痒的感觉或让患者数所触次数。每次给予的刺激强度应一致，但刺激的速度不能有一定规律，以免患者未受刺激而顺口回答。检查四肢时，刺激的走向应与长轴平行；检查胸腹部时刺激的走向应与肋骨平行。检查顺序为面部、颈部、上肢、躯干、下肢。

2）痛觉：嘱患者闭目，评定者先用圆头针针尖在患者正常皮肤区域用针尖刺激数下，让患者感受正常刺激的感觉。然后再进行正式的检查，以均匀的力量用针尖轻刺患者需要检查部位的皮肤，嘱患者回答"痛"或"不痛"，同时与健侧比较，并让患者指出受刺激部位。对痛觉麻木的患者检查要从障碍部位向正常部位逐渐移行，而对痛觉过敏的患者要从正常部位向障碍部位逐渐移行。为避免患者主观的不正确回答，间或可用圆头针针冒钝端触之，或将针尖提起而用手指尖触之，以判断患者回答是否正确。痛觉障碍有痛觉缺失、痛觉减退和痛觉过敏等。

3）温度觉：包括温觉及冷觉，嘱患者闭目。用分别盛有冷水或热水的试管两支，交替、随意地接触皮肤，试管与皮肤的接触时间为 2~3 s，嘱患者说出"冷"或"热"的感觉。

选用的试管直径要小,管底面积与皮肤接触面积不要过大,测定冷觉的试管温度在5～10℃,测定温觉的试管温度在40～45℃,如低于5℃或高于50℃,则在刺激时引起痛觉反应。

4)压觉:嘱患者闭眼,检查者用大拇指用劲去挤压肌肉或肌腱,请患者指出感觉。对瘫痪的患者压觉检查常从有障碍的部位开始直到正常的部位。

(2)深感觉检查

1)运动觉:嘱患者闭目,检查者轻轻握住患者手指或足趾的两侧,上下移动50mm左右,让患者辨别移动的方向,如感觉不明确可加大运动幅度或测试较大关节,以了解其减退的程度。

2)位置觉:嘱患者闭目,将其肢体放一定的位置,然后让患者说出所放的位置;或嘱患者用其正常肢体放在与病侧肢体相同的位置上,正常人能正确说出或指出正确位置。测定共济运动的指鼻试验、跟膝胫试验、站立、行走步态等,如在闭眼后进行,亦为测定位置觉的方法。

3)振动觉:嘱患者闭目,检查者将每秒震动256次的音叉放置患者身体的骨骼突出部位,如手指、尺骨茎突、鹰嘴、桡骨小头、内外踝、髂嵴、棘突、锁骨等,询问患者有无振动感和持续时间。也可利用音叉的开和关,来测试患者感觉到振动与否。检查时应注意身体上、下、左、右对比。振动觉可随年老而进行性丧失,在较年老者可完全丧失。振动觉和运动觉、位置觉的障碍可不一致。

(3)复合感觉(皮质感觉)检查

1)皮肤定位觉:检查时嘱患者闭目,一般常用棉花签、手指等轻触患者皮肤后,由患者用手指指出刺激的部位。正常误差手部<3.5mm,躯干部<1cm。

2)两点辨别觉:区别一点还是两点刺激的感觉称为两点辨别觉。嘱患者闭眼,检查时用两脚规、叩诊锤的两尖端或针尖同时轻触皮肤,距离由大到小,测定能区别两点的最小距离。两点须同时刺激,用力相等。正常人以舌尖的距离最小,为1mm,指尖为3～5mm,指背为4～6mm,手掌为8～15mm,手背为20～30mm,前胸40mm,背部为40～50mm,上臂及大腿部的距离最大,约75mm。

3)实体觉:用手抚摸物体后确定该物体名称的能力称为实体觉。检查时嘱患者闭目,将一熟悉的物件(如笔、钥匙、火柴盒、硬币等)放于患者手中,嘱其抚摸以后,说出该物的属性与名称。先试患侧,再试健侧。

4)图形觉:图形觉是指辨认写于皮肤上的字或图形的能力。检查时患者闭目,用手指或其他东西(如笔杆)在患者皮肤上画一几何图形(三角形、圆圈或正方形)或数字(1～9),由患者说出所写的图形或数字。

5)其他大脑皮质感觉:通常大脑皮质感觉检查还包括重量识别觉(识别重量的能力)以及对某些质地(如软和硬,光滑和粗糙)的感觉。

(二)知觉评估

1.知觉障碍的定义

知觉(perception)是人类对客观事物的整体认识,人类认识客观事物始于感觉输入,感觉器官将外界的刺激信息输入到神经系统进行识别和辨认。知觉是人们认识客观事物最重要的环节,知觉以感觉作为基础,但不等于各种感觉信息的总和,要比感觉信息的叠加复杂。各种原因所致的局灶性或弥漫性脑损伤时,大脑对感觉刺激的解释和整合发生障碍,称知觉障碍,如躯体构图障碍、空间知觉障碍等。常见的知觉障碍有躯体构图障碍、视空间关系障碍、失认症和失用症4种。

2.躯体构图障碍评定方法

(1)单侧忽略评定方法

1)Schenkenberg二等分线段测验法:在一张26 cm×20 cm的白纸上画3组平行线段,每组6条,其长度分别为10、12、14、16、18 cm,在最上边及下边各画一条15 cm长的线段作为示范(图2-2-1),嘱咐患者用笔在每条线段的中点做一个标记(每条线段只能画一个标记),其中最上端和最下端各画一条线段用来做示范,不统计在内。

被检者画完后,通过粗略目测即可发现所画"中点"是否均偏向一侧,或漏掉标注线段中点。还可通过较精细的测量和计算来判断所画"中点"普遍偏向哪侧,偏离程度如何。测量和计算方法如下:测量一条线段的全长,算出其中点位置,测量被检者所画"中点"距离线段一侧的距离,较真正中点偏左 X cm 记为-X cm,偏右 X cm 记为+X cm。对所有线段进行测量后,计算总和的偏离百分数。计算方法如下所示:

$$偏离百分数=\frac{各线段标记中点与真正中点间的距离之和}{所有线段全长之和}×100\%$$

切分点偏移距离超出全长的10%或与正常组对照而偏移大于3个标准差者为异常。

图2-2-1　Schenkenberg二等分线段测验法

2)Albert 线段划消测验:在一张 26 cm×20 cm 的白纸上画 40 条线段,每条线段长2.5 cm,分为 7 个纵行,中间一行为 4 条线段,其他 6 行有 6 条线段(图2-2-2)。要求患者划消每一个线段,最后分析遗漏的线段数及偏向。也可以划消字母、数字、相同的汉字或符号等。

3)画图测验:检查者将画好的房子或表盘等大致左右对称的画出示给患者,让患者临摹,也可以要求受检者在画好的圆圈内填写表盘上的数字和指针,要求指向固定的时间。如果患者只画一半,或明显偏向一侧,提示存在单侧忽略(图2-2-3)。

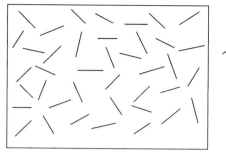

图 2-2-2 Albert 线段划消测验

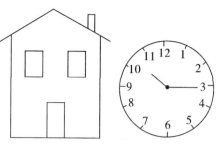

图 2-2-3 画图测验

（2）左右分辨障碍的评定方法

1）指令完成能力检查:检查者发出指令,被检者完成。如"伸出你的右手,去摸你的左耳"（表 2-2-6）。

表 2-2-6 Benton 评估量表

序号	评估内容	分值
1	指你的左眼	1
2	指你的右眼	1
3	触摸你的左耳	1
4	伸出你的右手	1
5	用你的左手触摸你的左耳	1
6	用你的左手触摸你的右眼	1
7	用你的右手触摸你的右膝	1
8	用你的左手触摸你的左眼	1
9	用你的左手触摸你的右耳	1
10	用你的右手触摸你的左膝	1
11	用你的右手触摸你的右耳	1
12	用你的右手触摸你的左眼	1
13	指我的左眼	1
14	指我的左腿	1
15	指我的左耳	1
16	指我的右手	1
17	用你的右手摸我的左耳	1
18	用你的左手摸我的左眼	1
19	把你的左手放在我的右肩上	1
20	用你的右手摸我的右眼	1
总分		

满分 20 分,17~20 分为正常,总分<17 分提示存在缺陷。

2)动作模仿能力检查:检查者做一个动作,要求患者模仿。如检查者将左手放在右侧大腿前面,观察患者是否存在镜像模仿。

(3)躯体失认

1)观察:观察患者如何摆放偏瘫的肢体,是否认识到自己偏瘫肢体的功能丧失。

2)指令完成情况:要求在合理的时间内准确说出身体部位的名称,如"指出你的鼻子",不要用"左"或"右"这样的字,以区别左右分辨障碍。需要指出的是躯体失认的患者可以表现为左右分辨障碍,而左右分辨障碍的患者可以辨别身体部位。

3)模仿动作:能够模仿他人的动作,如果为镜像动作,也属于正常。

4)回答问题:在合理的时间内能够回答与身体部位有关的一些问题,如"你的眼睛在鼻子上面吗?"(表2-2-7)。

表2-2-7　与身体部位有关的问题

序号	问题
1	你的眼睛在鼻子上面吗?
2	你的腿在胃下面吗?
3	嘴和心脏,哪一个离你的鼻子近?
4	头顶上长的是头发还是眼睛?
5	你的手指在肘和腕之间吗?
6	舌头是在嘴的外面还是里面?
7	腰背部是在前面还是后面?

5)画人体部位图:准备好纸和笔,让患者画一张人体结构图,包括10个部位,头、躯干、双臂、双手、双腿和双脚,每个部位1分,共10分。10分为正常,6~9分为轻度障碍,不足5分为重度障碍。

(4)手指失认

1)手指图辨认:向被检者出示一张手指图,嘱被检者手掌向下放在桌子上,检查者触及其某一手指,让被检者在图中指出被触及的手指,睁眼和闭眼情况下分别指5次。

2)命名手指:检查者说出手指的名称,要求被检者从自己、检查者及手指图上分别指认,共10次。

3)动作模仿:检查者做指关节弯曲和对指动作,要求被检者模仿。

4)绘图:令被检者画一张手指图,观察各指排列及分布。

3. 视空间关系障碍的评定

(1)图形背景分辨困难的评定

1)图片测试法:向被检者出示3种物品重叠到一起的图片,要求在1 min之内说出所见物品的名称。

2)功能检测法:在卧室的床上铺上白色床单,要求被检者挑选出床上摆放的白色浴巾或毛巾;或要求被检者从没有分类的柜橱中找出勺子,不能完成者为有图形背景分辨障碍。

(2)空间定位障碍的评定

1)图片测试法:将一张画有正方形的纸放在受试者面前,令其在正方形纸的上方或下方画圆圈;或将几张内容相同的图片放在被检者面前,每一张图片都画有铅笔和铅笔盒,但铅笔的位置不同,要求被检者描述铅笔与铅笔盒的位置。

2)功能检测法:将生活中常用的物品摆放在被检者面前,要求被检者按照指令完成相应的动作,如"将牙刷放在牙缸中""将勺子放在碗里"等,不能完成指令者为存在空间定位障碍。

(3)空间关系障碍的评定

1)点式图连接测试:将一张画有左右相同的点式图纸出示给被检者,左边通过各点的连接形成一个图案,要求被检者按照左侧图的形状,将右侧的点连接成与左侧一样的图案。

2)十字标测试:在示范卡片的不同位置画上十字标,要求被检者按照示范卡的样子,将十字标准确无误地画在另一个卡片上,如果被检者不理解指令,检查者给予示范。

3)ADL测试:让被检者根据检查者的指令进行穿衣、梳洗、转移、进食等日常生活活动,观察其使用物品、摆放物品、处理物品之间位置关系的能力。

4)结构性运用测试:准备好盘子、碗、筷子、汤勺等餐具,令被检者将餐具摆放在餐桌的合适位置,观察其是否能够合理摆放;也可以准备画笔、纸、绘有表盘的简笔画,令被检者按简笔画进行模仿绘图,观察其绘画中时针与分针的位置关系。

(4)地形定向障碍的评定

1)了解病史:询问被检者家属患者是否日常生活中有迷路的情况,并让被检者描述其非常熟悉的环境的特征,或画出线路图,测试其是否理解和记住两地之间的关系。

2)地图理解测试:给被检者一张其居住城市的地图,令被检者指出其所在的位置,并按地图所指到达指定地点,观察是否能准确到达目的地。不能根据地图确定目的地的线路,也不能描述或画出过去熟悉环境的线路图,为存在地形定向障碍。

(5)形态恒常性识别障碍的评定

1)检查所需要的物品:图片(相似的字或物体)及生活中常用的物品(手表、手链、牙刷、铅笔、吸管、钥匙等)。

2)方法:将图片和物品毫无规律地混放在一起,每一个物品从不同的角度呈现给被检者(物品上下、正反颠倒),让其辨认,不能正确识别相似物品者为存在形态恒常性识别障碍。

(6)距离知觉障碍的评定

1)将一物体抛向空中,让被检者接取(正常时可以接到)。

2)将物品摆放在桌子上,让被检者抓取(正常时可以准确抓取到)。

3)让被检者上下阶梯(正常时无不安全感)。

不能按指令完成上述动作者为存在距离知觉障碍。

4.失认症的评定

（1）视觉失认的评定

1）物体失认的评定

● 视物辨认　将生活中常见的物品实物或照片放在被检查者面前,如电视、牙膏、牙刷、鸡蛋、碗、筷子等,要求被检者说出物品的名称,或检查者说出某种物品的名称,被检者指出相应的物品。

● 触物辨认　被检者闭上眼睛,触摸常用的生活物品,并说出它的名字。

● 描述实物特征　要求被检者根据实物或照片上物体的特征进行描述,如物体的形状、颜色、用途等。

● 模仿画图　出示常用生活物品的简单线条画,要求被检者模仿绘制。被检者不能说出所看物体的名称,或不能指出检查者说出的物品,或通过触觉不能说出该物品的名称,或不能按图画完整画出,均可判定存在物体失认。

2）面容失认:出示被检者本人、亲人、朋友或著名人物的照片,要求被检者说出人物的名字和面部特征;也可以将相同的照片混杂在诸多照片中,要求其挑选出相同的;还可以根据声音、步态和服装等特征辨认,不能完成者判定存在面容失认。

3）色彩失认:将不同颜色的物品或卡片放在被检者面前,检查者说出某种颜色,要求被检者指出;或出示常见的水果或植物线条画,让被检者用彩笔涂上相应的颜色,如西红柿、香蕉、苹果、橘子等,不能完成者可判定存在色彩失认。

4）同时失认:出示一张整版印有印刷符号的作业纸,如星号,要求被检者查数星号数,观察其是否只注意作业纸中的某一部分;或出示一幅画,令被检者描述其主要内容;或要求被检者照图画画,看是否能完整画出,不能完成者可判定为存在同时失认。

（2）触觉失认的评定。确认患者不存在深、浅感觉、复合感觉功能障碍及命名性失语后,在桌子上摆放生活中常用的物品,如碗、勺子、盘子、球、玻璃杯、书、铅笔等,被检者闭上眼睛触摸其中一件物品,识别后放回原处,然后睁开眼睛,挑出该物品。

（3）听觉失认的评定

1）听力检查:判断被检者听力是否正常。

2）非言语性听觉测试:检查者在被检者背后发出不同声音,如咳嗽、拍手、敲桌子等,询问被检者是什么声音。

3）言语性听觉测试:检查者说一段话,或放录音,让被检查者复述,或写下听到的内容,如不能复述和完成听写功能,可判定存在言语听觉障碍或言语性声音失认。

5.失用症的评定

无论是意念性失用,还是意念动作性失用,患者均表现为不能正确执行口令,因此,判断有无失用症主要采用动作检查法,即要求被检者使用某种工具完成特定的动作,观察其动作表现。

（1）意念性失用的评定。通过完成事物目的性及规划性进行测试。准备系列日常生活常用物品,要求被检者完成系列的日常生活活动。意念性失用的患者由于对完成某种事情的目的性和规划性缺乏正确的认识和理解,而不能正确完成系列活动过程,如将牙杯、牙刷、牙膏准备好,让患者完成刷牙的过程,患者不知道刷牙的程序,但患者可以按指令完成每一个分解动作,如刷牙的正常程序是先将牙杯接水—漱口—将牙膏挤在牙刷上—刷牙—漱口,但患者不能按照正常的程序刷牙,可能会先用牙刷刷牙,而不知道将牙膏挤在牙刷上,也不知道先漱口。

(2)意念运动性失用的评定。通过执行动作口令能力进行测试。令患者表演使用某种工具的动作,或检查者做出使用某种工具的动作,要求被检者模仿。意念运动性失用的患者不能执行运动口令,也不能准确模仿他人的动作或手势,但将某种工具交给患者时,患者可自动完成使用工具的动作。如让患者演示擦脸的动作,患者会表情茫然,但将其脸上滴上水滴,再将毛巾交给他时,患者会自动完成擦脸的动作。

(3)肢体运动性失用的评定。可采用精细运动进行测试。患者在没有运动功能障碍的条件下,对其上肢精细运动功能进行测试,如表现动作笨拙、缓慢等为存在肢体运动性失用,可以通过以下测试验证。

1)手指或足尖敲击试验:令被检者用一只手的手指快速连续敲击桌面,或用一只脚的脚尖快速连续敲击地面。

2)手指模仿试验:检查者用手演示日常生活常用的动作,如拧瓶盖、洗手等,要求被检者模仿。

3)手指轮替试验:被检者快速进行前臂的旋前、旋后动作。

4)手指屈曲试验:被检者快速进行示指屈曲动作。

5)集团屈伸速度测试:被检者快速进行手指的屈曲和伸展、抓握运动。

(4)结构性失用的评定

1)复制几何图形:要求受试者复制二维的平面几何图形,如相互交叉的五边形,或三维几何图形,如立方体等。

2)复制图画:要求受试者按照给出的图画进行模仿绘画,内容包括表盘、菊花、大象、空心十字、立方体和房子,绘画评分标准见表2-2-8。

3)助能活动:令被检者进行实物组装及部分日常生活活动,如组装家具、穿衣、做饭等,观察其功能活动是否受到影响。

4)拼图:出示拼图图案,图案不宜过于复杂。

(5)穿衣失用的评定。通过穿衣的过程,观察被检者是否能够分清衣服上下、里外的关系,是否与身体的相应部位对应。

表2-2-8 绘画评分标准

绘画内容	指令	评分标准(1分/项)	得分
1.表盘	画一个有数字和指针的表盘	表盘轮廓大致为圆形 数字正确 数字定位对称	
2.菊花	画一枝菊花	能画出大体形状 花瓣分布对称	

续表 2-2-8

绘画内容	指令	评分标准	得分
3. 象	画一头大象	能画出大体形状 比例基本对称	
4. 画空心十字	一笔画出空心十字	能画出基本结构 所有的直角角度适宜	
5. 立方体	画一个能看到顶部和两个 侧面的正方体	能画出大体形状 基本有立体感	
6. 房子	画一个能看见房顶和 两面墙的房子	房子大体特征正确 有立体感	

三、吞咽功能评估

(一)吞咽困难的定义

吞咽是食物经咀嚼而形成的食团由口腔经咽及食管入胃的整个过程,吞咽不是一个单纯的随意运动,而是一种复杂的反射活动。正常的吞咽是一个流畅、协调的过程,它是通过口腔、咽、食管这些上消化道的括约肌序贯收缩和舒张作用,分别在食团前后产生负性吸引力及正性压力把食团推进入胃。正常的吞咽过程可分成 4 期:口腔准备期、口腔期、咽期和食管期。其中口腔准备期、口腔期是处于随意控制下,咽期和食管期是自动完成的。

吞咽困难是食物从口腔至胃贲门运送过程中受到阻碍的一种症状,在进食后即刻或 8~10 s 内出现咽部、胸骨后的停滞或哽塞感,可由咽、食管或贲门的功能性或器质性梗阻引起。脑卒中是造成吞咽困难的首要原因。吞咽困难的最常见症状是误吸。

(二)吞咽困难的临床表现

1. 口腔期吞咽困难

面肌及舌肌瘫痪、舌感觉丧失。口腔期吞咽障碍主要表现为流涎、吞咽后口腔内有食物残留、食物咀嚼不当、哽咽感或咳嗽;或因为舌不能与硬腭形成封闭腔,食物易从患侧口角流出或提前溢入咽喉而导致误吸;另外舌前 2/3 运动异常,也可导致食团的抬举、形成和推进困难,舌来回做无效运动,食物滞留于口腔一侧或溢出,而不能送到口腔后部,表现为反复试图吞咽动作,咽启动延迟或困难,或分次吞咽。

2. 咽期吞咽困难

一口量减少,一般在 3~20 mL;而更常见的则表现为呛咳,多因食物在会厌谷或梨状窝滞留积聚,在咽期吞咽吸入气管所致,又可分为吞咽反射延迟、缺乏和延长。咽喉上抬幅度降低造成的梨状窝滞留;咽喉部感觉减退,或咽肌运动紊乱、收缩力减弱,导致食团到达腭咽弓的前部时不能触发吞咽称为吞咽反射延迟或缺乏。由于环咽肌打开不全、咽缩肌无力导致食团在咽部停滞;舌后部力量减弱使舌将食团推入下咽部的力量大大降低等则可引起咽阶段延长。

3.食管期吞咽困难

食管期吞咽困难是指食团经食管后向胃输送有困难。引起食管协调性收缩障碍的疾病,如食管失弛缓症等可出现食管无蠕动、食管倒流、食管痉挛,均可导致吞咽障碍。需要注意的是,食管期吞咽困难的患者也可出现食物反流导致误吸,患者常能指出症状部位,进食流质食物通常无明显障碍。

在这3期中,由于食管期不受中枢控制,脑卒中患者主要表现为口腔期和咽期吞咽困难,有时把口腔期、咽期吞咽障碍统称为"传递性"吞咽障碍。

（三）评定目的

（1）筛查患者有无误吸或误咽的危险因素。

（2）明确吞咽困难是否存在。

（3）找出引起吞咽困难的原因。

（4）分析吞咽功能的障碍,程度判断代偿能力。

（5）制定康复目标并提出合适的康复治疗方案,评估预后。

（四）评定内容

吞咽困难评定常采用临床一般状况评定和吞咽具体功能评定结合的方式。一般状况评定除吞咽障碍检查外,还要注意精神、心理和社会环境因素。

1.一般状况评定

（1）病史

1）现病史:有无饮水呛咳、声音嘶哑、吞咽困难、食管疼痛和梗阻感,吞咽困难持续的时间、频度、加重与缓解因素。有无强哭、强笑、智力低下、行为幼稚、行走困难、尿便失禁现象。有无运动、感觉异常等神经系统疾病症状。

2）既往史:有无脑卒中、脑外伤、癫痫、重症肌无力等神经系统疾病病史;有无精神病病史和精神疾病用药史;有无呼吸系统和消化系统疾病病史。

3）个人史:了解患者的生活环境、文化程度、职业、生活习惯、婚姻、精神应激因素（离婚、亲友亡故或失业等）。

4）家族史:有无痴呆、共济失调、肌营养不良等遗传疾病病史。

（2）临床检查

1）一般情况:意识是否清晰、检查能否配合、有无声音嘶哑、发音不协调或无力、有无不自主运动或共济失调、全身的营养状况有无明显的肌肉萎缩。

2）精神状况:观察患者言语和行为是否正常;对疾病的自知力是否存在;有无意识、记忆、智能、定向和人格异常等精神障碍表现。

3）头面部:有无小颅、巨颅或畸形颅、有无颅骨局部凹陷或肿物。注意面部有无发育异常、有无明显的面肌萎缩、有无颈肌无力及头部低垂。

2.控制吞咽的脑神经评定

(1)三叉神经评定。评定时首先观察两侧额肌和咬肌有无萎缩,然后以双手同时触摸额肌或咬肌,嘱患者做咀嚼动作,检查者体会额肌和咬肌收缩力量的强弱,并左右比较。再嘱患者张口,以上、下门齿的中缝线为参照,观察下颌有无偏斜。一侧三叉神经运动支病变时,患侧咀嚼肌肌力减弱,张口时下颌偏向患侧,病史较长者可出现患侧肌萎缩。同时注意面部有无感觉过敏、感觉减退或消失,确定感觉障碍的分布区域,以判断病变部位和制定康复目标。

(2)面神经评定

1)运动功能:观察患者两侧额纹、眼裂和鼻唇沟是否对称,有无一侧口角下垂或歪斜。嘱患者做睁眼、闭眼、皱眉、示齿、鼓腮等动作,观察能否完成动作及面部表情肌是否对称。一侧周围性面神经损害(核或核以下),患侧所有面部表情肌瘫痪,表现为患侧额纹变浅、皱眉不能、闭眼无力或不全、鼻唇沟变浅、口角下垂、闭唇鼓腮时口角漏气,口角歪向健侧,吃饭时食物存于颊部和牙齿之间。一侧中枢性(皮质脑干束)损害,只出现病灶对侧眼裂以下面肌瘫痪,仅表现病灶对侧鼻唇沟变浅、口角下垂。

2)味觉评定:准备糖、盐、醋酸和奎宁溶液,再将甜、咸、酸、苦4个字写在纸上。辨味时嘱患者伸舌,检查者用棉签分别蘸取上述溶液涂抹在患者舌前部的一侧,为了防止舌部动作时溶液流到舌的对侧或后部,事先嘱患者辨味时不许说话,舌也不能动,仅用手指点纸上的甜、咸、酸、苦四字之一进行回答。每测试一种溶液后要用清水漱口,舌两侧要分别检查并比较。面神经损害时舌前2/3味觉丧失。

(3)舌咽、迷走神经评定。舌咽、迷走神经的解剖和生理关系密切,通常同时检查。

1)运动功能:询问患者有无吞咽困难和饮水呛咳,注意患者的说话声音有无嘶哑或鼻音。嘱患者张口发"啊"音,观察患者双侧软腭位置是否对称,腭垂是否居中。一侧舌咽、迷走神经损伤,张口时可见瘫痪侧软腭弓位置较低,发"啊"音时患侧软腭上抬无力,腭垂偏向健侧。

2)感觉功能:用棉签或压舌板轻触两侧软腭和咽后壁,黏膜检查一般感觉。舌后1/3味觉评定的方法同面神经的味觉评定法。舌咽神经损伤时舌后1/3处黏膜的感觉和味觉均丧失。

3)咽反射评定:嘱患者张口发"啊"音,用棉签或压舌板轻触两侧咽后壁黏膜引起作呕及软腭上抬动作。反射的传入和传出均通过舌咽和迷走神经在延髓的中枢。观察并比较刺激两侧咽后壁时引出的反射活动,舌咽和迷走神经周围性病变时,患者咽反射减弱或消失。

(4)舌下神经评定

1)中枢性舌下神经麻痹:伸舌偏向瘫痪侧(病灶对侧),这是因为正常时两侧颏舌肌运动将舌推向前方,若一侧颏舌肌肌力减弱,则健侧肌运动将舌推向瘫痪侧。但无舌肌萎缩和肌束颤动。

2)舌下神经核及核以下病变:舌肌瘫痪同时伴有舌肌萎缩。一侧舌下神经病变时,表现患侧舌肌瘫痪,伸舌时舌尖偏向患侧。双侧舌下神经病变时,舌肌完全瘫痪而不能伸舌。核性病变时常伴有肌束颤动。

（五）评定方法

随着医学技术的发展,吞咽障碍的功能性检查越来越多,每一种检查方法都可能提供与患者吞咽困难有关的部分信息。在众多的吞咽障碍检查与评估方法中,吞咽造影检查被认为是诊断吞咽障碍首选的最理想方法,常被认为是评价吞咽障碍的"金标准"。它不仅可以发现吞咽障碍的结构性或功能性异常的病因及其部位、程度和代偿情况,有无误吸等,而且是选择有效治疗措施(如进食姿势和体位)和观察治疗效果的依据。下面将分别介绍目前临床上比较常用的吞咽障碍的检查方法。

1. 吞咽造影检查

吞咽造影检查(videofluoroscopic swallowing study ,VFSS)是目前最可信的吞咽功能评价方法。调制不同黏度的造影剂,让患者于不同体位下吞服,在荧光屏幕下摄录整个吞咽过程,然后进行反复和全面的观察,分析舌、咽、软腭、喉等部位的活动状况,评价吞咽反射有无减弱、喉是否关闭不全、环状咽肌扩张情况,食物有无误吸入气管,口腔、咽后壁、梨状隐窝和会厌处有无食物滞留等异常情况。

通过吞咽造影检查,临床上可以明确患者是否存在吞咽障碍;可以发现吞咽障碍的结构性或功能性异常的病因及其部位、程度和代偿情况;吞咽障碍发生在哪个期;有无误吸,尤其是并发肺炎高度危险的隐性误吸,严重程度如何;评价代偿的影响,如能否通过一些吞咽方法或调整食物的黏稠度来减轻吞咽障碍的程度;为选择有效治疗措施(进食姿态治疗和姿势治疗)和观察治疗效果提供依据。所以,吞咽造影检查对指导临床吞咽治疗工作具有重要的意义。

2. 反复唾液吞咽测试

吞咽功能的要素包括吞咽反射的引发和吞咽运动的协调,其中吞咽反射的引发可根据喉部上抬来推断。反复唾液吞咽测试(repetitive saliva swallowing test ,RSST)是测定随意引发吞咽反射的方法。被检者取坐位或卧位,检查者将示指放在患者的喉结及甲状软骨上缘处,让其尽量快速反复吞咽唾液,若口腔干燥无法吞咽时,可先在舌面上滴少许水以利吞咽,观察喉结和舌骨随吞咽运动越过手指再下降的次数,30 s 内完成 3 次为正常。吞咽困难者即使能完成第一次吞咽动作,但随后的吞咽会变得困难,喉头尚未充分上举就已下降。

3. 饮水吞咽试验

饮水吞咽试验(Water swallowing test ,WST)为一种较方便、常用的鉴别有无吞咽障碍的方法。以吸入性肺炎为参照,诊断吞咽困难的敏感性为 77.8%,特异性为 68.1%。但 Glasgow 昏迷量表小于 13 分或在帮助下不能维持坐位的患者不能用此种方法评估。具体操作是:患者取坐位,让患者饮水 30 mL,观察饮水经过并记录时间。

4. 简易吞咽激发试验

简易吞咽激发试验(simple swallowing provocation test ,S-SPT)将 0.4 mL 蒸馏水注射到患者咽部上部,观察患者的吞咽反射和从注射后到发生反射的时间差。如果注射后 3 s

内能够诱发吞咽反射则判定为吞咽正常,如果超过 3 s,则为不正常。由于该试验无需患者任何主动配合和主观努力,因而尤其适用于卧床不起者。可用于筛查吸入性肺炎。

5. 量表评定法

主要有两大用途:①筛查吞咽障碍和评估吞咽能力;②指导吞咽训练目标的制定和效果的评估。

(1)多伦多床边吞咽筛查测试。多伦多床边吞咽筛查测试(toronto besides swallowing screening test,TOR-BSST)是具有一级循证医学证据的吞咽障碍筛查量表,该量表仅占一页双面纸。检查者可以在 10 min 内完成此筛查测试。但由于量表使用前需要经过 4 h 的培训,从而限制其临床推广。

(2)Frenchay 构音障碍评定量表。由于吞咽器官与发音器官的关系密切,因此在评定构音障碍的量表时往往包括对吞咽功能的评定部分。

6. 其他评定方法

(1)肌电图检查。在吞咽的同时进行有关肌肉的肌电图检查。因检查难度大且不能直接反映误咽情况。康复专业中应用很少。

(2)咽下内压测定。是为了解咽、食管咽交界处、上部食管内的静止压及咽下运动时的蠕动波的收缩力及内压变化而进行的一种检查。因检查手法困难,可信性及可重复性尚有些问题,临床上应用不多。

(3)声门电图检查。是用表面电极检测发声时声带活动所伴随的组织抵抗变化的一种方法。近来已应用于评价吞咽功能障碍。

(4)内镜检查。使用喉镜或食管镜经口腔或鼻腔直接观察咽部和喉部的情况,如梨状隐窝有无泡沫状唾液潴留、唾液流入喉部状况、声门闭锁程度、食管入口处的状态等。

(5)咳嗽反射测试。是了解咳嗽反射是否存在的一种试验。咳嗽反射存在表示患者能够通过该反射防止食物进入气道深处,减弱或消失则意味着误吸或误咽的可能性大大增加。

四、视、听功能评估

(一)视力评估

1. 概述

视觉为通过眼睛接受周围环境中事物所发出或发射出的光的信息,经过知觉和认知而获得知识的过程。视觉功能主要包括视力、视野、色觉、暗适应与明适应、立体觉、运动感觉和对比敏感度等。影响老年人生活质量最主要的视觉功能是视力(视觉器官对物体形态的精细辨别能力),其次是视野(单眼注视前方一点不动时,该眼能看到的范围)和明暗适应(当人从亮处进入暗室时,最初任何东西都看不清楚,经过一定时间逐渐恢复了暗处视力,称为暗适应。相反,则为明适应)。

老年性视力下降是因年老视觉器官老化或眼疾等原因,在一定距离分辨物体细节能力减退的现象。有关研究指出,60 岁以上的老年人中,视觉器官老化导致视力减退者为

47.9%。除了生理性退化以外,老年人视力下降的原因还有很多病理性原因,比如白内障、黄斑病变、青光眼等。因此由于视觉器官老化及各种眼病,老年性视力下降人数急剧增加。根据世界卫生组织(World Health Organization,WHO)盲与低视力的标准:矫正视力<0.05 者为盲,0.05~0.30 者为低视力。流行病学调查显示,我国 60 岁以上老年人盲和低视力的患病率急剧增加,占盲和低视力患者的 70% 左右。致盲原因首位的疾病为白内障。

2. 分类

对视力障碍评估,可以先使用初筛问题法。初筛问题:①你走路、看东西、阅读、看电视有困难吗(即使佩戴眼镜)? ②单个眼看东西清楚吗? 看东西有变形吗? ③眼睛有胀痛时看东西模糊不清吗? 经询问若回答阳性,对老年人视力(眼)健康有疑问者则进入第二部分进行视力筛查。

3. 老年人视力健康的检测技术(方法)和工作流程

(1)简易视力筛查。①读报检查法,若老年人只能阅读标题提示中度视力障碍,若连标题也不能阅读则提示重度视力障碍,是比较简单的方法。②老年人视力表检查,Snellen 视力表是最常用的视力损害筛查方法。嘱老年人佩戴眼镜(若有配备)进行 Snellen 视力表检查。若不能辨别大于 20/40 的字母则建议进一步行眼科检查。③Amsler 方格表检查:如果单眼看方格有变形、缺失等变化则考虑有黄斑病变的可能。

(2)专科检查。视力评估在老年综合评估中只是初筛有无视力障碍,评估会不会加剧跌倒等老年综合征的发生。如上述检查有问题需要进行眼科专科检查,具体流程如下:①眼科远近视力检查;②眼压检查;③眼科裂隙灯、前置镜检查,根据病情决定是否要散瞳检查眼底;④根据以上检查结果选择眼科仪器检查,如验光、眼底彩像检查、OCT 检查等。

4. 老年人视力健康界值分级

(1)视力范围

1)视力<0.05 为重度视力下降,为低视力。

2)视力在 0.05~0.50 为中度视力下降。

3)视力在 0.5~0.8 为轻度视力下降。

(2)视力界值视力

1)视力<0.5 认为视力明显下降。

2)视力≥0.5 认为视力尚可。

(二)听力评估

1. 概述

听力损失是老年人身体功能衰退的常见表现之一,不仅会导致听觉言语交流障碍,还能引发虚弱感、孤独感、猜疑感、焦虑、抑郁等精神心理问题和社会隔离现象。近年来的研究发现,听力损失还与老年认知功能下降密切相关,更加重了家庭和社会负担。随着我国步入老龄化社会,关注听力损失对老年人群生活质量的影响,做到早发现、早诊断、早干预,已成为我们迫在眉睫的重点工作。

2.一般信息采集

姓名、性别、年龄、外伤史、噪声暴露史、耳毒性药物使用史、慢性病史(高血压、糖尿病、高脂血症等)、烟酒史。

3.评估工具

(1)老年听力障碍筛查量表。该量表是用于评价听力障碍对老年人情绪和社会功能影响情况的自评量表。该量表共包含 10 个问题,其中 5 个问题与情绪有关,5 个问题与社会功能有关,总分为 40 分,得分越高表明听力障碍的影响越大;0~8 分为听力正常,>10 分建议专科就诊(表 2-2-9)。

表 2-2-9　老年听力障碍筛查量表

题目	评分标准	得分
1. 遇到不熟悉的人时,您会因担心听不清楚而感到窘迫(紧张)吗?	0 分 = 不会 2 分 = 有时有点 4 分 = 会	
2. 听力问题使您和家人聊天时会感到有困难(受影响)吗?	0 分 = 不会 2 分 = 有时有点 4 分 = 会	
3. 别人和您小声说话的时候,你觉得听起来很费劲吗?	0 分 = 不会 2 分 = 有时有点 4 分 = 会	
4. 听力不好会不会让你感觉自己有缺陷(像残疾人一样)?	0 分 = 不会 2 分 = 有时有点 4 分 = 会	
5. 走亲访友时,您是否因听力不好而感到交往困难?	0 分 = 不会 2 分 = 有时有点 4 分 = 会	
6. 听力问题会让您经常不愿意参加公众聚会活动吗?	0 分 = 不会 2 分 = 有时有点 4 分 = 会	
7. 会因听力不好让您和您家人争吵吗?	0 分 = 不会 2 分 = 有时有点 4 分 = 会	
8. 听力问题让您在看电视或者听收音机广播时感到会有困难吗?	0 分 = 不会 2 分 = 有时有点 4 分 = 会	

续表 2-2-9

题目	评分标准	得分
9.听力问题会对您的私人及社交活动有影响吗?	0分=不会 2分=有时有点 4分=会	
10.听力问题会让您在酒店就餐与亲友交谈时感到困难吗?	0分=不会 2分=有时有点 4分=会	

注:本量表的目的是了解您是否存在听力问题,以便安排您做进一步的准确判断,请务必根据提问,仔细回答每一个问题,勾出选择答案,如果您佩戴助听器,请回答在您不用助听器时的情况,请在 5 min 之内完成整个量表内容。

4.评估分级(老年人听力健康界值)

(1)纯音测听。世界卫生组织 1997 年依据患者较好耳的平均气导听阈,将听力损失分为四级(轻度:26~40 dB,中度:41~60 dB,重度 61~80 dB,极重度:81 dB 以上)。

(2)言语测听。言语测听是用言语信号作为刺激声来检查被试者的言语听阈及言语识别能力,是听力测试的重要方法之一。通过耳机或音响播放录制好的词汇表,分为单音节、双音节和短句。用户听到什么词汇就进行复述,分别记录复述正确数量和错误数量。主要测试的项目有言语接受阈和言语识别率。言语接受阈以声级表示,在此声级上,受试耳能够听懂 50% 的测试词汇。言语识别率是指受试耳能听懂所测词汇的百分比,识别率越高代表用户越能听清别人的说话,一般分辨率≥70%,选配助听器会有比较满意的效果;低于 50% ,日常生活需要结合着其他手段才能完全听清别人说话。根据不同的百分比来预判助听器佩戴的效果,为患者建立合理的期望值。

5.老年人听力保健知识及听力健康教育

(1)多吃富含维生素 C 和维生素 E 的蔬菜类食物,减少高能量食物的摄入,可以延缓老年性耳聋的进展。

(2)注意避免噪声。持续噪声刺激以及强声刺激会直接损伤内耳器官,用耳塞机收听时不宜时间过长,佩戴助听器时音量应调控适当。

(3)尽量避免应用耳毒性药物,如庆大霉素、链霉素等。老年人解毒排泄功能下降,应用这些药品易引起听力下降。

(4)加强对老年人因为听力下降导致的潜在风险的防控,比如过马路要注意,在家里要安装烟感器,防止因为听不到煤气泄漏的报警声产生重大事故。

(5)加强对老年耳聋患者家庭成员的健康宣教,使其懂得理解和学会与听力障碍老年人正确的交流方法。

(6)强调对原发疾病的治疗,同时按照听力损失程度选择适宜的干预方法。早期以药物和聆听训练为主,效果不佳时酌情验配助听器或植入人工耳蜗。

五、运动能力评估

运动是指骨骼肌的活动,包括随意运动和不随意运动。随意运动受大脑皮质运动区域支配,由锥体束司理,不随意运动由椎体外系和小脑司理。

(一)肌力评估概述

肌力(muscle strength)是指肌肉收缩产生的最大力量,又称绝对肌力。肌力评估是肢体运动功能检查最基本的内容之一。肌力评估的方法有很多,有传统的手法评估,也有使用各种机器和仪器进行的等长肌力评估、等张肌力评估、等速肌力评估等。

(二)肌力评估的方法

1.手法肌力测试

手法肌力测定(manual muscle testing,MMT)于1916年由Lovett提出,之后有所改进。检查时要求受试者在特定的体位下,分别在减重力、抗重力和抗阻力的条件下完成标准动作。测试者同时进行通过触摸肌腹、观察肌肉的运动情况和关节的活动范围以及克服阻力的能力,来确定肌力的大小。更细的评级如 Medical Research Council(MRC)分级及各级肌力占正常肌力的百分比值(Kendall 分级)。肌力分级标准见表2-2-10。

表2-2-10 肌力分级标准

测试结果	Lovett 分级	MRC 分级	Kendall 分级
能抗重力及正常阻力运动至测试姿位或维持此姿位	正常(Normal,N)	5	100
	正常⁻(Normal,N⁻)	5⁻	95
能抗重力及正常阻力运动至测试姿位或维持此姿位,但能抗中等阻力	良⁺(Good⁺,G⁺)	4⁺	90
	良(Good,G)	4	80
能抗重力及正常阻力运动至测试姿位或维持此姿位,但仅能抗小阻力	良⁻(Good,G⁻)	4⁻	70
	好⁺(Fair⁺,F⁺)	3⁺	60
能抗重力及正常阻力运动至测试姿位或维持此姿位	好(Fair,F)	3	50
抗肢体重力至接近测试姿位,消除重力时能运动至测试姿位	好⁻(Fair⁻,F⁻)	3⁻	40
在消除重力姿位做中等幅度运动	差⁺(Poor⁺,P⁺)	2⁺	30
在消除重力姿位做小幅度运动	差(Poor,P)	2	20
无关节活动,可扪到肌肉收缩	差⁻(Poor⁻,P⁻)	2⁻	10
	微(Trace,T)	1	5
无可测知的肌肉收缩	零(Zero,Z)	0	0

2.应用仪器的肌力评定

低于3级的肌力一般很难用仪器检测,主要依靠手法肌力测试。当肌力超过3级时可采用专用的器械和设备进行定量测试。虽然器械肌力评定只能用于人体少数部位,且只能做肌群的肌力评定,但它较手法测试的分级半量化指标更客观、更具有可比性,因此在临床实践和体育运动中得到了广泛应用。下面将介绍常用的评估肌力的设备与方法。

(1)等长肌力测试。等长肌力测试(isometric muscle testing,IMMT)即在标准姿势下用特制测力器测定一块或一组肌肉的等长收缩所能产生的最大张力。肌肉收缩产生张力但不产生明显的关节运动,称为肌肉的等长收缩。

1)握力:用握力计测定,测试时上肢在体侧下垂,握力计表面向外,将把手握至适当宽度,测2~3次,取最大的数值,正常值一般为体重的50%(图2-2-4)。

2)捏力:用拇指与其他手指相对,捏压捏力器的指板,其值约为握力的30%(图2-2-5)。

3)背拉力:测试时两膝伸直,将拉力计把手调节到膝盖高度,然后做伸腰动作上提把手,正常值男性为体重的1.5~2.0倍,女性为体重的1.0~1.5倍(图2-2-6)。

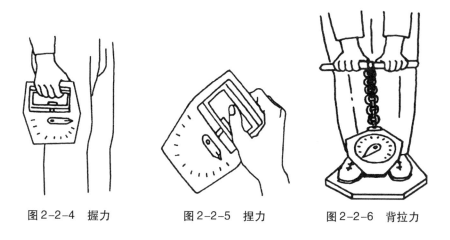

图2-2-4　握力　　　　　图2-2-5　捏力　　　　　图2-2-6　背拉力

4)腹、背肌等长耐力检查

● 俯卧位　两手抱头后,脐以上身体在桌缘外,固定两下肢,伸直脊柱使上体凌空或水平位,如能维持此姿势的时间超过60 s,腰背肌肌力为正常(图2-2-7)。

● 仰卧位　两下肢伸直并拢,抬高45°,如能维持此姿势的时间超过60 s,腹肌肌力为正常(图2-2-8)。

● 四肢等长肌力测试　等长肌力测试台是使用经钢丝绳和滑轮拉动固定的测力计(弹簧秤)组成的综合测力器,主要测试四肢关节各组肌肉的肌力(图2-2-9)。随着等速肌力测试与训练系统的问世,因其不仅能测试等速肌力,还能评价等长和等张肌力,等长肌力测试台有逐渐被取代的趋势,但在缺乏等速肌力测试设备的机构,等长肌力测试台不失为一种简便可行的肌力评价手段。

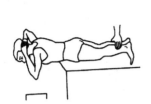
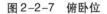
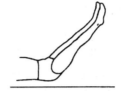
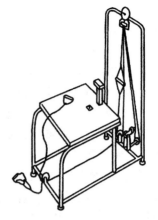

图2-2-7　俯卧位　　　　图2-2-8　仰卧位　　　　图2-2-9　四肢等长肌力测试台

（2）等张肌力测试。等张收缩时,肌肉克服阻力做功收缩,牵动相应关节做全幅度运动时,所克服的阻力值基本不变。测出完成1次关节全幅运动所能对抗的最大阻力值称为该被测者此关节屈或伸的 111\1 量（1 Repeatic Maximum）；测出完成10次规范的关节全幅运动所能对抗的最大阻力值称为 10 rm 量。

（3）等速肌力测试。等速肌力测试仪器按照使用目的不同可分为两大类:一类以等速肌力测试为主,通常都配有计算机系统,除可进行等速肌力测试外,还能进行等速肌力训练。这类器械价格比较昂贵,目前常用的包括 Cybex、Kin-Com、Biodex 和 Lido 等。另一类主要以等速肌力训练为主,不带有计算机系统,仅用于肌力训练。这类器械价格相对较低,但不能获得客观的肌力测试数据资料。常用的包括 Orthotron 和 Hydrafitness 等。由于新型的等速肌力测试系统不仅能测试等速肌力,同时还能评定等长和等张肌力,所以等速肌力测试系统有取代其他传统器械测试方法的趋势。

（4）等长、等张和等速肌力测试的比较。由于等长肌力测试仅反映关节处于某一角度时的肌力大小,而无法反映关节处于其他角度时的肌力情况,具有一定局限性。在等张运动中,关节运动至不同角度时肌肉的力矩值不同,等张测试时所用阻力不能大于其中最小的力矩值,不然运动就会中断而无法完成,故等张测试实际上是测定这一最小力矩值,其结果必然偏低。由此可见,这两种肌力测试法都存在一定缺陷。而等速肌力测试在等速仪器提供的恒定速度和顺应性阻力条件下,除可测试关节运动中最大力矩值外,还可测试关节运动中任何一点的肌肉输出的力矩值,从而弥补了上述两种肌力测试的不足;同时等速肌力测试还可获得肌肉做功能力、爆发力及耐力等数据,并且一次测试可同时测得主动肌和拮抗肌两组肌力,了解拮抗肌群间的平衡情况。因此,等速肌力测试要优于传统的等长肌力和等张肌力测试方法。下表为3种肌力测试方法的比较（表2-2-11）。

表2-2-11　等长、等张和等速肌力测试的比较

项目	等长测试	等张测试	等速测试
测试意义	固定不动(0°/S)	变化,不易控制	可任意选定(1°/S-500°/S),选定后运动速度恒定
阻力	可变,顺应性阻力	受杠杆作用影响	可变,为顺应性阻力,与运动速度有关
运动幅度	无	全幅或半幅	全幅或半幅

(三)关节活动范围评估

关节是指两块或两块以上骨之间的连接部分。根据运动轴的数目对关节进行分类,可将其分为单轴关节、双轴关节和多轴关节。根据关节面的形状对关节进行分类,可分为滑车关节、圆柱关节、椭圆关节、鞍状关节、球窝关节和平面关节以及复合关节。关节的运动方向包括屈和伸(在矢状面绕着额状轴运动)、内收和外展(在额状面内绕着矢状轴运动)、旋转(旋转关节在水平面内绕着垂直轴转动)、翻转(指踝和足的联合运动,如踝和足的内翻与外转)4种。

关节活动度(range of motion,ROM)是指一个关节从起始端至终末端的正常运动范围(即运动弧)。关节活动度评定是针对一些引起关节活动受限的身体功能障碍性疾病的首要评定过程,如关节炎、骨折、烧伤以及手外伤等。影响关节活动度的因素有许多,如关节面的面积大小、关节囊的厚薄及松紧度、关节韧带的多少与强弱、关节周围肌肉或软组织的伸展性和弹性状况,以及年龄、性别、职业等。

关节活动度的评定方法除常使用量角器和皮尺测量外,还可以利用特定的仪器和设备来准确地评定关节活动度的变化。因为使用不方便、耗时及价格昂贵等原因,所以临床应用并不广泛。关节活动范围的测定包括主动ROM测定和被动ROM测定。

1. 测量工具

用于关节测量的工具包括量角器、带刻度的尺子、电子测角器等(图2-2-10)。其中量角器为测量ROM的常用工具。量角器由一个带有半圆形(0°~180°)或圆形(0°~360°)角度计的固定臂(近端臂)及一个移动臂(远端臂)组成。移动臂通过斜钉固定在角度计上并随着远端肢体的运动在角度计上读出关节活动度数。

2. 测量步骤

(1)患者处于舒适的位置(卧位或坐位或站位)。

(2)让患者了解接下来的测量过程、测量的原因以取得患者的配合。

(3)露出将要测量的关节。

(4)确定测量关节的骨性标志。

(5)稳定测量关节的近端关节。

(6)被动活动该关节以了解可能的活动范围和有无抵抗感。

(7)使关节处于起始位。

(8)量角器的轴心对准关节轴,固定臂与构成关节近端骨平行,活动臂与构成关节的

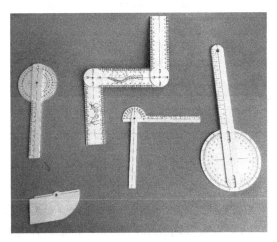

图2-2-10 关节测量的工具

远端骨平行,避免采用使角度针偏离角度计的运动方向。

（9）记录关节起始位置的角度后移走量角器。不要尝试在关节运动过程中固定量角器。

（10）可能的ROM范围之内,治疗师应小心、轻柔地移动关节,以确定完全的被动ROM。千万不可使用暴力,并注意观察患者有无疼痛或不适感。

（11）重新摆放量角器并记录终末位的角度。

（12）移走量角器让患者的肢体处于休息位。

（13）记录ROM。

3. 测量结果的记录

记录ROM测量的结果应包括以下几个项目:关节的名称与左右;关节强硬、强直或挛缩的位置;主动ROM和被动ROM;测量时的体位;测量过程中运动的方向以及有无误差。

治疗师在记录ROM的起始位置和运动所能达到的最大角度的终末位的度数时,一般从$0°$开始逐渐增加至$180°$,如果起始位不是$0°$,说明存在有某种受限的因素。例如:①肘关节正常ROM记录为$0°\sim140°$,伸展受限:$15°\sim140°$,屈曲受限:$0°\sim110°$。②异常肘关节过伸在记录之前就应该标出过伸的度数并标上负号。如正常:$0°\sim140°$,异常过伸:$-20°\sim140°$。

4. 关节活动度评定的原则

（1）治疗师应掌握正常人ROM的平均值、关节的运动方向以及测量时肢体的摆放位置。如果测量的关节所需肌肉的肌力达到3级或以上,在测量之前治疗师应首先了解患者主动运动所能达到的最大角度。测量时治疗师应注意观察关节是如何运动的。

（2）关节的测量方式并不适合于所有的患者。当患者因关节活动受限或残疾而不能摆放在正确测量的体位时,治疗师可以用视觉来观察患者的主动ROM和被动ROM。

（3）正常的ROM因人而异。年龄、性别、身体状况、肥胖和遗传等因素均可影响正常的 ROM。治疗师可以通过测量患者的健侧关节来确定正常 ROM 的大小,也可参考相关资料的正常 ROM 的平均值。

(4)治疗师应注意检查和回顾患者的既往史,确定患者是否有其他引起关节受限的疾病。在测量时,如患者出现关节抵抗,治疗师切忌使用暴力。疼痛可能使 ROM 减少以及在运动中出现异常声音。

5.关节活动度评定注意事项

(1)确定 ROM 测量的起始位置。通常以解剖位置作为零起始点。测量旋转度时,选取正常旋转范围的中点作为零起始点。

(2)同一患者应由专人测量,每次测量应取相同位置,两侧对比。

(3)关节的主动 ROM 与被动 ROM 不一致时,提示有关节外的肌肉瘫痪、肌腱挛缩或粘连等问题存在,应以关节被动活动的范围为准,或同时记录主动及被动时的 ROM。

(4)若对主、被动 ROM 进行比较,则二者的起始部位、量角器的类型、量角器的放置方法等均应相同。

(5)关节测量之后,治疗师应对数据进行分析。确定引起 ROM 受限可能的原因,根据 ROM 受限的程度、病因和预后制订 ROM 受限的治疗方法(被动或主动牵张、抗阻运动、拮抗肌群肌力训练、主动运动、夹板以及肢体的正确摆放、温热物理治疗、推拿)以及寻找代偿其丧失的 ROM 的方法(梳子、牙刷、带有长柄的鞋拔以及辅助穿袜设备等辅助性器具)。

(6)注意排除相邻关节的互相影响或互相补偿。如髋关节运动受限时,可由腰部各关节补偿;膝关节屈曲挛缩时,可继发髋关节屈曲挛缩。另外,也应注意排除疼痛、瘢痕、衣服过紧等其他因素的影响。

(四)平衡与协调功能评估

1.概述

平衡是动作的基本保证,要使活动中的身体保持平稳、准确,就必须有良好的平衡与协调功能。平衡与协调功能关系密切,互相联系,互相影响,共同维持人体正常的活动。人体平衡是指身体重心偏离稳定位置时,通过自发的、无意识的或反射性的活动,以恢复质心稳定的能力。一般认为,人体平衡的维持需要 3 个环节的参与:感觉输入、中枢整合和运动控制。前庭系统、视觉调节系统、身体本体感觉系统、大脑平衡反射调节系统、小脑共济协调系统以及肌群的力量在维持人体平衡方面亦起着重要作用。平衡评定是评定受试者感受、控制或调节平衡的能力。

2.平衡功能分级

根据平衡活动的完成情况,可将平衡功能分为 4 级。

Ⅰ级:能正确地完成活动。

Ⅱ级:能完成活动,仅需要较小的帮助来维持平衡。

Ⅲ级:能完成活动,但需要较大的帮助来维持平衡。

Ⅳ级:不能完成活动。

3. 适应证

任何引起平衡功能障碍的疾患都有必要评定平衡功能。主要如下。

(1)中枢神经系统损害。如脑外伤、脑血管意外、帕金森病、多发性硬化、小脑疾患、脑肿瘤、大脑性瘫痪、脊髓损伤等。

(2)耳鼻喉科疾患。如各种眩晕症。

(3)骨关节疾患与损伤。如骨折及骨关节疾患、截肢、关节置换、影响姿势与姿势控制的颈部与背部损伤以及各种运动损伤、肌肉疾患及周围神经损伤受试者等。

(4)其他人群。如老年人、运动员、飞行员及宇航员。

4. 评定的内容与指标

(1)评定内容。平衡能力的评定是运动功能评定的重要组成部分。人体平衡功能可以在坐位、跪位、双腿站立位、单腿站立位下进行测定。

1)静止状态:在不同体位时均能保持平衡,睁、闭眼时能维持姿势稳定,在一定时间内能对外界变化做出必要的姿势调整反应。

2)运动状态:能精确地完成运动,并能完成不同速度的运动(包括加速度和减速度),运动后能回到初始位置,或保持新的体位平衡。如在不同体位下伸手取物。

3)动态支撑面:当支撑面发生移动时能保持平衡。

4)姿势反射:当身体处在不同体位时,由于受到外力(推力或拉力)作用而发生移动,人体建立新平衡的反应时间和运动时间。

(2)评定指标

1)稳定性指维持身体姿势在最小的摆动范围,摆动范围越小,稳定性越好。

2)对称性指身体的质量平均分布,在站立位,身体质量平均分布在两下肢,坐位下平均分布在两臀。

3)动态稳定性指维持身体在运动中的稳定性。

5. 平衡种类与评定方法

(1)平衡种类

1)静态平衡又称一级平衡,指人体在无外力作用下,在睁眼和闭眼时维持某姿势稳定的过程,例如坐位和站位时平衡。

2)自我动态平衡又称二级平衡,指在无外力作用下从一种姿势调整到另外一种姿势的过程,在整个过程中保持平衡状态,例如行走过程的平衡。

3)他人动态平衡又称三级平衡,指人体在外力的作用下(包括加速度和减速度)当身体质心发生改变时,迅速调整质心和姿势,保持身体平衡的过程。例如在行驶的汽车中行走。

(2)平衡评定方法。分主观评定和客观评定两个方面。主观评定以观察法和量表测试法为主,客观评定需借助设备如平衡测试仪等进行评定。

1)观察法虽然过于粗略和主观,缺乏量化,但由于其应用简便,可以对具有平衡障碍的患者粗略地进行筛选,具有一定的敏感性和判断价值,至今在临床上仍广为应用。常用方法如下。

- 在静止状态下受试者能否保持平衡　睁、闭眼坐,睁、闭眼站立(即 Romberg's 征),双足靠拢站,足跟对足尖站,单足交替站等。

- 在运动状态下受试者能否保持平衡　坐、站立时移动身体,在不同条件下行走,包括足跟着地走、足尖着地走、直线走、走标记物、侧方走、倒退走,环行走等。

2)量表法属于主观评定后的记录方法。优点是不需要专门的设备,结果量化,评分简单,应用方便。信度和效度较好的量表有 Fugl-Meyer 平衡反应测试、Lindmark 平衡反应测试、Berg 平衡量表测试、Mas 平衡测试和 Semans 平衡障碍分级等。

3)平衡仪测试法是近年来国际上发展较快的定量评定平衡能力的一种测试方法,其中包括 Balance Per-Formance Monitor(BPM),Balance Master,Smart Balance,Equitest 等。这一类仪器采用高精度的压力传感器和电子计算机技术,整个系统由受力平台(force plate)即压力传感器、显示器、电子计算机及专用软件构成。受力平台可以记录身体的摇摆情况并将记录到的信号转化成数据输入计算机,计算机在应用软件的支持下,对接收到的数据进行分析,实时描计压力中心在平板上的投影与时间的关系曲线,其结果以数据及图的形式显示,故也有称平衡测试仪为计算机动态姿势图(computerized dynamic posturography,CDP)。

姿势图能精确地测量人体质心的位置、移动的面积和形态,可以评定平衡功能障碍或病变的部位和程度,评价康复治疗的效果,同时,平衡测试仪本身也可以用作平衡训练。其主要性能包括以下几个方面。

- 静态平衡测试　在睁眼、闭眼、外界视动光的刺激下,测定人体质心平衡状态,主要参数包括:质心位置,质心移动路径总长度和平均移动速度,左右向(X 轴向)和前后向(Y 轴向)质心位移平均速度,质心摆动功率谱,睁眼、闭眼质心参数比值等。

- 动态平衡测试　被测试者以躯体运动反应跟踪计算机荧光屏上的视觉目标,保持质心平衡;或者在被测试者无意识的状态下,支撑面突然发生移动(如前后水平方向,前上、后上倾斜),了解机体感觉和运动器官对外界环境变化的反应以及大脑感知觉的综合能力。

(五)步态分析

1. 概述

步态分析(gait analysis,GA)是利用力学原理和人体解剖学、生理学知识对人类行走状态进行对比分析的一种研究方法,包括定性分析和定量分析。其中步态是指人体步行时的姿势,包括步行和跑两种状态。在临床工作中,患有神经系统或骨骼肌肉系统疾病而可能影响行走能力的患者需要进行步态分析,以评定患者是否存在异常步态以及步态异常的性质和程度,为分析异常步态的原因和矫正异常步态、制订康复治疗方案提供必要的依据,并评定步态矫治的效果。

在进行步态分析之前,应了解正常步态及其相关知识,才有可能对正常和异常步态模式进行比较和分析。

2. 正常步态的基本构成

(1)基本参数。步态分析中常用的基本参数包括步长、步幅、步宽、步角、步频、步速、步行周期、步行时相等,其中步长、步频和步速是步态分析中最常用的三大要素,其内涵是有关行走的生物力学分析所涉及的最基本的知识,进行步态分析应当熟练掌握。

1)步长:行走时一侧足跟着地到紧接着的对侧足跟着地所行进的距离称为步长,又称单步长,通常用厘米(cm)表示。健全人平地行走时,一般步长约为 50~80 cm。步长的个体差异主要与腿长有关,腿长者步长也大。

2)步幅:行走时,由一侧足跟着地到该侧足跟再次着地所进行的距离称为步幅(stride length),又称复步长或跨步长,用厘米(cm)表示,通常是步长的两倍。

3)步宽:在行走中左、右两足间的距离称为步宽,通常以足跟中点为测量参考点,通常用厘米(cm)表示,健全人约为(8.0±3.5)cm。

4)足角:在行走中人体前进的方向与足的长轴所呈的夹角称为足角,健全人约为6.75°。

5)步频:行走中每分钟迈出的步数称为步频,又称步调,通常用 steps/min 表示。健全人通常步频大约是 95~125 steps/min,东方男性的步频平均约为(112.2±8.9)steps/min,女性平均为(123.4±8.0)steps/min。双人并肩行走时,一般是短腿者步频大于长腿者。

6)步速:行走时单位时间内在行进的方向上整体移动的直线距离称为步速,即行走速度,通常用 m/min 表示。一般健全人通常行走的速度为 65~95 m/min。

7)步行周期:在行走时一侧足跟着地到该侧足跟再次着地的过程被称为一个步行周期,通常用时间单位秒(s)表示。一般成人的步行周期约为 1.00~1.32 s 左右。

8)步行时相:行走中每个步行周期都包含着一系列典型姿位的转移。人们通常把这种典型姿位变化划分出一系列时段,称之为步态时相。一个步行周期可分为支撑相和摆动相。一般用该时相所占步行周期的百分数作为单位来表达,有时也用秒(s)。

(2)步行周期。步行周期是行走步态的基本功能单元,承担着支撑相的承重(包括双腿支撑和单腿支撑)和摆动相下肢的向前挪动的功能。正常的步行周期及各时相发生过程一般描述如下。

支撑相是指在步行中足与地面始终有接触的阶段,支撑相包括单支撑相和双支撑相。

1)单支撑相:通常指一侧下肢足跟着地到同侧足尖离地的过程,单位为秒(s),一般占一个步行周期的40%。为了进行步态分析、矫正和训练的方便,相对于偏瘫患者,提出以下动作要点。

● 足跟着地　若下肢伸肌张力增高,或伴有足下垂、内翻的患者难以完成。

● 全足底着地　自步行周期的7.6%开始,全足底在地面放平。伴有足内翻、足下垂的患者难以完成。

● 重心转移到同侧　由于单侧下肢支撑身体重量,偏瘫、关节疼痛、平衡能力低下的患者往往此过程时间缩短。

● 足跟离地　自步行周期的41.5%开始,出现向下蹬踏的起始动作,偏瘫患者往往完成不充分。

● 膝关节屈曲增大　自步行周期的54.1%开始,偏瘫患者由于下肢伸肌占优势,膝关节屈曲活动受限,完成困难。

● 足尖离地　自步行周期的60%开始,身体的重心转移到踝关节前方,足趾用力着地,通过下肢的蹬踏动作,产生向前的推进力。偏瘫患者由于下肢痉挛,足下垂、内翻,下肢分离运动不充分,所以不能较好地完成此动作,是步态异常的重要原因之一。

2)双支撑相:双足支撑是步行的最大特点。在一个步行周期中,当一侧下肢完成足跟抬起到足尖向下蹬踏离开地面的时期内,另一侧下肢同时进行足跟着地和全足底着地动作,所以产生了双足同时着地的阶段。一般占一个步行周期的20%,此阶段的长短与步行速度有关,速度越快,双支撑相就越短,当由走变为跑时,双支撑相变为零。双支撑相的消失,是走和跑的转折点,故成为竞走比赛时判断是否犯规的标准。

3)摆动相:摆动相是指在步行中始终与地无接触的阶段,通常指从一侧下肢的足尖离地,到同侧足跟着地的阶段,单位为s,一般占一个步行周期的40%。此阶段的动作要点如下。

● 足上提　从一个步行周期的63.6%开始,是足尖离地、下肢向前摆动的加速期。

● 膝关节最大屈曲　是从一个步行周期的67.9%开始的,摆出的下肢刚刚通过身体的正下方。

● 髋关节最大屈曲　自步行周期的84.6%开始。此阶段已完成下肢向前摆出的动作,开始减速,直至足跟着地。

● 足跟着地　完成步行周期的100%。

3. 步态检查及评估

(1)步态检查。做步态检查时,嘱患者以其习惯的姿势及速度来回步行数次,观察其步行时姿势是否协调,各时期下肢各关节的姿位及步幅是否正常,速度及步幅是否匀称,上肢摆动是否自然等。其次嘱咐患者做快速以及慢速步行,必要时做随意放松的步行以及集中注意力的步行,分别进行观察。并试行立停、拐弯、转身、上下楼梯或坡道、绕过障碍物等动作。有时令患者闭眼步行,也可使轻度的步态异常表现出来。

(2)Tinetti步态量表。受试者坐在一把硬的无扶手的椅子上,进行下面的测试(表2-2-12)。

表2-2-12　Tinetti步态量表

项目	评分标准	得分
1. 坐平衡	0分＝在椅子上倾斜或滑动 1分＝稳定、安全	
2. 起立	0分＝必须有帮助 1分＝能,用胳膊辅助 2分＝能起立,1次成功	
3. 试图起立	0分＝必须有帮助 1分＝能,需要>1次的尝试 2分＝能起立,1次成功	
4. 即刻站立平衡 (开始5 s)	0分＝不稳(摆架子、移动足、身体摇晃) 1分＝稳,但使用拐杖或其他支持 2分＝稳,不需拐杖或其他支持	

续表 2-2-12

项目	评分标准	得分
5.站立平衡	0 分=不稳 1 分=稳,但两足距离增宽(足跟间距)10.16 cm(4 in):使用拐杖或其他支持	
6.用时推(受试者双足尽可能靠紧,测试者用手掌轻堆受试者)	0 分=开始即跌倒 1 分=摇摆、抓物体和人来保持平衡 2 分=稳定	
7.闭眼(受试者双足尽可能靠紧,测试者用手掌轻堆受试者)	0 分=不稳 1 分=稳	
8.旋转 360°	0 分=步伐不连续 1 分=步伐连续	
9.旋转 360°	0 分=不稳(摇摆、抓物) 1 分=稳定	
10.坐下	0 分=不安全(距离判断失误,跌进椅子) 1 分=用胳膊或移动不顺畅 2 分=安全,移动顺畅	
总分		

第三节　老年人精神心理状态评估

【学习课时】

4 学时。

【学习目标】

(1)掌握各类精神心理、社会评估的方法及评估表格运用。

(2)了解老年人精神心理变化。

【学习要求】

(1)学习老年人可能出现的各类精神心理状况,做好应对方式。

(2)理论与知识拓展。

一、认知功能评估

(一)概述

认知是个体推测和判断客观事物的思维过程,通过个体的行为和语言表达出来,反映了个体的思维能力。认知功能的评估包括个体的感知觉、记忆、理解判断、思维能力、语言能力、注意力及定向力等方面。认知功能损害是老年人的常见问题,可见于痴呆、谵妄、抑郁、语言障碍、注意力不集中、文化水平低下等,但常常被认为"老糊涂"了而未得到重视和诊治。认知功能评估是采用各种评估量表对患者的知觉、注意力、记忆、语言、执行能力等方面进行评价,为临床认知功能损害提供定位和定性诊断。

(二)影响认知功能的因素

认知功能障碍不可逆转的危险因素包括年龄与遗传,其他损害脑组织造成老人认知功能障碍的因素如颅脑损伤、脑卒中、脑发育迟缓、原发情感障碍、药物及酒精中毒、艾滋病等是继发的、可预防的。这些因素可以造成老人视觉、听觉、触觉及自身躯体方面障碍,进而导致对外界环境的感知和适应困难,使其发生生活和社会适应的障碍。适度的休闲娱乐、有氧锻炼、力量训练以及高脂血症、高血压及血糖的良好控制,有利于认知功能障碍的预防。

(三)认知功能障碍的临床表现

认知功能障碍主要分为轻度认知功能障碍与痴呆两种情况,其临床表现如下。轻度认知功能障碍(mild cognitive impairment,MCI)是认知功能处于正常与轻度之间的一种过渡状态。痴呆是认知功能障碍的严重阶段,与 MCI 的区别是已经对个体的社会功能、日常生活造成明显影响。按病情进展分为轻度痴呆、中度痴呆和重度痴呆。

1. 轻度痴呆

常见的主要表现为认知速度减慢、反应时间延长、短时记忆容量减少,如不能学习新东西,不能记忆新信息,才吃过饭不记得吃过些什么,刚看过的电视、读过的报纸不记得内容。此阶段的特点是老人工作和社交能力下降,但是能独立生活和做出一定程度的合理判断。

2. 中度痴呆

老年人的记忆力进一步下降。其思维能力、语言能力和定向力方面的认知发生异常。此阶段可表现为吃过饭记不得,熟悉的地方迷路,部分老人出现幻觉或妄想。如看见不存在的人或物品,坚信家里人藏起他的存折或家人被陌生人替代了。多数老人的日常生活能力下降,伴有体重减轻,日常生活常常需要有人协助。

3. 重度痴呆

此阶段老人生活完全依赖他人,说一句完整的话语都很困难甚至完全失语。生活完全不能自理,肢体僵硬,拖着脚走路甚至完全失去行走能力。大小便基本失禁。长期卧床可能导致压疮、肺部感染、皮肤感染、尿路感染等。

(四)认知功能障碍的后果

老年人一旦发生认知功能障碍,给患者、社会及家庭都会造成不良影响,主要表现为:①轻者记忆力减退、注意力不集中、思维不灵活、生活质量下降。严重者可以加快各种疾病的进程。②因认知功能障碍导致的医疗费用增加。③给家属或亲人造成严重的精神负担。

（五）认知功能评估的目的和意义

通过评估了解患者认知功能是否存在异常，以及异常的类型、程度、性质和范围，为制订复原计划，判定康复疗效提供重要依据；在康复过程中，能够及时认清由于认知功能障碍可能对肢体功能训练产生的不利影响，并将其降到最低程度；通过评估，可以对疾病早期的筛查、诊断、分期、预后起到一定的指导作用。

（六）认知功能的评估工具及使用方法

在已经确定的认知功能失常的筛选测试中，对老年人的测试最普及、最具有代表性的是简易精神状态检查（mini-mental state examinaion，MMSE）和画钟试验（clook drawing test，CDT）。

1.常用于筛查的工具或量表

（1）简易精神状态检查，也称简易智能评估。MMSE 由 Foltein 等于 1975 年编制，是国内外应用最广泛的认知功能筛查工具，也是评价其他量表时最常用的参照。MMSE 的评分采用 0、1 两级评分，答对一题记 1 分，答错及拒绝回答记 0 分，满分 30 分（表 2-3-1）。结果判定如下。

表 2-3-1　简易精神状态检查

检查项目	评估项目	评估方法	得分
1.时间定向力（5分）	今年是哪一年？	答对1分，答错或拒答0分（回答属相年也给分）	
	现在是什么季节？	答对1分，答错或拒答0分（季节交替时回答一个就可给分）	
	现在是几月份？	答对1分，答错或拒答0分（回答对阴历或阳历均得分）	
	今天是几号？	答对1分，答错或拒答0分（回答对阴历或阳历均得分）	
	今天是星期儿？	答对1分，答错或拒答0分	
2.地点定向力（5分）	这是什么城市（名）？	答对1分，答错或拒答0分（提问时，问题应具体明确）	
	这是什么区（城区名）？	答对1分，答错或拒答0分	
	这是什么医院（医院名或胡同名）？	答对1分，答错或拒答0分	
	这是第几层楼？	答对1分，答错或拒答0分	
	这是什么地方（地址、门牌号）？	答对1分，答错或拒答0分	
3.记忆力（3分）	现在我告诉您3种东西的名称，我说完后请您重复一遍。请您记住这3种东西：皮球、国旗和树木，过一会儿我还要问您（请说清楚，每样东西1 s）		
	复述：皮球	答对1分，答错或拒答0分	
	复述：国旗	答对1分，答错或拒答0分	
	复述：树木	答对1分，答错或拒答0分	

续表 2-3-1

检查项目	评估项目	评估方法	得分
4. 注意力和计算力(5分)	备注:3个词全部说完后再请患者重复,说完每个词后停留1 s,顺序不作为评分标准,现在请您算一算,从100中减去7,然后从所得的数算下去,请您将每减一个7后的答案告诉我,重到我说"停"为止		
	计算100-7=?	答93给1分,否则为0分	
	再-7=?	答对给1分,否则为0分	
	再-7=?	答对给1分,否则为0分	
	再-7=?	答对给1分,否则为0分	
	再-7=?	答对给1分,否则为0分	
	备注:①依次减5次,减对几次给计分,如前一项计算错误,但在错误得数基础上减7正确者仍给相应得分;②严格按照提示语评估,评估者不提示得数,不提示继续减7		
5. 回忆力(3分)	现在请您说出刚才让您记住的是哪3种东西?		
	回忆:皮球	答对1分,答错或拒答0分	
	回忆:国旗	答对1分,答错或拒答0分	
	回忆:树木	答对1分,答错或拒答0分	
	备注:顺序不作要求,答对即给分		
6. 语言能力(9分)	检查者出示手表问受试者这是什么	答对1分,答错或拒答0分	
	检查者出示铅笔问受试者这是什么	答对1分,答错或拒答0分	
	备注:这两项为测试命名能力,不能让患者触摸物品,也不要有提示动作,如将手表戴在手腕上		
	请您跟我说四十四只石狮子	能正确说出1分,否则0分	
	备注:这项考察患者的复述能力,完整清晰说全才给分,也可让患者说"大家齐心协力拉紧绳"等		
	检查者给受试者一张卡片,上面写着"请闭上您的眼睛",请您念一念这句话,并按上面的意思去做	能正确说出并能做到1分,不正确说出,也不能做到0分	
	备注:这项考察患者的阅读理解能力,念对并有闭眼动作才给分;如患者为文盲,该项评分为0分		
	我给您一张纸,请您按我说的去做。现在开始,用右手拿着这张纸,用两只手把它对折起来,然后将它放在您的左腿上		
	用右手拿着这张纸	正确给1分,错误给0分	
	用两只手将纸对折	能对折给1分,不能为0分	
	将纸放在左腿上	放对1分,否则为0分	
	备注:评估者应将纸放在桌子上让患者自己拿取,防止用手递给患者起到提示作用;对折只要得到两个相同形状就给分		
	请您写一个完整的句子	能正确写出1分,否则为0分	
	备注:句子起码要有主语和谓语,能表达一定的意思。如患者为文盲,该项评分为0分		
	请您照着下面图案样子把它画下来:	正确为1分,错误为0分(正确的标准:符合2个封闭的五边形,中间相交处为四边形,有10个顶点和2个相交点)	

注:总分范围0~30分,正常与不正常的分界值与受教育程度有关,文盲(未受教育)组17分;小学(受教育年限<6年)组20分;中学或以上(受教育年限>6年)组24分。分界值以下为有认知功能缺陷,以上为正常。

1)认知功能障碍:最高得分为30分,分数在27~30分为正常,分数<27分为认知功能障碍。

2)痴呆划分标准:文盲≤17分,小学程度≤20分,中学程度(包括中专)≤22分,中学文化以上程度(包括大专)≤24分。

(2)评估MMSE的目的。①评估老年患者的认知功能情况,初步筛查轻度认知功能障碍患者或痴呆患者;②应用于脑卒中患者认知功能损害状况的评定,为指导治疗和疗效判断提供依据;③为认知障碍患者提供护理依据,防止护理安全事件的发生;④用于对轻度认知功能障碍患者或失智患者治疗、康复效果的评价。

2. 画钟试验

要求受检者在纸上画一圆形时钟填上阿拉伯数字1~12,并指定一个时间点(如7时20分),请受检者画上时针与分针。目前国际上普遍采用的是“四分法计分”:第一步,画出一个封闭的圆(表盘),得1分;第二步,将刻度画在正确的位置,得1分;第三步,将数字安置在表盘上的正确位置,得1分;第四步,能准确地标注出7时20分,再得1分。有认知障碍的老人所画的时钟会出现多种错误。画时钟是评估认知功能的有效方法,特别是对视觉空间及建构性方面的评估。

(1)三分法。①轮廓(1分):钟表面是个圆;②数字(1分):所有的数字完整,顺序正确且在所属地象限;③指针(1分):两个指针指向正确的时间,时针需短于分针,指针的中心交点在或接近表的中心。

(2)四分法。①画出封闭的圆(表盘)(1分);②表盘的12个数字正确(1分);③将数字安置在表盘的正确的位置(1分);④将指针安置在正确的位置(1分)。

不同版本画钟试验的重测一致性是0.87~0.94,不同测验者一致性是0.82~0.97。痴呆严重程度越重,画钟表现越差。联合应用CDT和MMSE发现痴呆的敏感性是100%,特异性是91%,显著优于单用CDT或MMSE。单用CDT的敏感度和特异度均不及MMSE,但两者联合应用具有最好的预测度,尤其是在认知下降的初期。CDT仅耗时约1 min,与MMSE联合应用共需6~11 min的时间,受试者很容易配合,检查者可以根据这些客观证据来判断受试者是否需要更复杂的检查。

3. 简易认知评估工具

简易认知评估工具(mini-cognitive assessment instrument,Mini-Cog)由CDT和3个回忆条目组合而成,用于弥补CDT在筛查认知障碍时敏感性和预测稳性的不足,用于区分痴呆和非痴呆人群(表2-3-2)。Mini-Cog只需要一个医生来完成,用时3 min,在对普通老年人群的测验中,Mini-Cog的敏感度是76%~99%,特异度是89%~96%且不容易受教育和语言的影响,与MMSE相比,Mini-Cog对非英语和高中以下的人群也具有很高的敏感度和特异度,比较适用于基层人群的筛查(表2-3-2)。

表 2-3-2 简易认知评估工具

评估内容	评估标准	得分
1. 请受试者仔细听和记住 3 个不相关的词,然后重复	画钟试验正确:是能正确标明时钟数字位置和顺序正确显示所给定的时间能记住每个词给 1 分	
2. 受试者在一张空白纸上画出钟的外形,标好时钟数给受试者一个时间让其在时钟上标出来		
3. 请受试者说出先前所给的 3 个词		
评估建议:0 分,3 个词一个也记不住,定为痴呆。1~2 分,能记住 3 个词中的 1~2 个,画钟试验正确,认知功能正常;画钟试验不正确,认知功能受损。3 分,能记住 3 个词,不定为痴呆		

（七）认知功能评估结果及临床应用

根据老人评估结果综合判定老人认知功能的状况和病因,予以相应的干预措施,对轻度认知功能障碍者重点进行健康指导;对于中度认知功能障碍老人重点进行行为干预;对于重度认知功能障碍老人或伴有行为异常老人重点加强照护,必要时多学科团队共同会诊处理。

认知功能评估的结果参照简易智能评估量表（MMSE）结合文化程度,并以得分高低进行认知障碍程度分度。

（1）轻度认知功能障碍。依据不同文化程度,轻度认知功能障碍 MMSE 分值为 18~26 分。不同文化程度矫正 MMSE 评分痴呆见表 2-3-3。①轻度痴呆:画钟试验（CDT）3 分;②中度痴呆:画钟试验（CDT）2~3 分;③重度痴呆:画钟试验（CDT）0~1 分。

表 2-3-3 不同文化程度 MMSE 评分的痴呆分度（分）

文化程度	轻度痴呆	中度痴呆	重度痴呆
文盲	14~17	5~13	≤4
小学文化	16~20	8~15	≤7
中学文化	20~22	11~19	≤10
中学以上	20~24	11~19	≤10

（2）认知功能障碍的干预措施

1）轻度认知功能障碍老人。对轻度认知功能障碍的老人,给他们制订好作息时间,定期规律地参加康复训练、娱乐活动、适时的健康教育,让老人养成良好的生活习惯,加上药物治疗,可以减慢大脑衰老的进程。伴有原发疾病的老人,要积极治疗原发疾病。

2）痴呆老人的护理。①轻度痴呆老人的护理:对于轻度痴呆的老人,制订好作息时间,除了适当予以生活照顾外,重点着力于增进其智能和改善其记忆力。②中度痴呆的老人护理:对于中度痴呆的老人,同样制订好作息时间,定时规律地进食和排泄,同时照顾好个人卫生。对于夜间不睡觉的老人,白天集中管理,可以做手认知功能操、看电视、听音乐,分散其注意力,同时配合药物治疗。③重度痴呆或晚期痴呆老人护理:对晚期或重度痴呆的患者,其生活起居护理更为重要,老人可能卧床不起,应定期翻身拍背,防止褥疮发生;对言语困难或含糊的患者,需通过眼神或手势交流;对进食慢或费力的老人,要慢慢喂食,尽量避免呛咳或噎食,实在无法进食的,最好通过鼻饲管注食。

3)对行为异常的老人给予特殊照顾。在取得患者充分的信任和依赖后,采取针对性功能训练和疾病晚期的照护,此期老人注意并发症的预防和控制。

4)加强智能康复训练。①理解力、注意力、判断力训练:老年患者智力损害后恢复很慢,重点是促进其多用脑、勤用脑,刺激大脑的思维活动,可采用缅怀治疗及多重刺激疗法,如图片记忆训练、各种物质分类训练、数字训练、计算训练等。另外要有计划、有组织地安排他们玩麻将、打扑克、下象棋,这样既能稳定患者的情绪,使患者的理解力、判断力得到启迪,又能分散注意力,避免整天沉迷在幻觉妄想的病态中,使其住院生活过得丰富而充实。②记忆力训练:强化记忆力锻炼,增加信息的刺激量,老人通过对往日的追忆激发大脑的残存功能,以此来减慢认知功能障碍的发展速度,甚至在一定程度上能使认知功能障碍的症状逐渐减轻。如可根据老人的日常表现,通过其亲属了解患者过去的喜好,熟悉的事物等展开沟通,以帮助患者勾起对过去生活的回忆。

二、情绪和情感评估

(一)概述

情绪与情感是个体对客观事物能否满足自身需求的内心体验与反应,人的身心健康和各种心理活动都是在一定的情绪与情感的调节与控制下进行的。其中,情绪是人和动物共有的心理现象,具有较强的情景性、激动性和暂时性;而情感则是人类所特有的高级心理现象,具有较强的稳定性、深刻性和持久性。可以说情绪是情感的外在表现,情感是情绪的内在本质。人的情绪有快乐、悲哀、愤怒、恐惧等4种基本形式,而人所特有的高级社会情感包括道德感、理智感、美感。

(二)老年人情绪与情感的特点

1. 老年人易产生消极情绪

易体验到强烈的孤独感、衰老感、自卑感等,这些也是老年期较常见的消极情绪,严重者导致老年人出现情感障碍,有碍身心健康甚至影响寿命。

2. 老年人情感表达方式更为内敛含蓄

老年人的行为易受社会规范的影响,遇事往往要考虑事情的前因后果,照顾方方面面,这在一定程度上缓冲了老年人情感活动的倾向性和表达方式,久而久之,逐渐形成了内向的性格,情绪表达日趋含蓄。

3. 老年人情感体验比较深刻而持久

老年人有比较稳定的价值观和较强的自控能力,情绪情感不易受外界因素的影响发生波动,因此老年人情绪体验的强度和持久性,并不随年龄的增长而降低。若老年人遭遇不良情绪的困扰,就很难短时间内从困扰中走出来。

4.老年人情感体验相对敏感

由于有情绪体验的敏感性,因而容易产生猜疑嫉妒心理。因此,情绪和情感的评估是老年精神心理评估的重要组成部分。情绪和情感的评估主要针对基本情绪如焦虑、抑郁等进行评估,评估方法包括会谈法、观察法、测量法、量表评定法等。

(三)评估范围和内容

1.健康史

评估老年人家族史、既往病史,有无急慢性躯体疾病;有无神经系统的阳性体征。

2.身体状况

评估躯体的一般情况和各器官系统的功能水平。如生命体征、营养、饮食、睡眠、排泄等;是否伴有症状如紧张、烦躁、食欲下降、注意力不集中、健忘、睡眠不佳、头痛、头晕、乏力、失眠、便秘等。

3.心理社会支持状况

评估老年人病前的个性、人格特征、目前的精神状态;评估诱发因素及老年人对应急的心理应付方式;评估老年人的人际交往能力,工作学习效率,生活自理能力;评估老年人应对挫折与压力的心理行为方式及效果、社会支持系统等。

(四)情绪与情感常用的评估工具

常用评估工具:采用标准化评估量表对焦虑的严重程度进行评估,如汉密尔顿焦虑量表(HAMA)、Zung焦虑自评量表(SAS)等。采用标准化评估量表对抑郁的严重程度进行评估,如汉密尔顿抑郁量表(HAMD)、老年抑郁量表(GDS)、流调中心用抑郁量表(CES-D)、Zung抑郁自评量表(SDS)、Beck抑郁量表等。

1.汉密尔顿焦虑量表

汉密尔顿焦虑量表(Hamilton anxiety scale,HAMA)主要用于评定神经症及其他患者的焦虑症状的严重程度。临床上常将其用于焦虑症的诊断及程度划分的依据。HAMA的评分为0～4分的5级评分法,各级标准为,0:无症状;1:轻微;2:中等;3:较重;4:极重。评定时应由经过训练的两名评定员进行联合检查,采用交谈与观察的方式,检查结束后,两名评定员各自独立评分。若需比较治疗前后的症状和病情的变化,则于入组时,评定当时或入组前一周的情况,治疗后2～6周,再次评定,以资比较(表2-3-4)。

表2-3-4 汉密尔顿焦虑量表

目的	评估老年人焦虑的严重程度					
1.准备	用物:汉密尔顿焦虑量表、纸和笔 评估者:运用有效沟通技巧,与被评估者建立良好的信任关系 老年人:心情舒畅,体位舒适,避免过度疲劳 环境:家庭、社区或医院,安静、温度适宜					
2.方法	访谈、观察、心理测试					
3.实施	项目	得分(圈出最适合患者的分数)				
		无	轻	中	重	极重
	焦虑心境	0	1	2	3	4
	紧张	0	1	2	3	4
	害怕	0	1	2	3	4
	失眠	0	1	2	3	4
	认知功能障碍	0	I	2	3	4
	抑郁心境	0	1	2	3	4
	躯体性焦虑(肌肉系统)	0	1	2	3	4
	躯体性焦虑(感觉系统)	0	1	2	3	4
	心血管系统症状	0	1	2	3	4
	呼吸系统症状	0	1	2	3	4
	胃肠道症状	0	1	2	3	4
	生殖泌尿系统症状	0	1	2	3	4
	自主神经系统症状	0	1	2	3	4
	会谈时行为表现	0	1	2	3	4
最后得分						
参考标准	总分>29分为严重焦虑;总分>21分为明显焦虑;总分>11分为焦虑;总分>7分为可能有焦虑;总分<7分为没有焦虑					

2. 汉密尔顿抑郁量表

汉密尔顿抑郁量表(Hamilton depression rating scale for depression, HAMD)是由Hamilton于1960年编制,是临床上评定抑郁状态时最常用的量表。本量表有17项、21项和24项3种版本。HAMD大部分项目采用0~4分的5级评分法(0:无;1:可疑或轻微;2:轻度;3:中度;4:重度),少数项目采用0~2分的3级评分法(0:无;1:可疑或轻微;2:有明显症状)(表2-3-5)。

表2-3-5 汉密尔顿抑郁量表

目的	评估老年人抑郁的严重程度				
1. 准备	用物:汉密尔顿抑郁量表、纸和笔 评估者:运用有效沟通技巧,与被评估者建立良好的信任关系 老年人:心情舒畅,体位舒适,避免过度疲劳 环境:家庭、社区或医院,安静、温度适宜				
2. 方法	访谈、观察、心理测试				
3. 实施	项目	得分(圈出最适合患者的分数)			
		无	轻	中	重	极重
	抑郁情绪	0	1	2	3	4
	有罪感	0	1	2	3	4
	自杀	0	1	2	3	4
	入睡困难	0	1	2	3	4
	睡眠不深	0	1	2	3	4
	早睡	0	1	2	3	4
	工作和兴趣缺乏	0	1	2	3	4
	迟缓	0	1	2	3	4
	激越	0	1	2	3	4
	精神性焦虑	0	1	2	3	4
	躯体性焦虑	0	1	2	3	4
	胃肠道症状	0	1	2	3	4
	全身症状	0	1	2	3	4
	性症状	0	1	2	3	4
	疑病	0	1	2	3	4
	体重减轻	0	1	2	3	4
	自知力	0	1	2	3	4
	日夜变化 A. 早	0	1	2	3	4
	日夜变化 B. 晚	0	1	2	3	4
	人格或现实解体	0	1	2	3	4
	偏执症状	0	1	2	3	4
	强迫症状	0	1	2	3	4
	能力减退感	0	1	2	3	4
	绝望感	0	1	2	3	4
	自卑感	0	1	2	3	4
	最后得分				
参考标准	总分>35分,可能为严重抑郁;总分>20分,可能是轻或中度的抑郁;总分<8分,则无抑郁症状				
注意事项	2名专业人员对被评估者进行联合检查,然后各自独立评分				

（五）治疗原则及主要措施

1. 药物治疗

遵医嘱用药,停药及加量请咨询医生,不要自行调整药物治疗方案。

2. 心理治疗

心理辅导一般应由专门的医务人员或心理医师进行,同时家属要积极配合,主要是进行支持治疗、行为治疗、认知疗法、生物反馈治疗等。护士可指导患者放松训练,通过身体放松而达到心理放松,如深呼吸法:焦虑不安时闭上眼睛,慢慢用鼻子吸气,口鼻呼气,反复 3～5 次。也可以采用冥想法:即有意识地想一件开心的事情,尽量真实而具体。过度紧张、焦虑时,先轻闭双眼,全身放松,几次均匀而有节奏地深呼吸,反复地自我暗示:"不要着急""放松、放松",几分钟后,情绪就会平稳。同时家属要积极配合,主要是进行支持性心理治疗,给患者安慰、劝解、疏导和鼓励,帮助其解除精神压力,提高他们的理解能力和适应能力。对老年抑郁症患者而言,推荐的心理治疗包括认知行为疗法、支持性心理治疗、问题解决疗法、人际关系法。

三、人格评估

（一）概述

1. 定义

人格也称为个性,是个体在行为上的内部倾向,是社会化过程中个体在适应环境时在能力、情绪、需要、动机、兴趣、态度、价值观、气质、性格和体质等方面的整合,即具有一定倾向性的比较稳定的心理特征的总和。人格具有独特性、稳定性、统合性、持久性的特点。

2. 人格的内容

人格包括人格的倾向性、人格的心理特征和自我意识 3 个方面。人格的倾向性包括需要、动机、兴趣、信念、世界观等;人格的心理特征主要指能力、气质和性格;自我意识包括自尊、自信心等。

3. 人格的表现

（1）人格健全的主要表现。①以积极进取的人生观为人格的核心,积极的情绪多于消极的情绪。②能够正确评价自己和外界事物,能听取别人意见,不固执己见,能够控制自己的行为,办事盲目性和冲动性少。③意志坚强,能经得起外界事物的强烈刺激,在悲痛时能找到发泄的方法,不至于被悲痛所压倒;在欢乐时能有节制地欢欣鼓舞,而不是得意忘形和过分激动;遇到困难时,能沉着地运用自己的意志和经验去加以克服,而不是一味地唉声叹气或怨天尤人。④能力、兴趣、性格与气质等各个心理特征和谐而统一。

（2）人格改变的主要表现。人到了老年期,人格(人的特性或个性,包括性格、兴趣、爱好、倾向性、价值观、才能和特长等)也逐渐发生相应改变,如由于记忆减退,说话重复、唠叨、再三叮嘱,担心别人和自己一样忘事;学习新事物的能力降低、机会减少,多凭以往老经验办事,保守、固执、刻板,因把握不住现状而易怀旧和发牢骚等;对健康和经济的过分关注与担忧,而容易产生不安与焦虑。

4.人格的分型

按照老年人适应程度的差别,可将老年人的人格分为以下5种类型。

(1)成熟型。这类人格的老年人热爱生活,顺应社会进步;具有自觉、果断、坚毅的意志品质;淡泊宁静,经常处于愉快开朗的情绪状态;有独立见解,善于分析问题,富有创造力。

(2)安乐型。这类人格的老年人安于现状,能够较好地顺应退休后的角色变化,选择适合自己的休闲生活;依赖性比较重,期待得到家人和组织的照顾,自己对社会获得缺乏兴趣;心境平和,情绪稳定,知足常乐;但是懒于思考。

(3)自卫型。这类人格的老年人不愿正视衰老这一不可抗拒的自然法则,不服老,常常调动心理防御机制来抑制自己对衰老的恐惧,来抗衡老年期自尊的丧失;他们独立性强,有自制力;经常处于紧张、戒备的情绪状况;凡事力求稳妥、保险、追求完美。

(4)愤怒型。这类人格的老年人对社会的一切变化和新生事物都看不惯,将个人所经历的不顺利均归咎于他人;容易对他人发脾气,暴躁,人际关系比较紧张;自制力差,常抱有对立情绪,对人对事难以宽容大度;以自我为中心,兴趣比较狭窄。

(5)颓废型。这类人格的老人一生坎坷或疾病缠身,境遇不尽如人意,将所有的不幸归咎于自身,怀有负罪感和自责感;遇事顾虑重重,胆小怕事,踌躇不决;情绪上则常常长吁短叹,抑郁寡欢,萎靡不振,陷于沮丧、悲观之中。

(二)人格测评的常用方法

人格测评预先假定人与人之间的人格特征有差异,这种差异可以通过科学的方法给予精确测量。人格测评指通过一定的方法,对在人的行为中起稳定调节作用的心理特质和行为倾向进行定量分析,以便进一步预测个人未来的行为。人格评定的常用方法包括以下几种。

1.观察法

观察法是指有目的、有计划地对被评估者的某些心理行为状况进行系统考察、记录,获得相应资料,并在此基础上做出评定和判断的方法。

2.访谈法

访谈法是以口头交谈的方式,根据被询问者的答复,搜集客观的、不带偏见的事实材料的方法。访谈不是随意进行,有明确的主题和目标。访谈通常分为结构化访谈和非机构化访谈。

3.问卷法

人格测评工具中常见的是自陈式问卷,根据测评目的,事先设计一系列陈述句或问题,每个问题描述一种行为特征,然后要求被评估者根据自己的实际情况回答,从而了解被评估者对某项问题的态度、兴趣、意见等人格特点。

4.投射法

投射是一种常见的心理防御机制,是个体不自觉地把自己的思想、态度、愿望、情绪等反映于外界事物和他人的一种潜意识的心理表现。

5.评定量表

评定量表在形式上与自陈式问卷类似,只是作答者不是本人,而是评定者,通常由一组描述个体特征的词或句子组成,要求他人经过观察对被评估者的某种行为或特质做出评价。

6.核查量表

核查量表由一系列描述个体、物体或事件的单词、短语或词句构成,由被评估者描述与实际相符程度,既可以自评又可以他评。

(三)个性测评常用的评估工具

1.明尼苏达多相人格调查表

明尼苏达多相人格调查表(Minnesota multiphasic personality inventory,MMPI)属人格调查表,但它偏重病理人格方面。MMPI内容范围很广,包括健康、身心症状、神经病学障碍、运动障碍、性、宗教、政治、社会态度、教育、职业、家庭、婚姻问题、许多常见的神经症或精神病行为表现,如强迫观念的行为、妄想、幻觉、牵连观念、恐惧症等。

MMPI的缺点是各量表之间缺乏独立性,因为它们之间有许多相同的项目;分量表中的正负回答数目不相等,这不符合心理计量学的是非编制原则;项目过多影响回答后来问题的真实性;其信度的报道也不尽一致,内部一致性信度较低是因为同一量表中包括了异质项目,但在实际应用上还是有价值的,所以至今仍广泛应用。

2.艾森克人格量表

艾森克人格量表(Eysenck personality questionnaire,EPQ)对分析人格的特质或结构具有重要作用。EPQ是一种自陈式人格问卷,有85个题目,含3个维度4个分量表。E量表:21个条目,主要测量外显或内隐倾向;N量表:24个条目,测神经质或情绪稳定性;P量表:20个条目,测潜在的精神特质,或称倔强;L量表:20个条目,为效度量表,测被测者的掩饰或防卫。

3.卡特尔16项人格因素问卷

卡特尔16项人格因素问卷(Cattell 16 personality factor questionnaire,16PF)与其他类似的测验相比较,16PF能以同等的时间(40~60 min)测量更多的人格特性。一般人格测验仅测量少数几种人格特性,而且多偏重于病态的心理,少数自称为多元性的人格测验,常是编制者凭主观见解构造的,缺乏客观事实的根据。16PF的独特性及其意义,是经过因素分析统计法、系统观察法及科学实验法而慎重确定的。采用此测验者都一致认同16PF测验是具有较好效度及信度的测量工具。

4.加州心理调查表

加州心理调查表(California psychological inventory,CPI)属自评量表,主要用于13岁

以上正常人的人格调查。参照 MMPI 的方式,该量表分为 18 个分量表,属 4 个范围,计 480 个项目。其中 178 项来自 MMPI,另外有 35 项与之相似。CPI 是 MMPI 的姊妹量表,也可说是"无疾病的 MMPI"。

CPI 有如下的缺点:①采用逻辑分类法,而未用因素分析,所以各分量表的独立性差,彼此之间有许多共同负荷因素。②选用项目缺乏理论基础(全量表也缺乏理论基础),每一量表中的项目是否能说明该量表的目的(量表名称)也难证实。虽然注意了条目的通俗概念,但人们对要领未必有共同理解。③测量学的缺点与 MMPI 相同。

5. 罗夏测验

罗夏测验(Rorschach test)是现代心理测验中最主要的投射测验,是研究人格的一种重要的方法。所谓投射测验,通常是指观察个体对一些模糊的或者无结构的材料所作出的反应,通过受试者的想象而将其心理活动从内心深处暴露或投射出来的一种测验,从而使检查者得以了解受试者的人格特征和心理冲突。罗夏(Rorschach H)于 1921 年设计和出版该测验,目的是为了临床诊断,对精神分裂症与其他精神病做出鉴别,也用于研究知觉和想象能力。20 世纪 40 年代,罗夏测验才被作为人格测验在临床上得到广泛的应用。1990 年龚耀先完成了该测验修订工作,现已有我国正常人常模。

罗夏测验材料由 10 张结构模棱两可的墨迹组成,其中 5 张全为黑色,2 张是黑色、灰色图外加了红色墨迹,另 3 张全为彩色。测试时将 10 张图片按顺序一张一张地交给被测试者,要他说出在图中看到了什么,不限时间,尽可能快地说出来,也不限制回答的数目,一直到没有回答时再换下一张,每张均如此进行,这一阶段称联想阶段;看完 10 张图片后再从头对每一回答询问一遍,问受试者看到的是整张图还是图中的一部分,问为什么说这些部位像他所说的内容。并将所指的部位和回答的原因记录下来,这一阶段称询问阶段。然后进行结果分析和评分。美国埃克斯纳(Exner)于 1974 年建立罗夏测验结果综合分析系统,目前用于正常人和病理人格的理论和临床研究。

罗夏测验结果主要反映了个人的人格特征,但也可得出对临床诊断和治疗有意义的精神病理指标。主要有抑郁指数、精神分裂症指数、自杀指数、应付缺陷指数及强迫方式指数等,这些病理指数都是经验性的,但在临床上很有作用。例如抑郁指数,对成年人可帮助诊断抑郁症,精神分裂症指数则对精神分裂症诊断很有帮助。

罗夏测验在临床上是一个很有价值的测验,但其记分和解释方法复杂,经验性成分较多,检查者需要长时间的训练和经验才能逐渐掌握。

四、压力评估

(一)概述

1. 压力的定义

心理行为学中的压力是指内外环境中的各种刺激作用于机体时所产生的非特异性反应。压力也称应激,是指各种刺激引起的一种生理和心理反应。应对是一种适应过程,是通过改变认知和行为,解决已存在的问题。

2.压力源及压力反应

(1)压力源。压力源是指使人感到紧张的事件或环境刺激,也称为生活事件。包括:①生物性因素,如疾病、手术、衰老等;②心理性因素,如焦虑、恐惧、缺乏自信等;③环境性因素,如寒冷、炎热、射线、噪声等;④社会文化因素,如缺乏家庭支持与照顾、文化差异等。

(2)压力反应。压力反应为压力源引起的机体的非特异性适应反应,包括生理、情绪、认知和行为等方面的反应。老年人的压力主要源于老化、疾病、退休、丧偶、经济状况改变、空巢等生活事件。其应对能力的强弱取决于所应对的环境、个性特征、社会角色功能等,如果应对不当,将给老年人的身心健康造成危害。护士应全面评估老年人压力的各个环节,及时了解有无压力源存在。压力源的性质、强度、持续的时间及对老年人的影响,正确评价老年人的应对能力,帮助老年人适应环境变化,有效地减轻压力反应,促进身心健康。

(二)常用的评估量表或问卷

压力与应对的评估采用访谈、观察、量表测验相结合的综合评定方法。评定量表包括生活事件量表(life event scale,LES)、各种应对方式问卷及社会支持量表等。

1.压力源的评估生活事件量表

LES为自评量表,含有48条我国较常见的生活事件,包括3个方面的问题:家庭生活(28条)、工作学习(13条)、社交及其他方面(7条)。另设有2条空白项目供填写。该量表总分越高反映个体承受的精神压力越大。

使用方法:根据调查者的要求,将某一时间范围内(通常为一年内)的事件记录下来。有的事件虽然发生在该时间范围之前,如果影响深远并延续至今,可作为长期性事件记录。对于表上已列出但并未经历的事件应一一注明"未经历",不留空白,以防遗漏。然后,由填写者根据自身的实际感受,而不是按常理或伦理道德观念去判断那些经历过的事件对本人来说是好事或是坏事?影响程度如何?影响持续的时间有多久?一过性的事件如流产、失窃要记录发生次数,长期性事件如住房拥挤、夫妇分居等不到半年记为1次,超过半年记为2次。影响程度分为5级,从毫无影响到影响极重分别记0、1、2、3、4分。计算方法如下。

(1)某事件刺激量=该事件影响程度分该事件持续时间分×该事件发生次数。

(2)正性事件刺激量=全部好事刺激量之和。

(3)负性事件刺激量=全部坏事刺激量之和。

(4)生活事件总刺激量=正性事件刺激量+负性事件刺激量。

另外,还可以根据研究或诊断治疗需要,按家庭问题、工作学习问题和社交等问题进行分类统计。

LES结果解释:LES总分越高反应个体承受的精神压力越大。95%的正常人一年内的LES总分不超过10分,9%的不超过32分。负性事件的分值越高对心身健康的影响越大,正性事件分值的意义尚待进一步的研究。

应用价值:①甄别高危人群,预防精神障碍和心身疾病,对 LES 分值较高者加强预防工作;②指导正常人了解自己的精神负荷、维护心身健康,提高生活质量;③用于指导心理治疗、危机干预,使心理治疗和医疗干预更具针对性;④用于神经症、心身疾病、各种躯体疾病及重性精神疾病的病因研究,可确定心理因素在这些疾病发生、发展和转归中的作用分量。

适用范围:LES 适用于 16 岁以上的正常人、神经症、心身疾病、各种躯体疾病患者以及自知力恢复的重性精神病患者。

2. 压力反应评估

(1)特质应对方式问卷。应对是应激研究领域的一个核心问题,应对方式是指个体面对挫折和压力时所采用的认知和行为方式,是心理应激过程中的重要中介因素,与应激事件性质和应激结果均有关系。因此应对方式受到广泛的重视,出现了许多应对方式量表,特质应对方式问卷(trait coping style questionnaire,TCSQ)是其中之一。

特质应对方式问卷是自评量表,由 20 条反映应对特点的项目组成,包括 2 个方面:积极应对与消极应对(各含 10 个条目)。用于反映被试者面对困难、挫折时的积极与消极的态度和行为特征。被试者根据自己大多数情况时的表现逐项填写。各项目答案从"肯定是"到"肯定不是"采取 5、4、3、2、1 五级评分(表 2-3-6)。

表 2-3-6　特质应对方式问卷

指导语:当您遇到平日里的各种困难或不愉快时(也就是遇到各种生活事件时),您往往是如何对待的? 请在各题目后面选择一个框画"√"。

应对方式	分值(从肯定到肯定不是)					得分
1. 能尽快地将不愉快忘掉	5	4	3	2	1	
2. 易陷入对事件的回忆和幻想之中而不能摆脱	5	4	3	2	1	
3. 当作事情根本未发生过	5	4	3	2	1	
4. 易迁怒于别人而经常发脾气	5	4	3	2	1	
5. 通常向好的方面想,想开些	5	4	3	2	1	
6. 不愉快的事很容易引起情绪波动	5	4	3	2	1	
7. 喜欢将情绪压在心底里不让其表现出来,但又忘不掉	5	4	3	2	1	
8. 通常与类似的人比较,就觉得算不了什么	5	4	3	2	1	
9. 能较快将消极因素转化为积极因素,例如参加活动	5	4	3	2	1	
10. 遇到烦恼的事很容易想悄悄地哭一场	5	4	3	2	1	
11. 旁人很容易使你重新高兴起来	5	4	3	2	1	
12. 如果与人发生冲突,宁可长期不理对方	5	4	3	2	1	
13. 对重大困难往往举棋不定,想不出办法	5	4	3	2	1	
14. 对困难和痛苦能很快适应	5	4	3	2	1	

续表2-3-6

应对方式	分值（从肯定到肯定不是）					得分
15. 相信困难和挫折可以锻炼人	5	4	3	2	1	
16. 在很长的时间里回忆所遇到的不愉快事	5	4	3	2	1	
17. 遇到难题往往责怪自己无能而怨恨自己	5	4	3	2	1	
18. 认为天底下没有什么大不了的事	5	4	3	2	1	
19. 遇苦恼事喜欢一个人独处	5	4	3	2	1	
20. 通常以幽默的方式化解尴尬局面	5	4	3	2	1	
总分						
评价指标 (1)积极应对分,将条目1、3、5、8、9、11、14、15、18、20的评分累加,即得积极应对分。一般人群的平均分为30.22±8.72,分数高,反映积极应对特征明显 (2)消极应对分,将条目2、4、6、7、10、12、13、16、17、19的评分累加,即得消极应对分。一般人群的平均分为23.58±8.41,分数高,反映消极应对特征明显						

（2）医学应对问卷。医学应对问卷（medical coping modes quesionnaire，MCMQ）由法伊费尔（Feifel）等编制，是为数有限的专用于患者的应对量表。该问卷简明、扼要，所包含的三类应对策略——"面对（或斗争）""回避"和"屈服（或接受）"符合人们面临危险事件时的基本反应方式，也容易解释。由于应对是多维度的概念，受到个体本身、事件性质、周围环境等多方面因素的制约，MCMQ在国内不同样本中通过因素筛选形成的分类有较大差异，所以限制了MCMQ在国内的推广应用。MCMQ中文版根据中国国情对原量表进行了修订，修订后的量表信、效度尚满意（表2-3-7）。

表2-3-7 医学应对问卷（MCMQ）

指导语：下面列出一些问题，以了解您的某些想法感受和行为，这些想法、感受和行为与您目前所患的疾病有关，请在每一问题后的4个答案中选取与您的实际情况最接近的一个画勾（√）。

测试问题	选项				得分
1. 你在多大程度希望自己参与做出各种治疗决定？	非常希望	中等希望	有点希望	不希望	
2. 你是否经常想与亲戚朋友谈论你的疾病？	不想	有时想	经常想	总是想	
3. 在讨论你的疾病的时候,你是否经常发现自己却在考虑别的事情？	从不这样	有时这样	经常这样	总是这样	
4. 你是否经常觉得自己要完全恢复健康是有指望的？	总是这样	经常这样	有时这样	从不这样	

续表2-3-7

测试问题	选项				得分
5.几个月来,你从医生、护士等懂行的人那里得到了多少有关疾病的知识?	极少	一些	较多	很多	
6.你是否经常觉得,因为疾病,自己对今后各方面的事不关心了?	从不这样	有时这样	经常这样	总是这样	
7.你在多大程度上愿意与亲友谈别的事,因为你没有必要老去考虑疾病?	低程度	一定程度	相当程度	很大程度	
8.在多大程度上你的疾病使你以更积极的态度去考虑生活中的一些事?	极低程度	一定程度	相当程度	很大程度	
9.当想到自己的疾病时,你是否会做些别的事情来分散自己的注意力?	总是这样	经常这样	有时这样	从不这样	
10.你是否经常向医生询问,对于你的疾病你该如何去做?	总是这样	经常这样	有时这样	从不这样	
11.当亲戚朋友与你谈起你的疾病时,你是否经常试图转换话题?	总是这样	经常这样	有时这样	从不这样	
12.近几个月,你从书本、杂志、报纸上了解了多少有关你的疾病的信息?	很多	较多	一些	极少	
13.你是否经常觉得自己要向疾病屈服了?	总是这样	经常这样	有时这样	从不这样	
14.在多大程度上你想忘掉你的疾病?	极低程度	一定程度	相当程度	很大程度	
15.关于疾病,你向医生问了多少问题?	没有	一些	较多	很多	
16.遇到患有同样疾病的人,通常你会与他谈论多少有关疾病的细节?	极少	一些	较多	很多	
17.你是否经常以看电影、电视等方式来分散自己对疾病的注意?	从不这样	有时这样	经常这样	总是这样	
18.你是否经常觉得自己对疾病无能为力?	总是这样	经常这样	有时这样	从不这样	
19.亲朋好友向你询问病情时,你是否经常感到自己只能听天由命?	总是这样	经常这样	有时这样	从不这样	
20.对于你的疾病,你是否经常与他人谈许多病情细节?	从不这样	有时这样	经常这样	总是这样	

注:使用方法,MCMQ由患者按照导语自行填写,患者按照自己的情况在各条目后面所附的4项答案中选取一项。"面对"量表分由1、2、5、10、12、15、16、19各条目分累计;"回避"量表分由3、7、8、9、11、14、17各条目分累计;"屈服"量表分由4、6、13、18、20各条目分累计。各项目按4级计分,其中有8个条目需反评计分(1、4、9、10、11、12、13、18)。

3. 领悟社会支持量表

测试受试者的社会支持程度常用领悟社会支持量表(PSSS),见表2-3-8。

表2-3-8　领悟社会支持量表

指导语:以下12个句子,每一个句子后面各有7个答案。请你根据自己的实际情况在每句后面选择一个答案。例如,选择①表示您极不同意,即说明您的实际情况与这一句子极不相符;选择⑦表示您极同意,即说明你的实际情况与这一句子极相符;选择④表示中间状态。余类推。

句子	答案	得分
1. 在我遇到问题时有些人(领导、亲戚、同事)会出现在我的身旁	①②③④⑤⑥⑦	
2. 我能够与有些人(领导、亲戚、同事)共享快乐与忧伤	①②③④⑤⑥⑦	
3. 我的家庭能够切实具体地给我帮助	①②③④⑤⑥⑦	
4. 在需要时我能够从家庭获得感情上的帮助和支持	①②③④⑤⑥⑦	
5. 当我有困难时有些人(领导、亲戚、同事)是安慰我的真正源泉	①②③④⑤⑥⑦	
6. 我的朋友们能真正地帮助我	①②③④⑤⑥⑦	
7. 在发生困难时我可以依靠我的朋友们	①②③④⑤⑥⑦	
8. 我能与自己的家庭谈论我的难题	①②③④⑤⑥⑦	
9. 我的朋友们能与我分享快乐与忧伤	①②③④⑤⑥⑦	
10. 在我的生活中有些人(领导、亲戚、同事)关心着我的感情	①②③④⑤⑥⑦	
11. 我的家庭能心甘情愿协助我做出各种决定	①②③④⑤⑥⑦	
12. 我能与朋友们讨论自己的难题	①②③④⑤⑥⑦	

评分标准:①极不同意,②很不同意,③稍不同意,④中立,⑤稍同意,⑥很同意,⑦极同意,分别得分为1~7分。

注:适合人群为18周岁以上的成人。计分方法,总分在12~36为低支持状态;总分在37~60为中间支持状态;总分在61~84为高支持状态。总分越高,说明个体的社会支持越高。

五、老年角色与角色适应评估

对于老年人的角色评估,其目的在于明确被评估的老年人对自己角色的感知程度、对角色是否适应,对所要承当的角色是否满意等,以便采取措施进行干预,尽量避免给老年人带来生理和心理上的不良后果。

(一)老年角色

1. 角色的概念

角色(role),即社会角色(social role),是对个体规定的标准和期望,与人的社会地位、身份相一致的一整套权利、义务和行为模式。角色不能单独存在,需要存在于和他人的关系之中。老年人一生中要经历多种角色的转变,从婴儿到青年,从中年到老年;从学生到工作人员再到退休;从儿子或女儿到为人父母等。在不同的位置扮演不同的角色,在不同的角色中起不同的作用。从事正常角色活动的能力,包括工作、社会活动、家务活动等及躯体、心理因素也会影响角色的功能。

2. 老年角色转变与社会适应

角色转变与社会适应的矛盾是老年人退休后带来的。退休、离休虽然是一种正常的角色变迁,但不同职业群体的人,对离退休的心理感受是不一样的。退休工人退休前后的心理感受变化不大,他们退休后摆脱了沉重的体力劳动,有更充裕的时间料理家务、消遣娱乐和结交朋友,并且有足够的退休金和公费医疗,所以内心比较满足,情绪较为稳定,社会适应良好。但离退休干部的情况就大不相同,这些老干部在离退休之前,有较高的社会地位和广泛的社会联系,其生活的重心是事业;退休或离休以后,生活的重心变成了家庭琐事,广泛的社会联系骤然减少,这使他们感到不习惯、不适应。在这样的社会不适应背景下,产生了以下一些矛盾。

(1)老有所为与身心衰老的矛盾。具有较高的价值观念和理想追求的老年人,通常在离开工作岗位之后,都不甘于清闲。他们渴望在有生之年,能够再为社会多做一些工作,所谓退而不休、老有所为,这便是这类老年人崇高精神追求的真实写照。然而,很多年高志不减的老年人,身心健康状况并不理想。他们或者机体衰老严重,或者身患多种疾病,有的存在感知、记忆、思维等心理能力的衰退。这样,就使得这些老年人在志向与衰老之间形成了矛盾,有的人还为此而陷入深深的苦恼和焦虑之中。

(2)老有所养与经济保障不充分的矛盾。缺乏独立的经济来源或可靠的经济保障,是老年人心理困扰的重要原因。由于缺乏经济收入,社会地位不高,这类老年人容易产生自卑心理。他们的性情也比较郁闷,处事小心,易于伤感。所以,老有所养与经济保障不充分的矛盾,既是社会矛盾,也是社会心理矛盾。

(3)安度晚年与意外刺激的矛盾。老年人都希望平平安安,幸福美满地度过晚年,面且大多数老年人都希望长寿,但这种美好愿望与实际生活中的意外打击、重大刺激,往往形成强烈的对比和深刻的矛盾。据统计,居丧老年人的死亡率,是一般老年人死亡率的7倍。除丧偶之外,夫妻争吵、亲友亡故、婆媳不和、突患重病等意外刺激,对老年人的心灵打击也十分严重。

3. 老年人应怎样看待自己的角色转变

(1)随着自己工资收入的减少,自己从家庭中主要收入者的地位变为次要收入者。过去自己养活一家人,而今退休金很可能刚够自己用,甚至还要晚辈们补贴,这是一种角色的正常转变,老年人自己应理解这一点。

(2)过去自己只是父母的角色,而今已是公婆或岳父母的身份,可能还是祖辈长者的身份。再像以前那样思考和处理问题,很可能就行不通。比如,对待儿媳、女婿就不同于对待儿女那样简单、随意,往往需要更客气、更周全。只有经过一段磨合,相互适应之后才能真正地相互接纳。

(3)过去自己的经验和观点很可能对于子女发挥较大的影响,而今天自己的知识经验在许多新事物面前可能显得陈旧过时,而子女们那看似幼稚的观点和做法却迎合了社会潮流。自己老了应向子女们学习。

（4）孩子们再大在家长眼中还是孩子,父母习惯了叮嘱孩子们的生活琐事。而如今子女已成了父母,他们也具备了家庭中的双重角色,再那样千叮咛、万嘱咐,只会引起他们心理上的逆反。随着自己上述角色特征的变化,老年人应该更多地放手,家庭生活中也应引入更多的民主。

（5）随着子女的长大,子女要上学、工作、结婚或离家,一些独守空巢的老年夫妇会发现,伴随着孩子成长而来的不只有欣喜,还有孤独和忧伤,这就是所谓的"家庭空巢综合征"。主要表现在以下几个方面:情绪上出现持久、强烈的郁闷和悲哀等消极情绪反应,在认识上会因过去有对不起孩子之处而感到自责,或因子女忙于自己的事而感到强烈的失落,在行为方面变得不愿意与人交往,活动兴趣降低,食欲不振和睡眠障碍等。老年人应自己进行适当的调理,正确面对空巢的两人世界。

4. 老年角色变化的主要形式与干预方法

角色是指人们在社会系统中所处的位置和人们在日常工作、学习和生活中所担当的功能性职责的总和。人进入老年期后,角色发生很大变化,精神心理也发生相应变化。如不能很好地进入和适应新角色,则可能出现心理和生理上的问题,影响本人和他人身心健康。

（1）主要角色转变为次要角色。主要角色为具有独立的思想和行动力,能对自己的思想和行为负责,且能够不断地认识和改造世界。而次要角色则为上述能力减弱或缺失的角色。转变为次要角色的老年人可能会出现精神沮丧、情绪低落,对未来失去信心和出现失落感等精神症状。如长期处于这种状态下,则可能出现病理上的变化,如患上心脑血管疾病、消化性溃疡、阿尔茨海默病和癌症等。因此,转变为次要角色并出现上述症状的老年人应面对现实,接受现实,使心理得以放松;积极配合医生治疗上述疾病。而老年人的领导、同事、家人和亲朋好友也应在生活上照顾他们,在精神上慰藉他们,使他们顺利适应角色变化。

（2）工作角色转变为休闲角色。工作角色是指人在社会或单位内从事一份工作,担任一项或几项职务,并因此而拥有一定权利和履行一定义务的一种角色。休闲角色则指因工作、职务变动,使拥有的权利丧失。转变为休闲角色的老年人可能出现精神空虚、无所事事、频繁看钟(表)等症状,并产生早上盼晚上、晚上盼天亮、天亮盼来日、来日盼来年等度日如年的感觉。如长期处于这种精神心理状态,可逐渐出现病理和生理上的变化,如患上精神疾病或心理疾病,或沉溺于赌博、酗酒等不良行为或嗜好中。出现上述症状的老年人应转变思维方式,把从工作角色转变为休闲角色视为职业生涯的结束,是完善自我、发展自我和实现自我的开始,应充分利用休闲时光,做一些在职期间无暇顾及的事情,如看书、写作、绘画和旅游等;承担一些力所能及的家务劳动,间接为社会做贡献。

（3）配偶角色转变为单身角色。配偶角色是指一个人作为他人的丈夫或妻子,并享有作为丈夫或妻子的特定权利和义务的一种角色。单身角色则为丈夫或妻子因衰老、意外或疾病等原因死亡而自然形成的一种角色。转变为单身角色的老年人可出现心情悲伤、以泪洗面、睹物思人等症状,并产生"干脆也死了算啦"等消极心理。长期处于这种消极状态下,可逐渐出现病理生理上的变化,如患上精神疾病,或染上酗酒等不良嗜好。正确的做法是老年人应勇敢面对现实,接受现实,将配偶的不幸去世作为一种考验,考验自己能否经得起挫折,能否照顾好自己,能否珍惜生命的每一天,使配偶在九泉之下安心。当然,再婚可适当考虑。此外,应积极请医生给予心理和药物的治疗。

(4)居家角色转变为集体角色。居家角色是居住在家中与家庭成员朝夕相处,相互依存,并享有一定权利和义务的一种角色。集体角色则为丧失居家角色而住进敬老院或其他老年集体机构,过上集体生活的一种角色。转变为集体角色的老年人,性格内向者可出现自闭、郁郁寡欢等症状;性格外向者可因与他人生活习惯等的不同产生冲突,并萌发"别人金窝银窝,不如自家土窝"等极端想法。长期处于消极心理状态下,可能患上自闭症和心身疾病等。为此,出现上述症状的老年人应随遇而安,多从别人的角度考虑问题。性格内向者应广开心胸,主动和他人交朋友;性格外向者应主动接触和帮助他人,尽量克制自己的言行,避免与他人产生冲突。

5.老年角色变化的特点

(1)家庭角色的变化。老年人离开工作岗位后,家庭成为老年人主要的活动场所,家庭生活中的各种变化对老年人有着重要的影响,大部分老年人由父母地位升到了祖父母的位置,角色发生了改变,任务也发生了改变,可能要承担照顾第三代的任务。这一阶段可能也是丧偶的时期。

(2)社会角色的变化。主要是社会、经济地位的变化。老年人到了一定时候,由社会的主导者退到社会的依赖者,由社会财富创造者到社会财富的消费者。这些角色的变更就会引起老年人对角色的变更不适应,一旦退休则不知所措,难以接受,认为自己被社会抛弃,表现为沉默寡言、情绪低落等。

(3)角色期望的变化。角色期望是个人对自己角色的认识和理解。老年人应该接受和理解当代社会对老年人角色的期望,还应该创造和建设当代老年人的典型角色。这种角色期望的变更具有重要的行为医学和社会医学意义。

6.老年角色变化的适应

老年人应该努力适应退休所带来的各种变化,即实现退休社会角色的转换。通常有以下几种方法。

(1)调整心态,顺应规律。衰老是不以人的意志为转移的客观规律,退休也是不可避免的。这既是老年人应有的权利,是国家赋予老年人安度晚年的一项社会保障制度,也是老年人应尽的义务,是促进职工队伍"新陈代谢"的必要手段,老年人必须在心理上认识和接受这个事实。而且退休后,要消除"树老根枯""人老珠黄"的悲观思想和消极情绪,坚定美好的信念,将退休生活视为另一种绚丽人生的开始,重新安排自己的工作、学习和生活,做到老有所为、老有所学、老有所乐。

(2)发挥余热,重归社会。退休老年人如果体格健壮、精力旺盛又有一技之长,可以积极寻找机会,做一些力所能及的工作。一方面发挥余热,为社会继续做贡献,实现自我价值;另一方面使自己精神上有所寄托,让生活充实起来,促进身体健康。当然,工作必须量力而为,不可勉强。

(3)善于学习,渴求新知。"活到老,学到老",一方面,学习能促进大脑的使用,使大脑越用越灵活,延缓智力的衰退;另一方面,老年人要通过学习来更新知识,适应风起云涌的社会变迁,避免变成孤家寡人;加强学习,树立新观念,跟上时代的步伐。

(4)培养爱好,寄托精神。如写字作画,既陶冶情操,也可以锻炼身体;种花养鸟也是一种有益活动,鸟语花香别有一番情趣。另外,跳舞、气功、打球、下棋和垂钓等活动都能使参加者益智怡情,增进身心健康。

(5)扩大社交,排解寂寞。良好的人际关系可以开辟生活新领域,排解孤独寂寞,增添生活情趣。在家庭中,与家庭成员间也要建立协调的人际关系,营造和睦的家庭气氛。

(6)生活自律,保健身体。老年人的生活起居要有规律,退休后也可以给自己制定切实可行的作息时间表,早睡早起,按时休息,适时活动,建立并适应一种新的生活节奏。同时要养成良好的饮食卫生习惯,建立起以保健为目的的生活方式。

(7)必要的药物和心理治疗。老年人出现身体不适、心情不佳、情绪低落时应该主动寻求帮助,切忌讳疾忌医。对于有严重的焦躁不安和失眠的退休综合征的老年人,必要时可在医生的指导下适当服用药物或接受心理治疗。

(二)老年角色的适应评估

1.评估的目的

为了明确被评估者对角色的感知,判断角色行为是否正常,是否适应角色变化以及不良冲突。对角色认知的过程是一个认识自己和他人身份,以及各种角色之间的区别和联系的一个过程。

2.评估的方法与内容

通过询问的方式进行,常用开放式的方法进行评估。

(1)一般角色了解。老年人过去从事的职业及担任的职务以及目前所担任的角色。有效的评估有利于防范老年人退休带来的不良后果,也可以判定是否适应目前的角色,如应询问老年人最近做了什么事情、什么事情很困难、什么事情最重要、哪些事占了大部分时间,评估老年人角色的承担情况。

(2)家庭情况了解。老年人家庭地位的变化和角色的变化,以及老伴去世角色的丢失。另外对性生活的评估,也可以了解老年人夫妻角色功能,有助于判断老年人社会角色及家庭角色状态。

(3)社会角色询问。老年人是否了解自己的角色权利和义务,评估老年人社会关系状态及其对每日活动是否明确。如果有不明确的反应,提示社会角色缺失或不能融入社会中去。如果有不明确的表述,提示是否有认知或其他精神功能障碍。

(4)角色的适应。评估老年人对自己承担的角色是否满意以及对角色期望是否满意,评估有无不良的心身行为反应,如头晕、头痛、失眠等生理表现,紧张、焦虑、抑郁等心理表现。角色的适应是为达到认识角色而采取行动的过程,包括角色冲突、角色模糊、角色匹配不当和角色负荷过重或不足。

3.角色评估量表

常用 Barry 角色评估量表、角色功能评估量表和人际关系自我评定量表等(表2-3-9~表2-3-11)。

表 2-3-9 Barry 角色评估量表

问题(角色-关系)	回答
1.您的职业是什么?	
2.做这项工作多少年了?	
3.您认为这次患病会影响您工作能力吗?	
4.您与谁住在一起?	
5.谁在您生活中最重要?	
6.您感到社交孤独吗?	
7.有社交孤独或社交障碍吗?	
8.交流能力:受限、障碍	

注:评价根据被询问老年人的回答做出判断。

表 2-3-10 角色功能评估量表

问题	回答
1.您从事什么职业及担任什么职位或退休?	
2.目前在家庭、单位、社会所承担的角色与任务有哪些?	
3.您觉得这些角色是否现实、合理?您是否感到角色任务过重、过多或不足,您感到太闲还是休闲娱乐的时间不够?	
4.您对自己的角色期望有哪些,他人对您角色期望又有哪些?	
5.您认为您的角色发生了哪些变化,对您有影响吗?是否感受到期望的角色受挫?	

注:评价根据被询问老年人的回答做出判断。

表 2-3-11 人际关系自我评定量表

项目	评估标准	得分
1.在人际关系中我的信条是	3分=大多数人是友善的,可与之为友 2分=人群中有一半是狡诈的,一般是善良的,我将选择善良的人作为朋友 1分=大多数人是狡诈虚伪的,不可与之为友的	
2.最近我新交一批朋友,这是	1分=因为我需要他们 2分=因为他们喜欢我 3分=因为我发现他们有意思,令人感兴趣	
3.外出旅游时,我	3分=很容易交上新朋友 2分=喜欢一个人独处 1分=想交朋友,但又感到困难	

续表2-3-11

项目	评估标准	得分
4. 我已约定要去看望朋友,但因太累而失约。在这种情况下,我感到	1分＝这是无所谓的,对方肯定会谅解我的 3分＝有些不安,但又总是在自我安慰 2分＝很想了解对方是否对自己有不满情绪	
5. 我结交朋友的时间通常是	3分＝数年之久 2分＝不一定,合得来的朋友能长久相处 1分＝时间不长,经常更换	
6. 一位朋友告诉我一件极有趣的个人私事,我是	2分＝尽量为其保密,不对任何人讲 3分＝根本没考虑过要继续扩大宣传此事 1分＝当朋友刚一离去随即与他人议论此事	
7. 当我遇到困难时,我	1分＝通常是靠朋友解决的 2分＝要找自己信赖的朋友商量办法 3分＝不到万不得已时,绝不求人	
8. 当朋友遇到国难时,我觉得	3分＝他们都喜欢来找我帮忙 2分＝只有那些与我关系密切的朋友才来找我商量 1分＝一般都不愿意来麻烦我	
9. 我交朋友的一般途径是	2分＝经过熟人的介绍 3分＝在各种社交场合 1分＝必须经过相当长的时间,并且还相当困难	
10. 我认为选择朋友最重要的品质是	3分＝具有吸引我的才华 2分＝可以信赖 1分＝对方对我感兴趣	
11. 我给人们的印象是	2分＝经常会引人发笑 1分＝经常启发人们思考问题 3分＝和我相处时别人会感到舒服	
12. 在晚会上,如果有人提议让我表演或唱歌时,我会	2分＝婉言谢绝 3分＝欣然接受 1分＝直截了当地拒绝	
13. 对于朋友的优缺点,我喜欢	3分＝诚心诚意地当面赞扬他的优点 1分＝会诚实地对他提出批评意见 2分＝既不奉承,也不批评	
14. 我所结交的朋友	1分＝只能是那些与我的利益密切相关的人 3分＝通常能和任何人相处 2分＝有时愿与自己相投的人和睦相处	

续表 2-3-11

项目	评估标准	得分
15. 如果朋友和我开玩笑(恶作剧),我总是	3 分 = 和大家一起笑 1 分 = 很生气并有所表示 2 分 = 有时高兴,有时生气,依自己当时的情绪和情况而定	
16. 当别人依赖我时,我是这样想的	2 分 = 我不在乎,但我自己却喜欢独立于朋友之中 3 分 = 这很好,我喜欢别人依赖于我 1 分 = 要小心点! 我愿意对一些事物的稳妥可靠保持冷静、清醒的态度	

注:总分 38~48 分,人际关系很融洽,在广泛的交往中您很受大家欢迎;28~37 分,人际关系不稳定,有相当数量的人不喜欢您,如果您想得到别人的欢迎,还得做很大努力;16~27 分,人际关系不融洽,您的交往圈子确实太小了,很有必要扩大您的交往范围。

六、文化评估

(一)概念

广义的文化是指一个社会及其成员所特有的物质财富和精神财富的总和,即特定人群为适应社会环境和物质环境而共有的行为和价值模式,是包括知识、信念、艺术、习俗、道德、法律和规范的复合体。狭义的文化指精神文化,包括习俗、道德规范、知识、宗教信仰和信念等。文化要素包括个体对生活方式与生活目标价值的看法或思想体系的价值观、信念、信仰和习俗等。文化对个体的健康会产生双面影响。老年文化的评估就是评估文化对老年人健康的影响。

在对老年人健康评估时不能忽略文化因素,应考虑文化背景和民族差异。价值观、信仰、信念和习俗是文化的核心要素,与健康密切相关,决定着人们对健康、疾病、老化和死亡等的看法和信念,是文化评估的主要内容。

(二)目的

1. 熟悉老年人的文化差异

分析老年人在健康观念、求医方法、习惯和传统的治疗方法等方面是否存在文化差异,并了解影响老年人健康的各种文化因素,如生活习惯、习俗和饮食习惯等。

2. 制订有效的解决措施

通过文化评估,制订出符合老年人文化背景和民族差异的有效措施。

(三)内容和方法

文化评估从价值观、信仰、信念和风俗习惯等方面进行评估。可以通过与患者的交谈,询问其住院感受,同时结合患者有无文化休克的表现来作出判断。

1. 价值观

价值观是基于人的一定思维感官之上而做出的认知、理解、判断或抉择,也就是人认定事物、辨别是非的一种思维或取向,从而体现出人、事、物一定的价值或作用。价值观是通过人们的行为取向及对事物的评价、态度反映出来的,是世界观的核心,是驱使人们行为的内部动力。它支配和调节一切社会行为,涉及社会生活的各个领域。价值观的作用:①价值观对动机有导向的作用。动机的目的方向受价值观的支配,只有那些经过价值判断被认为是可取的,才能转换为行为的动机,并以此为目标引导人们的行为。②价值观反映人们的认知和需求状况,价值观是人们对客观世界及行为结果的评价和看法。不同文化有不同的价值观,个体的健康行为通常与价值观是一致的。个体通过自己的价值观来决策自己的健康问题。评估价值观一般采用以下问题。

(1)您认为自己的健康状况如何?

(2)您如何看待自己生活的价值?

(3)您对自己所患疾病是如何认识的?

(4)您认为您的生活受到疾病的影响了吗?

2. 信仰

信仰指对某种思想或宗教及对某人某物的信奉和敬仰,并把它奉为自己的行为准则。概括地说,信仰是人对人生观、价值观和世界观等的选择和持有。信仰带有主观和情感体验色彩,特别体现在宗教信仰上。有研究表明,宗教信仰对降低老年人抑郁有重要的作用,但极致可能会丧失理智。对信仰的评估可以根据以下问题了解老年人的宗教信仰及其依赖程度。

(1)宗教信仰对您来说有多重要?

(2)您是否因宗教信仰而禁食某种食物?

(3)您有无因宗教信仰而必须禁做的事情?

(4)在您家中谁与您有相同的信仰?

(5)您经常参加哪些宗教活动?

(6)住院对您参加以上宗教活动有何影响? 有无恰当方式继续完成? 您需要我们为您做些什么?

(7)您的宗教信仰对您在住院期间的检查、治疗、饮食、起居、用药等有何特殊要求?

对老年人宗教信仰的评估,可以在多元文化护理和马斯洛需求层次论指导下,应用文献检索法、半结构式访谈、德尔菲专家咨询法确立评估指标。

3. 信念

信念是认知、情感和意志的有机统一体,是人们在一定认识基础上确立的对某种思想或事物坚信不疑并身体力行的心理态度和精神状态。

信念与健康有密切联系。个体的信念是自身经历的积累,文化因素对老年人疾病的判断有很大的影响。对老年人信念的评估,应了解疾病、健康的信念、文化背景对其健康的影响等。

评估采用克莱曼(Kleiman)模式进行。评估模式包括以下问题:

(1)您认为引发您健康问题的原因是什么?

(2)您是如何发现该健康问题的?

(3)您的健康问题对您产生了哪些方面的影响?

(4)该健康问题的严重程度如何?

(5)发作时持续多长时间?

(6)您认为您应接受何种治疗?

(7)您希望通过该项治疗达到哪些效果?

(8)您的病给您带来多少问题?

(9)您对这种病最害怕什么?

(10)对您来说健康是什么? 不健康又是什么?

(11)通常您在什么情况下才认为自己有病并就医?

对老年人信念评估会受以下4种认知程度的制约:①对疾病易感性的认知。如对"您认为您会患这种病吗?"等问题的回答是肯定者,则表明对该病的易感性认知好。②对疾病严重程度的认知。如说"每天都有很多人死于癌症"等,则对癌症严重程度的认知好;如认为"小儿麻痹不算什么,我们家的小孩不需接种疫苗",则对该病严重程度的认知差。③对预防措施所产生的效果的认知。如认为"我已将我的饮食进行了调整,以减少心血管疾病的发生",则可以理解为其已认识到遵守预防性措施的利益及好处。④对预防性措施障碍的认知。如认为"改变饮食习惯对我来说既费事又费钱,我没办法改变我的饮食习惯",则可理解为其在采取预防性措施时有一定的困难或障碍。因此,对老年人信念的评估主要是从其对这4个方面的认知情况进行评估,以确定其信念认知程度受制约的状况。

4. 风俗习惯

风俗习惯指个人或集体的传统风尚、礼节和习性,是特定社会文化区域内历代人们共同遵守的行为模式或规范。由于风俗是经过漫长的历史形成的,它对社会成员有一种非常强烈的行为制约作用。风俗主要包括民族风俗、节日习俗和传统礼仪等。风俗习惯对健康有积极的一面也有消极的一面,如"刮痧"有利于人们健康,而找神婆就医或者一些没有医学依据的民间偏方则不利于人们的健康甚至危害健康;再如旧俗对老年人再婚的错误认识,在一定程度上压抑了老年人重新寻找伴侣和组建家庭的愿望,使老年人的身心健康受到影响。

评估老年人风俗习惯时,应了解不同文化区域的风俗习惯与健康的关系,包括饮食、礼节、家庭习惯和民间疗法等。

5. 饮食

饮食的文化烙印最明显,是诸多民族习惯中最难以改变的一种习俗。饮食习俗表现如下。

(1)饮食戒规。每个文化群体都有其共同认可的禁忌食物,如我国回族人不吃猪肉,蒙古族人忌食海鲜,满族人忌食狗肉,维吾尔族忌食猪、狗、驴、马肉等。

(2)主食差别。在我国以游牧业为主的民族,如蒙古族,以牛羊肉和奶制品为主食。

从事农业生产的民族,如汉族,则以粮食为主食、肉类素菜为副食,其中在主食种类方面又因为各地区所产谷物种类的不同而不同,北方以面食为主,南方以大米为主。

(3)烹调方式、进餐时间不同。不同民族、不同地区的人在食物的烹饪方法、进食时间和餐次上也不同,如我国西南地区食品多以腌、熏的方式制作,虽味道鲜美但亚硝酸盐含量高,食管癌发病率高。在进食时间与餐次上,拉丁美洲人习惯在早餐与午餐之间加茶点,中国北方农闲时一日仅用两餐,而地中海沿岸国家晚餐可推到十点。

(4)对饮食和健康关系的认识。饮食和健康有密切的关系,不同文化可有不同的见解,如香蕉,中国人认为可润肠、排便,而美国人认为其有止泻作用。

(5)其他。经济、宗教、心理、社会以及个人习惯和爱好等对饮食也有影响。由于食物是人最基本的生理需求,与健康关系密切,故对其评估至关重要。

评估者可通过交谈的方式,从食物种类、食物烹调方式、进食时间与餐次、对饮食与健康关系认识等方面评估个体的饮食习俗。常用于评估的问题如下。

1)您平时吃哪些食物,主食为哪些,喜欢的食物又有哪些,有何食物禁忌?

2)您常采用的食物烹调方式有哪些,常用的调味有哪些?

3)每日进几餐,分别在何时进餐?

4)您认为哪些食物对健康有益,哪些对健康有害?

5)哪些情况会使您的食欲下降?哪些情况会增加您的食欲?此外,还可以通过观察个体的饮食习俗进行评估。

6. 沟通

沟通包括语言沟通与非语言沟通,两者都具有高度的文化内涵。

(1)语言沟通中的文化差异与评估。语言是人与人之间交流思想、表达感情和传递信息的工具。每个国家、民族和地区都有其特有的语种、方言和语言禁忌等。患病后的诉说和与人交流可因文化而异。评估者可通过观察与交谈的方法了解个体的语言沟通文化,包括使用何种语言?喜欢的称谓是什么?语言禁忌有哪些?

(2)非语言沟通中的文化差异与评估。社会学家发现,人们常常通过自己身体某个动作表达其思想感情,并作为对口头语言的补充,这就是我们常说的肢体语言,包括音调、面部表情和手势等。肢体语言也存在着文化差异,如招手,中国人掌心朝上,手上下摇动,而美国人招呼某人来时则掌心朝上,示指伸出前后移动,而这在中国或许会被认为是不礼貌的手势。评估者可通过观察被评估者与人交流时的表情、眼神和手势等,对其非语言沟通文化进行评估。

常用的评估问题如下。

1)您本土的语言是什么?有什么方言?

2)平时最频繁使用的交流语言是哪种?

3)能否用普通话与别人交流?

4)对于非本土语言文化能否进行最基本的沟通?

通过了解老年人语言沟通是否存在障碍以及对文化差异的理解,有利于老年人更好地适应新的环境,从而在面对陌生环境时能做出正确的与心理解脱和健康恢复相关的举措。

7.传统医药

与传统医药有关的习俗是所有习俗中与健康关系最密切的,包括家庭疗法、民间疗法等。这些习俗受该民族人们的青睐,既简便易行,又花费无几。对这些习俗的评估有助于对老年人身体健康状况的了解。

8.礼节

礼节是人和人交往的礼仪规矩。礼节是不妨碍他人的美德,是对人恭敬的善行,也是自己行万事的通行证,是要通达践履的。礼节是指人们在社会交往过程中表示出的尊重、祝颂、致意、问候和哀悼等惯用的形式和规范,是向他人表示敬意的某种动作和形式。良好的礼仪习惯对于提高修养、健全人格具有积极的作用。通过对相应礼节的一些了解,有助于对老年人心理、精神和人格等方面的了解,在早期的心理疏导和健康人格塑造方面有重要作用。

9.文化休克

文化休克指人们生活在陌生文化环境中所产生的迷惑与失落的经历,好发于从熟悉的环境到新环境,由于沟通障碍、生活改变、风俗、信仰差异而产生的不适应。其临床表现有失眠、食欲减退、焦虑、恐惧、沮丧和绝望等。

文化休克可分为3期:①陌生期,表现为老年人刚入院,对医生、护士、环境和自己要接受的检查、治疗都陌生而使自己感到迷茫;②觉醒期,对疾病和治疗转为担忧,因思念家人而焦虑,因不得不改变自己的习惯而产生受挫感,此期住院老年患者文化休克表现最为突出;③适应期,经过调整,患者开始从心理、生理和精神上适应医院。可通过交谈了解陌生环境下老年人的感受,并结合察言观色即可评估老年人是否存在文化休克的现象。

(四)家庭评估

家庭因素直接影响老年人的身心健康。目前主要通过 APGAR 家庭功能评估表(表2-3-12)进行家庭功能评估。它包括家庭成员基本资料、家庭类型与结构、家庭成员的关系、家庭功能与资源以及家庭压力5个方面,主要涉及家庭功能的适应度(A)、合作度(P)、成长度(G)、情感度(A)及亲密度(R)5个部分。

表2-3-12 APGAR 家庭功能评估表

项目	评分标准			得分
	经常	有时	从不	
1.当遇到困难时,家人是否帮助您?	2	1	0	
2.家人决定重要家庭事务时,是否征求您的意见?	2	1	0	
3.当您想从事新的活动时,家人能接受并支持吗?	2	1	0	
4.您满意家人对您情感表达的方式及情绪的反应吗?	2	1	0	
5.您对目前的家庭生活满意吗?	2	1	0	

注:总分是10分;7~10分,表示家庭功能良好;4~6分,表示家庭功能中度障碍;0~3分,表示家庭功能严重障碍。

七、精神状态与社会参与能力评估

(一)老年精神状态评估的目的与意义

老年精神心理评估是老年综合评估的重要组成部分,其目的和意义包括:①评估老年个体的精神状态和心理过程,用于判断是否患有精神或心理障碍及其严重程度,包括认知、情绪、情感、精神行为等方面的问题。②观察病情演变和评价治疗效果。③评估老年个体的人格特征。做到总体把握,为疾病的诊断、医患间的沟通奠定基础。

(二)老年人精神状态健康的评估工具的分类

老年人精神状态健康的评估工具的分类见表2-3-13。

表2-3-13　老年人精神状态健康的评估工具的分类

评估方法	评估内容	评估工具
基于病理心理学模式	实际上是"病"与"非病"模式的评估,主要是看老年个体是否具有心理与行为的异常表现,如精神疾病的阳性和阴性症状,认知功能是否出现减退,是否存在持久的焦虑和抑郁情绪,以及其异常表现是否具有功能性或器质性的基础	简明精神状态(MMSE)、神经精神病学临床评定量表(SCAN)、蒙特利尔认知量表(MoCA)、阿尔茨海默病评定量表认知部分(ADAS-COG)、剑桥老年认知量表(CAMCOG)
基于心理卫生学模式	老年人心理健康的评估应包括人格、情绪与情感、社会适应能力、应激康复能力。拓宽和深化了老年人心理健康的评估标准,将人看作终生发展和完善的个体	心理弹性量表(CD-RISC)、创伤后成长问卷
基于积极老龄化模式	积极老龄化认为老年人是积极的社会力量,研究聚焦人类固有的、潜在的积极能力,挖掘个体内在的正向潜能,促进人类固有机能的最佳化	婚姻质量问卷、家庭亲密度与适应性问卷

(三)社会参与能力的概念

社会参与是以社会公众对自身利益的关心和对社会公共利益、公共事务的自觉认同为基础,通过对社会发展活动的积极参与实现发展的过程和方式。而社会参与功能指的是参与社会活动的一种能力。

(四)社会参与的作用

(1)能够使社会公众真正成为处理自己相关事务,推动社会发展的主体,而不是只被看作工具或手段,从而强化公民的公共意识,提高人们在社会中的自主意识和自主空间。

(2)可以动员、组织、支持和推动人们采取行动自己解决相关的发展问题,形成以社区或其他活动场所为载体的自治机制,将社区性的或某一活动范围内的公共事务交由成员自己来治理。可以通过各种公益性民间组织的培育,执行过去由政府执行的某些公益性职能,形成对政府机制的制约和补充。例如,可以在教育、扶贫、妇女儿童保护、环境保护、下岗工人再就业以及人口控制等方面发挥更加积极的作用。

（3）可以起到一个渠道的作用,人们可以通过它进入更大的宏观决策领域。

（4）可以在促进政府机构改革与政府职能转变、促进与社会主义市场经济相适应的新型伦理道德体系的形成等方面发挥重要的作用。

（五）社会参与功能的评估

通过对老年人社会参与功能的评估,来评估其参与社会公共事务的能力,能作为其医疗照护的参考指标。

1.社会参与功能评估问卷

在对社会参与功能评估的时候常询问下面一些问题:①闲暇之余主要参与哪些社会活动? ②有没有因为一些身体或者心理的疾病导致无法参与社会活动? ③有没有因为家庭或者社区环境而影响自己社会活动参与的能力? ④您参与社会活动的原因是出于自我意识还是其他原因? ⑤社会参与的程度如何?

通过上述问题的评估,可评估出老年人社会参与的情况,进而为老年人提供具体的干预措施。

2.社会参与评估量表

在国家民政部出台的《老年人能力评估》行业标准(MZ/T001—2013)中,社会参与功能的评估包括生活能力、工作能力、时间/空间定向力、人物定向、社会交往能力等的评估。具体见表2-3-14。

表2-3-14 社会参与评估量表

条目	分值	评估内容
1.生活能力	0	除个人生活自理外(如进食、洗漱、穿戴、二便),还能料理家务(如做饭、洗衣)或当家管理事务
	1	除个人生活自理外,还能做家务,但欠好,家庭事务安排欠条理
	2	个人生活能自理:只有在他人帮助下才能做些家务,但质量不好
	3	个人基本生活事务能自理(如饮食二便),在督促下可洗漱
	4	个人基本生活事务(如饮食、二便)需要部分帮助或完全依赖他人帮助
2.工作能力	0	原来熟练的脑力工作或体力技巧性工作可照常进行
	1	原来熟练的脑力工作或体力技巧性工作能力有所下降
	2	原来熟练的脑力工作或体力技巧性工作明显不如以往,部分遗忘
	3	对熟练工作只有一些片段保留,技能全部遗忘
	4	对以往的知识或技能全都磨灭

续表 2-3-14

条目	分值	评估内容
3.时间/空间	0	时间观念(年、月、日、时)清楚;可单独出远门,能很快掌握新环境的方位
	1	时间观念有些下降,年、月、日清楚,但有时相差几天;可单独来往于近街,知道现住地的名称和方位,但不知回家路线
	2	时间观念较差,年、月、日不清楚,可知上半年或下半年;只能单独在家附近行动,对现住定向地只知名称,不知道方位
	3	时间观念很差,年、月、日不清楚,可知上午或下午;只能在左邻右舍间串门,对现住地不知名称和方位
	4	无时间观念;不能单独外出
4.人物定向语	0	知道周围人们的关系,知道祖孙、叔伯、姑姨、侄子、侄女等称谓的意义;可分辨陌生人的大致年龄和身份,可用适当称呼
	1	只知家中亲密近亲的关系,不会分辨陌生人的大致年龄,不能称呼陌生人
	2	只能称呼家中人,或只能照样称呼,不知其关系,不辨辈分
	3	只认识常同住的亲人,可称呼子女或孙子女,可辨熟人和生人
	4	只认识保护人,不辨熟人和生人
5.社会交往能力	0	参与社会,在社会环境有一定的适应能力,待人接物恰当
	1	能适应单纯环境,主动接触人,初见面时难让人发现智力问题,不能理解隐喻
	2	脱离社会,可被动接触,不会主动待人。谈话中很多不适词句,容易上当受骗
	3	勉强可与人交往,谈吐内容不清楚,表情不恰当
	4	难以与人接触

注:能力完好,总分0~2分;轻度受损,总分3~7分;中度受损,总分8~13分;重度受损,总分14~20分。

第四节 常见老年综合征的评估

【学习课时】

12 学时。

【学习目标】

(1)掌握各项评估的定义。

(2)掌握评估量表的适用人群。

(3)掌握老年综合征的各项评估量表使用方法。

(4)熟悉老年综合征的各项预防/干预措施及其他知识拓展内容。

(5)了解老年综合征的评估目的及评估特点。

【学习要求】

(1)能够运用评估量表对老年人进行针对性评估。

（2）通过评估量表采取针对性照护服务预防/降低老年人风险发生率。

（3）理论学习、量表的使用及各项评估知识的拓展学习。

一、跌倒

跌倒的预防与干预措施

（一）跌倒的定义

跌倒是指人体突发的、不自主的、非故意的体位改变，倒在地上或者更低的平面上。

（二）跌倒的评估

1. 评估的目的

（1）评估患者发生跌倒的级别，筛查跌倒的高危患者。

跌倒试题

（2）根据评估结果为患者拟定干预计划，给予健康指导，预防跌倒的发生。

（3）降低老年人跌倒发生率，提高老年人的生命质量。

2. 适用人群

（1）任何能导致步态不稳，肌肉功能减退（如脑血管疾病、帕金森病、骨关节炎）或晕厥前期状态、晕厥的急慢性疾病患者（如直立性低血压、心律失常、败血症）。

（2）患有神经系统疾病（如眩晕、偏瘫、癫痫、阿尔茨海默病）的患者。

（3）影响运动与平衡的骨科疾病（如严重的关节炎、颈椎病、肌力减退）的患者。

3. 评估的工具

常用跌倒风险评估量表进行评估。

4. 评估的特点

（1）该量表是为评估老年患者跌倒风险而开发研制的。

（2）该量表是一个专用于老年住院患者跌倒风险的评估工具。

（3）该量表内容简洁，容易理解，使用方便，易于被老年人接受。

二、痴呆

痴呆预防与干预措施

（一）痴呆的定义

痴呆是以认知障碍表现为核心症状，可伴有精神行为异常，影响个体的社会功能、导致日常生活能力下降的一组疾病。老年期痴呆主要包括阿尔茨海默病（AD）、血管性痴呆（VD）、混合型痴呆和其他类型痴呆。

（二）痴呆的临床表现

老年期痴呆的三大核心症状为认知能力下降、精神症状和行为障碍、生活能力下降。

1. 认知能力下降

典型的首发征象为记忆障碍，早期以近期记忆受损为主，远期记忆受损较轻，表现为对刚发生的事、刚说过的话不能记忆,忘记熟悉的人名,而对年代久远的事情记忆相对清楚。言语功能逐渐受损,出现找词、找名字困难的现象,可出现计算困难、时间地点定向障碍、执行功能下降等。

2. 精神症状和行为障碍

主要包括抑郁、焦虑不安、幻觉、妄想和失眠等心理症状及攻击行为、无目的的徘徊、坐立不安、行为举止不得体、尖叫等行为症状。多数痴呆症老年人在疾病发生过程中都会出现精神症状和行为障碍,影响其与照料者的生活质量。

3. 生活能力下降

痴呆症老年人完成日常生活和工作越来越困难,吃饭、穿衣、上厕所也需要帮助,简单的财务问题也不能处理,日常生活需要他人照顾,最后完全不能自理。

(三)痴呆的评估

1. 评估的目的

(1)评估老年患者的认知功能情况,初步筛查轻度认知功能障碍患者或痴呆患者。

(2)应用于脑卒中患者认知功能损害状况的评定,为指导治疗和疗效判断提供依据。

(3)为认知障碍患者提供护理依据,防止护理安全事件的发生。

(4)用于对轻度认知功能障碍患者或失智患者治疗、康复效果的评价。

2. 适用人群

(1)75岁以上的多见于女性,有家族遗传史,免疫力低,情绪抑郁、谵妄、语言障碍、注意力不集中、文化水平低下的高龄老人。

(2)患有心血管疾病(如心房颤动、心律失常、心绞痛)的老年人。

(3)患有神经系统疾病(如淀粉糖斑块和肿瘤样病变)的老年人。

3. 评估的工具

(1)认知功能的评估包括简易认知评估工具(Mini-Cog)、Blessed常识-记忆力-注意力检查量表(IMCT)见表2-4-1。

表2-4-1　Blessed常识-记忆力-注意力检查量表

项目	评估内容	分值	得分
常识	1. 您的姓名是什么?	1	
	2. 现在是几点?	1	
	3. 现在是上午还是下午?	1	
	4. 今天是星期几?	1	
	5. 今天是几号?	1	
	6. 现在是几月份?	1	
	7. 今年的年份?	1	

续表2-4-1

项目	评估内容	分值	得分
常识	8. 您的住处的门牌号？	1	
	9. 您的住处街道名？	1	
	10. 您的住处城市名？	1	
	11. 您现在在什么地方？（家、医院等）	1	
	12. 识别人物（医生、护士、招待员、患者、家属等任意2个）	2（1分/个）	
记忆力	13. 您的出生日？	1	
	14. 您的出生地点？	1	
	15. 您上学的学校？	1	
	16. 您的职业？	1	
	17. 您的兄弟或妻子的名字？	1	
	18. 您曾经工作过的任一城市名称？	1	
	19. 您上司的名字？	1	
	20. 抗日战争的时间？*	1	
	21. 新中国成立的时间？*	1	
	22. 国家总理的名字？	1	
	23. 国家主席的名字？	1	
	24. 名字和地址（5 min后回忆）如李克明，广州市，人民路42号	1	
注意力	25. 将"红黄蓝白黑"5种颜色倒过来讲一遍（或倒数12个月份）	2,1,0	
	26. 从1数到20	2,1,0	
	27. 从20数到1	2,1,0	
	28. 回忆刚才的人名和地址	5,4,3,2,1,0	

注：总分36分，痴呆的分界值：文盲≤19分，小学≤23分，中学≤26分。* 相差3年之内，给1/2分。

（2）日常生活能力的评估见表2-4-2、表2-4-3。

表2-4-2 日常生活能力量表（ADL）

项目	评分标准				得分
	自己完全可以做	有些困难但自己尚能完成	需要帮助	根本无法做	
1. 行走	1	2	3	4	
2. 吃饭	1	2	3	4	
3. 穿衣	1	2	3	4	
4. 梳头、刷牙等	1	2	3	4	
5. 洗澡	1	2	3	4	

续表2-4-2

项目	评分标准				得分
	自己完全可以做	有些困难但自己尚能完成	需要帮助	根本无法做	
6.定时上厕所	1	2	3	4	
7.使用车辆	1	2	3	4	
8.做饭菜	1	2	3	4	
9.做家务	1	2	3	4	
10.洗衣	1	2	3	4	
11.购物	1	2	3	4	
12.吃药	1	2	3	4	
13.打电话	1	2	3	4	
14.处理自己的财务	1	2	3	4	
总分					

评价:总分低于16分为完全正常,大于16分有不同程度的功能下降,最高56分,单项分1分为正常,2~4分为功能下降。凡有2项或2项以上≥3分,或总分≥22分为功能有明显障碍。

表2-4-3 老年日常生活能力评估量表

项目	评分标准				得分
	自己完全可以做	有些困难但自己尚能完成	需要帮助	根本无法做	
1.自己乘坐公共车辆	1	2	3	4	
2.步行外出到家附近的地方	1	2	3	4	
3.自己做饭(包括生火)	1	2	3	4	
4.做家务	1	2	3	4	
5.吃药	1	2	3	4	
6.吃饭	1	2	3	4	
7.穿衣服、脱衣服	1	2	3	4	
8.梳头、刷牙等	1	2	3	4	
9.洗衣	1	2	3	4	
10.室内行走	1	2	3	4	
11.上下楼梯	1	2	3	4	
12.上下床、坐起或站起	1	2	3	4	
13.提水、煮饭、洗澡	1	2	3	4	
14.洗澡(水已放好)	1	2	3	4	
15.剪指甲	1	2	3	4	
16.购物	1	2	3	4	

续表2-4-3

项目	评分标准				得分
	自己完全可以做	有些困难但自己尚能完成	需要帮助	根本无法做	
17. 走去上厕所	1	2	3	4	
18. 打电话	1	2	3	4	
19. 处理自己的财务	1	2	3	4	
20. 独自在家	1	2	3	4	
总分					

注:评定建议,75岁以下,总分≥23,提示痴呆;75岁以上,总分≥25,提示痴呆。

(3)精神行为症状的评估。神经精神症状问卷见表2-4-4,由评估者根据知情者提供的信息进行评定,首先询问知情者,患者在过去4周内是否有该症状。如果有,评价其出现的频率、严重程度和引起照料者苦恼的程度。

1)频率分级:分为1~4级(1~4分),具体如下。

1分=偶尔,少于每周1次。

2分=经常,大约每周1次。

3分=频繁,每周几次但少于每天1次。

4分=十分频繁,每天1次或更多或持续。

2)严重程度分级:分为1~3级(1~3分),具体如下。

1分=轻度,可以察觉但不明显。

2分=中度,明显但不十分突出。

3分=重度,非常突出的变化。

3)引起照料者苦恼程度:分为6级(0~5分),具体如下。

0分=不苦恼。

1分=极轻度的苦恼,照料者无需采取措施应对。

2分=轻度苦恼,照料者很容易应对。

3分=中度苦恼,照料者难以自行应对。

4分=重度苦恼,照料者难以应对。

5分=极度苦恼,照料者无法应对。

对患者的评分和照料者的评分应分开计算。

表2-4-4　神经精神症状问卷

项目	是	否	频率(F)	严重程度(S)	引起照料者苦恼程度	F×S
妄想			1　2　3　4	1　2　3	0　1　2　3　4　5	
幻觉			1　2　3　4	1　2　3	0　1　2　3　4　5	
激越/攻击			1　2　3　4	1　2　3	0　1　2　3　4　5	

续表 2-4-4

项目	是	否	频率（F）	严重程度（S）	引起照料者苦恼程度	F×S
抑郁/心境恶劣			1 2 3 4	1 2 3	0 1 2 3 4 5	
焦虑			1 2 3 4	1 2 3	0 1 2 3 4 5	
欣快			1 2 3 4	1 2 3	0 1 2 3 4 5	
情感淡漠			1 2 3 4	1 2 3	0 1 2 3 4 5	
脱抑制			1 2 3 4	1 2 3	0 1 2 3 4 5	
易激惹/情绪不稳			1 2 3 4	1 2 3	0 1 2 3 4 5	
异常运动行为			1 2 3 4	1 2 3	0 1 2 3 4 5	
睡眠/夜间行为			1 2 3 4	1 2 3	0 1 2 3 4 5	
食欲和进食障碍			1 2 3 4	1 2 3	0 1 2 3 4 5	

注：来源为配偶、患者、照料者和其他人。得分为每项指标的频度×严重程度。

（4）痴呆严重程度分级量表。总体衰退量表（GDS）见表 2-4-5。

表 2-4-5　总体衰退量表

分级	严重程度	评估内容	是	否
一	无认知功能减退	无主观叙述记忆不好，临床检查无记忆缺陷的证据		
二	非常轻微的认知功能减退	自己抱怨记忆不好，通常表现为以下几个方面：①忘记熟悉的东西放在什么地方；②忘记熟人的名字，但临床检查无记忆缺陷的客观证据。就业和社交场合无客观的功能缺陷，对症状的关心恰当		
三	轻度认知功能减退	最早而明确的认知缺陷，存在下述两项或两项以上的表现：①患者到不熟悉的地方迷路；②同事注意到患者的工作能力相对减退；③家人发现患者回忆词汇困难；④阅读一篇文章或一本书后记住的东西甚少；⑤记忆新认识的人名能力减退；⑥可能遗失贵重物品或放错地方；⑦临床检查有注意力减退的证据。只有深入检查才有可能获得记忆减退的客观证据。可有所从事的工作和社交能力的减退		
四	中度认知功能减退	患者开始出现否认，伴有轻、中度焦虑症状明显的认知缺陷表现在以下几个方面：①对目前和最近的事件知识减少；②对个人经历的记忆缺陷；③从做连续减法可以发现注意力不能集中；④旅行、管理钱财等的能力减退。但常无以下3方面的损害：①时间和人物定向；②识别熟人和熟悉的面孔；③到熟悉的地方旅行的能力。不能完成复杂的工作；心理防御机制中的否认显得突出，情感平淡，回避竞争		

续表2-4-5

分级	严重程度	评估内容	是	否
五	重度认知功能减退	患者的生活需要照顾,检查时半天不能回忆与以前生活密切相关的事情。例如,地址、使用了多年的电话号码、亲属的名字(如孙子的名字)、本人毕业的高中或大学的名称、或地点定向障碍。受过教育的人,作40连续减4或20连续减2也有困难。在此阶段,患者尚保留一些与自己或他人有关的重要事件的知识。知道自己的名字,通常也知道配偶和独生子女的名字。进食及大小便无需帮助,但不少的患者不知道挑选合适的衣服穿		
六	严重认知功能减退	忘记配偶的名字、最近的经历和事件大部分忘记。保留一些过去经历的知识,但为数甚少。通常不能认识周围环境,不知道年份、季节等。作10以内的加减法可能有困难。日常生活需要照顾,可有大小便失禁,外出需要帮助,偶尔能到熟悉的地方去,日夜节律紊乱,几乎总能记起自己的名字,常常能区分周围的熟人与生人。出现人格和情绪改变,这些变化颇不稳定,包括:①妄想性行为,如责备自己配偶是骗子,与想象中的人物谈话,可与镜子中的自我谈话;②强迫症状,如可能不断重复简单的清洗动作;③焦虑症状,激越,甚至出现以往从未有过的暴力行为;④认知性意志减退,如因不能长久保持一种想法以决定有的行为,致使意志能力丧失		
七	极严重认知功能减退	丧失言语功能。常常不能说话,只有咕哝声。小便失禁,饮食及大小便需要帮助料理。丧失基本的精神性运动技能,如不能走路,大脑似乎再也不能指挥躯体。常出现广泛的皮质性神经系统症状和体征		

4.评估的特点

(1)该类量表是对患者的知觉、注意、记忆、语言、执行能力等方面的评价,为临床认知功能损害提供定位和定性诊断。

(2)能够客观反映认知是否有损害,以及损害程度、认知损害的特征和变化。

(3)痴呆综合征的评估主要包括以下4个方面:认知功能的评估、日常生活能力的评估、精神行为症状的评估和痴呆总体严重程度的评估。

三、尿失禁

(一)失禁的定义

尿失禁(incontinence of urine)是指由于膀胱括约肌的损伤或神经精神功能障碍而丧失排尿自控的能力,使尿液不受主观意志控制而自尿道口溢出或流出的状态。

尿失禁的
预防与干
预

(二)失禁的临床表现

1.尿失禁的分型

尿失禁根据原因可分为神经源性尿失禁、梗阻性尿失禁、创伤性尿失禁、精神性尿失禁、先天性尿失禁。根据临床倾向可分为暂时性尿失禁和已经形成的尿失禁两大类。目前公认的尿失禁可分为以下4大类。

(1)急迫性尿失禁:指患者因膀胱内病变引起膀胱收缩并产生强烈尿意的情况下,不能控制小便而使尿液流出,表现为伴有强烈尿意的不自主性漏尿。

(2)压力性尿失禁(真性尿失禁):又名张力性尿失禁,是指在没有膀胱逼尿肌收缩的情况下,由于腹内压的增加(如咳嗽、打喷嚏、运动、大笑、举提重物等)导致尿液不自主地从尿道流出。压力性尿失禁也可由于身体活动所引起的逼尿肌过度活动所致,即"压力性反射亢进"。

一般根据症状的轻重分为以下4种。

Ⅰ度患者,咳嗽等腹内压增高时偶有尿失禁,可以正常参加社会活动。

Ⅱ度患者,任何屏气及使劲时都有尿失禁,内裤常为尿浸湿,需更换。

Ⅲ度患者,直立位时即有尿失禁,常浸湿外裤,有时尿液可能沿大腿流下,需用尿片。

Ⅳ度患者,直立位时或平卧位时均有尿失禁,完全失去控制,需持续用尿片。

(3)充盈性尿失禁(假性尿失禁):当膀胱不能完全排空时,经常处于充盈状态,压力增加导致尿液溢出。特点是尿液自动从高压区流向低压区,随着膀胱内压力降低与括约肌压力达到平衡而自动停止。常见于膀胱本身障碍包括膀胱逼尿肌无力、膀胱肿瘤、结石、炎症等;尿道阻塞、狭窄,前列腺增生,也可见于肥胖和神经源性膀胱功能障碍等。充盈性尿失禁患者膀胱内一般有残余尿。

(4)功能性尿失禁:又叫反射性尿失禁,是指在缺乏尿意情况下,由于脊髓内异常反射活动引起的自发性漏尿,常见于骶上中枢神经损害,一般无排尿感觉,伴逼尿肌反射亢进。

2.尿失禁的原因

(1)暂时性尿失禁的原因。①谵妄;②尿道感染;③萎缩性尿道炎和阴道炎;④利尿药、抗胆碱能药、抗抑郁药、精神病药及镇静催眠药等;⑤抑郁等不正常心理;⑥心力衰竭、糖尿病等疾病;⑦活动受限;⑧便秘。

(2)已经形成尿失禁的原因。①逼尿肌痉挛(或膀胱不自主收缩);②逼尿肌松弛;③尿道口闭锁不全;④下尿路梗阻功能性尿失禁。

(三)失禁的评估

1.评估的目的

(1)判断患者有无尿失禁。

(2)为护理治疗提供依据。

(3)准确评价治疗及护理效果。

(4)明确尿失禁的诱因和类型。

2.适用人群

（1）膀胱病变（如膀胱及尿道的急性炎症、膀胱结核、间质性膀胱炎、膀胱肿瘤、膀胱结石）的患者。

（2）分娩损伤、绝经期妇女和老年女性（盆底肌松弛、膀胱颈后尿道下移、尿道固有括约肌功能减退）以及男性前列腺术后尿道外括约肌损伤、会阴部及尿道损伤的患者。

（3）膀胱障碍（如膀胱逼尿肌无力、膀胱肿瘤、结石、炎症），尿道阻塞、狭窄，前列腺增生的患者。

（4）肥胖和神经源性膀胱功能障碍的患者。

3.评估的工具

国际尿失禁咨询委员会尿失禁问卷简表（ICI-Q-SF）见表2-4-6。

表2-4-6　国际尿失禁咨询委员会尿失禁问卷简表（ICI-Q-SF）

评估项目	评估内容	分值	得分
1.您的出生日期	年　月　日		
2.性别	男□　女□		
3.您溢尿的次数？	从来不溢尿	0	
	一星期大约溢尿 1 次或经常不到 1 次	1	
	一星期溢尿 2 次或 3 次	2	
	每天大约溢尿 1 次	3	
	一天溢尿数次	4	
	一直溢尿	5	
4.在通常情况下,您的溢尿量是多少（不管您是否使用了防护用品）	不溢尿	0	
	少量溢尿	2	
	中等量溢尿	4	
	大量溢尿	6	
5.总体上看,溢尿对您日常生活影响程度如何？	请在 0（表示没有影响）~ 10（表示有很大影响）之间的某个数字做出评分	0 ~ 10	
6.什么时候发生溢尿？（请在与您情况相符合的那些空格画√）	从不溢尿	□	
	在睡着时溢尿	□	
	在活动或体育运动时溢尿	□	
	在没有明显理由的情况下溢尿	□	
	未能到达厕所就会有尿液漏出	□	
	在咳嗽或打喷嚏时溢尿	□	
	在小便完和穿好衣服时溢尿	□	
	在所有时间内溢尿	□	

续表2-4-6

ICI-Q-SF评分：把第3～5个问题的分数相加为总分。总分范围为0～21分，代表患者症状的严重程度，分值越高症状越重
0分：正常，无症状，不需要任何处理
1～7分：轻度尿失禁，不需要佩戴尿垫，到尿失禁咨询门诊就诊或电话咨询，进行自控训练
8～14分：中度尿失禁，需要佩戴尿垫，到尿失禁门诊就诊进行物理治疗或住院手术治疗
15～21分：重度尿失禁，严重影响正常生活和社交活动分，到专科医院或者老年医院接受系统治疗

注：1.最后8个问题可多选，但不计入问卷评分，目的是帮助临床医师进一步确定尿失禁的类型。尿失禁是一个复杂的病理过程，包含较多的病理因素，当尿流动力学检查不能确定尿失禁的类型时，医生可以结合患者主诉及临床症状进行推断，患者咳嗽或打喷嚏时出现尿道口溢尿提示为压力性尿失禁，患者在所有时间均溢尿提示为真性尿失禁，从而最终确定尿失禁的具体类型。

2.要求患者仔细回想近4周来的症状，对问卷进行填写。

4.评估的特点

（1）该量表是以患者为主导的评估调查问卷，能够准确、可靠、真实地反映患者尿失禁症状的严重程度。

（2）可以帮助临床人员进行诊断，为选择合适的干预措施提供依据。

四、抑郁

抑郁的预防与干预

（一）抑郁的定义

抑郁是常见的情感障碍，以情绪低落、愉快感丧失及精力减退为核心症状，还可能进发一些饮食睡眠问题、注意力不集中、内疚自责，甚至自伤、自杀行为等，部分患者伴有多种多样的躯体不适症状，如心悸、出汗、胃部不适、肌肉酸痛、肢体麻木等。

（二）抑郁的临床表现

老年抑郁的临床表现如下。

（1）焦虑、抑郁和激越常常混合存在。

（2）精力下降、兴趣索然、自我评价低，这些症状容易与老年期的功能衰退所出现的感受混淆。

（3）精神症状暴露不充分，而以多种多样的躯体不适为主诉。

（4）失眠及认知功能减退表现突出。

（5）自杀观念或行为：自杀观念强却不表达，自杀行为隐秘，成功率高。

（6）躯体疾病及其治疗药物的作用使得抑郁症状复杂多变。

（三）抑郁的评估

1.评估的目的

（1）确认抑郁症状和（或）诊断。

（2）与患者建立良好的关系,益于之后的治疗和随访。

2.适用人群

（1）认知障碍、交流障碍和听力障碍的老年人。

（2）心境和情绪低落、活动减少、易激惹、退缩,对过去或将来有消极评价的老年人。

3.评估的工具

老年抑郁量表(GDS)见表2-4-7。

表2-4-7　老年抑郁量表

请选择最近1周来最适合您的感受	是	否	得分
1.您对生活基本上满意吗?	0	1	
2.您是否已经放弃了很多活动和兴趣?	1	0	
3.您是否觉得生活空虚?	1	0	
4.您是否常感到厌倦?	1	0	
5.您觉得未来有希望吗?	0	1	
6.您是否因为脑子里有一些想法摆脱不掉而烦恼?	1	0	
7.您是否大部分时间精力充沛?	0	1	
8.您是否害怕有不幸的事落到你头上?	1	0	
9.您是否大部分时间感到幸福?	0	1	
10.您是否常感到孤立无援?	1	0	
11.您是否经常坐立不安、心烦意乱?	1	0	
12.您是否希望经常待在家里而不去做些新鲜事?	1	0	
13.您是否常常担心未来?	1	0	
14.您是否觉得记忆力比以前差?	1	0	
15.您是否觉得现在生活很惬意?	0	1	
16.您是否常感到心情沉重、郁闷?	1	0	
17.您是否觉得像现在这样生活毫无意义?	1	0	
18.您是否常为过去的事忧愁?	1	0	
19.您觉得生活很令人兴奋吗?	0	1	
20.您开始一件新的工作困难吗?	1	0	
21.您觉得生活充满活力吗?	0	1	
22.您是否觉得您的处境毫无希望?	1	0	
23.您是否觉得大多数人比您强得多?	1	0	
24.您是否常为些小事伤心?	1	0	

表 2-4-7　老年抑郁量表

请选择最近 1 周来最适合您的感受	是	否	得分
25. 您是否常觉得想哭？	1	0	
26. 您集中精力困难吗？	1	0	
27. 您早晨起床很开心吗？	0	1	
28. 您希望避开聚会吗？	1	0	
29. 您做决定很容易吗？	0	1	
30. 您的头脑像往常一样清晰吗？	0	1	

评价标准：Brink 建议按不同的研究目的（如要求更高的灵敏度还是更高的特异度）用 9~14 分作为存在抑郁的界限分。一般来讲，0~9 分（总分 30 分）可视为正常范围；10~19 分提示轻度抑郁，20~30 分为重度抑郁。

4. 评估的特点

（1）老年抑郁量表是目前使用最为广泛的老年人群专用抑郁症状筛查量表。

（2）具有症状特异性高和问题回答简单、易于理解的优点。

五、谵妄

（一）谵妄的定义

谵妄是一种常见的重要的老年综合征，是一种急性脑功能下降、伴认知功能改变和意识障碍，是一种急性发作的精神和认知功能紊乱性疾病，是住院老年人常见的严重潜在致残或死亡的根源。

（二）谵妄的分类

谵妄的干预

谵妄分类见表 2-4-8。

（1）高活动型（hyperactive or agitated）占 25%。

（2）低活动型（hypoactive delirium）占 25%，常被忽视。

（3）混合型（mixed）占 35%。

（4）正常型占 15%。

表 2-4-8　谵妄分类表

评估	谵妄分类		
	低活动型/低度警觉亚型	高活动型/过度警觉亚型	混合型
清醒程度	嗜睡（lethargic or drowsy）、木僵（stupor）或警觉性减低	警觉性高，过度活跃，对周围环境反应过度或强烈	前两者反应皆有

续表2-4-8

评估	谵妄分类		
	低活动型/低度警觉亚型	高活动型/过度警觉亚型	混合型
活动力	活动力降低,动作反应缓慢,说话速度减慢	活动量增加,动作反应快速	前两者反应皆有,但无法预期
遵从性	对指令反应缓慢,常被动且只对简单动作或指令有反应(如举起右手)	有敌意,攻击性,拉扯管路或被单,翻爬床挡等	前两者反应皆有,但无法预期
思考能力	注意力不易集中,思维组织能力不足,过度静默	注意力不集中,易受外在环境吸引,漫游、妄想、幻觉、谩骂、吼叫、思维缺乏组织性	前两者反应皆有,但无法预期

(三)谵妄的评估

1. 评估的目的

(1)有利于谵妄的识别。

(2)确定可能的病因以及排除危及生命的情况。

(3)有利于适当处理谵妄的原因和症状。

2. 适用人群

(1)具有认知功能障碍(如痴呆)伴有疾病或发生意外的患者。

(2)急性精神错乱、意识模糊或间断意识障碍波动的高龄患者。

3. 评估的工具

(1)谵妄的识别。如果有以下情形需考虑谵妄:①急性发作,病程波动;②不能集中注意力;③组织不良的思维;④意识状态的改变。具备上述①+②+③或④,诊断即可成立。

(2)谵妄量表。谵妄量表(confusion assessment method,CAM)是目前使用最广泛的,CAM快速筛查量表包括4个方面,见表2-4-9。

(3)常用的注意力测试方法。①数字广度——顺背或倒背数字,正背5个或倒背4个为正常;②正数以及倒数星期一到星期天,1月到12月;③听到某个字母举手;④给患者看图片,要求患者记忆并且回忆;⑤连续100减7。

表2-4-9　谵妄量表

特征	问题
1.精神状态的急性改变	●患者的精神状态是否较基础水平发生急性变化？
2.注意力不集中	●患者的注意力是否不易集中？ ●这种异常在一天中是否有波动？
3.思维混乱	●患者的思维是否混乱或不连贯(对话不切题、意思不明确、语无伦次或突然转移话题)？ ●这种异常在一天中是否有波动？
4.意识状态的改变	●患者的神志是否正常？分为清晰、过分警觉、嗜睡(易叫醒)、昏睡(不易叫醒)、昏迷(不能叫醒) ●这种异常在一天中是否有波动？

（4）老年环境评估。医院或家庭应为患者提供更好的照护环境,使其更适合患者进行交流和从事社会活动,使其有助于患者日常生活能力的提高,尽可能减少谵妄的发生。医院或家庭环境评估需要考虑以下因素。①居室的灯光是否合适(灯光过亮或过暗)；②房间布置是否有指示,有无引起杂音的物件；③房间是否隔音；④是否保证单间设置；⑤最好有折叠床,有家人陪伴；⑥是否有呼叫系统,尽量使用震动铃代替响铃呼叫。

4.评估的特点

（1）本量表是为不能进行语言交流的患者评估是否存在谵妄而设计的评估工具。

（2）适用于非精神心理专业的医生、护士筛查谵妄。

（3）通过动态的全面评估能早期发现谵妄的高危因素,针对危险因素调整医疗护理方案,消除诱发谵妄的各种因素,做到早期预防,可以降低谵妄的发生率。

六、睡眠障碍

睡眠障碍
预防和干
预

（一）睡眠障碍定义

睡眠障碍是一类影响入睡或保持睡眠的疾病,包括睡眠太多、睡眠相关呼吸疾病以及与睡眠相关的行为异常。睡眠障碍是老年人最常见的症状之一,长期反复睡眠障碍会影响老年人原发病的治疗和康复,加重或诱发某些躯体疾病,是威胁老年人身心健康的重要因素。

（二）睡眠障碍临床表现

失眠指患者对睡眠时间或质量不满足并影响白天社会功能的一种主观体验。

1.临床常见的失眠形式

（1）入睡困难。入睡时间超过30 min。

（2）睡眠维持障碍。夜间觉醒次数＝2次或凌晨早醒。

（3）睡眠质量下降。睡眠浅、多梦。

（4）总睡眠时间缩短。通常少于 6 h。

（5）日间残留效应。次日感到头昏、精神不振、嗜睡、乏力等。

2. 失眠的分类

（1）急性失眠。病程小于 4 周。

（2）亚急性失眠。病程大于 4 周，小于 6 个月。

（3）慢性失眠。病程大于 6 个月。

3. 老年人睡眠特点

老年人夜间睡眠时间缩短，重现短暂的白天睡眠，其睡眠模式又回归到多相性睡眠，60 岁以上每天睡眠时间 5～7 h，4 期睡眠在 60 岁以后甚至完全消失。

（三）睡眠障碍评估

1. 评估的目的

（1）评估患者的睡眠情况，确定睡眠障碍的相关因素。

（2）获得睡眠障碍的量化依据，有助于分析睡眠紊乱的程度和评价质量效果。

（3）指导治疗，评估失眠的严重程度，识别造成失眠的行为，确定当前的生理节律障碍的严重程度。

2. 适用人群

（1）入睡困难（躺下时间≥30 min 无法入睡），夜醒次数过多（夜醒次数≥2 次），醒后再次入睡困难，早醒后有疲劳感。

（2）头晕或头痛，注意力不集中，记忆力减退，急躁易怒，反应减退的患者。

（3）主诉睡眠不好，需要长期服用安眠类药物，改善睡眠质量的患者。

3. 评估的工具

睡眠障碍的社会评估表见表 2-4-10。

表 2-4-10　睡眠障碍的社会评估表

项目	选项	分值	得分
1. 入睡时间（关灯后到睡着的时间）	没问题	0	
	轻微延迟	1	
	显著延迟	2	
	延迟严重或没有睡觉	3	
2. 夜醒	没问题	0	
	轻微影响	1	
	显著影响	2	
	严重影响或没有睡觉	3	

续表 2-4-10

项目	选项	分值	得分
3. 比期望的时间早醒	没问题	0	
	轻微提早	1	
	显著提早	2	
	严重提早或没有睡觉	3	
4. 总睡眠时间	足够	0	
	轻微不足	1	
	显著不足	2	
	严重不足或没有睡觉	3	
总睡眠质量(无论睡多长)	满意	0	
	轻微不满	1	
	显著不满	2	
	严重不满或没有睡觉	3	
6. 白天情绪	正常	0	
	轻微低落	1	
	显著低落	2	
	严重低落	3	
7. 白天身体功能(体力或精神:如记忆力、认知力和注意力等)	足够	0	
	轻微影响	1	
	显著影响	2	
	严重影响	3	
8. 白天思睡	无思睡	0	
	轻微思睡	1	
	显著思睡	2	
总分			

评价:总分范围 0~24 分,得分越高,表示睡眠质量越差。<4 分,无睡眠障碍;4~6 分,可疑失眠;6 分以上,失眠。

4. 评估的特点

(1)能够短期动态监测睡眠情况的变化与进展,减少回忆偏差。

(2)能够区分睡眠良好与失眠患者,是一种有效地用于失眠筛查的临床评估工具。

(3)具有较高的诊断效能及简短适用的特点。

(4)整合了夜间与日间睡眠参数的评估。

疼痛的预防与干预措施

七、疼痛

(一)疼痛定义

疼痛是由感觉刺激而产生的一种生理、心理反应及情感上的不愉快经历。老年人疼痛是老年人晚年生活中经常存在的一种症状。随着增龄变化,准确感觉和主诉疼痛的能力降低,而不明确的疼痛和由此引发的不适感明显增加。

老年人疼痛发生流行趋势:①老年人持续性疼痛的发生率高于普通人群;②骨骼肌疼痛的发生率增高;③疼痛程度加重;④功能障碍与生活行为受限等症状明显增加。

(二)疼痛的临床特点

(1)根据起病缓急和持续时间划分疼痛类型及其原因。①急性疼痛:有明确原因引起的急性发作,如骨折、手术等,持续时间多在1个月内。常伴有自主神经系统症状,如心跳加快、出汗,甚至血压轻度升高等。②慢性疼痛:起病较慢,一般超过3个月。多与慢性疾病有关,如糖尿病性周围神经病变、骨质疏松症等。一般无自主神经症状,但常伴有心理障碍,如抑郁的发生。

(2)根据发病机制划分的疼痛类型及其原因。①躯体疼痛:源自皮肤或骨筋膜或深部组织的疼痛,定位比较明确,性质为钝痛或剧痛。②内脏疼痛:源自脏器的浸润、压迫或牵拉,疼痛位置较深且定位不清,可伴牵涉痛。以腹腔脏器的炎症性疾病较为多见。③神经性疼痛:性质为放射样烧灼痛,常伴有局部感觉异常。常见原因:疱疹后神经痛、糖尿病性周围神经病、椎管狭窄、三叉神经痛、脑卒中后疼痛。

(三)疼痛的评估

1. 评估的目的

(1)了解患者对疼痛的认知现状。

(2)了解医护人员和非医护人员对疼痛的认知和治疗预期的差距,提高疼痛治疗的依从性,推动疼痛的规范化治疗。

2. 适用人群

适用于老年患者各种疼痛以及治疗后的测量和评估。

3. 评估的工具

(1)视觉模拟评分法(visual analogue scale,VAS)见图2-4-1。

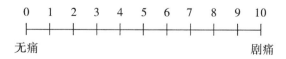

图2-4-1　视觉模拟评分法

注:0～2分为"优";3～5分为"良";6～8分为"可";>8分为"差"。

（2）Wong-Baker面部表情量表（face rating scale，FRS）。采用从微笑至悲伤至哭泣的6种面部表情表达疼痛程度。0＝非常愉快，无疼痛；2＝微痛；4＝有些疼痛；6＝疼痛明显；8＝疼痛剧烈；10＝疼痛难忍（图2-4-2）。

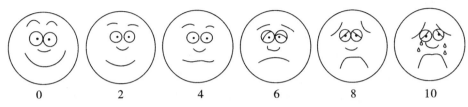

图2-4-2　面部表情疼痛量表

4. 评估的特点

（1）适用于无意识障碍语言表达正常的患者。

（2）操作简单，易于理解，适用面相对较广。

（3）没有特定的文化背景或性别要求，评估方法简单、直观、形象易于掌握，不需要任何附加设备，特别适用于急性疼痛者、老年人、小儿、文化程度较低者。

八、帕金森综合征

帕金森综合征的干预

（一）帕金森综合征的定义

帕金森病（parkinson disease，PD）又称震颤麻痹（paralysis agitans），是中老年常见的神经系统变性疾病，以静止性震颤、运动迟缓、肌强直和姿势平衡障碍为临床特征，主要病理改变是黑质多巴胺（DA）能神经元变性和路易小体形成。高血压脑动脉硬化、脑炎、脑外伤、中毒、基底核附近肿瘤以及吩噻嗪类药物等产生的震颤、强直等症状，称为帕金森综合征。

（二）帕金森综合征的临床症状与体征

（1）静止性震颤。多始于一侧上肢远端，呈现有规律的拇指对掌和手指屈曲的不自主震颤，类似"搓丸"样动作。具有静止时明显震颤，动作时减轻，入睡后消失等特征，故称为"静止性震颤"；随病程进展，震颤可逐步涉及下颌、唇、面和四肢。少数患者无震颤，尤其是发病年龄在70岁以上者。

（2）肌强直。多从一侧的上肢或下肢近端开始，逐渐蔓延至远端、对侧和全身的肌肉。肌强直与锥体束受损时的肌张力增高不同，后者被动运动关节时，阻力在开始时较明显，随后迅速减弱，呈所谓折刀现象，故称"折刀样肌强直"，多伴有腱反射亢进和病理反射。患者的肌强直表现为屈肌和伸肌肌张力均增高，被动运动关节时始终保持阻力增高，类似弯曲软铅管的感觉，故称"铅管样肌强直"。多数患者因伴有震颤、检查时可感到均匀的阻力中出现断续停顿，如同转动齿轮感，称为"齿轮样肌强直"，这是由于肌强直与静止性震颤叠加所致。

（3）运动迟缓。随意动作减少、减慢。多表现为开始的动作困难和缓慢，如行走时起动和终止均有困难。面肌强直使面部表情呆板,双眼凝视和瞬目动作减少,笑容出现和消失减慢,造成"面具脸"。手指精细动作很难完成,系裤带、鞋带等很难进行;有书写时字越写越小的倾向,称为"写字过小征"。

(4)姿势步态异常。早期走路时患侧上肢摆臂幅度减小或消失,下肢拖拽;随病情进展,步伐逐渐变小、变慢,启动、转弯时步态障碍尤为明显;晚期有坐位、卧位起立困难,有时行走中全身僵住,不能动弹,称为"冻结"现象;有时迈步后碎步、往前冲,越走越快,不能及时止步,称为"慌张步态"。

(5)非运动症状。可有感觉障碍,早期出现嗅觉减退或睡眠障碍。常见为自主神经功能障碍的表现,如便秘、多汗、流涎、性功能减退和脂溢性皮炎(脂颜)等。约半数患者伴有抑郁症。15%～30%的患者在疾病晚期出现智能障碍。

(三)帕金森综合征的评估

1.评估的目的

(1)提高专业人员对帕金森综合征的认识,有利于早发现、早诊断、早治疗及合理用药。

(2)有利于对帕金森综合征做出更好的预防和治疗。

(3)定期评估患者,可掌握疾病发展的动态变化,有利于延缓和阻止运动障碍、震颤和强直三大症状的进展。

2.适用人群

(1)有早期运动功能障碍(如走路慢、面部表情呆板、手脚震颤)的老年患者。

(2)伴有非运动症状(如记忆力下降、嗅觉及味觉障碍、快动眼睡眠障碍、出汗异常、直立性低血压、便秘)的老年患者。

3.评估的工具

帕金森综合征风险的快速筛查方法见表2-4-11。

表2-4-11 帕金森综合征风险的快速筛查方法

筛查问题	选项	得分
1.您从椅子上起立是否有困难?	是□ 否□	
2.您写的字和以前相比是不是变小了?	是□ 否□	
3.有没有人说您的声音和以前相比变小了?	是□ 否□	
4.您走路是否容易跌倒?	是□ 否□	
5.您的脚是不是有时突然像黏在地上一样抬不起来?	是□ 否□	
6.您的面部表情是不是没有以前那么丰富了?	是□ 否□	
7.您的胳膊或者腿是否经常颤抖?	是□ 否□	
8.您自己系扣子或鞋带是否感到比较困难?	是□ 否□	
9.您走路时是不是脚拖着地走小步?	是□ 否□	

注:每个问题如回答"是"计1分,如果超过3分,则建议被测试者做进一步检查。

4. 评估的特点

(1)可帮助早期发现帕金森综合征的症状和体征,有利于早期识别,早期干预。

(2)仅能作为评估病情的手段,不能单纯地通过该量表中各项的分值来界定帕金森综合征。

九、多重用药

多重用药
的健康教
育

(一)多重用药的定义

多重用药在老年人中相对普遍,通常是指患者接受药物治疗时,使用了一种潜在的不适当药物或者同时服用了 5 种及以上的药物。然而,多重用药非常复杂,不仅仅是指一个患者所服用药物的数量,还涉及药物与药物之间的相互作用及其产生的不良反应等。

(二)多重用药的评估

1. 评估的目的

(1)帮助辨别药物不良反应和潜在的相互作用。

(2)有利于减少多重用药的情况,明显降低患者的住院率及医疗费用,减少跌倒和其他潜在的危害行为的频率。

(3)有利于监控和优化门诊处方模式。

2. 适用人群

适用于同时患有多种慢性疾病的老年人。

3. 评估的工具

多重用药评估(assess,review,minimize,optimize,reassess,ARMOR)工具是国际上应用较多的用于多重用药评估的工具。ARMOR 工具采用阶梯式方法来评估老年人多重用药,临床医生首先应取得患者在休息和活动时的心率、血压及血氧饱和度,然后遵循以下步骤来进行评估和体检(表 2-4-12)。

表 2-4-12　ARMOR 工具

步骤	评估内容
1	A = 评估(assess)患者所用的所有药物尤其是具有潜在不良后果的药物①β 受体阻滞剂;②抗抑郁药;③抗精神病药物;④其他精神药物;⑤镇痛药;⑥Beers 标准中所列的其他药物;⑦维生素和保健品
2	R = 审查(review)可能存在的:①药物与药物的相互作用;②疾病与药物的相互作用;③体内药物药效学的相互作用;④功能状态的影响;⑤亚临床药物不良反应;⑥权衡个人用药的益处胜过对主要身体功能(如食欲、体重、疼痛、情绪、视觉、听觉、膀胱、肠、皮肤、吞咽、活动水平)的影响

续表2-4-12

步骤	评估内容
3	M=最大限度地减少(minimize)不必要的药物:①停止显然缺乏药物使用适应证证据的药物;②停止其风险大于受益或具有对主要身体功能(如食欲、体重、疼痛、情绪、视觉、听觉、膀胱、肠、皮肤、吞咽、活动水平)有高潜力的负面影响的药物
4	O=优化(optimize)治疗方案:①去掉重复用药;②通过肾小球滤过率来调整经肾脏清除的药物的剂量;③调整经肝脏代谢的药物的剂量;④通过监测血糖及糖化血红蛋白值来调整口服降血糖药物;⑤考虑逐步减少抗抑郁药的剂量;⑥通过达到目标心率优化β受体阻滞剂方案;⑦通过监测心脏起搏器来调整β受体阻滞剂的剂量;⑧根据国际标准化比值(INR)的指导方针及可能出现的药物相互作用来调整抗凝血剂;⑨根据游离苯妥英钠水平来调整惊厥药物剂量
5	R=重新评估(reassess)患者在休息和活动时的心率、血压、血氧饱和度,同时还应重新评估:①功能状态[定时起床和步行测试,基本的日常生活活动(ADL)、工具使用的日常生活活动(IADL)];②认知状态(Folstein版简易精神状态检查表);③服药依从性(包括用药错误)

注:ARMOR工具推荐用于住院及门诊的综合性老年评估,同时对于监控和优化门诊处方模式非常有用。有研究显示,通过应用此工具,能够显著地减少多重用药情况,明显降低患者住院率及医疗费用,同时跌倒和其他潜在的危害行为的频率也呈现了下降趋势。

4.评估的特点

(1)主要用于住院及门诊的综合性老年评估。

(2)运用有系统、有组织的方式来解析多重用药。

(3)强调改变或停止药物治疗决策的一个关键因素是生活质量,是否使用某种药物要权衡主要的生物学功能,如膀胱、肠道及食欲等。

十、营养不良

(一)营养不良的定义

营养对维持健康有着重要的作用。合理的营养有助于改善老年人的营养状况、临床情况以及功能指标,降低疾病的并发症和死亡率,有助于延缓老年进程、促进健康和预防慢性退行性疾病,提高生命质量。营养不良是指因蛋白质或其他能量的摄入存在问题,而表现出的一系列症状,一般营养摄食不足、偏食、患有长期慢性消耗性疾病等都会造成营养不良的发生。

营养的需求

(二)影响老年人营养状况的因素

(1)身高、体重及身体成分的变化。随着年龄的增长,机体肌肉组织下降,内脏萎缩,体重也随增龄而改变。不论男性或者女性,体重在60多岁前逐渐增长到达高峰,之后有逐渐下降的趋势。体重的减少随着年龄增长以骨质流失为主。大多数老年人的体重增长是以脂肪增长为主,脂肪在体内分布也在改变,更多地分布在腹部及内脏器官周围。

(2)口腔。龋齿、牙周炎、涎腺功能不良会引起口腔干燥病,口腔黏膜炎及牙齿松动,从而导致老年人的营养失调。牙齿的缺失会引起咀嚼困难,也将增加营养失调的可能。随着年龄的增长,味蕾乳头及唾液分泌的减少均会影响味觉。50 岁以后嗅觉逐渐减弱,80 岁时嗅觉的灵敏度将减少至最佳时的 50%,老年人味觉明显减退,对甜、咸味都不敏感。

(3)消化系统。老年人咀嚼及吞咽功能减退、胃肠蠕动能力减退、胃酸分泌减少、胃排空延迟、胃肠道细菌均会影响营养物质的吸收和利用。另外随着年龄的增长,小肠动力减退、肠黏膜萎缩和面积减少以及消化道分泌激素减少,小肠的吸收功能减退,也会影响营养物质的吸收和利用。

(4)心理因素。丧偶、独居、入住养老院或对医院而感到不适应的老年人往往会因负性情绪而导致饮食摄入异常。排泄功能异常而又不能自理的老年人,有时考虑到照顾者的需求,往往自己控制饮食的摄入量。对于痴呆老年人,如果照顾者不加控制将会导致饮食过量、过少或异食行为。

(5)社会因素。老年人的社会地位、经济实力、生活环境以及价值观等对其饮食习惯影响很大。经济压力导致可选择的膳食种类、数量减少;而营养学知识的欠缺可引起偏食或反复食用同一种食物,导致营养失衡;独居老人或者高龄者,即使没有经济方面的困难,在食物的采购或烹饪上也可能会出现问题;价值观对饮食的影响也同样重要,人们对饮食的观念及要求有着许多不同之处,有"不劳动者不得食"观念的老年人,由于自己丧失了劳动能力,有可能在饮食上极度地限制自己的需求而影响健康。

(三)营养的评估

1. 评估的目的

(1)有利于判定老年人的营养状况,确定营养不良的类型及其程度。

(2)有利于估计营养不良所致后果的危险性并可监测营养支持的疗效。

(3)有利于保证有营养不良风险的患者能够得到及时有效的营养支持与干预。

2. 适用人群

(1)所有年龄≥65 岁、预计生存期>3 个月的老年住院患者都应接受例行营养筛查。

(2)非自主性体重下降,与平时体重相比,6 个月内体重下降≥10% 或 3 个月内体重下降≥5%。

(3)与日常摄入相比,经口摄入减少。

3. 评估的工具

住院患者营养风险筛查 NRS 2002 评估表见表 2-4-13。

表 2-4-13　住院患者营养风险筛查 NRS 2002 评估表

患者资料			
姓名： 性别： 身高(cm)： 体重指数(BMI)：	住院号： 年龄： 体重(kg)： 蛋白质(g/L)：		病区 床号：
项目	评估内容	分值	得分
1.疾病状态	骨盆骨折或慢性病患者合并有以下疾病：肝硬化、慢性阻塞性肺疾病、长期血液透析、糖尿病、肿瘤	1	
	腹部重大手术、脑卒中、重症肺炎、血液系统肿瘤	2	
	颅脑损伤、骨髓抑制、加护病患（APACHE>10 分）	3	
2.营养状况 指标 （单选）	正常营养状态	0	
	3 个月内体重减轻>5% 或最近 1 个星期进食量(与需要量相比)减少 20% ~50%	1	
	2 个月内体重减轻>5% 或 BMI 18.5 ~20.5 或最近 1 个星期进食量(与需要量相比)减少 50% ~75%	2	
	1 个月内体重减轻>5%（或 3 个月内减轻>15%）或 BMI<18.5（或血清蛋白<35 g/L）或最近 1 个星期进食量(与需要量相比)减少 70% ~100%	3	
3.年龄	年龄≥70 岁	1	
总分			

注：总分≥3 分，患者有营养不良的风险，需营养支持；总分<3 分，若患者将接受重大手术，则每周重新评估其营养状况。

4.评估的特点

（1）住院患者营养风险筛查 NRS 2002 评估表是目前唯一具有循证基础的筛查工具，可动态预测患者营养状况的变化情况。

（2）操作仅需要进行简单的人体测量及问诊，经非专业化培训的人员和专业人员分别测出的结果差异性不大，可在 3 min 内迅速完成评估，适用于所有成年患者。

（3）已在我国临床实践中得到了验证，已成为我国应用最为广泛的一种筛查工具。

十一、衰弱

（一）衰弱的定义

衰弱是指一组由机体退行性改变和多种慢性疾病引起的机体易损性增加的老年综合征。其核心是老年人生理储备下降或多系统异常，外界较小刺激即可引起负性临床事件的发生。

衰弱的干预

（二）衰弱的临床表现

（1）非特异性表现。①疲劳感，做事时无法集中精力或者做事感觉很费力等情况；②不明原因体重下降；③反复感染。

（2）跌倒平衡和步态受损，衰弱的老年人即使轻度疾病也会导致肢体平衡受损，不足以维持完整的步态，易出现跌倒等情况。

（3）衰弱老年人多伴有脑功能下降，应激时可导致脑功能障碍加剧而出现谵妄。

（4）波动性失能患者可出现功能状态的急剧变化，常常表现为功能独立和需要人照顾交替出现。

（三）衰弱的评估

1. 评估的目的

（1）有利于对老年人进行危险分层。

（2）能够预测跌倒的发生，减少住院时间和住院次数及死亡率。

（3）可作为老年人术前评估的依据，评价老年患者器官功能状态，预测对手术的耐受及术后并发症的发生风险。

（4）可作为老年患者免疫功能评价临床指标之一。

2. 适用人群

所有70岁及以上人群或近一年内，非刻意节食情况下出现体重下降（≥5%）的人群。

3. 评估的工具

社区老年人衰弱状况与生活质量的研究现状

国际老年营养学会提出衰弱评估量表（FRAIL量表），包括5项：①疲劳感；②阻力感，上一层楼梯即感困难；③自由活动下降，不能行走1个街区；④多种疾病共存，≥5个；⑤体重减轻，1年内体重下降>5%。判断衰弱的方法与Fried衰弱综合征标准相同。这种评估方法较为简易，可能更适合进行快速临床评估（表2-4-14）。

表2-4-14　衰弱评估量表

条目	询问方式
1.疲乏	过去4周内大部分时间或者所有时间感到疲乏
2.阻力增加/耐力减退	在不用任何辅助工具以及不用他人帮助的情况下，中途不休息爬1层楼梯有困难
3.自由活动下降	在不用任何辅助工具以及不用他人帮助的情况下，走完100 m较困难
4.疾病情况	有5种以上以下疾病:高血压、糖尿病、冠心病、脑卒中、恶性肿瘤（皮肤微小肿瘤除外）、充血性心力衰竭、哮喘、关节炎、慢性肺病、肾脏疾病等
5.体重下降	1年或者更短时间内出现体重下降5%

注:具备以上5条中3条以上被诊断为衰弱;不足3条为衰弱前期;0条为无衰弱健壮老年人。

按照不同诊断标准衰弱可分为不同等级,Fried 衰弱综合征标准,也称 Fried 衰弱表型,根据 Fried 衰弱表型的定义将老年人分为健康期、衰弱前期(评价满足存在 1~2 条状态)和衰弱期(评价满足 3 条或以上状态)。在 FI(衰弱指数)上发展而来的临床衰弱评估量表是准确、可靠且敏感的指标,按照功能状况分为 9 级,该量表可评估阿尔茨海默病患者,易于临床应用(表2-4-15)。

表2-4-15　临床衰弱评估量表

衰弱等级	具体测量
1. 非常健康	身体强壮、积极活跃、精力充沛、充满活力,定期进行体育锻炼,处于所在年龄最健康的状态
2. 健康	无明显的疾病症状,但不如等级 1 健康,经常进行体育锻炼,可以季节性的非常活跃
3. 维持健康	存在可控制的健康缺陷,除常规行走外,无定期的体育锻炼
4. 脆弱易损伤	日常生活不需他人帮助,但身体的某些症状会限制日常活动。常见的主诉为白天"行动缓慢"和"感觉疲乏"
5. 轻度衰弱	明显的动作缓慢,工具性日常生活活动需要帮助(如去银行、乘坐公交车、做重的家务、用药等)
6. 中度衰弱	所有的室外活动均需要帮助,在室内上下楼梯、洗澡需要帮助,穿衣也需要一定限度的辅助
7. 严重衰弱	个人生活完全不能自理,但身体状态较稳定,一段时间内(<6 个月)不会有死亡危险
8. 非常严重的衰弱	生活完全不能自理,接近生命终点,已不能从任何疾病中恢复
9. 终末期	接近生命终点,生存期<6 个月的垂危患者

4. 评估的特点

评估方法较为简易,可能更适合进行快速临床评估。

十二、压力性损伤

压力性损伤预防与干预

(一)压力性损伤定义

压力性损伤为发生在皮肤和(或)皮下软组织的局限性损伤,通常位于骨隆突处,或与医疗器械及其他器械有关。可表现为完整皮肤或开放性溃疡,可能会伴有疼痛。损伤是由于存在强烈和(或)长期存在的压力或压力联合剪切力导致。软组织对压力和剪切力的耐受性可能会受到微环境、营养、灌注、合并症以及皮肤情况的影响。

(二)压力性损伤的分期标准

压力性损伤的分期标准见表2-4-16。

表 2-4-16　压力性损伤的分期标准

分期	表现	评估内容
1 期	出现指压不变白的红斑,皮肤完整	指压不变白色或者感觉、皮温、硬度的改变可能比观察到皮肤改变更先出现
2 期	部分皮肤缺损,真皮层暴露	伤口床有活性、呈粉色或红色、湿润,也可表现为完整的或破损的浆液性水疱。脂肪及深部组织未暴露。无肉芽组织、腐肉、焦痂
3 期	全皮层缺失	全皮层皮肤缺失,常常可见脂肪、肉芽组织和边缘内卷。可有腐肉和(或)焦痂
4 期	全层组织缺失	全层皮肤和组织缺失,可见或直接触及筋膜、肌肉、肌腱、关节囊、韧带、软骨或骨头,可能发生骨髓炎。可见腐肉和(或)焦痂。常常会出现边缘内卷,窦道和(或)潜行
不可分期	全层皮肤和组织缺损,损伤程度被掩盖	全层皮肤和组织缺失,由于被腐肉和(或)焦痂掩盖,不能确认组织缺失的程度。只有去除足够的腐肉和(或)焦痂,才能判断损伤处于 3 期还是 4 期。缺血四肢或足跟的稳定型焦痂(如干裂、紧密黏附、完整无红斑和波动感)不应去除
深部组织损伤期	皮肤呈持续的非苍白性深红色,紫色或紫黑色	完整或破损的皮肤出现局部持续的非苍白性深红色,紫色或紫黑色,或表皮分离呈现深色的伤口床或充血性水疱。与邻近组织相比,该部位组织可出现疼痛、硬肿、糜烂、松软和温度变化等表现

(三)压力性损伤评估

1.评估的目的

(1)有利于预测老年人发生压力性损伤的风险程度。

(2)基于评估的风险程度,落实相应的护理措施,是改善压力性损伤护理质量的关键。

2.适用人群

(1)日常生活中长期卧床、生活不能自理、不能主动翻身的老年人。

(2)伴有机体高度水肿或过度消瘦、低蛋白血症、脑血管疾病或颅脑损伤的老年患者。

(3)伴有营养不良、肥胖、严重认知功能障碍的患者,或大手术后及重症 ICU 的患者。

3.评估的工具

常用 Bradan 量表评分法,见表 2-4-17。

表2-4-17 Bradan量表评分法

项目	评分标准				得分
	1	2	3	4	
感知	完全丧失	严重丧失	轻度丧失	未受损害	
潮湿	持久潮湿	十分潮湿	偶尔潮湿	很少潮湿	
活动能力	卧床不起	局限于椅	辅助行走	活动自如	
移动能力	完全不能	严重限制	轻度限制	不受限制	
营养	严重不良	不良	中等	良好	
摩擦和剪切力	有	有潜在危险	无		
总分					

注：Bradan量表的总分范围为6~23分。分值越低，发生压疮的危险性越高，累计得分<9分为高危状态。

4.评估的特点

（1）Bradan量表是目前最广泛应用于预测压力性损伤的量表。

（2）Bradan量表具有简便、易行、经济、无侵袭性、可操作性强的特点。

十三、肌少症

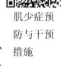

肌少症预
防与干预
措施

（一）肌少症定义

肌少症（肌肉衰减综合征，sarcopenia）是一种国际公认的老年综合征，又称肌肉减少症或肌容积减少。指增龄引起的骨骼肌质量下降，并伴有肌肉力量和（或）肌肉功能下降，并对肢体的力量、代谢率、功能等产生负性的影响，进而导致躯体残疾、生活质量降低，甚至死亡等。

（二）肌少症评估

1.评估的目的

（1）有利于早期筛查和评估老年肌少症高危人群，使老年肌少症患者得到早期诊断和干预。

（2）有利于为临床开展老年肌少症的准确评估提供参考。

2.适用人群

伴有神经性病变和代谢性病变的老年人群。

3.评估的工具

评估的工具（EWGSOP标准）见表2-4-18。

表2-4-18　EWGSOP标准(老年肌少症欧洲工作组)

项目	评定标准
1.步速	<0.8 m/s
2.握力	男性<30 kg,女性<20 kg
3.肌量	(四肢骨骼肌肌量 ASM/身高^2):低于青年对照组平均值的2个标准差
满足以上3点即可诊断为肌少症	
肌少症分期	肌少症前期:仅有肌容积下降,无肌力和活动能力下降 肌少症:肌容积下降伴肌力或活动能力下降 严重肌少症:肌容积下降伴肌力和活动能力下降

4.评估的特点

(1)该工具测量简便易行,已成为评价步态和身体功能的一种广泛应用手段。

(2)该工具为肌少症的防治提供了科学和物质基础。

(3)该工具提出了可选择的测试工具及确定肌少症检测的临界值。

十四、深静脉血栓

(一)深静脉血栓定义

深静脉血栓(deep venous thrombosis,DVT)是指血液非正常的在深静脉内凝结,属于静脉回流障碍性疾病。

深静脉血栓拓展知识

(二)下肢深静脉血栓分型及症状

1.分型

(1)中央型。血栓局限于髂股静脉,表现为患肢肿胀、疼痛和局部沿静脉行程的压痛,可有静脉曲张。

(2)周围型。血栓局限于小腿深静脉丛,表现为小腿肿胀疼痛和压痛,直腿伸踝试验(Homans)阳性,即将足背屈使腓肠肌紧张时可激发疼痛。

(3)混合型。血栓弥漫于整条深静脉系统,表现为患肢明显肿胀、疼痛和压痛,沿股静脉行程可摸到其条索状肿块,患者行走较困难。

2.常见症状

下肢深静脉血栓可表现为下肢疼痛、肿胀、水肿、发热、红斑、浅静脉扩张或触痛。

(三)深静脉血栓评估

1.评估的目的

(1)正确评估住院患者发生深静脉血栓(DVT)的风险,落实预防护理措施,减少 DVT

的发生。

（2）对已发生 DVT 的患者积极配合治疗，给予护理指导，预防并发症，促进患者康复。

2.适用人群

（1）手术后、外伤、晚期癌症、昏迷和长期卧床的患者。

（2）伴有心脏或呼吸衰竭、肾病综合征、肥胖、吸烟、静脉曲张或进行肿瘤治疗的高龄患者。

3.评估的工具

深静脉血栓评估量表常用 Caprini 评估量表、Wells 评估量表，见表 2－4－19、表 2－4－20。

表 2－4－19　Caprini 评估量表

权重分值	危险因素	得分
1 分/项	年龄 41～60 岁 败血症（1 个月内） 肥胖（BMI>25） 静脉曲张 妊娠期或产后（1 个月） 肺功能异常,COPD 口服避孕药或激素替代治疗 急性心肌梗死 下肢水肿 充血性心力衰竭（1 个月内） 卧床的内科患者 炎症性肠病史 计划小手术 严重肺部疾病,包括肺炎（1 个月内） 异常妊娠（不明原因死产、习惯性流产、早产伴新生儿毒血症或发育受限） 大手术史（1 个月内） 其他危险因素	
2 分/项	年龄 61～74 岁 腹腔镜手术（>45 min）* 石膏固定（1 个月内） 关节镜手术* 卧床（>72 h） 大手术（>45 min）* 恶性肿瘤（既往或现患） 中央静脉通路	

续表 2-4-23

权重分值	危险因素	得分
3 分/项	年龄≥75 岁 狼疮抗凝物阳性 肝素诱导的血小板减少症 凝血酶原 20210A 阳性 VTE 病史 血清同型半胱氨酸升高 血栓家族史 因子 V Leiden 阳性 抗心磷脂抗体阳性 其他先天性或获得性血栓症	
5 分/项	脑卒中(1 个月内) 急性骨髓损伤(瘫痪)(1 个月内) 髋关节、骨盆或下肢骨折 择期关节置换术 多发性创伤(1 个月内)	
总分		

注:①每个危险因素的权重取决于引起血栓事件的可能性,如癌症的评分是 2 分,卧床的评分是 1 分,前者比后者更易引起血栓;②＊只能选择 1 个手术因素。0~1 分:很低危,尽早活动,宣传教育。2 分:较低危,宣传教育,通知医生,悬挂预警标志。>2 分:中危/高危,通知医生,有出血风险,完善记录观察表。

表 2-4-20　Wells 评估量表

病史及临床症状	选项		得分
	是	否	
1. 活动性癌症	1	0	
2. 下肢瘫痪或近期下肢石膏固定	1	0	
3. 近期卧床>3 d 或近 4 周内接受过大手术	1	0	
4. 沿深静脉走行的局部压痛	1	0	
5. 全下肢肿胀	1	0	
6. 与健侧相比,小腿周径增大>3 cm	1	0	
7. DVT 病史	1	0	
8. 凹陷性水肿	1	0	
9. 浅静脉侧支循环(非静脉曲张)	1	0	
10. 可做出非 DVT 的其他诊断	−2	0	

注:总分为各项之和。临床可能性评价,≤0 为低度;1~2 分为中度;≥3 分为高度;若双侧下肢均有症状,以症状严重的一侧为准。

4.评估的特点

（1）该量表是迄今为止应用最广泛的量表,已被多名学者验证了其有效性,在国内的应用也很广泛。

（2）该量表不适用于烧伤患者的评估。

第五节　老年人生活质量与死亡质量评估

【学习课时】

1 学时。

【学习目标】

（1）掌握生活质量的概念。

（2）掌握老年人生活质量评估、死亡质量评估方法,并能正确运用相关量表于实际工作过程中。

（3）熟悉生活质量的内容及死亡质量的影响因素。

【学习要求】

（1）在教师课堂所讲内容的基础上进行主动学习,查阅其他相关资料及量表,拓展学习。

（2）理论学习、量表的使用及各项评估知识拓展学习。

随着现代医学模式的改变,医学的目标不仅仅是为了生命的维持以及延长,同时还需要提高老年人生活质量,提供精神、心理、文化、情感上的满足,保持其在生理-心理-社会的完整状态。除此以外,人们在提倡“优生、优育、优养、优活”的同时,倡导“优死”,提高死亡质量,也是当今现代医学领域未来发展的趋势。如何优化利用医疗资源,如何让临终老人及家属减轻经济与精神负担,减少临终老人的痛苦,解决这些问题是我们老年护理过程中最终的落脚点。

一、老年人生活质量评估

（一）生活质量的概念

WHO 定义生活质量为:不同文化和价值体系中的个体对于他们的目标、期望、标准以及所关心的事情有关生活状况的体验。

1994 年经中华医学会老年医学专业委员会流行病学学术小组全体专家讨论,定义如下:生活质量指 60 岁以上的老年人群体对自己的身体、精神、家庭和社会生活美满的程度和对老年生活的全面评价。

（二）生活质量的内容

相比健康评估而言,老年人的生活质量所评估的范围更为广泛,它是个体的健康,心理水平,经济水平,家庭、社会关系及其所处环境等关系的总和。

1. 个体的健康

它包括老年人躯体功能良好及躯体健康两部分,老年人口的健康状况是决定老年人口总体生活质量高低的主要因素。它是一切生活质量的基础,更是老年人生活质量的起点。

2. 心理水平

它包括老年人是否有精神类疾病、老年人的情绪控制状态、老年人的认知功能等,好的无疾病的心理水平也能提升对生活质量的满足感,引导更为优秀的老年生活。

3. 经济水平

老年人的经济生活质量包括经济收入来源及水平、消费结构层次及消费水平。虽然经济为老年生活客观存在的现实情况,但是不同的老年人的主观感受却不同。

4. 家庭、社会关系

老年人在家庭、社会中的地位,人际关系和本人身体状况如何,也能影响其生活质量,决定其生活质量的高低。

5. 所处环境

老年人对环境的依赖程度明显高于其他人群,老年人的环境质量主要指居住环境质量、社会环境质量和生存环境质量。

以前学者对老年人生活质量内容的评估,比较注重客观指标和社会环境状态对老年人生活质量的影响,而将较少的注意力放在老年人的主观感受上。而近些年来相关评估越来越趋向于对主观指标的测量。因为现实状况是:在相同的物质条件下,不同的人会有不同的感受,有时的感受可能完全相反;另外,有相似生活感受的人,他们的物质条件可能完全不同。所以现在的量表更多的是将老年人主观感受作为主要的评估内容,找出影响老年人生活质量的主要因素,并可通过改善这些条件来提高老年人的生活质量。

(三)生活质量评估方法

按照评估的内容和目的,生活质量的评估有以下几种方法。

1. 访谈法

通过与老年人广泛的交谈了解对方的健康状况、心理特点、生活方式、生活水平等,进而对其生活质量进行评价。访谈方法的优点在于灵活、适用面广泛;缺点在于主观性太强,访问者的价值观会影响到老年人,再者就是花费时间较长,结果的分析处理困难。

2. 观察法

即对特定个体的心理行为表现或活动、疾病的不良反应等进行观察,从而综合地判断老人的生活质量。此方法比较适合精神病患者、阿尔茨海默病患者、植物状态的老人或危重症疾病等特殊的老年人。

3. 量表评定法

此为目前广泛采用的方法,可通过多种量表对老人的生活质量进行多维度的综合评定,且具有客观性、可比性、标准化、易操作的优点。但制定一份较好的量表涉及面广、内容多、复杂性高。

(四)生活质量评估相关量表

常用的生活质量评估量表为生活满意度量表、老年幸福度量表及生活质量综合评估问卷等(表2-5-1)。

表2-5-1 常用老年人生活质量评估表简介

项目	评估量表	评估内容
生活满意度评估	生活满意度指数(LSI)	生活的兴趣、决心与毅力、知足感、自我概念及情绪
主观幸福感评估	老年幸福度量表(MUNSH)	积极情感、消极情感、生活满意度
生活质量的综合评估	诺丁汉健康量表	躯体、心理、社会、环境等

1.生活满意度评估

常用评估量表为生活满意度指数(LSI),它是老年评估中应用广泛的一个量表,包含许多正向健康的指标,是个人对生活总的观点,实际与期望、自己与他人之间的差距的评估。

生活满意度量表

生活满意度量表包括3个独立的分量表,其一是他评量表,即生活满意度评定量表,简称LSR;另两个分量表是自评量表,分别为生活满意度指数A和生活满意度指数B,简称LSIA和LSIB。LSR又包含有5个1~5分制的子量表。LSIA由与LSR相关程度最高的20项同意-不同意式条目组成,而LSIB则由12项与LSR高度相关的开放式、清单式条目组成。

2.主观幸福感评估

老年幸福度量表,是融合了情感平衡量表、生活满意感指数-Z和费城老年病中心量表,在对比研究的基础上制定的量表,即MUNSH。它是基于正性情感和负性情感之间的平衡。幸福度是心理学中用来反映和评价老年人内部心理状况的常用概念。影响老年人幸福感的主观因素主要有个性特点、自尊心、自我概念、心理成熟度等。客观因素有家庭关系、社会关系、经济状况、健康状况和各种生活事件。

老年幸福度量表

量表说明:该量表由24个条目组成,每个条目是关于感情或体验的一句话。10个条目反映情感,正性情感、负性情感各5条;14个条目反映体验,正性体验、负性体验各7条。被测试者根据近期生活感受回答"是"(2分),"否"(0分),"不知道"(1分)。

评分细则:

PA(正性情感条目):1、2、3、4、10。

NA(负性情感条目):5、6、7、8、9。

PE(一般正性体验条目):12、14、15、19、21、23、24。

NE(一般负性体验条目):11、13、16、17、18、20、22。

总分＝PA－NA＋PE－NE＋24

其中第 19 条,回答"现住地"(2 分),"其他住地"(0 分);第 23 条,"满意"(2 分),"不满意"(0 分)。得分范围为 0～48 分,得分越高,提示老年人幸福度越高。

3. 生活质量的综合评估

生活质量是一个带有强烈主观性与易变性的概念,老人的生活质量不能单独从躯体、心理、社会功能等方面获得,评估时最好以老年人的体验为基础进行评价。诺丁汉健康量表,由个人生活问题和健康问题组成,包括 38 个条目,健康问题可概括为 6 个方面,个人生活问题可概括为 7 个方面。其评价的基础是正常人面对的问题。

二、老年人死亡质量评估

科技发展到今天,医生面对的最大的问题不是患者如何活下去,而是如何让患者幸福地离开,这可能是现在最被我们忽略的难题。经济学人智库对全球 80 个国家和地区进行调查后,发布了《2015 年度死亡质量指数》报告,英国位居第 1 位,中国仅排名第 71 位。

(一)老年人死亡质量影响因素

1. 老旧的生死观念

许多老年人存在死亡观的误区,忌讳谈论死亡。

2. 传统的孝道文化

子女们往往认为"生命是无价的,应不遗余力地抢救",只要监护上还存在呼吸、心率、血压等就要对老人进行后期插管等治疗,直到生命的最后一刻,否则会视为"不孝"。

3. 治疗不足

一些贫困地区的老年人生病了缺钱就医,不能得到及时的救治;还有一些空巢老年人,身边无人照顾,生病后不能及时就医,导致疾病加重,在痛苦中等待死亡。

4. 医疗技术发展

诊疗救治技术增多,危重老年人被动地接受各种痛苦的治疗等。以上各种原因都导致了老年人死亡质量下降,既增加了患者的痛苦,也增加了家属的痛苦,且浪费了大量的医疗资源。

(二)死亡质量评估的意义

1. 临床工作的需要

通过评估老年患者临终前的病情,了解家属的想法,结合其意愿,为临终老人提供更好、更舒适的临终治疗与照护,让老人安详地离开,减少痛苦。

2. 现代医学模式发展的必经之路

现代医学提出"生理-心理-社会"模式中要求提升人类的生命质量不只是单纯地治

疗疾病,还要顾全患者精神、文化、心理、情感等各个方面,提高老年人死亡质量也是其中必不可少的一点,是现代医学模式发展的必然趋势。

（三）评估方法

按照评估的目的和内容的不同,评估的方法常见有访谈法、观察法、量表评估法。

1. 访谈法

就是以口头的形式与患者或家属进行交流,从中了解患者或家属的意见及想法,尊重患者及家属的意见,提高死亡质量。

2. 观察法

观察法即为通过观察来猜测其心理活动,从而尽可能地满足要求。

3. 量表评估法

采用较为广泛,通过校信度较高的量表对患者进行多维度的评估。

（四）死亡质量评估量表

1. 长期护理死亡质量问卷

长期护理死亡质量问卷（quality of dying in long-term care,QOD-LTC）探讨在老人院接受社会服务业或辅助生活等长期护理患者的死亡质量,其被调查者包括所有意识状态下死者的家庭成员和工作人员等照顾者。

2. 高质量死亡清单

高质量死亡清单（good death inventory,GDI）包含 10 个核心维度和 8 个可选维度,每个维度各有 3 项条目,共 54 项条目。核心维度分别为环境舒适、生命完结、在希望的地方死去、保持希望和愉悦、保持独立、生理与心理舒适、与医护人员关系良好、与家庭成员关系良好、不成为他人的负担、作为独立的个体被尊重。可选维度分别为宗教及精神上的舒适、接受足够的治疗、对未来有控制、感到人生有价值、对死亡无意识、感到骄傲与美丽、自然死亡、对死亡有准备。

3. 死亡质量指数

由新加坡慈善机构连氏基金（Lien Foundation）委托进行排名,以广泛的研究和面向全球 120 多名缓和医疗专家的访谈为基础。该排名表明,总体而言,收入水平是表现缓和医疗供应情况和质量的强有力指标,富裕国家通常集中出现在排名前面。

第六节　老年人护理需求等级评估

【学习课时】

1 学时。

【学习目标】

（1）掌握老年人护理需求等级评定内容,并在实际工作中正确运用,且在评估过程中懂得运用沟通技巧且了解患者及家属的需求。

（2）了解国家相关政策。

【学习要求】

（1）在教师课堂所讲内容的基础上进行主动学习，查阅其他相关资料及量表，拓展学习。

（2）理论学习、量表的规范使用。

在我国"4-2-1"家庭存在显性的子女和父母分开居住的特点以及家庭养老功能不断弱化现象下，医养结合型机构养老模式成为满足老年人社会化养老需求、减轻家庭负担的首要选择。老年人由于复杂的个体化差异，对于养老服务呈现出不同的需求程度及需求特征差异。

国家为了满足老年人养老服务的需求，为指导各地提供老年护理服务的医疗机构规范开展老年护理需求评估和服务工作，精准对接老年人特别是失能老年人护理服务需求，提高老年人群健康水平和生活质量，国家卫生健康委员会于2019年8月对开展老年护理需求评估工作的服务范围、评估对象、评估标准、需求等级、评估机构和人员及评估要求都做了相应的规定。

一、概述

（一）适用范围

提供老年护理服务的医院、护理院（站）、护理中心、康复医疗中心、社区卫生服务中心、乡镇卫生院、医养结合机构中的医疗机构，以及通过家庭病床、巡诊等方式为居家老年人提供上门医疗护理服务的相关医疗机构等。

（二）评估对象

需要护理服务的60周岁及以上的老年人。

精神状态与社会参与能力评分表

（三）评估标准

相关医疗机构可参照《老年人能力评估标准表（试行）》（表2-6-1）和《老年综合征罹患情况（试行）》（表2-6-2），开展老年护理需求评估工作。

表2-6-1 老年人能力评估标准表（分）

日常生活活动能力	精神状态与社会参与能力				感知觉与沟通能力			
	0	1~8	9~24	25~40	0	1~4	5~8	9~12
0	完好	完好	轻度受损	轻度受损	完好	完好	轻度受损	轻度受损
1~20	轻度受损	轻度受损	中度受损	中度受损	轻度受损	轻度受损	中度受损	中度受损
21~40	中度受损	中度受损	中度受损	重度受损	中度受损	中度受损	中度受损	重度受损
41~60	重度受损	重度受损	重度受损	重度受损	重度受损	重度受损	重度受损	重度受损

感知觉与沟通能力评分表

表2-6-2 老年综合征罹患情况

请判断老年人是否存在以下老年综合征。

项目	评估标准
1.跌倒(30 d内)	□无 □有
2.谵妄(30 d内)	□无 □有
3.慢性疼痛	□无 □有
4.老年帕金森综合征	□无 □有
5.抑郁症	□无 □有
6.晕厥(30 d内)	□无 □有
7.多重用药	□无 □有
8.痴呆	□无 □有
9.失眠症	□无 □有
10.尿失禁	□无 □有
11.压力性损伤	□无 □有
12.其他(请补充):	

(四)需求等级

根据老年人能力和老年综合征罹患情况的评估结果,对照《护理需求等级评定表(试行)》(表2-6-3),将老年患者护理需求分为5级。

表2-6-3 护理需求等级评定表

一、申请人基本信息						
申请人姓名		性 别		出生日期		年龄 岁
身份证号码			手 机			
户籍所在地		区(县) 街(镇) 村(居)				
居住地址	区(县) 街(镇) 村(居) 路 号 房					
婚姻状况	□未婚 □已婚 □丧偶 □离婚					
居住情况	□与子女同住 □与亲友同住 □孤寡 □独居 □与配偶同住					
代理人姓名			与申请人关系			
代理人地址	区(县) 街(镇) 村(居) 路 号 房					
代理人电话						
二、评估情况						
评估类型	□首次评估 □重复评估		本次评估时间		年 月 日	
老年人能力等级	□完好 □轻度受损 □中度受损 □重度受损					
老年综合征罹患项数						

续表2-6-3

三、评估结果	
护理需求等级	□0 级(能力完好)　　□1 级(轻度失能) □2 级(中度失能)　　□3 级(重度失能) □4 级(极重度失能) 签名(盖章)：　　　　　年　　月　　日
评估人员签字：	年　　　月　　　日
评估机构意见：　　　□同意　　　□不同意 签名(盖章)：	年　　　月　　　日

说明：本表由评估机构填写。

（五）评估机构及人员

原则上，各地提供老年护理服务的医疗机构均可参照评估标准开展相关工作。不具备评估能力的机构，可以按照"就近便利、保证质量"的原则，委托具备合法资质、有评估能力的相关医院、护理院等医疗机构或其他专业机构承担相关评估工作。评估人员应当由上述机构内经过省级护理服务需求评估专业培训，并考核合格的人员（包括医师、护士等医务人员）担任。每次至少由 2 名评估人员（至少有 1 名医师）共同完成评估。

（六）评估要求

各地相关医院、护理院、护理中心、康复医疗中心、社区卫生服务中心、乡镇卫生院等医疗机构对拟提供护理服务的 60 周岁及以上老年人，可参照本评估标准开展护理需求评估。根据评估情况确定评估结果，并填写《护理服务需求评定表（试行）》。原则上，评估结果有效期为 6 个月。在评估结果有效期内，如老年人身体、能力、疾病状况发生变化，或者有效期满，医疗机构应当及时进行重新评估。

二、老年人能力评估

（1）本表根据《WHO 国际功能、残疾和健康分类（ICF）》《日常生活活动能力评分量表（ADLs）》《工具性日常生活活动能力量表（IADLs）》《简易智能精神状态检查表（MMSE）》《临床失智评估量表（CDR）》《Bathel 指数评定量表》《护理分级》（WS/T 431—2013）《老年人能力评估》（DB12/T892—2019），结合我国老年人护理特点和部分省市地方实践经验制定。

（2）根据对老年人日常生活活动能力、精神状态与社会参与能力、感知觉与沟通能力 3 个维度评估的评分情况，将老年人能力评定为 4 个等级，即完好、轻度受损、中度受损、重度受损。

（3）运用老年人日常生活活动能力评分表、精神状态与社会参与能力评分表、感知觉与沟通能力评分表进行评估。

（4）先根据日常生活活动能力得分情况确定区间，再分别结合精神状态与社会参与能力以及感知觉与沟通能力得分情况确定老年人能力等级，以最严重的老年人能力等级为准。

三、老年综合征罹患情况

老年人群常伴有多种慢性病和老年综合征共存，影响老年人生活质量，显著增加门诊和住院次数，增加疾病经济负担和死亡风险。对于老年人群，做好老年综合征的评估工作，对老年人实施照护、疾病防治显得尤为重要。

四、护理需求等级评定

根据老年人能力和老年综合征罹患情况的评估结果，对照《护理需求等级评定表（试行）》，将老年患者护理需求分为 5 个等级：护理 0 级（能力完好）、护理 1 级（轻度失能）、护理 2 级（中度失能）、护理 3 级（重度失能）、护理 4 级（极重度失能），根据评估等级相关人员可按照相关标准对老年人实施全面照护。

老年人照顾需求等级评定规范

第七节　身体形态评估

【学习课时】

1 学时。

【学习目标】

（1）掌握异常姿势及其评估方法。

（2）了解正常姿势及其评估。

【学习要求】

（1）观察老年常见的异常姿势，实践运用评估方法。

（2）理论学习、评估方法的规范使用。

在人体形态评定中，通常用直立姿势作为身体姿势评定的基本姿势。直立姿势测量法要求被测者两足跟靠拢，两臂自然下垂，挺胸收颌，两眼平视前方，使头部保持眼眶下缘与耳屏点呈水平的"耳眼平面"姿势。这种测量方法使用的器械比较简单轻便，测量所需的时间也较短，适宜于日常测量工作。

一、正常姿势评估

（一）正常姿势

人体正常姿势包括静态姿势和动态姿势。静态姿势表现为站位、坐位、跪位和卧位等相对静止的姿态;动态姿势是指活动中的各种姿势,如行走姿势、运动姿势、劳动姿势等。理想的姿势应满足以下几点:很好地分散重力、压力进而平衡肌肉功能;允许关节中央范围运动,减少对韧带和关节面的压力;有效进行个人的日常生活;满足个体避免受伤的能力。

在静态姿势评定中,直立姿势是人体最基本的和最具有区别于其他动物的特定姿势,其特性是双脚着地、身体直立,上肢能够自由地进行各种粗大运动和精细动作,下肢能够站立、行走和跑步。

(二)直立姿势

人体处于直立位的标准姿势时,从各个不同方向进行观察,要符合以下条件。从前面看,双眼应平视前方,两侧耳屏上缘和眶下缘中点应处同一水平面上,左、右髂前上棘应处同一水平面上;从后面看,头后枕部、脊柱和两足跟都应处于一条垂直线上;与脊柱相邻的两肩和两侧髂嵴,对称地处于垂直脊柱的水平线上;从侧向看,耳屏、肩峰、股骨大转子、膝、踝应五点一线,位于一条垂直线上。同时可见脊柱的4个正常生理弯曲,即向前凸的颈曲;向后凸的胸曲;向前凸的腰曲和向后凸的骶曲。颈曲和腰曲最大,胸曲次之,骶曲最小。

二、常见的异常姿势评估

影响姿势的因素通常有过度使用、神经问题、疼痛、缺乏认识、女性弱点和不平衡等。对异常姿势的评定主要是通过对被评估者前面、后面和侧面3个方向的观察来判断是否有姿势异常。下列为常见的异常姿势。

(一)前面观

1. 髋外旋、髋内旋

髋内旋时髌骨转向腿内侧,髋外旋时髌骨转向腿外侧。

2. 膝外翻

可以是单侧或双侧,其特点是,在膝外翻时,膝关节的中心在大腿和小腿中线的内侧,两腿呈"X"形。

3. 膝内翻

可以是单侧或双侧,其特点是,在膝内翻时,膝关节的中心在大腿和小腿中线的外侧,两腿呈"O"形。

4. 胫骨外旋

髌骨向前,足趾向外,髂胫束紧张。胫骨外旋常与股骨后倾、后交叉韧带撕裂、胫骨结构畸形等因素有关。

5. 胫骨内旋

髌骨向前,足趾向内,内侧腘绳肌和股薄肌紧张。胫骨外旋常与股骨前倾,前交叉韧带撕裂、胫骨结构畸形、足内翻和外翻等因素有关。

6.踇外翻

第1足趾的跖趾关节向外侧偏斜。这种情况一般是由于跖骨头内侧过度生长、跖趾关节脱位、趾滑膜囊肿引起。

（二）后面观

1.头部倾斜

与同侧椎体受压有关,一侧颈部屈肌紧张,对侧颈部屈肌被牵拉,头部在冠状面上向一侧倾斜。有时和长期优势上肢的运动有关,例如,有些专业的乒乓球运动员有功能性的头部倾斜现象。

2.肩下垂

在肩下垂情况下,两肩在冠状面上不在同一水平,一侧的肩关节下垂,另一侧的肩关节可以抬高和内收,菱形肌和背阔肌紧张。

3.肩内旋、外旋

肩内旋与肩关节屈曲、外旋受限有关,常见于长期使用腋杖的截瘫和小儿麻痹症患者,肩外旋少见。

4.脊柱侧弯

脊柱侧弯时,脊椎的棘突偏离重心线,为了保持身体的平衡,可引起肩和骨盆的倾斜。通常还伴有脊柱的旋转和矢状面上后突或前突的增加或减少,同时还有肋骨左右高低不平等,骨盆的旋转倾斜畸形及椎旁的韧带和肌肉异常。功能性胸腰段侧弯可能与长期不对称姿势、优势手、下肢不等长有关。临床上对怀疑有脊柱侧弯的患者,通常作 X 射线检查,拍摄直立位脊柱正侧位片,测量脊柱侧弯角度 Cobb 角。

5.骨盆向侧方倾斜

骨盆侧方倾斜时,骨盆在冠状面偏向一侧。如骨盆向右侧方倾斜时,伴有左侧髋关节内收和右侧髋关节外展。在肌肉方面右侧腰方肌紧张,髋关节外展时,对侧髋内收肌紧,对侧髋外展肌力减弱。

6.骨盆旋转

重心线落在臀裂的一侧,可见内旋肌和屈髋肌软弱,这种情况常发生于偏瘫的患者。

7.足弓异常

足弓结构的损伤可破坏足弓稳定性,引起足弓异常,主要是扁平足和高弓足等,进而导致疼痛、压痛、步态异常、行走受限等。扁平足又称平足症,是先天性或姿势性的足弓低平或消失,表现为患足外翻,站立、行走时容易出现疲乏或疼痛。扁平足者足弓缓冲作用差,行走动作比较僵硬,不适宜跑步运动。高弓足又称空凹足,可见内侧纵弓异常高,此类患者步行稳定性差,不适宜跑跳运动。

（三）侧面观

1.头向前倾斜

下颈段和上胸屈曲增加,上颈段伸展增加,颈椎的椎于中心线的前面,颈部的屈肌放松,伸肌紧张,常见于颈部长期前屈姿势的职业,如电脑工作人员、银行工作人员等。

2.胸脊柱后凸

胸脊柱后凸又称驼背,是胸椎体向后凸增加的表现,重心位于椎体的前方,颈曲深度超过5 cm以上。这种情况常见于长期前倾疲劳、脊柱的退行性变化、长期过度的屈肌训练等。

3.平背

亦称直背,由脊柱胸段和腰段的生理弯曲弧度变小而造成。其特征是胸曲和腰曲小于2～3 cm,从而使背部相应呈扁平状,常伴有骨盆后倾的表现。

4.鞍背

鞍背是因脊柱腰段过度前凸造成。其特征是腰段向前凸程度明显增大,常大于5 cm,使腹部向前突出。为维持身体直立平衡,鞍背者与驼背者相反,头颈或上部躯干重心落于标准姿势的后方。这种情况通常与腰骶角增大、骨盆前倾和髋屈曲、椎体后部受压等因素有关,此外,还与妊娠、肥胖症、不良站立习惯有关。

5.骨盆后倾

耻骨联合位于髂前上棘之前,髂前上棘位于重心线的后方。

6.骨盆前倾

耻骨联合位于髂前上棘之后,髂前上棘位于重心线的前方。

三、身体形态评估方法

（一）评估的注意事项

（1）检查项目的选择要有针对性,检查时应根据疾病、障碍的诊断对相关的内容予以详尽的记录。

（2）测量应按规定的方法操作,严格按照测量的方法进行操作。

（3）向被测量者说明测量目的和方法,以获得充分配合。

（4）使用仪器测量时,每次测量前应对仪器进行校正。

（5）被测量者着装应宽松不厚重,被测量部位应充分暴露。

（6）在测量肢体周径或长度时,应做双侧相同部位的对比以保证测量结果可靠。重复测量时,测量点应固定不变。

（7）评定表格设计科学,记录方法严格统一。

（二）身体长度的测量

测量工具可选用普通软尺和钢卷尺,在测量前应将两侧肢体放置在对称的位置上,利用体表的骨性标志来测量肢体或残肢的长度,将两侧肢体测量的结果进行比较。

1. 上肢长度测量

(1)上肢长。①测量体位:坐位或站位,上肢在体侧自然下垂,肘关节伸展,前臂旋后,腕关节中立位。②测量点:从肩峰外侧端到桡骨茎突或中指尖的距离。

(2)上臂长。①测量体位:坐位或站位,上肢在体侧自然下垂,肘关节伸展,前臂旋后,腕关节中立位。②测量点:从肩峰外侧端到肱骨外上髁的距离。

(3)前臂长。①测量体位:坐位或站位,上肢在体侧自然下垂,肘关节伸展,前臂旋后,腕关节中立位。正常人前臂长等于足的长度。②测量点:从肱骨外上髁到桡骨茎突。

(4)手长。①测量体位:手指伸展位。②测量点:从桡骨茎突与尺骨茎突连线的中点到中指尖的距离。

2. 下肢长度测量

(1)下肢长。①测量体位:患者仰卧位,骨盆水平位,下肢伸展,髋关节中立位。②测量点:从髂前上棘到内踝的最短距离,或从股骨的大转子到外踝的距离。

(2)大腿长。①测量体位:患者仰卧位,骨盆水平位,下肢伸展,髋关节中立位。②测量点:从股骨大转子到膝关节外侧关节间隙距离。

(3)小腿长。①测量体位:患者仰卧位,骨盆水平位,下肢伸展,髋关节中立位。②测量点:从膝关节外侧关节间隙到外踝的距离。

(4)足长。①测量体位:踝关节呈中立位。②测量点:从足跟末端到第二趾末端的距离。

(三)身体围度的测量

常用软尺测量肢体围度(或周径),通过测量肢体的围度可以了解被测肢体的肌肉有无萎缩、肥大和肿胀。

测量注意事项:测量时被测者应充分放松被测患肢的肌肉;对比较长的肢体可以分段测量,以皮尺在皮肤上可稍移动的松紧度为宜(上下移动不超过1 cm)。软尺的放置应与肢体的纵轴垂直,不可倾斜,测量点应放在肌肉最粗壮处。同时,需要用同样的方法,在肢体的同一水平测量健侧肢体的围度,对两侧的测量数值进行比较。

1. 上臂围度

(1)肘伸展位。①测量体位:上肢在体侧自然下垂、肘关节伸展。②测量点:在上臂的中部、肱二头肌最膨隆部测量围度。

(2)肘屈曲位。①测量体位:上肢在体侧自然下垂,肘关节用力屈曲。②测量点:同肘伸展位。

2. 前臂围度

(1)前臂最大围度。①测量体位:前臂在体侧自然下重。②测量点:在前臂近端最膨隆部测量围度。

(2)前臂最小围度。①测量体位:前臂在体侧自然下垂。②测量点:在前臂远端最细部位测量围度。

3. 大腿围度

①测量体位:下肢稍外展,膝关节伸展位。②测量点:分别从髌骨上缘起向大腿中段每隔6、8、10、12 cm 处测量围度,在记录测量结果时应注明测量的部位。

4. 小腿围度

可以分为最大围度和最小围度。①测量体位:下肢稍外展,膝关节伸展位。②测量点:分别在小腿最粗的部位和内、外踝最细的部位测量围度。

第八节　运动功能评估

【学习课时】

2 学时。

【学习目标】

(1)掌握肌力、肌张力的评估方法。

(2)掌握主要肌肉常用手法检查。

(3)掌握关节活动度的评估。

(4)掌握疼痛的分类及评估。

【学习要求】

(1)通过学习对运动功能的整体评定整体掌握,并在日常工作中运用到位。

(2)理论学习、量表的规范使用。

肌肉依据结构不同可分为平滑肌、心肌和骨骼肌。其中骨骼肌受躯体神经支配,直接受人的意志控制,故也称为随意肌,它是运动系统的动力部分。

一、肌力评估的方法

(一)肌力或绝对肌力测试

1. 手法肌力测试

手法肌力测试见表2-2-10。

2. 应用仪器的肌力测试

低于3级的肌力一般很难用仪器检测,主要依靠手法肌力测试。当肌力超过3级时可采用专用的器械和设备进行定量测试。虽然器械肌力测试只能用于人体少数部位,且只能做肌群的肌力测试,但它较手法测试的指标更客观、更具有可比性,因此在临床实践和体育运动中得到广泛应用。

(二)肌肉耐力测试

肌肉耐力测试分两种:绝对耐力测试和相对耐力测试。在绝对耐力测试中,让受试者在某固定的负荷下,进行重复性运动,记录能够完成的最大重复次数;或是让受试者在某个固定的负荷下维持某种姿势,记录能够维持的最长时间。绝对耐力测试结果受体型影响,因此存在一定的缺陷。

相对耐力测试也是一种相似的测试方法。用于测试的负荷是基于受试者最大力量的百分比而定的,如采用50%的最大力量作为负荷。相对耐力测试要求受试者在某个百分比的负荷下,重复尽可能多次的运动,或维持尽可能长的时间。这种测试方法可降低体型和肌肉大小等干扰因素,有利于不同人群间的肌耐力比较。

(三)肌肉爆发力测试

目前爆发力测试必须借助仪器,如等速肌力测试仪或专用的爆发力测试系统。

二、主要肌肉的常用检查手法

(一)上肢主要肌肉的检查手法

1. 肩胸关节

(1)内收。5、4级:俯卧位,两臂后伸做肩胛骨内收动作,阻力将肩胛骨向外推;3级:坐位,两臂后伸可做全范围肩胛骨内收动作;2、1级:坐位,可见肩胛骨运动或肌肉收缩。

(2)外展外旋。5、4级:坐位,上臂前平举,肘关节屈曲,上臂做向前移动动作,阻力将肘部后推;3级:坐位,上臂可做全范围向前移动作;2、1级:坐位,托住上臂可见肩胛骨活动或触及肌肉收缩。

(3)耸肩。5、4级:坐位,做耸肩动作,阻力在肩锁关节上方向下压;3级:坐位,可做全范围耸肩动作;2、1级:俯卧位,能耸肩或触及肌肉收缩。

2. 肩肱关节

(1)前屈。5、4级:坐位,上肢做前平屈动作,阻力加于上臂远端向下压;3级:坐位,上肢能抗重力前平屈;2、1级:对侧卧位,悬挂起上肢可主动屈曲或触及三角肌前部收缩。

(2)后伸。5、4级:俯卧位,上肢做后伸动作,阻力加于上臂远端向下压;3级:俯卧位,上肢能抗重力后伸;2、1级:对侧卧位,悬起上肢能主动后伸或触及肌肉收缩。

(3)外展。5、4级:坐位,肘关节屈曲,上臂做外展动作,阻力加于上臂远端向下压;3级:坐位,上臂能抗重力外展;2、1级:仰卧位,悬起上肢能主动外展或触及肌肉收缩。

(4)外旋、内旋。5、4级:俯卧位,肩关节外展,前臂下垂于桌外,做肩内、外旋动作,阻力加于前臂远端;3级:俯卧位,无外加阻力时肩可做全范围的内、外旋动作;2、1级:俯卧位,肩可做部分范围的内、外旋动作或触及肩胛外缘肌收缩。

3. 肘关节

(1)屈。5、4级:坐位,测肱二头肌前臂旋后,测肱桡肌时前臂旋前,做屈肘动作,阻力加于前臂远端;3级:坐位,上臂下垂,前臂可抗重力屈肘;2、1级:坐位,肩关节外展悬起前臂时可屈肘或触及肌肉收缩。

(2)伸。5、4级:俯卧位,肩关节外展,前臂下垂于桌外,做伸肘动作,阻力加于前臂远端;3级:俯卧位,可抗重力伸直肘关节;2、1级:坐位,肩关节外展悬起前臂时可伸肘或触及肌肉收缩。

4. 前臂

旋前、旋后。5、4级:坐位,肘关节屈曲90°,做前臂旋后、旋前动作,握住腕部施加相反方向阻力;3级:坐位,无外加阻力时前臂可做全范围旋后、旋前动作;2、1级:坐位,可做部分范围的旋转动作或触及肌肉收缩。

5. 腕关节

(1)掌屈。5、4级:坐位,前臂旋后,手放松,固定前臂做屈腕动作,阻力加于手掌侧;3级:坐位,无外加阻力时能做全范围的屈腕动作;2、1级:坐位,前臂中立位,固定前臂,能做全范围的屈腕动作或可触及肌肉收缩。

(2)背伸。5、4级:坐位,前臂旋前,手放松,固定前臂做伸腕动作,阻力加于手背侧;3级:体位同上,无外加阻力时能做全范围的伸腕动作;2、1级:坐位,前臂中立位,固定前臂,能做全范围的伸腕动作或可触及肌肉收缩。

6. 掌指关节

(1)屈。5、4级:做屈掌指关节动作,同时指间关节伸直,阻力加于近节指腹;3级:无外加阻力时能做全范围掌指关节屈曲动作;2、1级:仅能做部分范围的掌指关节屈曲动作或触及掌心肌肉收缩。

(2)伸。5、4级:做伸掌指关节动作,同时维持指间关节屈曲,阻力加于近节指背;3级:无外加阻力时能做全范围掌指关节伸直动作;2、1级:仅能做部分范围的掌指关节伸直动作或触及掌背肌腱活动。

(3)内收。5、4级:做指内收动作,阻力加于第2、4、5指内侧;3级:无外加阻力时能做全范围的指内收动作;2、1级:稍有内收运动或在指基部触及肌腱活动。

(4)外展。5、4级:做指外展动作,阻力加于手指外侧;3级:无外加阻力时能做全范围的指外展动作;2、1级:稍有外展运动或在指基部触及肌腱活动。

(二)下肢主要肌肉的手法检查

1. 髋关节

(1)屈。5、4级:仰卧位,小腿置于桌缘外,做屈髋动作,阻力加于膝上;3级:仰卧位,可抗重力做屈髋动作;2、1级:同侧卧位,可主动屈髋或于腹股沟上缘触及肌肉活动。为防止检查过程中腘绳肌收缩,患者膝关节应屈曲约80°。

(2)伸。5、4级:俯卧位,测臀大肌时屈膝,测腘绳肌时伸膝,做伸髋动作,阻力加于股骨远端;3级:俯卧位,可抗重力做伸髋动作;2、1级:同侧卧位,可伸髋或触及肌肉收缩。

(3)内收。5、4级:同侧卧位,托起对侧下肢,做髋内收动作,阻力加于股下端;3级:体位同上,可抗重力做髋内收动作;2、1级:仰卧位,可在滑板上做髋内收或触及肌肉收缩。

(4)外展。5、4级:对侧卧位,做髋关节外展动作,阻力加于股下段外侧;3级:对侧卧位,可抗重力做髋外展动作;2、1 级:仰卧位,可在滑板上做髋外展或触及肌肉收缩。

(5)外旋、内旋。5、4 级:仰卧位,小腿下垂于桌外,做髋外、内旋动作使小腿向内、向外摆,阻力加于小腿下端;3 级:体位同上,可做全范围髋外、内旋动作;2、1 级:仰卧位,伸腿,髋可做部分范围向外或内旋,或触及大转子上方肌肉收缩。

(三)躯干主要肌肉的手法检查

1. 颈屈

5 级:仰卧位,做抬头动作,能抗较大阻力;4 级:体位同上,能抗中等阻力;3 级:体位同上,能抬头,不能抗阻力;2 级:侧卧位,托住头部可屈颈;1 级:体位同上,可触及肌肉活动。

2. 颈伸

5 级:俯卧位,做抬头动作,能抗较大阻力;4 级:体位同上,能抗中等阻力;3 级:体位同上,能抬头,不能抗阻力;2 级:侧卧位,托住头部可仰头;1 级:体位同上,可触及肌肉活动。

3. 躯干屈

5 级:仰卧位,髋及膝屈曲,双手抱头后能坐起;4 级:体位同上,双手前平举能坐起;3 级:体位同上,能抬起头及肩胛部;2 级:体位同上,能抬起头部;1 级:体位同上,能触及上腹部肌肉活动。

4. 躯干伸

5 级:俯卧位,胸以上在桌缘外,固定下肢,抬起上身时能抗较大阻力;4 级:体位同上,能抗中等阻力;3 级:体位同上,能抬起上身不能抗阻;2 级:俯卧位,能做头后仰动作;1 级:体位同上,能触及背肌收缩。

5. 膝关节

(1)屈。5、4 级:俯卧位,做屈膝动作,阻力加于小腿下端;3 级:俯卧位,可抗重力做屈膝动作;2、1 级:同侧卧位,可屈膝或触及肌肉收缩。

(2)伸。5、4 级:仰卧位,小腿下垂于桌外,做伸膝动作,阻力加于小腿下端;3 级:仰卧位,可抗重力做伸膝动作;2、1 级:同侧卧位,能伸膝或触及肌肉收缩。

6. 踝关节

(1)跖屈。5、4 级:俯卧位,测腓肠肌时膝伸,测比目鱼肌时膝屈,做跟跖屈动作,阻力加于足掌;3 级:俯卧位,可抗重力做踝跖屈动作;2、1 级:同侧卧位,可跖屈或触及跟腱活动。

(2)内翻背伸。5、4 级:坐位,小腿下垂,做足内翻踝背伸动作,阻力加于足背内缘向下、外方推;3 级:体位同上,可抗重力做足内翻踝背伸动作;2、1 级:同侧卧位,可做踝内翻背伸或触及胫前肌收缩。

(3)内翻跖屈。5、4 级:同侧卧位,做足内翻跖屈动作,阻力加于足内缘向外上方推;3 级:同侧卧位,可抗重力做足内翻跖屈动作;2、1 级:仰卧位,可做踝内翻跖屈或触及内踝后肌腱活动。

(4)外翻跖屈。5、4级：对侧卧位，做足跖屈外翻动作、阻力在足外缘向内上方推；3级：对侧卧位，可抗重力做足跖屈外翻动作；2、1级：仰卧位，可做踝外翻跖屈，或触及外踝后肌腱活动。

三、肌张力评估

(一)肌张力的分类及影响因素

1. 正常肌张力

(1)正常肌张力分类。肌张力是维持身体各种姿势和正常活动的基础，根据身体所处的不同状态，正常肌张力可分为静止性肌张力、姿势性肌张力和运动性肌张力。

(2)正常肌张力的特征。关节近端的肌肉可以进行有效的同步运动；具有完全抵抗肢体重力和外来阻力的运动能力；将肢体被动地置于空间某一位置时，具有保持该姿势不变的能力；能够维持原动肌和拮抗肌之间的平衡；被动运动时，具有一定的弹性和轻度的抵抗感。

2. 异常肌张力

根据患者肌张力与正常肌张力水平的比较，可将肌张力异常分为3种情况：肌张力低下、肌张力增高、肌张力障碍。

(1)肌张力低下。由于对感觉刺激和神经系统传出指令的低应答性所导致的肌张力降低，临床上肌肉可表现为柔软、弛缓和松弛，加之邻近关节周围肌肉共同收缩能力的减弱，导致被动关节活动范围大，腱反射消失或缺乏。

(2)肌张力增高

1)痉挛

● 轻度痉挛的特征　通过被动运动可以诱发轻度的牵张反射，需借助被动活动才能完成全关活动范围的运动；拮抗肌与主动肌肌张力的均衡遭到破坏；粗大运动尚可以正常协调地进行；选择性动作能力低下，精细动作不灵活或不能完成。

● 中度痉挛的特征　被动运动肢体时，出现中等强度的牵张反射；主动肌和拮抗肌的张力显著不均衡；完成某些粗大运动缓慢、费力，并且伴随有不协调动作。

● 重度痉挛的特征　被动活动时，往往从运动的开始就被诱发出很强的牵张反射；由于严重的痉挛，不能进行关节活动度的训练而使关节挛缩，对缓解痉挛的训练手法无反应；可动范围明显减少，完全丧失了主动运动。

2)僵硬：任何方向的关节被动运动，整个关节活动范围阻力都增加。齿轮样僵硬的特征是在僵硬的基础上存在震颤，从而导致在整个关节活动范围中收缩、放松交替出现；铅管样强直的特征是在关节活动范围内存在持续地僵硬，无收缩、放松交替现象出现。

(3)肌张力障碍。肌肉收缩可快或慢，且表现为重复、扭曲；肌张力以不可预料的形式由低到高变动，其中张力障碍性姿态为持续扭曲畸形，可持续数分钟或更久。

（二）肌张力的评价标准

正常肌张力评价标准如下。

（1）肌肉外观具有特定的形态。

（2）肌肉应具有中等硬度和一定的弹性。

（3）近端关节可以进行有效的主动肌与拮抗肌的同时收缩使关节固定。

（4）具有完成抗肢体重力及外界阻力的运动能力。

（5）将肢体被动地放在空间某一位置上，突然松手时，肢体有保持肢位不变的能力。

（6）可以维持主动肌与拮抗肌的平衡。

（7）具有随意使肢体由固定到运动和在运动过程中变为固定姿势的能力。

（8）在需要的情况下，既可以完成某肌群的协同动作，也可以完成某块肌肉的独立运动的能力。

（9）被动运动时具有一定的弹性和轻度的抵抗。

（三）痉挛的分级

（1）0级。无肌张力的增加。

（2）Ⅰ级。肌张力轻微增加，受累部分被动屈伸时，在关节活动之末时出现突然卡住，然后呈现最小的阻力或释放。

（3）Ⅰ+级。肌张力轻度增加，表现为被动屈伸时，在关节活动后50%范围内出现突然卡住，然后均呈现最小的阻力。

（4）Ⅱ级。肌张力较明显地增加，通过关节活动的大部分时肌张力均较明显地增加，但受累部分仍能较容易地被移动。

（5）Ⅲ级。肌张力严重增高，进行关节活动度检查有困难。

（6）Ⅳ级。有时呈现僵直状态，不能活动。

（四）肌张力的手法检查方法

1. 被动运动评定

（1）腕关节掌屈、背屈。①体位：肘屈曲位放置体侧。②检查法：检查者一手固定前臂，另一只手握住手掌，做腕关节的掌屈、背屈。

（2）前臂旋前、旋后。①体位：肘屈曲位，上肢放置于体侧。②检查法：检查者一手固定肘部，另一手握住腕关节，做前臂旋前、旋后。

（3）肘关节屈伸。①体位：上肢伸展放置于体侧。②检查法：检查者一手固定上臂，另一手握住前臂，做肘关节屈伸。

（4）肩关节外展。①体位：肘关节伸直，上肢置于体侧。②检查法：检查者把持患者手腕和肘关节，做外展。

（5）髋、膝关节屈伸。①体位：仰卧位，下肢取伸展位。②检查法：检查者一手控制踝关节，另一手放在小腿后上部，做髋、膝关节屈伸。

（6）髋关节内收外展。①体位：仰卧位，下肢伸展。②检查法：检查者一手把持踝关节,另一手放在被检查者的膝部,做髋关节内收、外展。

(7)踝关节背屈、跖屈。①体位:仰卧位,髋膝关节屈曲。②检查法:检查者一手置于踝关节近端附近,另一手于脚掌部,做背屈、跖屈动作。

(8)颈屈伸、侧屈、旋转。①体位:患者取仰卧位,取出枕头,使颈部探出床边。②检查法:检查者双手把持头部,做颈部的屈伸,左、右侧屈,旋转。

2.摆动检查

摆动检查是以一个关节为中心,主动肌和拮抗肌交互快速收缩,快速摆动,观察其摆动振幅的大小。肌张力低下时,摆动振幅增大;肌张力增高时,摆动振幅减小。

(1)手的摆动运动检查法。①体位:患者取立位,肘屈曲,上肢置于体侧。②检查法:检查者一手固定在患侧的上臂,另一手把持患者的前臂,急速地摆动前臂,在摆动前臂同时腕和手指相应地出现屈、伸。肌张力低下时腕和手指屈、伸过度、肌张力亢进时腕关节振幅变小,手指屈伸度变小。

(2)上肢的摆动运动检查法。①体位:患者取立位,上肢自然垂于体侧。②检查法:检查者双手分别置于患者双肩,让躯干左、右交替旋转,与此对应上肢前、后摆动,肌张力低下时上肢处于摇摆的状态,肌张力亢进时摆动减少。

(3)下肢的摆动运动检查法。①体位:坐在位置较高的地方,使足离开地面。②检查法:检查者握住患者的足抬起,然后放下,使足摆动。观察下肢摆动至停止的过程。肌张力低下时,摆动持续延长,肌张力亢进时快速停止。

3.肌肉伸展性检查

伸展性是指让肌肉缓慢伸展时,能达到的最大伸展度。检查时将一侧与另一侧比较,如果一侧肢体伸展与另一侧相同部位伸展相比出现过伸展,提示肌张力下降。

(1)腕关节掌背屈。①体位:仰卧位,肘屈曲,前臂立起。②检查法:令腕关节和手指同时屈、伸。

(2)肘的屈伸。①体位:仰卧位,上肢置于体侧。②检查法:做肘关节的屈伸。

(3)手腕靠近肩。①体位:取坐位。②检查法:让肘关节屈曲,腕关节掌屈,向肩关节靠近。

(4)上肢绕颈。①体位:取坐位。②检查法:上肢内收,前臂绕颈部。

(5)踝关节背屈、跖屈。①体位:仰卧位,下肢伸展。②检查法:令踝关节强力背屈、跖屈。

(6)膝关节屈曲。①体位:取俯卧位。②检查法:令被检查者用力屈曲膝关节,同时足跖屈。

(7)髋、膝关节同时屈曲。①体位:取俯卧位。②检查法:髋、膝同时屈曲,足跟接近臀部。

四、关节活动度评估

(一)影响关节活动度的因素

1.关节内及其周围因素

(1)关节的解剖与生理特性。如关节面的面积大小的差别、关节囊的厚薄及松紧度、关节韧带的多少与强弱、关节周围肌肉或软组织的伸展性和弹性状况等。

(2)关节及周围软组织的疼痛。疼痛会导致主动和被动活动度均减少,如骨折、关节炎症、手术后。

(3)肌肉痉挛。中枢神经系统病变引起的痉挛,早期常为主动活动度减少,被动活动度基本正常,或被动大于主动活动度。后期可因挛缩等被动活动度也减少。

(4)软组织挛缩。关节周围的肌肉、韧带、关节囊等软组织挛缩时,主动和被动活动度均减少。如烧伤、肌腱移植术后、长期制动等。

(5)肌肉无力。不论是中枢神经系统病变引起的瘫痪,还是周围神经损伤,或肌肉、肌腱断裂,早期通常都是主动活动度减少、被动活动度正常,而且被动大于主动。

(6)关节内异常。关节内渗出或有游离体时,主动和被动活动度均减少。

(7)关节僵硬。主动和被动活动度均丧失,如关节骨性强直、关节融合术后。

2.其他因素

年龄、性别、职业对关节的活动范围也有影响,如儿童和少年比成人关节活动范围大,女性比男性的关节活动范围大,运动员比一般人的活动范围大。即使是在病变的情况下,运动员髋关节的直腿抬高试验中的高度也可能比一般人抬得高。

(二)关节活动度的测量方法

1.脊柱

(1)颈椎关节活动度

1)颈前屈(0°~45°)。①体位:端坐或直立位。②关节角度尺摆放。固定臂:与地面垂直;移动臂:外耳道与鼻尖的连线;轴心:两臂连线终点。③运动测量:要求患者屈颈使下颌贴近胸部,检查者测量运动起始位与终末位之间的角度或从下颌至胸骨角的距离。

2)颈后伸(0°~45°)。①体位和关节角度尺摆放与颈前屈的测量相同。②运动测量:要求患者仰望天花板使头的背侧靠近胸椎,检查者测量运动起始位与终末位之间的角度或从下颌至胸骨角的距离。

3)颈侧屈(0°~45°)。①体位:端坐或直立位。②关节角度尺摆放。固定臂:沿胸椎棘突与地面垂直;移动臂:对准患者的枕后隆突;轴心:第七颈椎的棘突。③运动测量:要求患者向侧方屈颈使耳朵向肩部移动,用量角器测出它的运动角度或者用刻度尺量出从耳朵至肩部的距离。

4)颈旋转(0°~60°)。①体位:仰卧或坐位。②关节角度尺摆放。固定臂:与地面平行或与测量一侧的肩峰平行;移动臂:对准鼻尖;轴心:头顶中心点。③运动测量:要求患者头部处于中立位然后从右往左进行旋转。

(2)胸、腰椎关节活动度

1)脊柱前屈(0°~80°或约10 cm)。①体位:直立位。②两种测量方法:测量躯干相对纵轴向前屈曲的角度,检查者固定住患者骨盆并观察任何脊柱前屈过程中的变化;测量患者弯腰后指尖与地面的距离。一个正常成年人脊柱前屈后所增加的平均长度为1.6 cm,但是如果患者直背弯腰的话,在长度方面将不会有任何变化。

2)脊柱侧屈(0°~40°)。①体位:直立位。②关节角度尺摆放。固定臂:骶髂连线中点的垂直线;移动臂:第七颈椎棘突与第五腰椎棘突连线;轴心:第五腰椎棘突。③运动测量:测量躯干侧屈有几种方法供选择。用卷尺来测量躯干相对垂直位时所倾斜的程度。其他方法还包括:①评定第七颈椎棘突相对骨盆的位置。②测量侧屈时指尖与膝关节的距离。

3)脊柱后伸(0°~30°)。①体位:直立位。②关节角度尺摆放。固定臂:通过第五腰椎棘突的垂直线;移动臂:第七颈椎棘突与第五腰椎棘突连线;轴心:第五腰椎棘突。③运动测量:要求患者在固定骨盆的同时向后伸展脊柱。当患者处于直立位运动时,检查者可在前面提供必要的辅助并测量脊柱直立位时伸展的角度。测量时,移动臂对准第七颈椎棘突。

4)脊柱旋转(0°~45°)。①体位:仰卧或直立位。②关节角度尺摆放。固定臂:双侧髂嵴上缘连线的平行线;移动臂:双侧肩峰连线的平行线;轴心:头顶部中点。③运动测量:要求患者在维持骨盆中立位的同时旋转上躯干。运动范围以角度为单位来记录,以头顶心为旋转轴并通过肩的旋转来测量运动弧。

2. 上肢关节

(1)肩关节活动度

1)肩关节屈(0°~170°)。①体位:坐位或仰卧位(肱骨处于中立位)。②量角器摆放。固定臂:与躯干(腋中线)平行;移动臂:与肱骨平行;轴心:肱骨侧面的肩峰。③运动测量:沿冠状轴在矢状面上肢向前上方运动,当测量终末位的角度时,轴心应置于三角肌群所形成的皱褶末端。

2)肩关节伸(0°~60°)。①体位和量角器摆放与肩关节屈曲测量方式相同。②运动测量:在矢状面上肢向后上方运动,注意患者肩后伸时轴心的位置不变;运动时伴随有肩胛骨的轻微向上倾斜,避免肩胛骨的过度运动。

3)肩关节外展(0°~180°)。①体位:坐位或俯卧位(肱骨处于外旋位),肩关节屈曲、伸展均为0°位。②量角器摆放。固定臂:与躯干(脊柱)平行;移动臂:与肱骨平行;轴心:肩峰的后部。③运动测量:沿矢状轴运动。

4)肩关节内收(0°)。①体位、量角器摆放和运动测量与肩关节外展测量方式相同。②如肩关节处于20°~45°屈曲位时,肩关节可从前方向内做内收运动,参考值0°~45°。

5)肩关节水平外展(0°~90°)。①体位:坐位,肩关节屈曲90°、内旋。②量角器摆放。固定臂:与肱骨长轴平行并与躯干垂直(呈水平位);移动臂:肱骨长轴;轴心:肩峰顶部。③运动测量:肱骨沿垂直轴在水平面上向后移动。

6)肩关节水平内收(0°~135°)。①体位:坐位,肩外展90°、内旋。②量角器摆放。

固定臂:与肱骨长轴平行并与躯干垂直(呈水平位);移动臂:肱骨长轴;轴心:肩峰顶部。
③运动测量:上肢沿垂直轴在水平面上做跨中线运动。

7)肩关节内旋(0°~70°)。①体位:坐位(肱骨紧靠躯干,肘关节屈曲90°,前臂中立位并与身体的冠状面垂直),仰卧位或俯卧位均可。②量角器摆放。固定臂:通过肘关节,与冠状面垂直的线;移动臂:尺骨;轴心:尺骨鹰嘴。③运动测量:前臂在矢状面上向下肢的方向运动。

8)肩关节外旋(0°~90°)。①体位、量角器摆放和运动测量与肩关节外展测量方式相同。②运动测量:前臂在矢状面沿冠状轴向头部方向运动。

(2)肘关节活动度。肘关节伸展–屈曲(0°~135°/150°)。①体位:站位、坐位或仰卧位(肱骨紧靠躯干,肩关节外旋,前臂旋后)。②量角器摆放。固定臂:与肱骨干中线平行;移动臂:与桡骨平行;轴心:肱骨外上髁即肘关节皱褶的末端。③运动测量:前臂在矢状面沿冠状轴运动。在运动结束之后,肌肉肘关节皱褶的位置将产生变化,因此,量角器的轴心在终末位时需重新放置。

(3)前臂活动度

1)前臂旋后(0°~80°/90°)。①体位:坐位或站位(肱骨紧靠躯干,肘关节屈曲90°,前臂处于中立位并与身体的冠状面垂直)。②量角器摆放。固定臂:与地面垂直;移动臂:与腕关节掌侧横纹平行;轴心:腕关节掌侧横纹与尺骨远端的交点即尺骨茎突。③运动测量:在水平面上,拇指向外侧,手掌向上的运动,上臂靠紧躯干,避免肩关节代偿。在前臂旋后完成后,量角器需重新放置以确保移动臂通过前臂远端的中心。

2)前臂旋前(0°~80°/90°)。①体位:坐位或站位(肱骨紧靠躯干,肘关节屈曲90°,前臂处于中立位并与身体的冠状面垂直)。②量角器摆放。固定臂:与地面垂直;移动臂:与腕关节背侧横纹平行;轴心:腕关节背侧横纹与尺骨远端的交点即尺骨茎突。③运动测量:在水平面上,拇指向内侧,手掌向下的运动,上臂靠紧躯干,避免肩关节代偿。在前臂旋前完成后,量角器需重新放置以确保移动臂通过前臂远端背侧的中心。

(4)腕关节活动度

1)腕关节掌屈(0°~80°)。①体位:坐位(前臂中立位,前臂和手的尺侧面置于桌面上)。②量角器摆放。固定臂:与桡骨平行;移动臂:与示指掌骨平行;轴心:腕关节桡侧的桡骨茎突。③运动测量:手掌在矢状面沿冠状轴运动向前臂屈侧靠近。

2)腕关节背伸(0°~70°)。①体位、量角器摆放和运动测量与肩关节外展测量方式相同。②运动测量:手背在矢状面沿冠状轴运动向前臂伸侧靠近。

3)腕关节尺偏(0°~30°)。①体位:坐位(前臂旋前,掌心朝下置于桌面上)。②量角器摆放。固定臂:前臂背侧中线;移动臂:第三掌骨背侧纵轴线;轴心:腕关节背侧第三掌骨的根部。③运动测量:冠状面运动。

4)腕关节桡偏(0°~20°)。同腕关节尺偏。

(5)手指关节活动度

1)掌指关节屈曲(0°~90°)。①体位:坐位(前臂中立位,腕关节0°位,前臂和手的尺侧置于桌面上)。②量角器摆放。固定臂:与掌骨平行;移动臂:与近端指骨平行;轴心:掌指关节顶端中心。③运动测量:在矢状面上运动。

2)掌指关节过伸(0°~15°/45°)。同掌指关节屈曲。

3)掌指关节外展(0°~25°)。①体位:坐位(前臂旋前,手心向下置于桌面上,手指伸直)。②量角器摆放。固定臂:与掌骨平行;移动臂:与近端指骨平行;轴心:掌指关节中心。③运动测量:示指、无名指和小指在冠状面上做离开中指的运动。

4)近端指间关节屈曲(0°~110°)。①体位:坐位(前臂中立位,腕关节0°位,前臂和手的尺侧置于桌面上)。②量角器摆放。固定臂:近节指骨背侧中线;移动臂:中节指骨背侧中线;轴心:近端指间关节的背侧中心。③运动测试:矢状面运动。

5)远端指间关节屈曲(0°~80°)。①体位:坐位(前臂中立位,腕关节0°位,前臂和手的尺侧置于桌面上)。②量角器摆放。固定臂:中节指骨背侧中线;移动臂:远节指骨背侧中线;轴心:远端指间关节背侧。③运动测试:矢状面运动。

3. 下肢关节

(1)髋关节活动度

1)髋关节屈曲(0°~120°)。①体位:仰卧位(髋关节、膝关节伸展)。②量角器摆放。固定臂:指向骨盆侧面;移动臂:与股骨长轴平行;轴心:股骨大转子侧面。③运动测试:矢状面运动,在测量过程中膝关节屈曲。

2)髋关节伸展(0°~15°/30°)。①体位:俯卧位(髋膝中立位)/侧卧位/仰卧位。②量角器摆放。固定臂:指向骨盆侧面;移动臂:与股骨长轴平行;轴心:股骨大转子侧面。③运动测试:矢状面运动,在测量过程中膝关节屈曲。

3)髋关节外展(0°~45°)。①体位:仰卧位。②量角器摆放。固定臂:两髂前上棘的连线上;移动臂:与股骨长轴平行;轴心:髂前上棘。③运动测试:沿矢状轴做冠状面运动。注意:测量起始位时,固定臂与移动臂的夹角为90°,故测量后需再减去90°以获得正确的关节活动度。

4)髋关节内收(0°~35°)。①体位:仰卧位。②量角器摆放:与髋外展的放置方法相同。③运动测试:冠状面运动。注意:未测下肢应外展、屈膝置于检查台边;测量起始位时,固定臂与移动臂的夹角为90°,故测量后需再减去90°以获得正确的关节活动度。

5)髋关节内旋(0°~35°)。①体位:坐位或仰卧位(髋、膝屈曲于90°)。②量角器摆放。固定臂:与胫骨长轴平行,当髋关节内旋时固定臂仍保留于原来的位置与地面垂直;移动臂:与胫骨长轴平行,当髋关节内旋时移动臂则跟随胫骨移动;轴心:胫骨平台的中点。③运动测试:水平面运动。

6)髋关节外旋(0°~45°)。①体位:坐位或仰卧位(髋、膝屈曲于90°)。②量角器摆放:与髋内旋的放置方法相同。注意:未测量下肢应屈膝使下肢靠在台下或屈髋屈膝使脚置于台上休息,同时,躯干保持于直立位。另外,测量角度应减去90°。③运动测试:水平面运动。

(2)膝关节活动度。膝关节伸展-屈曲(0°~135°)。①体位:俯卧(髋、膝关节伸展)。②量角器摆放。固定臂:与股骨长轴平行;移动臂:与腓骨长轴平行;轴心:膝关节的腓骨小头。③运动测试:矢状面运动。

(3)踝关节活动度

1)踝关节背屈(0°~20°)。①体位:仰卧位或坐位(坐位时膝关节屈曲90°),踝关节处于中立位。②量角器摆放。固定臂:与腓骨长轴平行;移动臂:与第5跖骨平行;轴心:踝中点下约2.5 cm。③运动测定:沿冠状轴在矢状面上完成足尖从中立位向靠近小腿的方向的运动。注意:测量起始位时,固定臂与移动臂的夹角为90°,故测量后需再减去90°以获得正确的关节活动度。

2)踝关节跖屈(0°~45°/50°)。①体位:仰卧位或坐位(坐位时膝关节屈曲90°),踝关节处于中立位。②量角器摆放。与踝背屈的放置方法相同。③运动测定:在矢状面上完成向足底方向的运动。

3)踝关节内翻(0°~35°)。①体位:坐位或仰卧位(膝关节屈曲,踝关节于中立位)。②量角器摆放。固定臂:与胫骨长轴平行;移动臂:与足跟的跖面平行;轴心:临近跟骨的外侧面。③运动测定:冠状面运动。

4)踝关节外翻(0°~35°)。①体位:坐位或仰卧位(膝关节屈曲,踝关节于中立位)。②量角器摆放。固定臂:与胫骨长轴平行;移动臂;与足底的跖面平行;轴心:位于跖趾关节内侧面的中点。③运动测定:内旋、外展、背屈的组合运动。

五、疼痛的分类及评估

(一)疼痛的分类

1. 根据临床症状分类

疼痛从临床角度分类,可以分为中枢性、外周性、心因性疼痛3类。

(1)中枢性疼痛。例如丘脑综合征、患肢痛。

(2)外周性疼痛。分为内脏和躯体痛。①内脏痛:胆囊炎、胆结石、肾结石、消化性溃疡、冠心病等。②躯体痛:深部肌肉、骨、关节、结缔组织的疼痛以及浅部的各种皮肤疼痛等。

(3)心因性疼痛。癔症性疼痛、精神性疼痛等。

2. 根据疼痛的持续时间分类

根据疼痛的持续时间将疼痛分为急性疼痛、慢性疼痛、亚急性疼痛、再发性急性疼痛。

(1)急性疼痛。时间通常在1个月以内。

(2)慢性疼痛。时间通常在6个月以上。

(3)亚急性疼痛。时间介于急性疼痛和慢性疼痛之间,约3个月。

(4)再发性急性疼痛。是在数月或数年中不连续的有限的急性发作。

(二)疼痛的评估

1. 常用的疼痛评估方法

压力测痛法。在临床工作中,压力测痛法是可靠的诊断方法之一,常用于对疼痛强度的评定,特别适用于肌肉骨骼系统疼痛的评定。评定方法:评定者先以手按找准痛点,将压力测痛器的测痛探头平稳地对准痛点逐渐施加压力,并观察评定者反应。记录被评定者诱发疼痛第一次出现所需的压力强度的值为痛阈。继续施加压力至不可耐受时记录下最高疼痛耐受限度所需的压力强度,此值为耐痛阈。同时记录所评定痛区的体表定位以便对比。应在数日或数周后重复评定记录读数。

2. 视觉模拟评分

视觉模拟评分是目前临床上最为常用的评定方法,适用于需要对疼痛的强度及强度变化进行评定的被评定者,用于评价疼痛的缓解情况、治疗前后的比对。

(1)直线法。用一条直线不作任何划分仅在直线两端分别注明不痛和剧痛,让被评定者根据自己的实际感觉在直线上标出疼痛的程度表。

(2)数字评分法。在1根直尺上有0~10共11个点,0表示无疼痛,疼痛较强时增加点数,依次增强,10表示最剧烈的疼痛。患者用0~10这11个点来描述疼痛强度。

六、常见骨骼肌肉系统疾病评估

(一)颈椎病的评估

1. 颈椎活动度

(1)主动运动检查。患者采取坐位或站位。

1)屈曲:嘱患者胸廓不动,放松下颌,尽量靠近胸骨柄,正常时下颌部能触及胸部。

2)后伸:嘱患者腰和胸固定不动,头尽量向后仰,正常时鼻子和头可在同一水平面上。

3)侧屈(左右):嘱患者腰和胸固定不动,头尽量侧向左肩,然后侧向右肩。

4)旋转(左右):嘱患者将头尽量向左,然后向右旋转。正常时颏部可达肩上。

(2)被动运动检查。包括生理运动检查和附属运动检查。

1)生理活动范围的检查:包括屈曲、伸展、侧屈,旋转和复合运动。检查时观察患者感觉和体会终末感,注意与主动运动时的差异,被动运动一般较少引起严重的疼痛,所以活动度大于主动运动。患者可采取坐位或站位。

●前屈　检查者一手托在患者的前额,另一侧手扶住枕骨的下方,嘱患者放松,并向前下方用力让其下颌朝胸骨柄的方向靠近。

●后伸　嘱患者张嘴放松下颌,检查者站在患者的一侧,将手放在其肩上,用来抑制颈部后伸时胸椎向后弯曲,用另一只手的手尖抵住患者的前额向后方用力使颈部充分后伸。

●侧屈(左右)　检查者站在患者的身后,将一只手置于其同侧的肩上,另一只手按住其头部,肘部放在其肩的后侧,将其头部向对侧屈,注意固定躯干。

●旋转(左右)　检查者站在患者的一侧,对侧手罩在其前额上,同侧手的肘部抵住其肩部并稳定住,同侧手扳住其头后部,并将肘部置于其同侧肩以预防躯干的旋转,然后双手缓慢旋转其头部。

2)附属运动检查:依靠触诊的方式,对关节的前后向、后前向、侧向、旋转、分离等方向的运动进行检查。

2.颈椎生理曲度

颈椎病患者常因椎旁肌的急慢性病变、颈椎退行性改变等因素导致颈椎生理曲度改变,常见的有颈椎生理弯曲减少或后凸畸形、斜颈等,可应用 X 射线检查进行评估。

3.特殊检查

(1)椎间孔挤压试验(左右)。被检查者取坐位,检查者站在其身后,一只手置于患者的一侧头部,另一只手置于其肩上。将其头部略旋转并向一侧侧屈,同时使其伸颈,并对其施加一个短暂的轴向挤压。如果出现神经根受压的阳性表现则说明椎间孔的空间不足。

(2)轴向牵拉试验。被检查者取坐位,检查者站在患者的一侧,对侧手托住其枕部,同侧手托住其下颌,牵引其头部。可在被检查者颈椎中立位、略前屈、略后伸 3 个方向上检查。此检查可以帮助确定颈部牵引治疗方案并判断其疗效。

(3)椎间盘挤压试验(叩顶试验)。被检查者取坐位,检查者双手重叠置于其头顶,并控制颈椎在不同角度下进行按压,如出现颈痛和放射痛为阳性,说明颈神经根受压。

4.肌力

颈椎病等常伴有上肢或四肢肌力改变,准确的四肢肌力测定有助于了解患者的神经功能受累状况,并对疗效进行评估。肌力测定的手段有多种,通常多采用徒手肌力检查法,通过颈部的主动运动或抗阻运动检查各肌群的肌力。

5.感觉功能

(1)感觉。根据出现感觉障碍的皮肤节段,可以评估神经感觉受损的情况。

(2)疼痛。疼痛评定需要明确 5 个要素:疼痛的区域、疼痛的程度、疼痛的性质、疼痛的深浅和疼痛的持续性。

6.常用评估量表

颈椎病评估常用 JOA 评分表,见表 2-8-1。

表 2-8-1 JOA 评分表

项目			分值	得分
1.运动功能(8分)	上肢(4分)	正常	4	
		用筷子吃饭有些困难	3	
		用筷子吃饭很困难	2	
		能用汤匙吃饭,但不能用筷子	1	
		自己不能吃饭	0	
	下肢(4分)	正常	4	
		不用任何辅助可以行走但是轻微肌肉挛缩	3	
		上下台阶需要扶栏杆	2	
		在平地上行走需要辅助器具	1	
		不能行走	0	

续表 2-8-1

项目			分值	评分
2.感觉功能 (6分)	上肢(2分)	正常	2	
		轻微感觉缺失	1	
		明显感觉缺失	0	
	下肢(2分)	正常	2	
		轻微感觉缺失	1	
		明显感觉缺失	0	
	躯干(2分)	正常	2	
		轻微感觉缺失	1	
		明显感觉缺失	0	
3.膀胱功能(3分)		正常	3	
		轻度功能障碍	2	
		严重功能障碍	1	
		完全尿潴留	0	
总分				

术后改善率=(术后评分-术前评分)/(17-术前评分)×100%。

改善率还可对应于通常采用的疗效判定标准:改善率100%时为治愈,改善率大于60%为显效,25%~60%为有效,小于25%为无效。

7. 肩关节周围病的评估

肩关节周围病的评估常用UCLA肩关节评分系统,见表2-8-2。

表 2-8-2 UCLA肩关节评分系统

项目	功能治疗反应	分值
1.疼痛	持续性疼痛并且难以忍受;经常服用强镇痛药物	1
	持续性疼痛可以忍受;偶尔服用强镇痛药物	2
	休息时不痛或轻微痛,轻微活动时出现疼痛经常服用水杨酸制剂	4
	仅在重体力劳动或激烈运动时出现疼痛,偶尔服用水杨酸制剂	6
	偶尔出现并且很轻微	8
	无疼痛	10

续表2-8-2

项目	功能治疗反应	分值
2.功能	不能使用上肢	1
	仅能轻微活动上肢	2
	能做轻微家务劳动或大部分日常生活	4
	能做大部分家务劳动、购笔、开车;能梳头、自己更衣,包括系乳罩	6
	仅轻微活动受限;能举肩工作	8
	活动正常	10
3.向前侧屈曲活动	>150°	5
	120°~150°	4
	90°~120°	3
	45°~90°	2
	30°~45°	1
	<30°	0
4.前屈曲力量(手测量)	5级(正常)	5
	4级(良)	4
	3级(可)	3
	2级(差)	2
	1级(肌肉收缩)	1
	0级(无肌肉收缩)	0
5.患者满意度	满意、较以前好转	5
	不满意、比以前差	0

注:优,34~35分;良,29~33分;差,<29分。

8.下腰背痛的评估

下腰背痛的评估常用Oswestry功能障碍指数,见表2-8-3。

表2-8-3 Oswestry功能障碍指数

指导语:这个问卷的设计旨在帮助医务人员了解您的腰痛对您日常生活活动的影响。请根据您最近一天的情况,在每个项目卡选择一个最符合或与您最接近的答案,并在左侧的方框内打一个"√"。

1.腰背疼痛的程度
□无任何疼痛
□有很轻微疼痛
□较明显的痛(中度)

续表 2-8-3

□明显的痛(相当严重)
□严重的痛(非常严重)
□痛得什么事也不能做
2.日常生活自理能力(洗漱、穿脱衣服等活动)
□日常生活完全能自理,一点也不伴腰背痛
□日常生活完全能自理,但引起腰背疼痛加重
□日常生活虽然能自理,由于活动时腰背痛加重,以致小心翼翼,动作缓慢
□多数日常生活能自理,有的需要他人帮助
□绝大多数的日常生活需要他人帮助
□穿脱衣服、洗漱困难,只能躺在床上
3.提物
□提重物时并不导致疼痛加重
□能提重物,但导致腰背疼痛加重
□由于腰背痛,以致不能将地面上的重物拿起来,但是能拿起放在合适位置上的重物,比如说桌面上的重物
□由于腰背痛,以致不能将地面上较轻的物体拿起来,但是能拿起放在合适位置上较轻的物品,比如放在桌面上的
□只能拿一点轻东西
□任何东西都提不起来或拿不动
4.行走
□腰背痛,但一点也不妨碍走多远
□由于腰背痛,最多只能走 1 000 m
□由于腰背痛,最多只能走 500 m
□由于腰背痛,最多只能走 100 m
□只能借助拐杖或手杖行走
□不得不躺在床上,排便也只能用便盆
5.坐
□随便坐高椅子,想坐多久,就坐多久
□只要椅子高矮合适,想坐多久,就坐多久
□由于疼痛加重,最多只能坐 1 h
□由于疼痛加重,最多只能坐 30 min
□由于疼痛加重,最多只能坐 10 min

续表 2-8-3

□由于疼痛加重,一点也不敢坐
6. 站立
□想站多久,就站多久,疼痛不会加重
□想站多久,就站多久,但疼痛有些加重
□由于疼痛加重,最多只能站 1 h
□由于疼痛加重,最多只能站 30 min
□由于疼痛加重,最多只能站 10 min
□由于疼痛加重,一点也不能站
7. 睡眠
□半夜不会被痛醒
□有时晚上会被痛醒
□由于疼痛,最多只能睡 6 h
□由于疼痛,最多只能睡 4 h
□由于疼痛,最多只能睡 2 h
□由于疼痛,根本无法入睡
8. 性生活
□有正常和规律的性生活,且不会引起额外疼痛
□有正常和规律的性生活,但会引起额外疼痛
□性生活基本正常,并伴剧烈疼痛
□由于疼痛,性生活明显受影响
□由于疼痛,很少过性生活
□由于疼痛,不能过性生活
9. 社会活动
□社会生活完全正常,绝不会因为这些活动导致疼痛加剧
□社会生活完全正常,但是这些活动会引起加重疼痛
□疼痛限制剧烈活动,如运动,但对参加其他社会活动没有明显影响
□由于疼痛限制了正常的社会活动,以致不能参加某些经常性的活动
□由于疼痛限制参加社会活动,只能在家从事一些社会活动
□由于疼痛,根本无法从事任何社会活动
10. 旅行(郊游)
□能到任何地方去旅游,腰背或腿一点也不痛
□可以到任何地方去旅游,但会导致疼痛加剧

续表2-8-3

□由于疼痛限制,外出郊游不超过2 h
□由于疼痛限制,外出郊游最多不超过1 h
□由于疼痛限制,外出郊游最多不超过30 min
□由于疼痛,除了到医院,根本就不能外出郊游

注:1.计分方法:实际得分/45(最高可能得分)×100%。

2.得分越高表明障碍越严重。

9.膝关节疼痛的评估

膝关节疼痛的评估常用Lequene和Mery膝关节骨性关节炎严重度指数见表2-8-4、表2-8-5。

表2-8-4 Lequene和Mery膝关节骨性关节炎严重度指数

项目	评估内容		分值
1.疼痛或不适	在夜间休息时	无不适	0
		只在挪动或特定位置	1
		不挪动	2
	起床后晨僵或疼痛持续时间	少于1 min	0
		少于15 min	1
		15 min 或更多	2
	站立	持续30 min 后疼痛加重	1
	行走时疼痛	无不适感	0
		只在远距离后疼痛	1
		启动后很早就有且坐后疼痛增加	2
	从座位站起时不需要上肢的帮助		1
2.最大行走距离	无限		0
	超过1 km,但有限制		1
	约1 km(约15 min)		2
	500～900 m(8～15 min)		3
	300～500 m		4
	100～300 m		5
	少于100 m		6
	应用单个手杖或单拐		1
	应用双手杖或双拐		2

续表2-8-4

项目	评估内容	分值
3. 日常活动能力(容易=0分,有困难=1分,不能=2分)	您能上一层标准的楼梯吗?	0～2
	您能下一层标准的楼梯吗?	0～2
	您能蹲下来或下跪吗?	0～2
	您能在不平的地上行走吗?	0～2

得分评价:14分以上,极其严重;11～13分,非常严重;8～10分,严重;5～7分,中度;1～4分,轻度。

表2-8-5 膝关节骨性关节炎的严重度评价

分值	等级
>14	极其严重
11、12、13	非常严重
8、9、10	严重
5、6、7	中度
1～4	轻度

第九节 防跌倒评估

【学习课时】

2学时。

【学习目标】

(1)掌握常见异常步态。

(2)掌握平衡功能评估、协调功能评估、本体感觉评估、知觉障碍评估的方法。

(3)了解平衡功能评定的概念。

(4)了解常见协调障碍的类型及影响因素。

(5)了解直觉障碍的分类及特点。

【学习要求】

(1)通过本章节对平衡、协调、本体感觉、知觉障碍的分类、特点及评估方法的学习,能够在日常工作中运用到位,并做好相应的防跌倒措施。

(2)理论学习、量表的规范使用。

一、平衡功能评估

(一)概念

平衡是指在不同的环境和情况下维持身体直立姿势的能力。一个人的平衡功能正常时,能够保持体位,可在随意运动中调整姿势,能安全有效地对外来干扰做出反应。平衡感觉来自前庭、视觉和躯体感觉的综合协调。

平衡功能是指人体在日常活动中维持自身稳定性的能力。正常情况下,当人体重心垂线偏离稳定基底时,即会通过主动的或反射性的活动使重心垂线返回到稳定基底内,这种能力就是平衡功能。

(二)分类

三级分类法将人体平衡分为坐位平衡和立位平衡两种状态,每一种体位下又都按照相同的标准分为三个级别进行评定。具体分级标准如下。

1. 一级平衡

属静态平衡(静态平衡),被测试者在不需要帮助的情况下能维持所要求的体位(坐位或立位)。

2. 二级平衡

即自动态平衡(动态平衡),是指运动过程中调整和控制身体姿势稳定性的能力。自动态平衡从另外一个角度反映了人体随意运动控制的水平。坐或站着进行各种作业活动,站起来和坐下、行走等动作都需要具备动态平衡能力。

3. 三级平衡

即他动态平衡,也叫反应性平衡(无功平衡),是指当身体受到外力干扰而使平衡受到威胁时,人体做出保护性调整反应以维持或建立新的平衡,如保护性伸展反应,迈步反应等。

(三)评估方法

1. 闭目直立试验

又称昂白试验(Romberg test)是最常用的静平衡功能检查法。受检者直立,两脚并拢,双上肢下垂,闭目直立,维持30 s,亦可两手于胸前互扣,并向两侧牵拉,观察受检者有无站立不稳或倾倒。前庭周围性病变时,躯干倾倒方向朝向前庭破坏的一侧,与眼震慢相方向一致;中枢性病变时,躯干倾倒方向与眼震慢相不一致。双足站一直线上;足跟接足趾,闭目站30 s,称Mann实验。此法较双足并立敏感,老年人不能单足站立可用此法。

2. 过指试验

过指试验(past pointing test):患者与检查者相对而坐,两人上肢向前平伸,示指相互接触。患者抬高伸直的上肢,然后再恢复水平位,以示指再接触检查者示指,上下臂均应在肩关节矢状面上运动,避免内收和外展,连续3次偏斜为异常。正常人无过指现象。前庭周围性病变过指的特点是双手同时偏向前庭功能较低侧,方向与倾倒一致,与自发性眼震的方向相反。小脑病变过指的特点是患侧单手向患侧偏斜。

3. 直立伸臂试验

闭目直立平伸双臂,如左侧前庭损伤,眼震慢相向左,头、躯干及上肢均向左扭转,左臂向下偏移,如掷铁饼姿势。

4. 行走试验

是一种动平衡功能检查法。受试者闭眼,向正前方行走 5 步,继之后退 5 步,前后行走 5 次。观察其步态,并计算起点与终点之间的偏差角。偏差角>90°者,提示两侧前庭功能有显著差异。或受试者闭目向前直线行走,迷路病变者偏向前庭功能弱的一侧,此法对平衡功能障碍和平衡功能恢复程度的判断有较大的意义。

5. 瘘管试验

瘘管试验(fistula test)将鼓气耳镜紧贴于受试者外耳道内并交替加、减压力,观察眼球运动情况和有无眩晕。若出现眼球偏斜或眼震并伴有眩晕感,为瘘管试验阳性,仅感眩晕而无眼球偏斜或眼震者为弱阳性,示有可疑瘘管;无任何反应为阴性。当迷路瘘管位于外半规管中段(壶腹之后),压力使内淋巴液流向前庭,壶腹毛细胞兴奋,出现快相向同侧的眼震;反之,当瘘管位于外半规管前近前庭处,压力使内淋巴从前庭向外半规管流动,外半规管功能受抑制,出现快相向对侧的眼震。骨迷路或瘘管被肉芽、胆脂瘤、机化物等堵塞,瘘管试验阴性,但不能排除迷路瘘管。膜迷路积水时,膜迷路与镫骨足板间有粘连带形成,瘘管试验亦呈阳性,称安纳贝尔征(Hennebert sign)阳性。外淋巴瘘时,强声刺激可引起头晕或眩晕,称 Tullio 现象。

6. 前伸伸展试验

患者肩靠墙壁站直,保持稳定状态,尽量将拳头前伸,如往前 15 cm 仍保持平衡,则显示患者平衡性较好,其发生跌倒的危险性较低。要求受试者尽可能沿着与直尺平行的方向向前伸。指令"尽可能向前伸,但不要迈步",可先尝试两次,再进行第三次测量取平均值。

7. 垂直书写试验

端坐,左手放膝上,右手悬腕垂直书写文字一行,15~20 cm,睁眼或闭眼备书写一次,两行并列。观察两行文字的偏高程度和偏离方向,偏斜不超过 5°为正常,超过 10°表示两侧前庭功能有差异。

8. Fugl-Meyer 平衡量表

Fugl-Meyer 平衡量表是 Fugl-Meyer 评定量表的组成部分,主要适用于偏瘫患者平衡功能的评定。此种评定法对偏瘫患者进行 7 个项目的检查,每个检查项目都分为 0~2 分 3 个级别进行记分,最高分 14 分,最低分 0 分,少于 14 分,说明平衡功能有障碍,评分越低,表示平衡功能障碍越严重(表 2-9-1)。

表2-9-1 Fugl-Meyer平衡量表

项目	评分标准	得分
1. 无支撑坐位	0分=不能保持坐位	
	1分=能坐,但少于5 min	
	2分=能坚持坐5 min以上	
2. 健侧展翅反应	0分=肩部无外展或肘关节无伸展	
	1分=反应减弱	
	2分=反应正常	
3. 患侧展翅反应	0分=肩部无外展或肘关节无伸展	
	1分=反应减弱	
	2分=反应正常	
4. 支撑下站立	0分=不能站立	
	1分=在他人的最大支撑下可站立	
	2分=由他人稍给支撑即能站立1 min	
5. 无支撑站立	0分=不能站立	
	1分=不能站立1 min以上	
	2分=能平衡站立1 min以上	
6. 健侧站立	0分=不能维持1~2 s	
	1分=平衡站稳4~9 s	
	2分=平衡站立超过10 s	
7. 患侧站立	0分=不能维持1~2 s	
	1分=平衡站稳4~9 s	
	2分=平衡站立超过10 s	
总分		

9. Berg平衡量表

Berg平衡量表(Berg balance scale,BBS),BBS由Katherine Berg于1989年首先报道。随后,国外学者经过大量的信度和效度的研究后,对BBS予以充分的肯定,并因此而得到广泛的应用。BBS测试时选择了14个动作对被测试者进行评定,每个动作又依据被测试者的完成质量分为0~4分5个级别予以记分,最高分56分,最低分0分。评分越低,表示平衡功能障碍越严重,低于40分表示有摔倒的危险。BBS测试时仅需要一块秒表,一根软尺,一个台阶和两把高度适中的椅子即可完成,应用非常简便(表2-9-2)。

表2-9-2 Berg平衡量表

项目	评分标准	得分
1.从坐位到站立位 指令:请站起来。请不要使用你的手支撑	4分=能不使用手支撑而站起,而且独立、稳定 3分=能不使用手支撑而站起 2分=能不使用手支撑而站起;需要用手支撑桌子保持稳定 1分=需要用手支撑桌子站起和保持稳定(需要桌子最小的帮助) 0分=需要别人帮助或用手支撑桌子站起和保持稳定(需要最大帮助)	
2.持续无支持站立 指令:请使用你的手支撑而站立2 min	4分=能安全地站立2 min 3分=能扶持在监督下站立2 min 2分=能持续无支持站立30 s 1分=需要支撑桌子站立30 s 0分=不能站立30 s	
3.无支持坐位 指令:请双臂相抱保持坐位2 min	4分=能十分安全地坐2 min 3分=能在监督下坐2 min 2分=能坐30 s 1分=能坐10 s 0分=不能在没有支持下坐10 s	
4.从站立到坐 指令:请坐下	4分=安全并且最小程度地用手坐下 3分=使用手控制身体落下 2分=对抗椅背或腿部控制身体落下 1分=独立地坐但不能控制身体落下 0分=需要帮助才能坐下	
5.转移 指令:请从床转移到椅子上	4分=不太明显地使用手安全地转移 3分=较明显地安全地使用手转移 2分=需口头指示或监督下转移 1分=需要一个人帮助 0分=需要两个人帮助或监督	
6.闭眼睛无支持站立 指令:请闭上你的眼睛站立10 s	4分=能安全地站立10 s 3分=能在监督下安全地站立10 s 2分=能站立3 s 1分=不敢闭眼睛站立3 s,但是可以安全地站立 0分=需要帮忙避免跌倒	
7.无支持双足并齐站立 指令:把你的双脚并在一起站立	4分=能独立地双足并在一起站立1 min 3分=能在监督下独立地双足并在一起站立1 min 2分=能双足并在一起站立30 s 1分=需要帮助能双足并在一起站立15 s 0分=需要帮助达到姿势要求,但不能站立15 s	

续表 2-9-2

项目	评分标准	得分
8. 当站着的时候,伸直上肢向前触物 指令:举起上臂 90°,再伸展你的手指尽可能伸向前	4 分 = 能到达伸向前距离>25 cm(10 寸) 3 分 = 能安全地到达伸向前距离>12.5 cm(5 寸) 2 分 = 能安全地到达伸向前距离>5 cm 安全地(2 寸) 1 分 = 需要监督伸向前 0 分 = 当尝试/需要外侧支持做伸向前动作的时候,会失去平衡	
9. 在站立姿势从地板上取物 指令:拾起被放置在你脚之前的拖鞋	4 分 = 能安全地而且容易地拾起拖鞋 3 分 = 能拾起拖鞋但是需要监督 2 分 = 不能拾起,但是距拖鞋 2~5 cm(1~2 寸),而且独立地保持平衡 1 分 = 不能拾起并当尝试的时候需要监督 0 分 = 不能尝试或需要帮助,避免丧失平衡或跌倒	
10. 当站着的时候,转身向后看 指令:转身向后看	4 分 = 转身向后看,做得很好 3 分 = 转身向后看,一边重心变化比另一边好 2 分 = 可以转身向后看,但是能维持平衡 1 分 = 需要监督才转身向后看 0 分 = 需要帮助,避免丧失平衡或跌倒	
11. 身体在原地旋转 360° 指令:完全的身体在原地旋转 360°	4 分 = 能安全地在 4 s 转 360° 3 分 = 能从一侧在 4 s 内安全地转 360° 2 分 = 能安全地转 360°,但是速度较慢 1 分 = 需口头指示或监督 0 分 = 当在原地旋转时候,需要协助	
12. 当持续不支持的时候,交替把足部放在凳子上 指令:交替把足部放在凳子上。直到每侧足部有接触凳子 4 次	4 分 = 能独立而且安全地在 20 s 内完全交替把足部放在凳子上各 4 次 3 分 = 能独立地站和安全地在>20 s 完全交替把足部放在凳子上各 4 次 2 分 = 能在监督但没有帮助下交替把足部放在凳子上各 4 次 1 分 = 能在最小的帮助下交替把足部放在凳子上>2 次 0 分 = 不能尝试或需要帮助,避免丧失平衡或跌倒	
13. 持续一足在前站立 指令:持续一足在前站立	4 分 = 能持续单足在前,立直地独立站立 30 s 3 分 = 能单足在前独立站立 30 s 2 分 = 能采取小的步独立站立 30 s 1 分 = 需要帮忙迈步,但是能站立 15 s 0 分 = 当迈步或站着的时候失去平衡	

续表2-9-2

项目	评分标准	得分
14.单腿站立 指令:单腿站立	4分=能独立地单腿站立>10 s 3分=能单腿站立5~10 s 2分=能单腿站立>3 s 1分=尝试举起腿部不能单腿站立>3 s,但可以独立站立 0分=不能尝试或需要帮助,避免丧失平衡或跌倒	
总分		

注:最高分56分;0~20分,有较大跌倒风险,建议坐轮椅;20~40分,有跌倒风险,建议辅助步行;41~56分,无跌倒风险,可独立行走。

二、协调功能评估

(一)常见协调障碍类型及影响因素

协调是指人体产生平滑、准确、有控制的运动能力。正常的随意运动需要有若干肌肉的共同协调作用,当主动肌收缩时,必有拮抗肌的松弛、固定肌的支持固定和协同肌的协同收缩,才能准确地完成一个动作,肌肉之间这种配合称为协同运动。

1.协调障碍常见类型

根据中枢神经系统的不同病变部位,共济失调分为小脑共济失调、基底节共济失调、脊髓后索共济失调3种。

(1)小脑共济失调。小脑主要功能是维持身体的平衡、调节肌张力和调节随意运动,因此,小脑的病变除了平衡功能障碍外,还可出现共济失调。如小脑蚓部病变引起的共济失调以躯干为主,表现为步行、站立不稳,四肢的共济失调不明显;小脑半球病变导致同侧肢体的共济失调,肌张力低,轮替运动障碍。

(2)基底节共济失调。此类病变的受试者主要是肌张力发生改变和随意运动功能障碍,表现为震颤、肌张力过高或低下、随意运动减少或不自主运动增多。其病变引起的共济失调较小脑病变的症状轻。

(3)脊髓后索共济失调。脊髓后索病变造成深感觉障碍,此类受试者不能辨别肢体的位置和运动方向,行走时动作粗大,迈步不知远近,落地不知深浅,踩棉花感,并需要视觉补偿,常目视地面行走,在黑暗处则难以行走。检查时会发现振动觉、关节位置缺失,闭目难立征阳性。

2.协调障碍的影响因素

协调性运动障碍是由于中枢神经系统不同部位的病变所致。其中小脑对协调运动起着重要的作用,每当大脑皮质发出随意运动的命令时,小脑便产生了制动作用。当大脑和小脑发生病变时,四肢协调动作和行走时的身体平衡发生障碍,前庭迷路系统、本体感觉与视觉的异常也可造成协调运动障碍;协调性运动障碍还包括不随意运动以及由于肌肉的痉挛、肌肉肌腱挛缩造成的运动异常。

（二）协调的评估方法

协调试验分为平衡性与非平衡性协调试验两类。

1. 平衡性协调试验

平衡性协调试验是评估身体在直立位时的姿势、平衡以及静和动的成分。

（1）试验方法。①双足站立：正常舒适位；②双足站立：两足并拢站立；③双足站立：一足在另一足前方；④单足站立；⑤站立位，上肢交替地放在身旁、头上方或腰部；⑥在保护下，出其不意地让受试者失去平衡；⑦弯腰，返回直立位；⑧身体侧弯；⑨直线走，一足跟在另一足尖之前；⑩侧方走和倒退走；⑪正步走；⑫变换速度走；⑬突然停止后再走；⑭环形走和变换方向走；⑮足跟或足尖着地走；⑯站立位睁眼和闭眼。

（2）评分标准。4分：能完成活动；3分：能完成活动，需要较少帮助；2分：能完成活动，需要较大帮助；1分：不能完成活动。

2. 非平衡性协调试验

非平衡性协调试验是评估身体不在直立位时静止和运动的成分。

（1）评定方法

1）指鼻试验：受试者肩关节外展90°，肘关节伸直，然后用示指指头触及自己鼻尖。

2）指-他人指试验：评测者将示指举在受试者面前，受试者用示指触及评测者示指指头；评测者改变示指距离、方向，受试者再用示指触及。

3）指试验：让受试者双肩外展90°，肘伸直，然后双手靠近，用一手示指触及另一手示指指头。

4）指鼻和指-他人指试验：受试者用示指交替地触及自己鼻尖和评测者示指头，后者可改变方向和距离。

5）对指试验：让受试者用拇指指头依次触及其他手指头，并逐步增加对指速度。

6）轻叩手：屈肘，前臂旋前，在膝上轻叩手。

7）轻叩足：受试者取坐位，足触地，用跖球（足趾球）轻叩地板，膝不能抬起，足跟不能离地。

8）趾-他人指试验：受试者仰卧，然后用趾触及测评者手指，后者可改变方向和距离。

9）跟-胫试验：受试者仰卧，一侧足跟在另一侧的胫前方上下滑动。

10）画圆或横"8"字试验：受试者用上肢或下肢在空气中绘一圆或横"8"字。测评下肢时取仰卧位。

11）肢体保持试验：将上肢保持在前上方水平位；将下肢膝关节保持在伸直位。

（2）评分标准。每个试验分别进行评分。5分：正常；4分：轻度障碍，能完成指定的活动，但速度和熟练程度比正常稍差；3分：中度障碍，能完成指定的活动，但协调缺陷极明显，动作慢、笨拙和不稳定；2分：重度障碍，只能发起运动而不能完成；1分：不能活动。

三、本体感觉评估

本体感觉又名深感觉，是深部组织的感觉，包括运动觉、振动觉、位置觉。此类感觉是由于体内肌肉收缩,刺激了肌、腱、关节和骨膜等处的神经末梢,即本体感受器(肌梭、腱梭等)而产生的感觉。躯干及四肢的深感觉传导通路。

1. 本体感觉的评估方法

(1)运动觉。嘱患者闭目,检查者轻轻握住患者手指或足趾的两侧,上下移动5°左右,让患者辨别移动的方向,如感觉不明确可加大运动幅度或测试较大关节,以了解其减退的程度。

(2)位置觉。嘱患者闭目,将其肢体放到一定的位置,然后让患者说出所放的位置;或嘱患者用其正常肢体放在与患侧肢体相同的位置上,正常人能正确说出或指出正确位置。

(3)振动觉。嘱患者闭眼,检查者将每秒振动256次的音叉放置患者身体的骨骼突出部位,如手指、尺骨茎突、鹰嘴、桡骨小头、内外踝、锁骨等,询问患者有无振动感和持续时间。检查时应注意身体上、下、左、右对比。振动觉可随年老而进行性丧失,在较年老者可完全丧失。

2. 本体感觉评估的注意事项

(1)检查感觉功能时,患者必须意识清醒。

(2)检查前要向患者说明目的和检查方法以充分取得患者合作。

(3)检查时注意两侧对称部位进行比较。先检查正常的一侧,使患者知道什么是"正常"。然后请患者闭上眼,再检查患侧。

(4)避免引导性语气提问,必要时反复多次进行。

(5)根据感觉神经和它们所支配和分布的皮区去检查。

(6)先检查整个部位,一旦找到感觉障碍的部位,就要仔细找出那个部位的范围。

(7)如有感觉障碍,应注意感觉障碍的类型。

(8)一次检查时间不宜过长,必要时反复多次检查,以取得正确的结果。

四、步态分析

(一)正常步态

人体在中枢神经系统控制下通过骨盆、髋、膝、踝和足趾的一系列活动完成的,此时躯干则基本保持在两足之间的支撑面上。正常步态具有稳定性、周期性、方向性、协调性以及个体差异性。正常步态必须完成3个过程:支持体重、单腿支撑、摆动腿迈步。

(二)常见异常步态

1. 偏瘫步态

偏瘫步态是指患者在行走时,由于骨盆后缩、膝关节屈曲不充分,患侧产生提髋,下肢外旋、外展"划圈",同时伴有足内翻、跖屈,使患侧下肢不能正常负重,这种状况持续下去,使下肢伸肌痉挛进一步加重,患者走路时费时、费力且不易保持平衡。

2.脑瘫步态

（1）马蹄内翻足。常见于脑瘫患者，其足部畸形特点：足马蹄样下垂；足内翻；足前部内收、跖屈；学龄期后患者多伴有胫骨内旋；常合并有跖筋膜挛缩和高弓足畸形。随着年龄的增长，骨骼负重和长期在畸形位置，畸形会进一步加重。畸形越严重，治疗越困难。

（2）蹲位步态。最常见于脑瘫患者。患者支撑相髋内收和内旋，膝关节过度屈曲，同时足呈马蹄形，足趾外展；在摆动相中期屈膝减少，末期缺乏伸膝。

（3）剪刀步态。脑瘫患者双膝内侧常呈并拢状，行走时双足尖（相对或分开）点地，交叉前行，呈剪刀状。摆动相缺乏屈膝、屈髋动作，支撑相足尖着地，支撑面小。

（4）舞蹈步态。为双下肢大关节的快速、无目的、不对称的运动，多见于四肢肌张力均增高的脑瘫患者，足尖着地，身体不能保持平衡。摆动相双侧髋关节、膝关节屈曲困难。行走时，双上肢屈曲，不协调抖动，双下肢跳跃，呈舞蹈状。

3.截瘫步态

脊髓损伤平面第三腰椎以下的截瘫患者，摆动相显著足下垂并出现跨槛步态，常采用膝过伸的姿态，以增加膝关节和踝关节稳定性的一种步态。

4.其他神经疾病步态

（1）蹒跚步态。小脑病变者，由于共济失调，行走时，步宽加大，步幅长短不一，速度快慢不等，东倒西歪，呈"鸭子"状或蹒跚状。

（2）前冲步态。帕金森病患者，行走时，躯干前倾，双上肢缺乏摆动，步幅短小，越走越快，呈前冲或慌张步态。

五、知觉障碍评估

（一）知觉概念

知觉是人类对客观事物的整体认识，是人们认识客观事物最重要的环节，例如橙子，我们不仅仅要知道它是黄色的、酸甜味道、摸起来有点硬的感觉，还要将它与其他物品区别开，如柠檬、西红柿，这就是知觉。知觉以感觉作为基础，但要比感觉信息的叠加复杂。

（二）知觉障碍的分类及特点

常见的知觉障碍有躯体构图障碍、视空间关系障碍、失认症和失用症4种。

1.躯体构图障碍

与人体知觉有关的障碍，包括单侧忽略、疾病失认、手指失认、躯体失认及左右分辨困难。

（1）单侧忽略。指患者对大脑损伤对侧身体或空间物品不能注意，或不能对其变化做出相应反应或反应迟钝。

（2）左右分辨困难。不能分辨自身或他人的左侧和右侧，不能执行含有"左"和"右"的指令。

（3）躯体失认。患者不能识别自己和他人身体各个部位以及各个部位之间的关系。表现为否认偏瘫肢体的存在;或认为偏瘫的肢体长在别人身上;不能完成区别身体各个部位的指令;不能模仿他人的动作;把身体的某个部位看得比实际大或小;常常述说患侧有沉重感;不能识别身体的部位,但能识别物体的结构等。

（4）手指失认。不能识别和命名自己或他人的手指,甚至不能指出触及的手指,轻者不影响手的实用性,但严重者会影响手指的功能活动,如系纽扣、系鞋带、打字等。

（5）疾病失认。患者否认或忽视瘫痪肢体的存在,见大脑非优势半球顶叶缘上回的损伤,是脑卒中后的短暂性表现,康复期较少见。

2. 视空间关系障碍

视空间关系障碍与日常生活活动能力的关系密切,因此,视空间关系障碍的分类主要是根据其特征进行分类。

（1）图形背景分辨障碍。图形背景知觉是指从背景中分辨物体不同的形状,选择必要的对象及忽略无关对象的能力。图形背景分辨困难指不能从视野范围内发现自己所需要的对象,如不能在抽屉中找到想要的剪刀,不能找到轮椅中的手闸等。

（2）空间定位障碍。空间定位知觉又称方位觉,指物体的方位,如上下、前后、左右、内外、东、南、西、北等。不能判断物体与物体之间的关系,如患者不能按指令完成"请将桌子上的书拿起来"这样的动作。

（3）空间关系障碍。患者不能认识两个或两个以上的物体之间的位置、距离及角度等关系,主要表现为穿衣、梳妆、转移障碍,不能计算,结构性失用等日常生活活动异常。如患者不能区别衣服的前与后,里与外,常常将衣服穿反,找不到袖子、纽扣,两条腿同时穿进一条裤腿中,不能列竖式进行算术运算等。

（4）地形定向障碍。地形定向觉是指判断两地之间关系的能力,需要准确判断目的地的方向、线路周围的环境特征等,最终完成两地之间的移动。当地形定向存在障碍时,患者表现为不能描述以往熟悉环境或线路的特征,不能记住新的线路,不能识别路标,在熟悉的环境中迷路等。

（5）距离知觉障碍。不能准确判断物体之间的距离,如不能准确够到眼前的物品、上下楼梯感觉不安全、往杯子倒水时,水倒在杯子外边,或水满后不知道停止、不能准确地将饭菜送到口中等。

3. 失认症

根据其表现特点分为视觉失认、触觉失认和听觉失认 3 种。

（1）视觉失认。患者在没有视觉障碍的前提下,不知道视觉范围内客观实体的名称、形状、作用等,但通过听觉、味觉、嗅觉等可以理解实体的特征。视觉失认又分为物体失认、面容失认、颜色失认和同时失认。

（2）触觉失认。指不能通过触觉来识别物品。患者的触觉、温度觉、本体感觉和注意力正常,但不能通过触摸识别熟悉的物品。

（3）听觉失认。患者听觉正常,但不能识别所听到声音的意义。听觉失认分非言语性声音失认和言语性声音失认,前者指患者不能将一种物体和它所发出的声音联系在一起,如患者能听到汽车鸣笛声、钟表声、门铃声等,但却不能将声音与汽车、钟表、门铃等联系到一起;后者仅仅表现为不能识别言语声音的意义,而其他听觉认识正常保留,如听理解破坏,但阅读理解、书写及自发言语均正常。

4.失用症

传统的失用症包括意念性失用、意念运动性失用和肢体运动性失用,根据失用症的表现特征又增加了口腔-面部失用、结构性失用、穿衣失用等类型。

(1)意念性失用。意念性失用指患者不能按顺序自动或根据指令完成有目的的动作,也不能正确地选择和使用工具,但能正确完成复杂动作中的每一个分解动作。如用餐时,餐桌上摆有碗、筷子、勺子、米饭、菜、热汤,患者可能用筷子去喝汤,并且不能合理进食饭菜。

(2)意念运动性失用。患者不能执行运动的口头指令,也不能模仿他人的动作,但对过去学会的运动仍有记忆,可无意识地、自动地进行过去学会的动作。如让患者徒手完成刷牙的动作,患者表示茫然,但递给牙刷时,会完成用牙刷刷牙的动作。

(3)肢体运动性失用。在排除肢体运动功能障碍疾病的情况下,患者肢体精细动作笨拙,如患者不能完成系纽扣、系鞋带、穿针引线等。

(4)口腔-面部失用。患者不能按照指令完成面部唇、舌、咽、喉等部位的复杂动作,如舔嘴唇、吸嘴、吹口哨、皱眉、鼓腮、咳嗽、眨眼、龇牙等动作,或表现为动作不协调、不正确或持续动作。

(5)结构性失用。结构性失用的患者,在结构性活动中表现出困难,如不能根据指令完成画图、积木组装等,严重者不能完成穿衣、摆放餐具、组装家具等,常见于大脑半球顶叶后部病变。

(6)穿衣失用。表现为不能辨认衣服的上下、前后、里外,自己不能穿衣服,找不到袖口及扣眼,常常错位系扣、两条腿穿入一条裤腿中,常见于大脑右侧半球顶叶的损伤。

(三)知觉障碍的评估方法

1.躯体构图障碍的评定

(1)左右分辨障碍

1)指令完成能力检查:检查者发出指令,被检者完成,见表2-2-6。

2)动作模仿能力检查:检查者做一个动作,要求患者模仿。如检查者将左手放在右侧大腿前面,观察患者是否存在镜像模仿。

(2)躯体失认

1)观察:观察患者如何摆放偏瘫的肢体,是否认识到自己偏瘫肢体的功能丧失。

2)指令完成情况:要求在合理的时间内准确说出身体部位的名称,如"指出你的鼻子",不要用"左"或"右"这样的字,以区别左右分辨障碍。

3)模仿动作:能够模仿他人的动作,如果为镜像动作,也属于正常。

(3)手指失认

1)手指图辨认:向被检者出示一张手指图,嘱被检者手掌向下放在桌子上,检查者触及其某一手指,让被检者在图中指出被触及的手指,睁眼和闭眼情况下分别指 5 次。

2)命名手指:检查者说出手指的名称,要求被检者从自己、检查者及手指图上分别指认,共 10 次。

3)动作模仿:检查者做指关节弯曲和对指动作,要求被检者模仿。

4)绘图:令被检者画一张手指图,观察各手指排列及分布。

2.视空间关系障碍的评定

(1)图形背景分辨困难的评定

1)图片测试法:向被检者出示 3 种物品重叠到一起的图片,要求在 1 min 之内说出所见物品的名称。

2)功能检测法:在卧室的床上铺上白色床单,要求被检者挑选出床上摆放的白色浴巾或毛巾;或要求被检者从没有分类的柜橱中找出勺子,不能完成者为有图形背景分辨障碍。

(2)空间定位障碍的评定

1)图片测试法:将一张画有正方形的纸放在受试者面前,令其在正方形纸的上方或下方画圆圈;或将几张内容相同的图片放在被检者面前,每一张图片都画有铅笔和铅笔盒,但铅笔的位置不同,要求被检者描述铅笔与铅笔盒的位置。

2)功能检测法:将生活中常用的物品摆放在被检者面前,要求被检者按照指令完成相应的动作,如"将牙刷放在牙缸中""将勺子放在碗里"等,不能完成指令者为存在空间定位障碍。

(3)空间关系障碍的评定

1)点式图连接测试:将一张画有左右相同的点式图纸出示给被检者,左边通过各点的连接形成一个图案,要求被检者按照左侧图的形状,将右侧的点连接成与左侧一样的图案。

2)十字标测试:在示范卡片的不同位置画上十字标,要求被检者按照示范卡的样子,将十字标准确无误地画在另一个卡片上,如果被检者不理解指令,检查者给予示范。

(4)地形定向障碍的评定

1)了解病史:询问被检者家属患者是否日常生活中有迷路的情况,并让被检者描述其非常熟悉的环境的特征,或画出线路图,测试其是否理解和记住两地之间的关系。

2)地图理解测试:给被检者一张其居住城市的地图,令被检者指出其所在的位置,并按地图所指到达指定地点,观察是否能准确到达目的地。不能根据地图确定目的地的线路,也不能描述或画出过去熟悉环境的线路图,为存在地形定向障碍。

(5)形态恒常性识别障碍的评定

1)检查所需要的物品:图片(相似的字或物体)及生活中常用的物品(手表、手链、牙刷、铅笔、吸管、钥匙等)。

2)方法:将图片和物品毫无规律地混放在一起,每一个物品从不同的角度呈现给被检者(物品上下、正反颠倒),让其辨认,不能正确识别相似物品者为存在形态恒常性识别障碍。

(6)距离知觉障碍的评定。可以通过以下方式测试。

1)将一物体抛向空中,让被检者接取(正常时可以接到)。

2)将物品摆放在桌子上,让被检者抓取(正常时可以准确抓取到)。

3)让被检者上下阶梯(正常时无不安全感)。

不能按指令完成上述动作者为存在距离知觉障碍。

3.失认证的评定

(1)视觉失认的评定

1)物体失认的评定:①视物辨认。将生活中常见的物品实物或照片放在被检查者面前,如电视、牙膏、牙刷、鸡蛋、碗、筷子等,要求被检者说出物品的名称,或检查者说出某种物品的名称,被检者指出相应的物品。②触物辨认。被检者闭上眼睛,触摸常用的生活物品,并说出它的名字。③描述实物特征。要求被检者根据实物或照片上物体的特征进行描述,如物体的形状、颜色、用途等。④模仿画图。出示常用生活物品的简单线条画,要求被检者模仿绘制。被检者不能说出所看物体的名称,或不能指出检查者说出的物品,或通过触觉不能说出该物品的名称,或不能按图画完整画出,均可判定存在物体失认。

2)面容失认:出示被检者本人、亲人、朋友或著名人物的照片,要求被检者说出人物的名字和面部特征;也可以将相同的照片混杂在诸多照片中,要求其挑选出相同的;还可以根据声音、步态和服装等特征辨认,不能完成者判定存在面容失认。

3)色彩失认:将不同颜色的物品或卡片放在被检者面前,检查者说出某种颜色,要求被检者指出来;或出示常见的水果或植物线条画,让被检者用彩笔涂上相应的颜色,如西红柿、香蕉、苹果、橘子等,不能完成者可判定存在色彩失认。

(2)触觉失认的评定。确认患者不存在深、浅感觉,复合感觉功能障碍及命名性失语后,在桌子上摆放生活中常用的物品,如碗、勺子、盘子、球、玻璃杯、书、铅笔等,被检者闭上眼睛触摸其中一件物品,识别后放回原处,然后睁开眼睛,挑出该物品。

(3)听觉失认的评定

1)听力检查:判断被检者听力是否正常。

2)非言语性听觉测试:检查者在被检者背后发出不同的声音,如咳嗽、拍手、敲桌子等,询问被检者是什么声音。

3)言语性听觉测试:检查者说一段话,或放录音,让被检查者复述,或写下听到的内容,如不能复述和完成听写功能,可判定存在言语听觉障碍,或言语性声音失认。

4.失用症的评定

无论是意念性失用,还是意念动作性失用,患者均表现为不能正确执行口令,因此,判断有无失用症主要采用动作检查法,即要求被检者使用某种工具完成特定的动作,观察其动作表现。

(1)意念性失用的评定。准备系列日常生活常用物品,要求被检者完成系列的日常生活活动。意念性失用的患者由于对完成某种事情的目的性和规划性缺乏正确的认识和理解,而不能正确完成系列活动过程,如将牙杯、牙刷、牙膏准备好,让患者完成刷牙的过程,患者不知道刷牙的程序,但患者可以按指令完成每一个分解动作,如刷牙的正常程序是先将牙杯接水、漱口、将牙膏挤在牙刷上、刷牙、漱口,但患者不能按照正常的程序刷牙,可能会先用牙刷刷牙,而不知道将牙膏挤在牙刷上,也不知道先漱口。

（2）意念运动性失用的评定。令患者表演使用某种工具的动作,或检查者做出使用某种工具的动作,要求被检者模仿。意念运动性失用的患者不能执行运动口令,也不能准确模仿他人的动作或手势,但将某种工具交给患者时,患者可自动完成使用工具的动作。如让患者演示擦脸的动作,患者会表情茫然,但将其脸上滴上水滴,再将毛巾交给他时,患者会自动完成擦脸的动作。

（3）肢体运动性失用的评定。可采用精细运动进行测试。患者在没有运动功能障碍的条件下,对其上肢精细运动功能进行测试,如表现动作笨拙、缓慢等为存在肢体运动性失用,可以通过以下测试验证。

1）手指或足尖敲击试验:令被检者用一只手的手指快速连续敲击桌面,或用一只脚的脚尖快速连续敲击地面。

2）手指模仿试验:检查者用手演示日常生活常用的动作,如拧瓶盖、洗手等,要求被检者模仿。

3）手指轮替试验:被检者快速地进行前臂的旋前、旋后动作。

4）手指屈曲试验:被检者快速进行示指屈曲动作。

（4）结构性失用的评定

1）复制几何图形:要求受试者复制二维的平面几何图形,如相互交叉的五边形,或三维几何图形,如立方体等。

2）复制图画:要求受试者按照给出的图画进行模仿绘画,内容包括表盘、菊花、大象、空心十字、立方体和房子。

3）功能活动:令被检者进行实物组装及部分日常生活活动,如组装家具、穿衣、做饭等,观察其功能活动是否受到影响。

4）拼图:出示拼图图案,图案不宜过于复杂。

（5）穿衣失用的评定。通过穿衣的过程,观察被检者是否能够分清衣服上下、里外的关系,是否与身体的相应部位对应。

第十节　认知功能评估

【学习课时】

2 学时。

【学习目标】

（1）掌握肌力、肌张力的评估方法。

（2）掌握主要肌肉常用手法检查。

（3）掌握关节活动度的评估。

（4）掌握疼痛的分类及评估。

【学习要求】

（1）通过学习对运动功能的整体评定整体掌握,并在日常工作中运用到位。

（2）理论学习、量表的规范使用。

认知是有机体认识和获取知识的智能加工过程，包括记忆、语言、视空间、执行、计算和理解判断等方面。认知的基础是大脑皮质的功能正常，任何引起大脑皮质功能和结构异常的因素均可导致认知功能损害。认知功能损害是老年人的常见问题，可见于痴呆谵妄、抑郁、语言障碍、注意力不集中等。认知功能评估是采用各种评估量表对患者的知觉、注意、记忆、语言、执行能力等方面进行评价，为临床认知功能损害提供定位和定性诊断。

一、注意障碍评估和记忆障碍评估

常识–记忆力–注意力测验（information – memory – concentration test，IMCT），又称 Blessed 痴呆量表，由 Blessed 等于 1968 年编制而成，是一种常用的认知功能障碍筛查工具。主要检查近记忆、远记忆和注意力，这些能力在痴呆早期即受累，测验敏感度较好（表 2–4–1）。

二、老年人认知功能筛查量表

1. 简易精神状态检查

简易精神状态检查（mini – mental state examination，MMSE）也称简易智能评估，由 Foltein 等于 1975 年编制，是国内外应用最广泛的认知功能筛查工具，也是评价其他量表时最常用的参照。MMSE 由不同的神经心理测验中抽调出的项目组合而成，包括定向力（10 分），执行功能（3 分），注意和计算（5 分），回忆（3 分）和语言（9 分）5 个认知域共 30 分的内容，需要 5 ~ 10 min，MMSE 具有很好的重测信度 r = 0.88，内部一致性是 0.86，不同检查者一致性 kappa 值是 0.97，当界值分是 23/24 分时诊断痴呆敏感度是 86%，特异度是 92%。

评估 MMSE 的目的：①评估老年患者的认知功能情况，初步筛查轻度认知功能障碍患者或痴呆患者。②应用于脑卒中患者认知功能损害状况的评定，为指导治疗和疗效判断提供依据。③为认知障碍患者提供护理依据，防止护理安全事件的发生。④用于对轻度认知功能障碍患者或失智患者治疗，康复效果的评价。

2. 画钟试验

画钟试验（clock drawing test，CDT）用于检测语义记忆、视空间结构功能及执行功能等，只需要一支笔和一张纸，是某些成套测验（如 MoCA）的组成成分，其灵敏度和特异度均较高，具有受种族、社会经济状况等因素影响小的特点，包括自发画钟和模仿画钟两种方式，目前最常用的是自发画钟。

CDT 测验的指导语通常是"请您在这儿画一个圆的钟表，填上所有的数字，并指示 11 点 10 分"。必须严格逐字遵照指令以避免"指针"之类的词汇，因为这些词可能提示受试者一些线索而掩盖受试者抽象能力的受损。CDT 具有多种不同的评分方法，三分法和四分法较常用和简便。

（1）三分法。①轮廓（1 分）：钟表面是个圆；②数字（1 分）：所有的数字完整，顺序正确且在所属的象限；③指针（1 分）：两个指针指向正确的时间，时针需短于分针，指针的中心交点在或接近表的中心。

（2）四分法。①画出封闭的圆（表盘）1 分；②表盘的 12 个数字正确 1 分；③将数字安置在表盘的正确位置 1 分；④将指针安置在正确的位置 1 分。

一种改版的 CDT 可以用来判断额叶/执行脑功能障碍。这个版本包括两个步骤：第一步（CLOX1）要求受试者画一个任意时间的钟表，而没有进一步的指令，如果受试者做得不够好，就要求他临摹一个完整的钟表（CLOX2），如果 CLOX1 不能完成而 CLOX2 能成功完成则提示额叶执行功能受损、模仿功能保留。

3. 简易认知评估工具

简易认知评估工具相关内容见表 2-3-2。

4. 蒙特利尔认知评估

蒙特利尔认知评估（the Montreal cognitive assessment，MoCA）是目前较为常用的 MCI 筛查工具，它包括视结构空间与执行功能、命名、记忆、注意、语言、抽象、延迟记忆、定向等认知功能测试，总分 30 分，英文版≥26 分为认知正常。MoCA 北京版推荐界值分文盲≥14 分、小学文化程度≥20 分、中学及以上文化程度≥25 分为认知正常，以此界值分 MoCA 检出痴呆的敏感度是 96.9%，检出 MCI 的敏感度是 80.5%，特异度是 82.5%，MoCA 测试也受教育程度、文化背景、检查者使用 MoCA 的技巧和经验等因素的影响。

蒙特利尔
认知评估
北京版

目前 MoCA 有 30 多个版本，各版本及其操作手册可以从网上免费下载。在此仅展示蒙特利尔认知评估北京版。

三、临床痴呆评定量表

（一）常用于总体认知功能评估和鉴别的量表

1. 临床痴呆评定量表

临床痴呆评定量表

评定量表

临床痴呆评定量表（clincal dementia rating，CDR）最初由休斯等于 1982 年制订，1988 年莫里斯完成与神经病理信息相关的有效性验证，1993 年发表 CDR 修订版本，对痴呆患者认知功能和社会生活功能损害的严重程度进行临床分级；采用临床半定式访谈从受试者和知情者来获得信息，对受试者的记忆力、定向力、判断力和解决问题能力、工作和社会交往能力、家庭生活和个人业余爱好、独立生活自理能力 6 个方面的能力进行评定，各部分的测试单独进行，只有因智能减退导致上述方面相对于原来水平下降时才记分，而其他因素如残疾、抑郁或人格改变所致并不计分。综合评定遵循一定计分原则，按严重程度分为 5 级，即正常、可疑痴呆、轻度痴呆、中度痴呆和重度痴呆，分别记为 0、0.5、1、2、3 分。扩展版 CDR 增加了极重级（4 分）和终末级（5 分）。一般由医师完成，测试需要 40~60 min。

2. 总体衰退量表

总体衰退量表（global deteriouate scale，GDS）是 Resberg 于 1982 年编制，从正常（无认知下降）到非常严重的认知下降分为 7 级（表 2-4-5）。内容涉及以下几个方面：记忆（即刻记忆、近期记忆和远期记忆)(1~7级),操作性日常生活能力(IADL)(3、4级),人格情绪化(3、6级),日常生活能力(ADL)(5~7级),定向力(4~6级)。该量表通过对患者和护理者进行访谈,进行评分分期,为非客观量表。主要根据患者的认知功能和社会活动功能对痴呆的严重程度进行分级。

第十一节　心肺功能评估

【学习课时】

1学时。

【学习目标】

(1)掌握主要心肺功能评定的方法。

(2)了解心功能评定、肺功能评定的内容。

【学习要求】

(1)通过学习对日常开展此项评估的老人进行相关健康指导,并能做到在评估过程中保证老年人的安全。

(2)理论学习、量表的规范使用。

一、心功能评估

(一)运动测试

在对已知或可疑缺血性心脏病患者进行评估时,运动心电图是第一线的调查研究手段。在递增运动试验中,记录患者的12导联心电图,通常可以在平板上进行,但对于不能使用平板的患者,可以借助于踏车和阶梯试验来完成。一个被广泛应用的平板运动方案是布鲁斯方案。试验中,运动强度递增,各级运动3 min。① 1级:2.7 km/h,10%斜度;② 2级:4.0 km/h,12%斜度;③ 3级:5.5 km/h,14%斜度;④ 4级:6.8 km/h,16%斜度。

完成这一方案的运动是有困难的,特别是对于老年患者或身材矮小的患者来说。其他的强度较小的方案也是有效的。

正常的运动反应是心率稳态增加,并伴有收缩压的逐渐上升和舒张压的微弱上升(如果有的话)。如果收缩压不上升或下降,则存在多支冠状动脉病变或左心功能不全的可能。

与用来评估呼吸功能的指标相比,运动心电图是用被蓄意激发的,其目的是对心脏施加一定的负荷,致使心率增快,以完成适当水平的做功。一般情况下,达到或超过85%目标心率时的功率可以为疾病的诊断提供足够水平的压力负荷。目标心率的计算公式为:220-年龄。

运动试验的主要适应证为:心肌缺血与冠状动脉疾病的评估,尤其是胸痛的诊断,心肌梗死后缺血性疾病的风险、预后及残存功能的评估,药物或外科治疗的疗效鉴定,心功能和运动能力的评定以及运动诱发心律失常的检测等。

假阳性和假阴性的试验结果都有可能会发生,但总体而言,运动试验是一个非常有意义的方法,它有助于确定是否存在缺血性心脏病,并能很好地对其预后进行预测。

(二)心电生理研究

对更复杂的心律失常的患者来说,我们可能需要借助于更有侵入性的心电图进行评估。心电生理学研究是指在放射性引导下,将许多电极放置于心腔内[通常是通过股动脉和(或)静脉],这样,心内电活动就可以被记录。所获得的心电图形状与标准的12导联心电图有很大的差异。该方法可以对心律失常做出更准确的评估和诊断,尤其是可以识别额外的传导通路(即所谓的"旁路"),这些通路使得机体更容易产生异常的快速节律。最终,破坏这些旁路可能能达到治疗心动过速的目的(射频消融)。

(三)放射性核素研究

很多种放射性核素研究可以用于心脏功能的评估。核素研究可以对整体的心肌功能做出精确测量,例如多闸门式造影(MUGA)扫描可以可靠地评估射血分数。射血分数是指心脏在每个周期中所射出的血量,该值在正常人中超过50%。患者左心功能不全时,射血分数可能介于10%与45%之间。很显然,射血分数越低,问题越严重,MUGA扫描还可以单独测量右室功能。

放射性核素研究,也可用于评估心肌灌注。在运动ECG未能给予满意的评估或解答时,该项测试尤其有用。既有的ECG异常(如左束支传导阻滞)并不能用于证实心肌缺血的演变,而且在一些疾病中,可能有一些假阴性的测试结果。对于心肌缺血的识别,核素研究具有更高的敏感性和特异性。

当患者使用一些强心剂,如多巴酚丁胺或腺苷后,不能在平板上运动,此时,放射性核素研究也可以对患者进行评估。在刺激(运动或药物)前后进行扫描,然后对图像进行比较。伽马照相机可以检测心肌的核素摄取量,并识别低灌注区域。另外,有些部位的缺血病变在休息后没有得到改善,该项测试有助于识别这些固定的缺血区域(往往是一些瘢痕组织)。即使进行血管重建(如心脏搭桥手术或血管成形术),这些区域也无法从中受益。另一个可能的用途是对血管造影检测到的冠状动脉狭窄的生理意义进行评估(见后),并指导临床医生对血管重建的必要性进行确定。

超声心动图检查心脏超声检查已成为研究心脏非常有价值的手段,并已取代了许多侵入性的技术。标准的经胸超声心动图为我们提供了心脏结构的超声图像,而多普勒检查可以对心腔内的血流模式和压力梯度进行评估。

M型超声心动图是指超声束传导过程中的一维结构地图。该技术可以评估心脏活动、量化心腔大小和粗略估计心功能。二维超声心动图可以显示更满意的解剖图像,可以直视心肌、心脏瓣膜以及相关结构。多普勒超声心动图记录心脏和大血管内的血流方向和速度。将血流的彩色多普勒与二维图像叠加后,可以清晰显示血流流经结构的图像,并用图解说明是否存在血流异常,如瓣膜反流和湍流。

经食管超声心动图沿用了经胸超声心动图的全部技术特点,但需要将安装在内镜末端的超声传感器放置于食管内。因为食管非常接近心脏的相关结构,而且他们之间几乎没有气体或组织存在,所以心脏和大血管的图像非常清晰。当经胸超声心动图的图像质量太差以至于无法做出定论时,或某些疾病需要进行更详细的评估时(如在二尖瓣形态学检查或心内膜炎的诊断中),经食管超声检查是非常有用的。

负荷超声心动图可以对各种药理学制剂,如多巴酚丁胺灌注下的心肌功能进行观察,测定心室功能并指出低灌注区域和左心室的不可逆性损伤。造影超声心动图测定时需要注射微气泡,这些在超声图像中显示为回声团。这种方法有助于精确测定心肌轮廓,特别是在测量心室运动时。运动功能受损的确切范围清晰可见。

二、肺功能评估

(一)伤残测定与运动测试

静态肺功能测试可以反映肺的物理特性,但并不能反映运动时的心肺功能。伤残与肺功能之间的相关性较差。伤残评估必须借助于运动测试或问卷调查。运动试验是非常有价值的一项测试,可以为伤残提供客观评价,并通过观察运动生理反应以协助诊断。运动试验可以在实验室以一种复杂的方式进行或仅仅通过观察在医院走廊里的步行距离来评估。前者通常检测受试者详细的生理反应,而步行试验为伤残评估提供了一种有用的、可重复的方法。此外,运动作为一种激发剂,可以诱发可疑性运动性哮喘患者支气管收缩。运动测试时的环境应尽可能地接近诱发症状时的环境。

(二)问卷调查

通常情况下,大多数人并不会使肺达到其生理极限。而且,运动受限的患者采用一种受限的生活方式,这可能会掩盖其伤残情况。有时候,简单的询问有助于识别正常活动是否受限。一份详细的调查表,可能涵盖到伤残的普遍特点,也可能涉及特定的病种。这些调查表的应用有助于我们对伤残情况作一个全面的了解和鉴定。有一些疾病特异性量表可用于慢性肺部疾病调查,如慢性呼吸系统疾病问卷(CRQ)(1987年 Guyatt等)和圣乔治呼吸问卷(1991)在慢性阻塞性肺疾病和哮喘中的应用已经得到证实。直到目前,CRQ仍是一份操作人员主导的调查表,然而相当费时。自我报告的 CRQ已有记载,威廉姆斯已对其重复性和敏感性进行验证。

这些问卷调查表非常有助于判断干预措施的疗效,但在患者之间进行比较时,这些量表并不敏感,尤其是CRQ,其使用个性化的问题以获得敏感性。呼吸困难问卷(BPQ)是另一种自我管理的疾病特异性量表,它可以为伤残提供一个良好的比较描述。更新的进展包括专为康复设计的短的 BPQ和 AQ-20 Hairo等(1999),研究显示,医学研究理事会(MRC)的呼吸困难评分与往返步行运动能力 Bestall等(1999)的相关性非常好,可以为临床提供快速、简单而且相当准确的功能测试。

(三)运动能力的实验室评估

在实验室中,测试并观察运动生理反应是伤残评估的金标准。受试者进行递增最大运动试验直至无法继续时,终止运动。这通常需要借助运动平板或功率自行车来完成。后者为受试者提供了一个稳定的平台而且可以更准确地评估运动负荷量,而在平板上运动则更为大多数患者所熟悉。在健康人,平板运动所得到的运动刺激,值更大,但在重度慢性阻塞性肺病患者中并非如此,自行车可能是一个更大的运动刺激,所以功率自行车所得到的值较大。

运动过程中,测定受试者的通气、心率、摄氧量和二氧化碳排出量以观察其基本的生理反应。如有必要,也可以测定其他指标,如血氧饱和度或心输出量。在运动试验中,正常人功率以 50 W/min(对慢性阻塞性肺病患者采用<10 W/min)的梯级递增,直至达到症状受限,整个试验在 10 min 左右完成。在此过程中,心率和通气量均随功率而线性增加。达到最大功率的60%左右时,通气量不呈比例地增加。摄氧量(最大)也将线性增加,直至同一功率负荷下的摄取量减缓,并最终达到一个平台,称为最大摄氧量(VO_2 max)。Vg-VO_2 曲线中,肺通气的拐点即为"无氧阈"。通常采用气体交换法(VO_2 max)或乳酸堆积法进行测量。在肺部疾病患者中,引起最大运动受限的原因可能有所不同。例如,肌无力、通气及呼吸肌障碍和气体交换异常都可能限制其最大运动能力。因为气道阻塞所引起的通气受限致使运动提前终止,所以慢性阻塞性肺病患者并没有达到其真正的评估,在这些患者中,肢体肌无力引起疲乏,这也可能是一个重要的因素。

运动试验在肺部疾病中的意义:与参考值进行比较,评估患者的最大运动负荷和 VO_2 max,以判断其功能受损的程度。如果患者没有达到他的预计值,所表现出来的模式有助于确定其功能障碍的机制。例如,在肺部疾病患者中,特征性的表现为已经在早期可能会增高,并超过预期,但受损肺的物理限制致使 V 的增加过早受限。同时,心率反应可能会减弱。而相比之下,心脏病患者因过早达到其最大预计心率或胸痛而被迫终止运动。试验结束后,确定运动终止的原因,这是非常重要的。

运动测试的意义:呼吸困难的鉴别诊断、伤残的客观评估、治疗干预的评估、运动诱发哮喘的诊断、运动训练处方的制定。

(四)实地运动试验

实验室测试是最准确的,但并非总是可以应用的,因为测试需要昂贵的设备。作为一种替代方法,一些可测试机体能力的实地试验已经制定,其结果与实验室评估有很好的相关性。实地试验主要包括无固定速度试验和有速度试验两类。

(1)无固定速度试验。12 min 步行试验,最初是用于评估军事人员的健康状况的。此试验被应用于呼吸疾病患者,降低活动强度,让患者在医院走廊行走。后来,时间缩短为 6 min,似乎也没有什么缺点。12 min 和 6 min 的步行试验用于评估呼吸疾病患者,这已经为大家所熟悉。测试过程非常简单,在走廊里标出一段线路,给予患者一些简单的指令,要求其在规定时间内走完尽可能长的距离。这些试验是有价值的,但也有一定的局限性。试验过程中存在相当大的学习效应,需要进行两次或更多的尝试后,其重复性才可以被接受。此外,没有两位患者以同样的方式完成测试,所以其相对能力可能无法直接进行比较。最后,试验缺乏速度限制,使得测试很容易受到情绪和鼓励的影响。然而,这些简单的试验不需要设备,而且在其测试限度内,可以为综合运动能力和主要治疗改变的评估提供有价值的信息。6 min 行走实验(6-minute walk test,6 MWT)的最小临床重要差异值(MCID)已经应用于康复治疗中。Redelmeier 等(1997)指出,对患者来说,行走距离至少增加 54 m,才被认为有改善。

(2)有速度试验。要求患者以一定的速度完成,从而降低了动机和鼓励对测试的影响。耐力步行试验要求患者以恒定的速度快速行走而不受距离限制,测定行走时间和距离。另一种形式的限定运动是阶梯试验,受试者随节拍器在几个台阶之间来回上下。可能是因为疲劳或呼吸困难,受试者无法继续行走,试验终止。该试验可以通过加快速度而增加其递增级数,但是,这种运动方式相当不自然。

将递增实验室测试的全面性和 6 MWT 的灵活性相结合,形成了往返步行试验,它是由一个 20 m 往返步行试验演变而来,受试者随音频信号在相距 20 m 的两个椎体之间往返跑步。每隔一段时间,速度增加,直至受试者无法继续。将往返距离缩短至 10 m,并且改变递增速度,可以为肺部疾病患者提供一个舒适的开始和合理的过程,在这些情况下,往返试验提供了一个类似于递增平板试验的生理刺激,同时测定心率和呼吸困难,我们就可以获得与实验室标准相接近的尽可能多的信息。标准的往返步行试验已经成功地用于慢性呼吸系统疾病和慢性心功能不全患者的伤残鉴定。对往返试验的 MCID 已有研究,对患者来说,行走距离至少增加 48 m,才被认为有改善。

Bradley 等人对往返步行试验进行了修订。这一改良试验允许受试者在必要时进行跑步,并且增加了两个水平的运动,其有效性已经在囊性纤维化患者中得到验证。这些患者之前并不能被标准试验所激发。

耐力往返步行试验对递增试验进行了补充。经过短时间热身后,患者以恒定的速度在相同的距离内行走尽可能长的时间。测试结果用步行时间来表示。

在肺康复领域,当大规模的实验室测试不能实现时,这些功能性的步行试验是非常有用的,它可以为伤残提供一个基准测试,并能敏感地监测其病情变化。经康复治疗后,递增试验和耐力试验均有明显改变,而且耐力往返步行试验的变化幅度远远高于递增试验,这是由治疗中不同的训练模式所导致。

6 min 步行试验:步行试验自定步调的步行试验最初应用于慢性阻塞性肺疾病的成人,该技术已经经过审核。这些测试需要足够的空间而且存在努力依赖性,所以患者的态度和动机是决定行走距离的一个主要因素。6 min 步行试验就是这样的一个测试,测量6 min 内所行走的距离(通常是在已知长度的走廊里来回走动)。不能给予口头或其他任何形式的鼓励。

测试方法:室内进行,沿一条封闭的、长而直的平坦走廊进行,硬质地面。步行路线约 30 m 长。每 3 m 处有标记,折返处有标记。测试结束时,做标记,测量长度,记录步行距离。记录经皮动脉血氧饱和度(SpO_2)、心率(HR),血压(BP)、受限症状。试验结束,受试者至少应在检查室休息 15 min。

6 MWT 的预测正常值:男性,6 min 步行距离(m) = 867 − (5.71×岁) + (1.03×身高,cm)。女性,6 min 步行距离(m) = 525 − (2.86×岁) + (2.71×身高,cm) − (6.22×BMI)。其他计算公式:1 级,少于 300 m;2 级,300.0 ~ 374.9 m;3 级,375.0 ~ 449.5 m;4 级,超过 450 m;步行距离愈短预后愈差。

（五）心肺遥测系统的应用

1.运动心肺功能测试

运动心肺功能测试（CPET）是指综合评价运动状态下器官系统的整体功能,是世界各国的体质研究和健康体能评价系统中的重要内容之一。它是一种相对无创性、评价心肺储备功能和运动耐力的检测方法,综合应用呼吸气体监测技术、电子计算机和活动平板或踏车技术,实时检测在不同负荷条件下,机体氧耗量和二氧化碳排出量的动态变化,从而客观、定量地评价心肺储备功能、运动耐力,为医师诊断提供相应临床资料。

2.肺量

从1846年Hutchinson提出使用肺量计测量肺功能,肺量计便作为一项重要的工具用于临床肺功能检查,便携式肺功能检测仪是一种无创、便携、无辐射的流速型电子肺量计检查仪,检查和记录受试者用力肺活量等相关参数,同时计算预测正常值。本研究采用便携式肺功能检测仪对健康受试者的肺功能进行检查,分析其用于肺功能评估的信度,为便携式肺功能检测仪在肺功能评估的临床应用中提供客观依据。

第十二节　老年人特殊心理问题照护

【学习课时】

2学时。

【学习目标】

（1）掌握老年人特殊心理问题的照护方法。

（2）了解老年人特殊问题的心理特点及影响因素。

（3）了解心理健康的重要性、心理照护对老年人康复及健康促进的意义。

【学习要求】

（1）能够运用心理照护方法与老年人进行有效的沟通与护理。

（2）养成自觉尊重、关爱老年人的职业习惯,将人文关怀意识贯穿于照护服务全过程。

（3）理论学习与国内外前沿心理照护理念及知识拓展学习。

一、酒精依赖老年人的心理照护

（一）酒精依赖的概念

酒精依赖（alcoholic dependence）,又称酒瘾,是指机体由于长期较大量饮酒,对酒精产生的心理上的嗜好与生理上的瘾癖。为满足嗜好和避免因停饮而发生身体不适反应,酒依赖者不得不经常饮酒。反复饮酒之后,身体对酒精产生耐受性,酒量越来越大。长期大量饮酒可导致慢性酒精中毒,引起肝硬化、胃炎等一系列身体疾病和遗忘、幻觉、意识障碍等精神症状。酒依赖者的病死率、自杀率和交通事故死亡率都显著高于一般人群,除危害个人健康外,经常饮酒和醉酒还给家庭生活和社会治安带来一系列的麻烦。

(二)酒精依赖的主要表现

酒精依赖包括对酒精的心理依赖、生理依赖与耐受性。主要有以下一些临床和行为上的表现。

(1)对饮酒有强烈渴求感,强迫性饮酒,自己无法控制。饮酒高于一切活动,不顾事业、家庭和社交活动。

(2)形成了固定的饮酒模式,定时饮酒。有些人为了避免戒断症状的发生而频频饮酒,不少酒精依赖者起床后第一件事便是饮酒。

(3)耐受性逐渐增加,饮酒量增多,但酒精依赖后期耐受性可能会降低,每次饮酒量减少,而饮酒频率可增加。

(4)反复出现戒断症状,当患者减少饮酒量或者是延长饮酒间隔时间、血浆酒精浓度下降明显时,就出现手、足和四肢震颤、出汗、恶心、呕吐等戒断症状。若及时饮酒,此戒断症状迅速消失。此现象常发生在早晨,称之为"晨饮"症状。

(5)戒断后复发,在较短的时间内再回到原来的依赖状态。

(6)长期大量饮酒会使一些躯体器官损伤,包括胃、食管、胰腺和肝脏,导致轻度高血压、心脏病、酒精性肝硬化等。酒精依赖者还常常会出现营养不良,中枢神经系统功能障碍如神经末梢麻木和疼痛、肌肉退化以及丧失看远处和近处的视敏度。酒精还可诱导持续性遗忘症(一种由于中枢神经系统遭受破坏而导致的永久性认知障碍),包括韦尼克脑病、科尔萨科夫精神病、酒精诱导性痴呆等。

(三)酒精依赖老年人的照护措施

1. 评估与安全照护

照护者要认真对酒精依赖老年人进行评估,除了评估基本情况、饮酒史外,还要评估意识状态、精神心理状况、生命体征、身体有无外伤等,严格检查患者随身物品,如衣服、日用品等,对于一些行为紊乱、情绪激动、冲动伤人的患者应加强巡视,对于谵妄的患者,应防止患者摔倒,活动时有专人陪护,必要时加床栏,以防坠床,根据病情给予专人护理或保护性约束,做好工作交接,及时记录,防止发生意外。注意做好环境管理,要为其建构一个与社会相对隔离的环境,隔离期至少为 3 个月,避免与外界接触时想方设法喝到酒及酒后闹事,出现伤人或自伤行为。

2. 日常生活照护

(1)饮食护理。酒精依赖的患者饮食无规律,大多食欲下降,饮食以饮酒为主,身体营养状况不良。应认真观察患者每餐进食情况,给予流质饮食或软饭及易消化的食物,一般采用少量多餐可以减轻胃部不适感。

(2)基础护理。酒精依赖者,生活自理能力差,应督促其注意个人卫生,督促洗漱,加强口腔、皮肤等护理,保持床单位清洁、干燥。生活无法自理者,应协助做好基础护理及生活照护,预防并发症。

(3)体育锻炼。指导老年人参加一些体育锻炼、听听音乐、适当劳动等工娱疗法,可适当转移其注意力,从中获取乐趣并增强体魄。

3. 心理照护

尊重患者,理解患者,态度和蔼,心平气和与老人交流,取得信任,建立良好的护患关系,观察分析老人的言语及行为变化、心理状态,采取相应的照护措施。照护人员可以利用角色扮演,模拟与饮酒有关的情景,让患者接受角色扮演行为,家庭成员也要认识酒精依赖的危害,对患者的不良行为不迁就。同时多给予关心和鼓励,不嫌弃老人,让老人感受到亲情关爱和温暖。

4. 健康教育

向患者及家属介绍有关酒精依赖的知识、防止复发的知识等,认识酒精依赖的危害,戒酒对自己、家庭及社会的积极意义,自觉配合戒酒,帮助患者认识自己好的品质与行为,给予鼓励及肯定,鼓励患者参加各种文娱活动(如下棋、运动等)以转移患者对酒的渴求心理。开展健康有益的娱乐活动可让酒精依赖者学到有用知识,同时学会防复发的知识及方法。告知患者戒酒过程中可能出现的一些戒断症状,避免遇到戒断反应时出现紧张、恐惧的心理。

5. 配合治疗

做好用药照护,遵医嘱正确使用减少饮酒渴望的药物、减少急性戒断反应的药物等,密切观察药物作用及反应,有无耐药性产生等。配合团体咨询、认知行为疗法、厌恶疗法等心理治疗方法的实施等多种综合疗法,消除患者酒精依赖症状、重建健康的心理及行为模式、帮助患者重返家庭及社会、提高患者的生活质量。做好戒断反应的照护,加强巡视,及时发现患者的戒断症状,如肢体震颤、步态不稳,甚至谵妄等,及时通知医生,配合做好处理。

6. 家庭及社会支持

家庭成员的支持对酒精依赖者的康复是非常重要的,可利用家庭、社会支持的力量帮助矫正依赖行为。在康复与防复发的长时间的艰难过程中,需要家属的支持和参与,才可以完成治疗康复和防复发的完整性过程。可寻找安排其他酒精依赖老年人与患者进行交流,分享戒酒经验,避免单独作战的孤独感。

二、烟草依赖老年人的心理照护

(一)烟草依赖的概念

烟草依赖(tobacco dependence)的实质是对尼古丁的依赖,表现为无法克制的尼古丁觅求冲动,以及强迫性地、连续地使用尼古丁,以体验其带来的欣快感和愉悦感,并避免可能产生的戒断症状。尼古丁对人体最显著的作用是对交感神经的影响,可引起呼吸兴奋、血压升高;可使吸烟者自觉喜悦、敏捷、脑力增强、焦虑减轻。大量尼古丁可对自主神经、骨骼肌运动终板上胆碱能受体及中枢神经系统产生抑制作用,导致呼吸肌麻痹、意识障碍等。长期吸入尼古丁可导致机体活力下降,记忆力减退,工作效率低下,甚至造成多种器官受累的综合病变。

（二）烟草依赖的主要表现

1. 耐受性增加

多数吸烟者在首次吸烟时不能适应烟草的味道,因此在开始吸烟的一段时间内。吸烟量并不大,但随着烟龄的增加,吸烟量也会逐渐增多,特别是老年人,甚至超过每日60 支,这对于一个非吸烟者来说是完全不能耐受的。

2. 戒断症状

停用烟草后,体内的尼古丁水平会迅速下降。通常在停用后的 1 d 内开始出现戒断症状,包括渴求、焦虑、抑郁、不安、头痛、唾液腺分泌增加、注意力不集中、睡眠障碍、血压升高和心率加快等,部分人还会出现体重增加。戒断症状在停用烟草后的前14 d 内最为强烈,大约 1 个月后开始减弱,但一些烟草依赖者在特定环境下对烟草的渴求会持续1 年以上。

3. 失去控制

多数烟草依赖患者知道吸烟的危害,并有意愿戒烟或控制烟量,但经多次尝试后往往以失败告终,部分吸烟者甚至在罹患吸烟导致的相关疾病后仍不能控制自己,无法彻底戒烟。烟草依赖是一种慢性高复发性疾病,多数吸烟者在戒烟后会有复吸的经历,这是一种常见现象。在仅凭毅力戒烟的吸烟者中,只有不到3% 的吸烟者能在戒烟后维持1 年不吸烟。国外研究发现,吸烟者在戒烟成功之前,平均会尝试6~9 次戒烟。

（三）烟草依赖老年人的照护措施

1. 评估

对老年人的基本情况、吸烟情况、烟草依赖程度等进行评估,接受 CO（一氧化碳）监测,了解老年人对吸烟侵害的程度,评价戒烟动机与意愿,了解吸烟者对戒烟所处的不同阶段提供适当的干预措施,制订个性化的照护计划。

2. 健康教育

向老人宣教吸烟的危害性:吸烟是许多疾病的患病危险因素,烟草几乎可以损害人体的所有器官,诸如心血管系统、呼吸系统、生殖系统、内分泌腺和皮肤等。在老年期戒烟,可以降低发生缺血性心脏病、癌症等疾病的风险,可减少对原发疾病预后的影响,并可消除对家人的二手烟危害。强调戒烟的重要性,这是开展戒烟治疗时的重要关注点。明确、有力地反复突出个性化的戒烟建议,强化戒烟意识,可向其发放文字宣传材料作为补充。告知常见的戒断症状及处理措施。提供咨询指导,以及戒烟后的随访事项、预防复吸知识等。

3.制订戒烟计划并实施

（1）采取戒烟行动前做好生理、心理和环境准备。

（2）确定目标戒烟周期，制订个性化的戒烟方案，选择适当的戒烟方法，如断然戒烟法、逐渐减压量法等。

（3）改善吸烟者的环境，如扔掉烟草产品、打火机等，远离吸烟者，必要时可选择替代品帮助克服以往吸烟时手和嘴的动作，如嚼口香糖、喝水等。可采取深呼吸、刷牙、散步、转移注意力等行动来戒除吸烟欲望。

（4）使用辅助戒烟药物，有助于缓解戒断症状。

（5）此外，可以利用戒烟门诊咨询，参加戒烟学习班等资源。

4.签订戒烟承诺书

签订戒烟承诺书是心理治疗的一部分，并且在承诺书上说明其一定要配合治疗和随访，不能拒绝。建议留一份给家人或好友等支持者，不仅可以自我督促，还可获得他人的鼓励与监督，使戒烟更易成功。

5.建立吸烟日记告诫其戒烟

照护者可以提供一份吸烟者日记，指导吸烟者关注自己的吸烟行为并进行记录，记录每次吸烟的时间、场所、当时的心情、想抽烟的程度等，使其了解自己的吸烟特点并认真思考，增强戒烟的信心，并有助于为吸烟者设计坚持戒烟的方案。

6.日常照护

做好老人的基础护理和日常生活照料。建立一整套健康的生活方式：饮食清淡、多吃水果蔬菜；保证睡眠；加强体育锻炼等；戒烟期间应避免酒、浓茶等刺激性饮料与食物。注意观察有无戒断症状，如出现渴求吸烟、烦躁不安、易激惹、注意力不集中、紧张、抑郁、头痛、口干、咳嗽咳痰、腹泻或便秘、睡眠障碍等症状，医学上称之为戒断症状群。戒断症状是暂时的，多数戒烟者在开始戒烟的前1～2周内最强烈，3～4周后逐渐减弱至消失。处理好戒断症状对戒烟的成败很重要。可采取相应处理措施：有想吸烟的欲望时采取替代行为，如做一些使自己无法吸烟的事情，如刷牙、织毛衣、运动、种花及嘴里嚼些东西、喝水或果汁、与他人讨论、交流等。烦躁、易激动时，深呼吸或适度锻炼；头痛时让吸烟者做深呼吸，并在睡觉时抬高双脚；疲乏、嗜睡时建议吸烟者保证充足睡眠，增加午睡，适度锻炼，洗澡，用毛巾擦拭全身；失眠时告知避免饮用含咖啡因的饮料，适度锻炼，用温水洗澡；便秘时多饮水，多吃水果蔬菜等；食欲及体重增加时改变饮食结构，多锻炼、参加体育活动或寻求医生帮助。

7.心理照护

主动与烟草依赖老年人沟通，建立良好的护患关系。照护者在对老人进行随访时应注意对方所处的环境和心境，不能打扰其正常生活，保护老人的隐私，这可以提高其治疗依从性，提高戒烟的成功率。出现戒断症状时，理解、关心老人，及时协助采取处理措施。戒烟过程中，多鼓励老人，对坚持戒烟者要给予表扬，对戒烟成功者表示祝贺和赞扬，使其进一步坚定戒烟信心。

8. 家庭支持

及时与吸烟老年人的家属做好沟通工作,取得家人的理解和支持。协助做好戒烟的监督,多鼓励老人,坚定其戒烟的决心和信心。

三、药物依赖老年人的心理照护

(一)药物依赖的概念

药物依赖(drug dependence)又称药瘾,是指对药物强烈的渴求。药物依赖者为了谋求服药后的精神效应以及避免断药而产生的痛苦,强制性地长期慢性或周期性地服用药物。可分为精神依赖和躯体依赖。精神依赖是指患者对药物的渴求,以期获得服药后的特殊快感。精神依赖的产生与药物种类和个性特点有关。容易引起精神依赖的药物有吗啡、海洛因、可待因、哌替啶、巴比妥类药物,以及酒精、苯丙胺、盐酸萘甲唑啉滴鼻液、盐酸曲马多等。机体方面的条件:遗传素质,既往教育环境和现在的处境,一般认为性格或特定的精神状态对药物感受性有显著影响。躯体依赖是指反复使用药物使中枢神经系统发生了某种生理变化,需要药物持续存在于体内,以避免出现戒断综合征的症状。轻者全身不适,重者出现抽搐,可危及生命。可引起躯体依赖的典型药物有吗啡类药物、巴比妥类药物和酒精。

药物依赖者为了得到药物会不择手段,由于长期依赖药物,依赖者脱离正常生活轨道,可给本人、家庭和社会带来不良后果。并对依赖者的机体造成危害,损害神经系统、内分泌系统、免疫系统、呼吸系统等。

(二)药物依赖的主要表现

1. 躯体依赖(戒断综合征)

戒断综合征常在停药后36～72 h达到高峰,7～10 d逐渐减退,其主要表现:明显内感性不适、情绪恶劣、焦虑烦躁,甚至出现自伤和伤人毁物等行为;嗜睡却难以入睡,打哈欠、流眼泪、流涕、打喷嚏、出汗、寒战、心率增快、血压升高、便秘、周身疼痛、胃肠道不适等,以睡眠障碍、静坐不能、不幸预感、多汗、呼吸困难较为严重。

2. 精神依赖

精神依赖主要表现为两个方面:①对药物的心理渴求;②强烈的觅药行为,主要表现为日常生活明显改变,昼夜颠倒,饮食量减少,身体虚弱,性欲减退,不能正常工作。患者经常悔恨并有戒断药瘾的愿望,但常因药物成瘾而不能自拔,会不择手段地觅药,对药物的耐受性越来越高,往往最后走上犯罪的道路。精神依赖是导致众多药物依赖者治疗后复发的主要因素。

(三)药物依赖老年人的护理

1. 评估与安全照护

对药物依赖老年人的基本情况、精神状态及心理状态等进行评估,以便为患者的治疗做好准备。对其衣物进行仔细检查,防止私自携带药物。严格探视制度,家属探视要有照护人员陪伴,防止家属看到患者的痛苦表现而产生怜悯心理,擅自给患者服用药物。戒断药瘾是一个非常痛苦的过程,许多药物依赖者由于无法忍受常常会采取一些消极的做法,如自伤或自杀,因此,照护人员应加强巡视,使其始终处于护理人员视线之中,注意观察老人的言行动态,对躁动不安者做好看护或约束保护,以防意外发生。发药时,亲视患者将药服下,检查后方可让其离开,防止患者攒药,顿服自杀。

2. 生活照护

保持干净整洁,空气清新,温、湿度适宜的室内环境,使患者保持愉悦的心情。受戒断症状的影响,患者经常大汗淋漓,不思饮食,应为老人勤换衣物及床单被褥,做好饮食护理,嘱患者多进食高蛋白、高热量、高维生素及清淡易消化的食物,创造良好的进食环境,督促患者进食,必要时喂食,保证营养摄取充足。同时保证患者的饮水量,对呕吐严重、进食差的患者,要准确记录出入量,及时通知并配合医生处理。在戒断反应期,严密观察患者的生命体征变化,并遵医嘱做好记录,及时与医生沟通。

3. 健康教育

向患者及家属解释药物依赖对人体的危害及戒断的必要性,使药物依赖者认识到自己的病况,积极配合治疗。并向其说明戒断过程是一个艰辛的过程,但只要积极配合医护人员就能达到戒断的目的,使其做好充分的思想准备。指导消除紧张、恐惧、焦虑、抑郁、戒备心理,增强对医护人员的信赖,提高自信心。宣教药物依赖戒除后,要巩固所取得的成果,对于有各类心理障碍和神经症的老年人,其焦虑和失眠等问题不可一味地追求药物治疗,而应设法去除诱因,通过心理疏导、调节生活、体育锻炼、物理治疗等调节,切忌重新服用依赖药物。

4. 心理照护

与药物依赖老年人建立良好的护患关系,拉近护患之间的距离。加强交流沟通,多安慰、鼓励老人,耐心解答疑问,满足其合理的心理需求。多数患者的药物依赖是一种心理上的依赖,因此心理护理是药物依赖患者护理的关键,照护人员要向其说明克服心理依赖需要的毅力及树立正确的人生观、价值观的重要性。不可对药物依赖患者表现出歧视和不尊重,应给予患者精神照顾,向患者提供生活必需品等,主动与患者交流,从而了解患者的心理变化与身体状况,提高患者戒断率。

5. 用药照护

遵医嘱正确用药,逐渐减少依赖药物的服用剂量,原则是"逐渐减量",切忌大幅度消减用量或完全停用,应使药物依赖者身体逐渐适应,否则,由于身体无法耐受会出现戒断症状,且有一定的危险性。用药过程中加强观察老人的反应,并确认其将药物服下再离开。

6. 家属及社会支持

指导家属主动关心老人,做到不抛弃、不放弃,建立起良好的家庭社会支持系统。鼓励老人多参加团体活动,与周围的朋友多交流,帮助其建立正确的压力应对方式,重塑自信心,以便早日回归社会。社会支持系统应对药物依赖者提供帮助和关怀,不歧视药物依赖者,尊重隐私,维护尊严,让其感受到社会大家庭的温暖。

四、暴力行为老年人的心理照护

(一)暴力行为的概念

暴力行为(violent behavior)是以人身、财产为侵害目标,采取暴力手段,对被害人的身心健康和生命财产安全造成极大的损害,直接危及人的生命、健康与自由的一种行为,个体对自己的伤害则属于自残、自杀、自伤行为,暴力具有极强的爆发性和破坏性,会对攻击对象造成不同程度的伤害,甚至威胁生命。老年精神病患者由于心理活动紊乱,是发生暴力行为的主要危险人群,他们的暴力行为可能发生在家中、社区、医院和养老院等,多见于精神分裂症、人格障碍、脑器质性精神障碍、精神活性物质依赖等患者。

(二)暴力行为的主要表现

老年精神病患者常见的暴力行为:口头的攻击,如谩骂、威胁、讽刺、嘲笑等;身体攻击,如打人、踢人、咬人等,老年人的暴力行为大多与精神问题和应激事件相关。

暴力行为症状的严重程度按文献分级标准分为四级。Ⅰ级(较轻):突然殴打他人,冲动后又自动冷静下来。Ⅱ级(较重):不论是徒手伤人或是持械伤人,需要他人解围。Ⅲ级(重度),发生殴打后情绪激动有持续加剧趋势或已伤及对方身体。Ⅳ级(严重):撕咬、踩踏、挖眼、持器械以致造成严重损伤甚至致残。

(三)暴力行为老年人的照护措施

1. 暴力行为的预防

(1)征兆评估。密切观察有暴力倾向的老年人,对暴力行为发生征兆进行评估,及时发现暴力行为先兆,进行有效护理干预,尽量把暴力行为消灭在初期,可从行为、情感、意识状态等方面进行评估。①行为评估:早期兴奋行为,如不能静坐、来回走动、击打物体、握拳、下倾或面部肌肉紧张,说一些具有暗示性的,包括对真实或想象的人与事进行威胁,或提出一些无理要求,说话声音较大并具有强迫性等,要警惕老年人兴奋激动表现,加强防范,尽可能预防暴力行为的发生。②情感评估:随着暴力倾向的增加,老年人情感的兴奋也逐步升级,如不愉快、激动、愤怒等,一旦失去控制将产生不良后果。③意识状态评估:如思维混乱精神状况突然改变、定向力缺乏、记忆损害、无力改变自己等,也提示暴力行为可能发生。

(2)接触管理。在开始接触有暴力危险的老年人时,至少要有两名照护人员在场或在附近,能够在必要时及时支援,共同制止老年人暴力行为。同时也可使照护人员相互支持,减轻紧张和焦虑情绪。在接近有暴力危险的老年人时至少要保持一个手臂的距离,切不可从老年人的身后接近他,避免引发其害怕而激发暴力行为。在接触过程中,照护人员要注意自己的情绪反应。如果照护人员能将自己的害怕与担心情绪和感受与老年人适度分享,让老年人有所感受,可拉近彼此间的距离,也可消除照护者的紧张、害怕。反之,一旦造成老年人误解,将会增加敌视或暴力倾向。

(3)环境管理。创造使老年人感到舒服、安全的良好环境,保持处所安静、整洁、有序,避免嘈杂和拥挤,保持适宜的温湿度,避免炎热使患者烦躁。同时,要管理好各种危险品,防止老年人将其作为攻击工具,造成自伤或他伤。

(4)有效沟通。以直接坦诚的态度、同理性的关心和支持性的反应与老年人进行有效的沟通、交流,化解危机状态,在沟通中切勿批判老年人的感受,但也要避免太温和,要让老年人感受照护人员的真诚关心和合作的气氛,让其仍拥有自我控制及决定权,引导其逐渐冷静下来,消除或减轻暴力危险。尽量传达出接纳老年人的态度,让其明白照护人员的做法都是为了协助其控制不住的行为。

(5)健康教育。教会老年人人际沟通的方法和表达情绪的方式,能够分析造成自己激动、愤怒的因素,并能控制自己的行为或寻求帮助,以积极的方式处理挫折、紧张等感受。尤其是对不满和愤怒情绪的处理,鼓励和指导老年人用语言表达其困扰、愤怒等,并允许其有机会宣泄不满情绪,必要时予以适当的限制。

(6)用药照护。必要时,遵医嘱长期或短期服用相关药物会有效预防冲动和暴力行为。注意做好用药照护,及时、准确给药,看服到口,并观察用药后的反应。

2. 暴力行为发生时的处理

(1)控制局面。当暴力行为发生时,要沉着冷静,呼叫其他工作人员一起行动,尽快控制局面。要疏散其他老年人离开现场,确保其他老年人和工作人员的安全。在应对暴力行为的交流中,照护人员必须用坚定、平和的声音和语气与患者交流,不要把任何焦虑急躁的情绪传递给老年人,使老年人害怕失去控制而造成严重后果。

(2)解除危险品。如果老年人持有危险品,要想办法尽快解除。与施暴者沟通,取得信任,可向其解释代为保管,以后归还;可以答应老年人的要求,帮助减轻愤怒情绪,自行停止暴力行为。如果语言制止无效时,可以采用转移老年人注意力后在其无防备的情况下夺下危险品,注意勿伤到老年人。

(3)约束与隔离。在采用其他措施无法制止老年人的暴力行为时,可以遵医嘱采用约束和隔离的手段,防止老年人伤害自己或他人,减少对整个治疗体系的破坏而采取的有效措施。在执行身体保护时,常常会引起老年人的不安与反抗,因此在保护过程中要持续与老年人谈话,以缓和的语气告诉执行约束的目的、时间。必要时照护人员可在旁陪伴以减轻老年人的焦虑、紧张情绪。

(4)用药照护。根据医嘱进行药物治疗处理。做好相应的照护工作,及时、准确给药,看服到口,并观察用药后的反应。

3. 暴力行为发生后的处理

暴力行为发生后,要及时检查老年人及照护者的身体情况,有无受伤,及时予以处理。协助老年人休息,稳定情绪。做好相关记录。

五、老年人常见心身疾病的心理照护

(一)心身疾病的概念

心身疾病(psychosomatic diseases),又称心身障碍或心理生理疾病,指心理社会因素在疾病发生、发展过程中起重要作用的躯体器质性疾病和功能性障碍,心身疾病对人类健康构成严重威胁,成为当今死亡原因中的主要疾病,日益受到人们的重视。

心身疾病可按狭义和广义两个不同的概念加以界定。狭义:因心理社会因素而引起的躯体疾病;广义:除了狭义界定的内容之外,还含有另外两层界定。①虽然是由生物因素引起的器质性病变,但心理应激作为第二位的因素在疾病的发生和发展中起着重要作用;②由心理因素引起的精神疾病,但却表现为躯体症状。虽然一些学者认为,狭义的界定便于临床操作,但实际上广义的概念更吻合医学模式由生物医学模式向生物-心理-社会医学模式的转变,它包含了社会因素所致的疾病以及在疾病的发生发展过程中心理社会因素起着重要作用的躯体疾病,如原发性高血压、冠心病、糖尿病、恶性肿瘤、消化性溃疡、支气管哮喘、紧张性头痛、月经异常、皮肤瘙痒症、荨麻疹等。

(二)老年人心身疾病的表现特点

老年人由于生理的老化以及心理因素的一些变化,容易患有心身疾病,特点如下。

(1)发病前必须存在明确的心理社会因素,并且在患病过程中心理社会因素与躯体因素互相交织影响。

(2)必须具有躯体疾病。患者躯体上可以查出器质性病理变化或病理生理改变。

(3)必须具有以情绪障碍为中心的临床表现,它是由情绪和人格因素引起的。

(4)区别于神经症和精神病。心理治疗在心身相结合的综合治疗中有较好的效果,一般预后较好,除非原发疾病不可逆转。

(三)心身疾病老年人的照护措施

1.评估与计划

心身疾病的特殊性要求照护人员对老年人进行全面细致的评估,包括基本情况、躯体功能、精神心理及社会状况等评估,制订个性化的照护方案,从多途径满足其照护需要,加强老年人的自我照顾能力,提高生活质量,保持尊严与舒适。

2.心理照护

(1)调节心身疾病老年人的情绪。热情接待,与身心疾病老年人建立良好的护患关系。老年人对疾病的心理承受能力下降,又怕给亲人带来麻烦,容易产生焦虑、恐惧、失眠等现象,导致有的老年人对治疗产生抵触,甚至会产生厌世绝望的极端情绪。照护人员要注意观察老年人的心理变化,做好解释和疏导,满足其合理需求或正确对待失望,培养积极情绪,有利于疾病的康复和预防复发。如可以采用心理疏导、音乐放松疗法、适当的释怒等。高血压患者做事认真,对己对人严格要求,求全责备甚至钻牛角尖,指导改变

认知,优化性格,维持心态平衡。

(2)提高心身疾病老年人的适应能力。帮助心身疾病老年人学习采用积极的心理防御机制应对生活角色、社会角色及疾病角色的改变,如离退休、丧偶、患严重疾病或病情恶化带来的不良影响,提高适应能力,使之向有利于机体康复的方向发展。有些老年人患绝症后会产生恐惧、焦虑和绝望心理,甚至产生轻生念头,一旦发现,应及时干预,在了解患者的病情、治疗方案的基础上,掌握其心理变化,并与家属的态度、家庭经济条件等综合分析,制订切实有效的预防措施和心理护理方案。还有一种情况就是不愿他人把自己当患者,从而不配合治疗,也应该运用心理护理加以干预,帮助患有心身疾病老年人的角色健康转化。

(3)缓解心身疾病老年人的心理社会应激。帮助老年人建立良好的人际关系和获得社会支持,有利于缓解心理应激,抵消生活事件的消极作用。患有冠心病的老年人的心理问题一般由多个方面的因素诱发,如情绪变化、吸烟、酗酒等,针对这些情况,实施心理护理,减少心理应激源的刺激。还可以采用认知疗法,纠正老年人对生活事件的不良认知。

3. 日常照护

(1)细致观察病情。有些老年人患心身疾病后症状和体征表现不明显,即使病情重临床表现也常不典型,因此照护人员要仔细观察病情,严密监测生命体征、意识等情况,及时发现微小变化及异常情况,及时报告医生予以处理。

(2)加强基础护理。为患有心身疾病的老年人创造清洁、安静、舒适、温湿度适宜的病室环境,有利于老年人保持心情舒畅,减缓焦虑、失眠等情况,有利于康复。照护工作过程尽量保证病房的安静,保证老人有充足的睡眠。同时,根据病情,做好饮食、卧位、皮肤等护理,适当进行活动及康复锻炼,预防并发症的发生。

(3)保持良好的生活习惯。生活规律,劳逸结合,改变不良的生活习惯,如吸烟、酗酒等。对某些患有心身疾病的老年人的特殊生活习惯,只要无碍于疾病的康复和治疗,一般应给予保持,让其感受到被尊敬。

4. 健康宣教

积极向老年人宣传疾病预防和治疗知识,可结合护理学、心理学知识反复耐心地向其讲解,给予启迪,如引起疾病的原因、临床表现、疾病复发的预防、药物的作用及注意事项,指导老年人根据病情合理进食,保证营养摄入,宣教适当运动对康复的作用,指导开展一些有利于身心的活动,帮助解除心身症结,转变心境,增强战胜疾病的信心,积极配合治疗,早日康复。

5. 用药照护

掌握患有心身疾病的老年人的用药情况,熟悉药理作用、常用剂量、副作用、配伍禁忌、注意事项,遵医嘱正确给药,对药物的不良反应做到早发现,早处理,使药物治疗取得最佳疗效。

6. 康复训练

在全面评估病情的基础上,在医师、康复治疗师的指导下,结合患有心身疾病的老年人的自身运动习惯,有针对性地制订运动计划,循序渐进地实施。住院患者的运动康复由专业的康复治疗师进行,其日常活动也要在指导和监护下进行。

7.家庭支持

协调患者和亲属之间的关系,取得理解和支持。家属要督促和协助老年人进行饮食及运动治疗,建立保健计划,要多关心患者的病情发展和心理变化,让患者感受到家庭的温暖。适当让患者参与社交活动,培养兴趣爱好,分散对疾病的注意力,保持乐观情绪,形成有规律的良好生活习惯。

六、衰弱综合征老年人的照护

(一)老年衰弱综合征的概念

衰弱是指一组由机体退行性改变和多种慢性疾病引起的机体易损性增加的老年综合征。其核心是老年人生理储备下降或多系统异常,外界较小刺激即可引起负性临床事件的发生。老年衰弱综合征(senile debilitating syndrome)于 2001 年由美国约翰斯·霍普金斯大学 Fried 博士正式提出,是指老年人由于生理储备功能降低和多系统失调,从而使机体应激和保持内环境稳定的能力下降,对应激事件的易感性增加的一种临床综合征。2004 年,美国老年学会定义衰弱为老年人因生理储备下降而出现抗应激能力减退的非特异性状态,涉及多系统的生理学变化,包括神经肌肉系统、代谢及免疫系统改变,这种状态增加了死亡、失能、谵妄及跌倒等负性事件的风险。衰弱作为老年群体常见的综合征类型,主要由多个生理系统衰退所导致,临床上以抗应激能力下降与生理储备能力衰退作为主要状态。衰弱综合征的表现往往是多病共存的,一个小问题就可能导致老年人抗击打能力和抗病能力的减退。部分老年人虽然无特异性疾病,但出现疲劳、无力和消瘦,也归于衰弱综合征范畴。

(二)老年衰弱综合征的主要表现

1.非特异性表现
(1)疲劳感,做事时无法集中精力或者做事感觉很费力等情况。
(2)不明原因体重下降。
(3)反复感染。

2.跌倒平衡和步态受损
衰弱的老年人即使轻度疾病也会导致肢体平衡受损,不足以维持完整的步态,易至跌倒。多伴有脑功能下降,应激时可导致脑功能障碍加剧而出现谵妄。波动性失能患者可出现功能状态的急剧变化,常常表现为功能独立和需要人照顾交替出现。

3.心理方面
衰弱老人因行动迟缓、疲乏、耐受力差、不愿外出活动、活动量减少等,不仅影响患者躯体健康,还会加重患者心理负担。可出现失落、烦闷、自卑、无力感等情绪反应,严重者可致睡眠障碍、焦虑、抑郁、谵妄等。

4.其他

可有营养不良、失能、活动能力下降,甚至可导致死亡。

(三)老年衰弱综合征老年人的照护措施

1.评估与计划

了解老年人患病情况、用药史及跌倒史。评估其意识状态、疲乏、肌力、活动能力、饮食状况及跌倒风险;评估居住环境及生活方式;评估心理、社会支持情况及照护者的能力与需求。评估判定衰弱程度,与医师、营养、药师、康复治疗师、专科护士等多学科团队共同制订个性化的医护照料计划并执行。

2.日常生活照护

根据衰弱状况给予相应生活照护。

(1)提供安全环境。放置防跌倒警示标识,采取措施预防跌倒。

(2)做好饮食照护。根据营养师及医师制订的饮食干预计划,改善患者营养状况。可经口进食者,应为其提供高蛋白、高维生素、富含微量元素和矿物质的易消化软食、半流质,每日三餐三点或三餐两点,少食多餐,保证机体消化和吸收。戒烟限酒。进食期间做好进食安全护理,以防呛咳、噎食及误吸的发生。对于不能经口进食者,应遵医嘱予以肠内营养及肠外营养,注意预防相关并发症的发生。定期遵医嘱抽取血液标本检测相关营养指标。注意观察患者的病情变化,老年肥胖者体重下降速度不宜过快。

(3)运动照护。衰弱的老年患者由于自身情况的特殊性,易在运动过程中发生意外事件。因此需要结合个体状况、衰弱程度、耐受程度安排运动量和运动形式制订个体化的运动方案,并且在运动前后都需要专业人员指导性地进行热身放松锻炼。对于身体条件允许者,可组织患者开展多元化的运动,以太极拳、五禽戏、健身操等中低强度有氧运动为主,此类动作舒展轻柔,利于老年保健。在专业医师、康复师指导下,可开展抗阻力和耐力训练来提高肌肉力量和运动耐力。如伸展运动、力量锻炼、耐力锻炼等。长期卧床者,采取措施预防压力性损伤。对于重度衰弱的老年患者,应鼓励其进行床上活动的主动及被动活动,病情允许者可搀扶其下床活动,注意保证患者的安全,谨防跌倒、坠床的发生。

3.综合管理

以患者为中心,由多学科团队合作对衰弱老人进行老年综合征的评估和管理。团队参与的照护极为重要。团队应包括老年医学、护理、药师、营养师、专业治疗师、心理师及社会工作者等,全面的老年照护计划和老年住院患者的机型护理均以提高功能为目标。个体化的照护目标对衰弱老人也非常重要,可帮助老年人保持自己的价值观和意愿。要做好衰弱综合征老人基础疾病的治疗和照护,去除可纠正的因素如药物、手术及其他应激等,预防肌少症、体力活动减少和营养不良,规范高分解代谢药物如茶碱、优甲乐等的使用,避免过度治疗,减少医疗伤害。

4.用药照护

老年人共病是衰弱的潜在因素和发生、发展的促进因素,衰弱的预防和治疗要积极预防和管理好现患疾病。由于老年共病患者常需服用多种药物,照护人员应做好用药护理,每日遵医嘱按时按量发放药物后,应确保患者已正确服下,并观察用药后的反应。充分评估衰弱老人的用药、多重用药的配伍禁忌等,合理并及时纠正不恰当的药物使用,避免药物不良反应影响患者的健康。

5.健康教育

为患者提供生活方式、健康饮食、科学锻炼等方面的咨询与指导,教会患者自我监测健康状态,提高自我管理能力,密切关注自身健康状态。讲解合并其他疾病的相关知识,包括发病机制、治疗手段、预防措施等,详细告知相关注意事项,使其充分意识到积极配合治疗的重要性,帮助患者形成健康生活方式和科学的饮食习惯,积极改善生活质量。指导患者合理运动的重要性,预防跌倒的重要性及措施,纠正吸烟、饮酒及久坐等不良生活方式,进行健康体检及配合方法,以及衰弱综合征的治疗配合及日常注意事项等。

6.心理照护与人文关怀

高度重视老年人心理状态与情绪变化,根据个体化需求给予针对性心理疏导,介绍治疗成功病例,增强患者康复信心。照护者要给予衰弱老人更多的关心和爱护,提供精神慰藉。减少老人社会经济和环境中的应激源,指导老人通过放松、参加社交活动等方式释放焦虑、抑郁等不良情绪。在照护过程中,从个性化入手,以亲切的语言与衰弱老人进行交流,真诚地去理解、支持衰弱老人,提供情感护理支持衰弱老年人。争取家庭的帮助,除了家人的探视、电话的联络、网络的交流外,还可以拿来家人的照片、孩子送的花、朋友送的书等,使患者感到亲人的关怀与家庭的温馨,排解心中的烦闷。对于失落、无用感强烈的老人,多给予鼓励,增加老年人的自信。对于心理问题严重者,进行专业心理治疗。可采用园艺疗法、叙事疗法、中医穴位按压等,提高衰弱老年人的兴趣与乐趣,提高其主观幸福感,改善睡眠及抑郁等情绪。

七、失能老年人的照护

(一)失能的概念

失能是指因年老、疾病、伤残等原因,导致人体的某些功能部分或全部丧失,从而正常的活动能力受到限制或缺失。失能老年人(disabled elders)是指由于年迈体弱、疾病等原因导致部分或完全丧失生活自理能力的老年人。

(二)失能的评估

1.长期失能老年人评估标准

详见本书第二章第六节相关部分。

2.失能老年人心理社会状况评估

主要包括情绪和情感、认知功能及家庭评估。对于情绪和情感,主要采用汉密尔顿焦虑量表(Hamilton anxiety scale,HAMA)、汉密尔顿抑郁量表(Hamilton depression scale,HAMD)及老年抑郁量表(geriatric depression scale,GDS)进行评估。在已确定的认知功能筛查试验中,对老年人的测试最普及的是简易智力状态检查(MMSE)。此外,评估失能老年人家庭对其健康的影响,有益于老年人的健康促进,常用于家庭功能评估的量表有APGAR家庭功能评估表。

(三)失能老年人的照护措施

1. 生活与安全照护

失能老年人的日常生活照护首要的是做好饮食照护,这也是失能老年人生活的最基本需求;其次要做好个人卫生和起居照护服务,主要包括帮助失能老年人洗衣、洗澡、户内外活动、起居照料、代购生活必需品、打扫卫生等。部分失能老年人存在不愿麻烦别人的心理,认为自己还有能力照顾自己,常常自行活动,有发生跌倒、坠床等风险,应加强观察、宣教及做好防护。使用辅具者在使用前,应检查辅具有无损坏和故障,老年人的穿着是否合适,在老年人熟练使用前,应予扶持陪伴,防止跌倒。

2. 疾病照护与康复促进

做好失能老年人原有疾病的照护。同时,失能老年人对康复护理有着强烈的需求,部分失能老年人由于慢性病或者年老原因导致身体机能下降,需要专业的医疗护理服务。配合康复医师、康复治疗师、专科护士共同制订康复锻炼计划,协助进行日常生活活动能力训练,包括饮食动作训练、脱衣服训练、清洁卫生训练、体位转移训练等,配合康复治疗技术,促进患者康复。

3. 心理照护

失能老年人会产生失落、烦闷、焦虑、无力感等情绪反应,特别是在难以获得及时充分的社会支持和足够的精神慰藉的情况下。因此,对失能老年人提供专业的心理疏导至关重要,可以定期组织开展文体娱乐活动,并鼓励失能老年人参加,形式可以多样化,如谈心、座谈、看节目、听广播新闻等,旨在让失能老年人参与到活动中,提高其生活的兴趣与乐趣,让失能老年人不再感觉到孤单和自卑。

4. 健康教育

针对失能老年人原有疾病的相关知识及康复促进技术进行健康宣教,指导用药,协助进行康复锻炼,提高生活质量。部分使用辅具的失能老年人,详细告知使用方法及注意事项。

5. 人文关怀

失能老年人一般需要长期照护,照护者要富有爱心、耐心和责任心,家属及照护者应给予失能老年人更多的关心和亲情慰藉。其精神需求的达成和满足,可以使失能老年人在心理上呈现健康的状态。同时,照护失能老年人对照护者及家属来说也是一件艰巨的任务,也应对家属和照护者给予关爱,指导合理休息,减轻其身心压力。

6. 长期照护服务

如为居家照护的失能老年人,当家庭照护资源及能力不足时,应及时寻求家政或机构式照护方式,如社区或护理院、养老院、日间照护中心、长期照护服务机构等,可以使失能老年人得到专业化的生活照料和医疗护理服务,从而提高失能老年人的生活质量。

八、临终老年人的照护

(一)临终状态概述

临终又称濒死,一般指由于各种疾病或损伤而造成人体主要器官功能趋于衰竭,积极治疗后仍无生存希望,各种迹象均显示生命活动即将终结的状态。临终阶段作为人生中的最后阶段,身体机能的衰退和疾病的折磨使老年人拥有此阶段所特有的一些需求,如生理、精神心理及社会、信息需求等。给予临终老年人关怀(即安宁疗护)的目标在于提高患者的生活质量,通过消除或减轻病痛与其他生理症状,排解心理问题和精神烦恼,使患者能够宁静而有尊严地面对死亡,平静离世,同时为丧亲者提供沮丧期帮助和支持,帮助其度过哀伤阶段。

(二)临终老年人的主要表现

1.常见症状

常见有疼痛、呼吸困难、咳嗽咳痰、咯血、恶心呕吐、呕血与便血、腹胀、水肿、发热、恶病质、口干、失眠、谵妄等。濒死期,有些患者会出现吞咽困难、虚弱、大小便失禁,有些患者会神志一直清醒,有些患者却渐进性的昏迷、迷糊、不安等。此时患者通常脑部缺氧,知觉较迟钝,并极度衰竭。睡眠时间越来越长且不易叫醒,对时间、地点、人物大都混淆不清,有的患者情绪躁动,翻来覆去,产生幻觉,看到一些幻影,手、脚、皮肤渐渐冰冷或微呈中紫蓝色。有时全身冒冷汗、盗汗、呼吸变慢,张口呼吸或不规则地有数秒钟暂停的现象。有时会出现喉间痰鸣音,心跳逐渐变慢,变弱或加快成丝脉、脉象会变得很细微。

2.精神心理表现

在临终前,老年人的心理活动有一定的规律,著名临床心理学家伊丽莎白·库伯勒·罗斯经过长期的观察研究指出,老年人在临终前一般经历5个阶段的心理变化。

(1)否定期。临终老年人在最初得知自己将不久于人世时,会很吃惊,通常会极力否认,"不,这不会是我",不相信这是真的。他们往往怀疑医生可能是搞错了,担心护士把病历卡搞混了,还会怀疑诊断器具的可靠性。这种否定情绪是一种心理防御机制,可以帮助临终老年人暂时免除对死亡的忧虑和痛苦。

(2)愤怒期。当确信自己的病真的无法医治时,临终老年人通常会转而埋怨、烦躁、愤怒。"为什么是我?这不公平!"他们会因此无端发脾气、闹情绪,对别人的好意也不领情,甚至敌视身边的亲朋好友、拒绝治疗、产生破坏行为等。这种愤怒的情绪有正反两方面的作用,一方面愤怒的患者可能会积极主动去寻求最有效、最先进的治疗方法以求治愈,有可能给患者带来实际的帮助。另一方面愤怒的患者会与周围人疏远,社会支持减少。

(3)妥协期。临终老年人逐渐意识到自己病情的程度及对身体的不利影响,由愤怒转为妥协,情绪变得平静。但还觉得可能有一线希望,试图通过付出努力,积极配合医护人员,延长生命时间。会出现讨价还价,"假如让我好起来,我会……""如果我……,能不能治好……"的心理。这一时期,患者会比较顺从地接受治疗,希望能延长死亡的时间。

（4）抑郁期。临终老年人的身体状况日益恶化,表现出极度伤感,会产生强烈的失落感、情绪低落、沉默、悲伤、哭泣等,甚至会出现自杀的倾向。他们希望多见一些亲朋好友,想得到更多人的同情和关心,会想安排自己的后事,留下自己的遗言。

（5）接受期。处于此期的老年人身体极度虚弱,他们在思想上不得不接受死亡即将到来的事实,"好吧,既然是我,那就去面对吧"。一些焦虑、恐惧情绪基本消失。他们表现得平静、淡漠,情绪趋于平和,甚至会感到死亡是一种解脱。这种接受的状态有助于患者安排后事,更从容地对待死亡。

临终5阶段理论并不认为每个临终老年人都一定会按照次序经历这5个阶段。它们并不总是前后相随,有时会重合,有时会提前或延后出现。

（三）临终老年人的照护措施

临终是生命过程的最后阶段,老年人在此特殊阶段会产生生理、心理、社会等多方面的一系列重大变化。做好临终老年人的安宁照护,让在医疗机构、养老机构、医养结合机构、社区或居家的临终老年人都能得到关爱和帮助,舒适、无痛苦、安详、有尊严地走完人生最后旅程,是顺应时代需求和社会文明进步的重要民生工程。临终老年人的安宁照护要涵盖对临终老年人的全面的综合评估、MDT多学科团队服务等方式,在掌握其病情、需求等的基础上,预立医疗照护计划并实施,给予全人、全家、全队、全程的个性化、全方位照护。

1.评估与照护计划

评估生命体征、意识状态及合作程度;评估疼痛、呼吸困难、恶心呕吐、尿潴留、睡眠障碍及谵妄等症状;评估文化习俗、信仰、对死亡的态度及情绪表现;评估家庭、心理需求及社会支持情况等。了解、尊重老年临终患者的隐私、文化习俗及信仰,充分重视个性化需求,与医生、营养师、心理师、药师等多学科团队共同制订安宁照护计划,在适当的时机与患者及家属讨论或召开家庭会议确定并实施。

2.症状控制

做好临终老年人的症状控制及护理是安宁疗护的核心内容,是心理、社会、精神层面照护的基础。对临终老年人来讲,治愈希望已变得十分渺茫,而最需要的是获得身体舒适,控制疼痛、呼吸困难、咳嗽咳痰、恶心呕吐、口干、腹胀、谵妄等痛苦症状。通过症状管理措施缓解临终老年人的痛苦,最大程度地提高老年人的生存质量。在对临终老年人进行症状控制时,要严格遵医嘱正确用药,有些药物在用法、用量乃至适应证选择方面与平时及与其他年龄段人群有所不同,要注意观察各种用药后的效果及不良反应,并及时处理。

3.舒适照护

尊重临终老年人的文化习俗和信仰,主动了解其在生活和饮食方面的禁忌。舒适照护的内涵包括身体舒适、心理安慰、社会支持和精神慰藉等方面。实施上主要包括住室环境的管理：提供温馨、安静、舒适的环境，保持空气清新、温湿度及光线适宜；床单位的管理：保证整洁、干燥、舒适；卧位的护理：助取舒适卧位，协助体位转换，着舒适、宽松、穿脱方便的衣着服饰；给予生活护理，满足基本生理需要，如协助进食饮水、口腔护理、床上洗头、协助沐浴和床上擦浴、大小便异常的护理、会阴护理；肠内、肠外营养护理，静脉导管的维护，留置导尿的护理，轮椅与平车的使用等。

4.心理支持和照护

（1）心理支持。关心、爱护临终老年人，鼓励其表达内心的恐惧和不安，通过陪伴、聆听、触摸及播放音乐等方法增强其安全感，减轻不适。应正确区分患者的心理分期，通过表情、言语姿势、行为等影响和改变生命末期患者的心理状态和行为，解除他们的苦闷及恐惧。同时，通过与患者的交流，了解患者的心理需求和意愿；帮助其缓解情感上的不安，适应临终这个突发事件。实施心理关怀要注重个性化护理，要尊重老年人的民族习惯和宗教信仰，根据老年人不同的职业特点、性格特征、心理反应、社会文化背景等施予不同的精神安慰与心理疏导，如有的老年人可以告诉他的病情进展，有的人就需要善意的谎言，有的老人需要耐心解释、循循善诱才能摆脱痛苦，有的人需要用"上帝的安排"等来进行安慰等。

（2）社会支持。终末期患者基本脱离社会，人际关系网络发生改变，易导致患者产生支持度不够等感受。照护者可联合医务社会工作和志愿者服务，为有需求的患者获取社会资源提供帮助。同时，鼓励家属及亲友陪伴并参与生活护理，组织家庭聚会，与老年临终患者共同回忆生命历程，及时表达对患者的关心，让他们感受到外界的关心与支持，尽力满足患者的要求和希望，使他们在精神上得到宽慰和安抚，陪伴患者直至离世。

（3）精神抚慰。濒死患者在情绪上会出现否认、害怕、忧郁等，尤其是离开存活世界的离体经验增强，死亡须独自面对时，害怕被遗弃及死后留下挚爱的家人，他们也常会思考："我的生命还有什么意义""我还有一些心愿没有完成"等，他们往往希望找到一种信念，如生命、平安、喜乐的源头，有些人会表示自己来日不多，希望与亲人告别，期望在临终前了却恩怨、得到宽恕与安慰等。安宁疗护照护者可以通过倾听、同理、陪伴、生命回顾、冥想等精神抚慰方法缓解患者精神的困扰，不断调整患者意识，帮助患者认知自我，改变认知体系，能够帮助患者进入一个宁静、舒适、空灵的境界中，包括帮助老年人在生命末期寻求生命的意义、自我实现、希望与创造、信念与信仰、平静与舒适、祈祷、给予爱与宽恕等。

（4）生死教育。大部分终末期老年人和家属面对即将来临的死亡会具有恐惧感。在中国传统文化背景下，民众普遍认为死亡是个禁忌话题，不愿意谈及，这种做法不仅不利于安宁疗护工作的开展，也会导致忽略患者自身的感受和意愿，增加终末期患者和家属的痛苦。因此，通过死亡教育普及正确的生死观，帮助人们正确面对自我之死和他人之死，理解生与死是人类自然生命历程的必然组成部分，消除对死亡的恐惧心理，坦然面对死亡。生死教育的方式及途径如下。

1）适时告知病情：根据临终老年人的性格、职业、阅历、文化程度以及精神类型不同，寻找合适的时机告知病情，使其能够掌握自己的状况，理性地认知自己的疾病，坦然面对,配合治疗。

2)引导人生回顾:选择老人状态较好时段引导其进行人生回顾,让患者多些欣赏自己及提升自我价值。比如:在生命旅程中您最重要的事情是什么? 最重要的人是谁? 曾拥有的美好事物、美好时光是怎样的? 最珍惜的是什么等问题,启发对人生的咀嚼和回顾,引发对人生的领悟。

3)启发人生意义:通过意义治疗法启发患者,做好自己认为最重要的角色、投入自己醉心的事和工作、为自己所爱的人付出、绽放生命潜能去渡过难关、认识苦难的意义、为生命和死亡赋予意义。

4)协助履行四道人生:即"道谢、道歉、道爱、道别"。我国台湾地区安宁疗护之母赵可式博士倡导在照顾晚期患者时协助其履行四道人生,引导患者与其家人、朋友、同事通过感恩、宽恕和祝福等方式陪患者度过人生中的最后时光,鼓励其与家人和朋友举行告别会,感恩生命中的一切,协助患者完成道谢、道歉、道爱、道别,完成心愿,达到生死两无憾。

5)妥善指导预备后事:包括为自己选择遗像、选择安葬仪式、丧礼的仪式安排、是否需要安排特别的程序、想留给亲人朋友的礼物、保险安排、遗产安排等,将自己的心愿交代清楚,让家人知道如何安排处理日后的事情,可减少家人事到临头的手足无措,甚至伤害纷争的情况。

(5)家属支持与哀伤辅导。家属是临终老年人的生活依靠和精神支柱,大多数临终老人希望有家属陪伴,度过生命的最后行程。照护者要指导家属做好对临终者的生活起居照料、陪伴和精神支持,离世后料理好老人遗体、处理好后事等。在居丧时期,部分家属或难以接受丧亲的现实,或不能承受丧亲的痛苦,抑或无法适应丧亲后的环境改变,从而表现出严重的焦虑、烦躁和愤怒,甚至自毁行为。照护者要妥善疏导家属的悲伤,给她们以精神上的支持和安慰,可以与家属交流沟通,进行死亡教育,聆听家属的诉说,鼓励和引导其宣泄情感,减少内心的伤害。在患者去世后,可通过电话、邮件或探访的方式,与家属保持联系,通过哀伤辅导技术帮助他们摆脱丧亲痛苦,尽快回归正常的生活轨道。

(6)心理治疗。对心理问题严重的临终老年人,可配合心理治疗技术如认知疗法、叙事护理、接纳承诺疗法、危机干预、冥想、放松技术、沙盘游戏疗法、家庭会议、抚触护理等,以及尊严疗法、音乐治疗、芳香疗法、绘画疗法等。

5. 人文关怀

(1)要坚持"以人为本"的原则。尊重和关爱患者,尊重患者的生命价值,保护患者的隐私,同理临终老年人的境遇和感受,坚持患者获益最大、痛苦最小的方式,增进其安宁舒适,让临终者享受到生命的尊严。包括做好临终者的生理关怀,减轻身体痛苦;给予心理关怀,维护内心平静。在进行各项服务时,始终以友善的态度,亲切温和的语言、轻柔娴熟的操作进行沟通和照护。构建人文关怀的文化氛围及制度流程,充分体现以"临终老人为中心""以人为本"的价值理念及个性化关怀。

(2)在实施关怀照护过程中,与临终老年人的沟通方法至关重要。要重视首因效应,树立良好的第一印象;开启对话,避免沟通阻断;启发患者主动说话,把握说话时机;重视反馈信息,及时给予反馈;多倾听,促进沟通流畅;有效利用非语言沟通;使用通俗易懂的语言,少用医学术语;多使用积极性语言,提高沟通质量等;特殊情况的沟通,如死亡还是个"坏消息",能否向临终者透露实情?何时、何种方式告知?需要对临终者进行心理评估,可根据临终者的认知水平、人格特征、疾病程度等方面进行。易选择病情稳定时为告知的最佳时间。同时,要了解家属对向患者告知事情的态度,尊重家属的意愿,如果家属对告知缺乏理解,要求医护人员保守秘密,一般应执行保护性医疗制度,暂时不予告知。可进行告知时,要做好沟通的准备,构建和谐的氛围,采取适当的方法,并注意观察临终者的反应,做好告知后的持续护理。

(3)对不同心理阶段的临终老年人,采取不同的关怀护理方式。①否认期:不揭穿患者的防卫机制,不强求患者面对现实,根据患者对自己病情的认识程度,耐心倾听患者的诉说,使之消除被遗弃感,缓解其心灵创痛,时刻感受到照护人员的关怀,逐步面对现实;②愤怒期:对患者的愤怒表示接纳和理解,以真诚和体贴疏导发怒的患者,必要时辅助药物,帮助平息愤怒情绪,要多陪伴患者,保护患者的自尊,尽量满足患者的心理需求;③妥协期:选择恰当的时机与患者进行生命观念、生命意义等问题的讨论,了解患者对于生与死的态度和当前的想法,有针对性地安慰患者,并且尽可能满足患者的各种需求,使患者身心感到相对舒适;④抑郁期:评估患者的抑郁情绪,给予同情和照顾,允许患者自由地表达其悲哀情绪,让其家属多探望陪伴,尽力帮助患者完成未尽事宜,顺利度过抑郁期,防止自伤、自杀等严重行为的发生;⑤接受期:尊重患者的选择,尊重患者的信仰,让家属继续陪伴患者,不要勉强与患者交谈,不过多打扰患者,给予最大支持,保证患者临终前的生活质量。

九、老年人社会适应与家庭问题照护

(一)离退休老年人的心理照护

1.离退休综合征的概念

离退休综合征(retirement syndrome)是指老年人由于离退休后不能适应新的社会角色、生活环境和生活方式的变化而出现的焦虑、抑郁、悲哀、恐惧等消极情绪,或因此产生偏离常态行为的一种适应性心理障碍,这种心理障碍往往还会引发其他躯体疾病、影响身体健康。据统计,1/4 的离退休人员会出现不同程度的离退休综合征。其形成的因素比较复杂,与每个人的人格特点、生活形态和人生观有着密切的关系。

2.离退休综合征的主要表现

(1)心理行为状况。主要表现为焦虑、抑郁症状,如坐卧不安,行为反复或无所适从,可出现强迫性定向行走;注意力不能集中,常做错事;性格变化明显,容易急躁和发脾气,或闷闷不乐,兴趣减退,对什么都不满意,不愿与人交往,不愿做事或劳动。甚至会多疑,当听到他人议论工作时常会烦躁不安,猜疑其有意刺激自己。可产生无力感、无用感、无助感、无望感,对于未来感到失望甚至绝望。

(2)躯体症状。主要表现为躯体不适,常常出现头痛、头晕、失眠、多梦、胸闷、气短、腹部不适、周身疲乏、阵发性燥热、四肢无力等症状,但去医院做相应检查又无明显的躯体疾病,或者即使存在某种躯体疾病也不能解释上述症状。

3. 离退休综合征老年人的照护措施

(1)做好离退休老年人的心理支持。学会观察离退休老年人的心理及行为,注意读懂老人的身体语言,了解老人的需求,采取有计划、有目的的措施,对其进行教育,影响或改变其心理状态或行为,培养其健康的心理素质,达到提高心理健康水平的目的。学会换位思考,理解离退休老年人的心理。沟通时,讲究语言的艺术性,多使用积极美好的语言,如礼貌性、安慰性、鼓励性、解释性、赞美性语言等,注意掌握发自内心安慰老人、赞美老人的方法,满足老人的价值感和自尊感。非语言沟通注意眼神交流,利用好面部表情,良好的身体姿势等。

(2)疏导调整心态,对离退休有正确的认识。指导离退休老年人调整心态,顺应规律,对离退休有正确的认识。衰老是不以人的意志为转移的客观规律,离退休也是不可避免的。这既是老年人应有的权利,也是国家赋予老年人安度晚年的一项社会保障制度,同时也是老年人应尽的义务,是促进职工队伍新陈代谢的必要手段。老年人对此要有正确的认知,提前做好离退休的心理准备,制订好合适可行的活动计划,克服离退休后"老而无用"等悲观消极情绪,以平常心积极对待,将离退休生活视为另一种绚丽人生的开始,重新安排自己的工作、学习和生活,做到老有所为、老有所学、老有所乐,保持良好的心境。

(3)鼓励发挥余热,充实离退休后的生活。根据离退休老年人的身体和经济条件,丰富离退休生活。离退休老人如果体格壮健、精力旺盛又有一技之长的,可以积极寻找机会,做一些力所能及的工作。一方面可以发挥余热,为社会继续做贡献,实现自我价值;另一方面也可以使自己精神上有所寄托,使生活充实起来,增进身体健康。如果身体条件不允许,不再继续工作的老年人,可以做一些安静的活动,如读书看报、养鱼养花、写字画画、手工制作,也可以视身体健康状况做一些活动,如跑步健身,旅游爬山,参与竞技活动,还可在小区和朋友聊天、下棋等。

(4)支持学习,培养爱好,参与社交活动,排解孤独。离退休后继续保持学习的热情,可以学习一些新知识、新技能,培养新的兴趣爱好,丰富和充实自己的生活,陶冶情操,还可以促进大脑的使用,延缓智力的衰退。继续保持与以前同事和朋友的社交关系,还可以积极主动地建立新的人际关系,多参与社交活动,关注社会发展,跟上时代潮流,做一个时尚、乐观的老人,增进身心健康。

(5)重新认识和调整家庭成员关系,主动营造社会支持系统。对于刚刚离退休的老年人来说,家人是老年人的重要资源。可以重新审视一下夫妻关系,并对夫妻生活进行必要的调整,是一件很有意义的事情。有的离退休者调整得很快,离退休后跟老伴儿或漫步于花丛,或相约旅行,这种年轻人的依恋和情感,对离退休初期情绪的稳定是有帮助的。在调整夫妻关系的同时,还要主动调整自己与其他家庭成员的关系。如主动调整自己与子女或儿媳、女婿之间的关系,相互关心、尊重和理解,在老有所为、老有所乐的同时多关心下一代,促进家庭和谐,多关心亲戚朋友,建立良好的亲情、友情环境,营造良好的社会支持系统。

(6)健康教育,生活规律,保健身体。建立规律的生活方式,日常生活起居采取适合自己的休息、运动、娱乐和饮食卫生习惯,保持心情舒畅、劳逸结合。活在当下,珍惜现在拥有的幸福。学会忘记,忘掉以前那些不愉快的事,用积极主动的眼光来重新看待它,就不会觉得老年生活枯燥无味。做好当前的事,从现在的生活中主动发现、寻找快乐。

(7)健康教育,必要时药物和心理治疗。进行有关离退休心理适应和离退休综合征的知识介绍。离退休老年人若出现身体不适、心情不佳、情绪低落时,应主动寻求帮助。对于患有严重的焦躁不安和失眠的老人,必要时可在医生的指导下使用药物及接受心理治疗。

(二)丧偶老年人的心理照护

1. 丧偶的概念

丧偶是生活中最震撼心灵的事件之一,会对老年人造成沉重的打击,产生生活上的极大不适应等诸多不利影响。常会悲痛欲绝,不知所措。持续下去会引发各种精神疾患,加重原有的躯体疾病甚至导致死亡。有资料显示,失去配偶的老年人因心理失衡而死亡的人数是一般老年人死亡人数的7倍。

2. 丧偶老年人的主要表现

面对亲人的离世,老年人可能出现各种不同的哀伤反应。这些反应有些只是暂时性的,有些则会持续一段时间并反复出现。伊丽莎白·库伯勒·罗斯的哀伤阶段论指出,个人所经历的丧亲过程有一系列可以观察到的情感和行为方面的表现,如拒绝与否认、愤怒、协商、抑郁、接受。悲伤是一个复杂的过程,且没有一个单一的模式,每个人经历悲伤的过程都不相同,会对丧偶者的心理、身体及生活产生不利影响。

(1)心理方面。常见的表现是出现多种情绪反应如悲哀、哭泣、愤怒、内疚、自责、孤独感、无助感、震惊、苦苦思念、解脱感、麻木感等,以及焦虑、失眠、沉默寡言、神情淡漠、注意力不集中、对周围事物不感兴趣等心理障碍,社会功能降低。多数人在一段时间后症状会逐渐好转、消失,但也有少数人在较长的一段时间内仍不相信亲人离世的事实,感到困惑、产生幻觉,沉迷在对逝者的思念及感到对方仍然存在,严重者饮食无味、夜不能眠、面黄肌瘦、呆木迟钝,迅速变得苍老,甚至产生厌世心理而自杀。

(2)躯体方面。可产生胃部空虚、胸口压迫、喉咙发紧、对声音敏感、失去知觉、呼吸急促、有窒息感、肌肉软弱无力、缺乏精力及口干等生理反应。严重者可导致高血压、冠心病、糖尿病、消化性溃疡等多种心身疾病或病情加重,并因免疫功能低下而发生感染性疾病,甚至发生癌症。

3. 丧偶老年人的照护措施

(1)与丧偶者进行沟通交流,建立信任关系。收集资料,运用心理评估技术对其进行心理和情绪状态的评估。同时,应提前评估其健康状态,以防其可能会因嫉妒悲伤发生晕厥、心脑血管意外等事件。

(2)居丧期照护与悲伤辅导。随着逝者被宣告死亡,丧偶老年人及与逝者有着亲密血缘关系或法律关系的人们就被称为居丧者。居丧者常常会出现一系列情绪、认知及行为上的反应,身体健康及社会功能受损,身心疾病的发病率以及死亡的风险也随之增加。

要做好悲伤辅导,对丧偶老年人进行心理支持与疏导,进行生命教育,调整老年人对待生命的态度,帮助其树立对生活的信心。

(3)对丧偶老年人的关怀。对丧偶老年人进行安慰和支持,从协助办理丧事、陪伴与聆听、诱导发泄悲伤情绪、协助处理具体问题和促进适应新生活等方面给予关怀和协助。照护者可以联合医务人员、社会工作者等成立支持性团队,指导丧偶者进行逝者往生事宜、葬礼事宜、各种手续的办理等,使老年人感到并非独自面对不幸,增强战胜孤独的信心。同时,关心丧偶老年人的生活饮食起居,保证充足的休息。

(4)丧偶者的心理调适策略。如:培养丧偶老年人的自慰心理,死亡是每个人都避免不了的自然法则。配偶的去世,是其福气,如果自己先去世,对对方来讲则更残酷,"早走"一步的,一定"希望"我多保重身体,把孩子及家庭照顾好,愉快坚强地生活下去;避免自责心理,丧偶者可能会责备自己以前对不起死去的老伴,没有满足其某些愿望等,告知最好的办法不是自责,而是将老伴生前的事业、精神继承发扬下去,完成其生前未能实现的愿望,更加精心地照顾好亲人家庭等。可采用个别指导、叙事疗法、安宁追思会等方式进行。还可以通过转移注意力,建立新的生活方式等使丧偶老年人尽快摆脱丧偶后的心理失衡。

(5)家庭及社会支持。丧偶对老年人是一个巨大的心理创伤,怎样尽快摆脱和缩短沮丧期,是照护者和丧偶老年人及家属子女必须解决好的问题。照护者应给予老年人更多的关爱,同时指导家属多关心老年人,要帮助老年人做一些散心或转移悲伤情绪的活动,避免睹物思人,合适条件尝试建立新的依恋关系,鼓励老人追求积极的生活方式,提高生活自理能力和生活质量。

(三)空巢老年人的心理照护

1.空巢老年人及空巢综合征的概念

空巢老年人是指没有子女照顾、单居或夫妻双居的老年人。一般将空巢老年人分为3种情况:一是无儿无女无老伴的孤寡老年人;二是有子女但与其分开居住的老年人;三是子女远在外地,不得已独守空巢的老年人。

独守空巢状态下的老年人容易产生被忽略、嫌弃或抛弃的感觉,并因此产生一系列的诸如孤独、寂寞、空虚、悲伤、低落、无力感等心理失调症状。这些消极情绪状态及相应的认知、行为等,多被称为空巢综合征。空巢综合征是一种由社会心理因素主导的、严重影响老年人身心健康和晚年生活质量的心理问题。其产生的主要原因是心理衰老和角色丧失。

2.空巢综合征的主要表现

(1)情绪方面。空巢老年人常会感到心情郁闷、孤寂、凄凉、沮丧和悲哀,可出现衰老感、无用感、失落感、孤独感、无助感等情感,表现为心神不宁、烦躁不安、无所适从等,甚至出现焦虑、抑郁等情绪。

(2)认知方面。多数空巢老年人在子女离家后会出现自责倾向,认为自己过去对子女的关心、照顾和疼爱不够,没有完全尽到做父母的责任和义务等。有时,也会埋怨子女对父母的关心回报不够,只顾个人生活和工作,让父母独守"空巢"等。也有一些空巢老年人不想给子女添麻烦,坚持自食其力。

(3)行为方面。空巢老年人主要表现为闷闷不乐、愁容不展、唉声叹气,甚至哭泣流泪等,常伴有食欲不振、失眠、头痛、乏力、心慌气短、消化不良、心律失常、高血压、冠心病、消化性溃疡等躯体化症状。

3.空巢老年人的照护措施

(1)生活照护。空巢老人的日常生活照料对他们的晚年生活质量来说是很重要的。要为空巢老年人创造安静、整洁、适宜的生活居住环境,包括空间布局、温湿度控制、家具的选择、衣着的选择等方面。很多空巢老人不缺吃穿,但是每天的洗衣、做饭、打扫卫生等日常行为对他们而言颇为困难。有的老人腿脚不方便或有残障,购物买菜都是一大难题,要想办法给予解决。我国目前养老服务水平不高,从事养老服务的工作人员远远达不到实际需求,尚不能满足老年人日新月异的养老需求。虽然随着物联网、互联网等信息技术的应用,通过"线上下单、上门服务"的智慧生活照护服务模式逐渐进行了有效探索和推广,但大部分老年人存在"数字鸿沟",照护者要教会老年人使用信息化、智能化产品的方法,指导正确使用。

(2)心理慰藉。除了物质需求外,精神上的空虚更为可怕。很多子女或照护者只关心老年人的吃穿问题,认为只要让其吃饱穿暖就是孝顺和照顾,而忽略了老年人的心理需求。有的子女即使想关心一下父母的情绪,但怎奈离家太远,或是有心无力,不知如何劝慰。此外,从事养老服务工作的人员,包括家政服务人员在内,了解老年人心理且具备老年人心理护理能力的人员非常少,很多养老机构根本就没有心理咨询员岗位或是形同虚设,未能充分发挥他们应有的作用。因此,子女应增加与父母联系和往来的频次,常回家看看。照护者要学习掌握相关的心理护理知识与技能,及时给予空巢老年人心理支持与精神慰藉。满足空巢老年人的心理需求。

(3)安全照护。老年人在独居状态下,缺乏子女、亲人时常上门走访,会给不法分子带来可乘之机,造成很多危险,因此很多空巢老年人会担心自身的生命安全和财产安全问题。老人普遍存在肢体运动机能下降,在空巢状态下,老人因跌倒、撞伤、烧伤、烫伤等原因导致躯体损害几乎成了空巢老年群体中的常见现象。空巢老年人最为担心的是自己独自在家时突然发病或离世却无人知晓,而类似事件经常见诸报端,这更加剧了空巢老年人对生命安全的担心。目前,随着智慧养老及医养结合服务的推广,老年人可穿戴智能化设备,进行健康情况、安全问题等的监测,通过网络系统传输至服务机构,能够及时发现存在或潜在的问题,得到及时有效的解决。

(4)心理调适策略。指导空巢老年人建立新型家庭关系,使家庭关系的重心由纵向关系(父母与子女的关系)转向横向关系(夫妻关系),减轻对子女的心理依赖。适当减少对子女的感情投入,降低对子女回报父母的期望水平。

充实生活内容,寻找子女"离巢"后的替代角色。如培养新的兴趣爱好,建立新的人际关系,创造新的生活方式,参与丰富多彩的闲暇活动或社交活动。指导空巢老年人养成规律性生活的习惯,早起早睡,饮食定量,营养合理,子女为老人营造舒适安全的居住环境,提供良好的经济保障,提高生活自理能力,让老年人能够安度晚年。

（5）社会支持。加强社区居家养老服务的供给,完善社区服务,以社区支撑空巢老年人的居家养老,并可以通过与空巢老年人的交流、健康管理等,了解其身体和心理状况,帮助空巢老年人认识和利用内在和外在的支持资源。

（四）失独老年人的心理照护

1.失独老年人的概念

失独老年人指由于独生子女亡故,因为年龄原因(超过49周岁的正常育龄)无法再生育而无子女的老年人。由于长期以来计划生育政策的严格实施,失独父母在适育期只生育了一个子女,从而导致家庭子女的唯一性、稀缺性和不可替代性,而子女的亡故又使得他们老无所依、心无所系。

心理学家很早就对亲人死亡对个体构成的心理创伤进行了深入的研究,将最有可能影响人的社会再适应的数十种生活事件进行排序后发现,亲人(配偶、子女及父母)的亡故占据着相对靠前的位置,对人身心健康的损害程度远胜于生活中遇到的其他问题。尤其是,当老年人身心全面老化、自身照料能力持续下降,正是需要子女和孙子女环绕膝下、尽享天伦之时,子女却因疾病、车祸等意外亡故,老年人因此而受到的精神打击和持续时间要远远超过其他年龄段人群。失独老人是弱势群体中的弱势,他们受到的摧残与折磨更是常人难以想象、难以承受的。

2.失独老年人的主要问题及表现

（1）失独之痛与应激障碍。当老年人突然间得知失去唯一的孩子后,会发生失独之痛和急性应激障碍。通常反应是震惊、否认、慌乱得大哭或是不知所措,分不清时间地点等,头脑中一片空白。失独的老人还可能同时伴有心慌、心悸、出汗、发抖等躯体症状。随着时间的推移,老人会产生没有目的的愤怒、严重的抑郁和焦虑情绪、绝望感、声嘶力竭的哭泣及类似"发疯"的行为紊乱状态。这种急性应激障碍可能会在听闻噩耗1 h内发生,可能会持续几个小时到1周,多数能在1个月左右缓解。但也有部分老年人的情况复杂,在多种因素的共同作用下逐渐产生创伤后应激障碍,如:一些失独老人在失去子女的初期,并不像常人所想象的那样悲痛欲绝,而是强忍伤心,竭力保持相对平稳正常的状态,办理子女的身后事宜,和亲友的沟通也比较顺畅,让大家感叹其坚强。然而,当事情了结之后,他们的心理状态却越来越差,时间并没有抚平丧子之痛,他们时常会想起孩子小时候的情景,甚至在睡梦中全是孩子的身影,严重的还会出现对子女的幻听、幻视和想象,以为孩子已经回来了,但清醒后的落寞让老人陷入更强烈的精神痛苦之中。如此在生活中来来回回、反复体验创伤性事件被称作"闪回"。在社交中,失独老人会变得更为退缩与逃避。

（2）失独老人常见的心理误区。对失独老人而言,最为重要、急迫的是对他们的精神慰藉,走出记忆阴影。很多失独老人对独子的去世存在一些自责式的心理误区,再就是社会上也存在一些对他们的误解与歧视。有的老年人在子女去世后,会陷入极大的内疚之中,甚至难以自我救赎,会说:"如果我那天不让孩子出去,孩子就不会出车祸了!""如果我早点发现她胸口难受,孩子就不会突发心脏病了!""如果……我们直接转去最好的医院,或许孩子还有救!"这些失独老人总是这样一遍遍地用"如果……孩子就不会死"折磨着自己。其实,这些假设与孩子的死亡并没有直接关系。应及时帮助失独老人改变这种不恰当的认知,自责是于事无补的,只能一步步将自己推向绝望的深渊,用悔恨占据悲痛的晚年。放下执念,既是对自我的救赎,也是重获新生的开始。另外,现代社会中仍有一些封建迷信思想存在,当失独老人遭受晚年丧子的打击,承受着巨大的精神痛苦时,周围一些人不和谐的、有失公允的声音,会令失独老人雪上加霜。例如,有人会在私下传"这家父母命硬,把孩子给克死了!""他们家祖上就不是什么好人,所以才会绝后!""他们家冲撞了大仙,报应在了孩子身上。"等等。这种不负责任的言论对失独老人会产生极大的打击,会使失独老人更加自我封闭,更加执着地生活在愁苦的内心世界,自我放逐,自我抛弃,甚至轻生。因此,我们应积极引导人们树立正确的生命观、价值观,互相尊重、互相理解,建立对失独老人的心理救助,才能使他们尽快走出心理影响,有勇气和信心开始新的生活。

3. 失独老年人的照护措施

失独老年人不同于其他社会弱势群体,其最突出的特点是普遍存在心理创伤。在解决失独老年人的照护问题时,除了要在物质层面对其给予关照,更要在精神层面提供帮助。

(1)健康评估。包括对失独老年人进行心理及社会状况、生活质量等的评估。

(2)心理照护。根据失独老年人的心理阶段和实际需求,为失独老年人提供心理方面的咨询和治疗,如支持性心理疗法进行心理干预,使其尽快从丧子之痛中走出来,调整心态,重新定位自己的存在价值。可以将失独老年人分为疏导型、慰藉型、关注型3类。

1)疏导型:将整日以泪洗面、沉浸在丧子之痛中无法走出失独阴影的老年人列为疏导型,应及时联系心理咨询专家进行心理干预和治疗,要引导他们客观认识到事情的出现是意外性的、不可抗力的,要拒绝"受害者和责任者"的不合理心理角色定位,帮助他们树立一个新的生活目标,做些其他有意义的事情。

2)慰藉型:将心理恢复相对平静但不与社会接触、孤单独处的老人列为慰藉型,安排社工、志愿者定期探视,陪同聊天、散步,培养兴趣爱好,带动他们参与社区问题娱乐活动和社会公益活动,在社会活动和社会交往中提升自我价值。

3)关注型:将已走出失独阴影、开始新生活的老人列为关注型。给予他们积极关注,但应尽量避免打扰,不要主动提及失独相关问题,避免反复回忆受到重复伤害,在其遇到困难时再及时提供帮助。

(4)社会支持

1)发动社会力量,为老年人提供一个良好的交流、学习和娱乐的平台,为失独老年人提供相互倾诉、宣泄情感的机会,从而使其得到精神上的慰藉。充分利用高校、医院、社会组织、慈善机构等单位和部门的资源,经常举办走访失独家庭和献爱心活动,与失独老年人谈心,减少其孤独感,使其更好地融入社会。另外,失独老年人之间的互相扶助,对于有效缓解其精神困境也大有好处。

2)在养老照护上,社区可以提供生活方面的照料,例如对失能、半失能的失独老年人,社区可提供上门诊治,定期派社区卫生服务人员上门进行日常的护理工作等;在医疗服务上,社区可对失独老年人进行定期上门免费的身体检查,做好相关的病历记录,免费提供常见疾病的药物,以方便失独老年人简单的自我照顾;在精神支持上,政府应尽力为有意愿和有能力的失独老年人提供一份力所能及的工作,让他们在退休以后仍然可以发挥余热,这样既能够让失独老年人有一份额外的经济收入,也可以使他们在工作中找回自己的价值感和认同感,如社区内的花草养护、居委会的管理工作等,都可以尝试安排失独老年人从事;在政策上体系上,完善失独老年人的社会保障政策,满足其基本生活需要,使失独老年人在生活、就医等问题上享受一定的福利。

(五)医养结合机构老年人的心理照护

1. 相关概念

医养结合机构是指兼具医疗卫生资质和养老服务能力的医疗机构或养老机构。医养结合机构主要为入住机构的老年人提供生活照护、医疗、护理、康复、安宁疗护、心理精神支持等服务。医养结合机构住着各种各样的老年人,有的是社会孤寡老年人,有的是离退休老年人,有的是失能失智的老年人,有的是因为家中无人照顾而入住的老年人,有的是因为在家里感到孤独而主动要求入住的,当然其中也有的是被子女送入养老院后不再过问的老年人,是一个较为特殊的机构。医养结合机构老年人与居家老年人一样,有着一般老年人所共有的生理和心理需求,同时,医养结合机构这一特殊的生活环境使得老年人更具有非入住医养结合机构老年人所没有的特殊性的心理体验和需求。

2. 医养结合机构老年人的主要特点

(1)心理变化特点。入住医养结合机构的老年人由于主体角色变为依赖角色,有配偶的角色变为单身角色,居家生活角色变为集体生活角色等角色转型,常常会发生角色错位,如发生角色混淆、角色期待、角色失范等情况,尤其是入住医养结合机构之后,缺少了亲人们及时的关怀与体贴,都可能引起老年人精神状态、感知觉及性格方面的一些变化。主要心理变化特点如下。

1)感知觉衰退:老年人随着机体功能的衰退,视力、听力的减退,其他感觉的迟钝,以及疾病的影响,其适应能力下降,控制能力减弱,容易引起情绪烦躁,兴趣减少。这些都会导致老年人与周围环境格格不入,产生孤独感、淡漠感,常常容易出现无故发怒,夸大自身疾病,甚至出现疑病倾向或焦虑、抑郁状态。

2)精神萎靡:表现为精神萎靡不振、记忆力减退、注意力难以集中、外界反应迟钝、动作缓慢、说话啰唆等。

3)情绪消极:如出现冷落遗弃感、累赘包袱感、枯燥无聊感、黄昏末日感等。一方面是对一般刺激物趋向冷淡,喜怒哀乐不易表露,或反应强度降低,使人有冷漠之感;另一方面,遭到重大刺激,情绪反应却特别强烈,难以抑制。

4)性格古怪:人们通常认为,小心、谨慎、固执、刻板等心理表现是老年人特有的性格特点,并以此认为老年人性格古怪。根据心理学的研究结果,老年人在做一件事情时,往往比较重视完成任务的准确性,而对完成任务所花时间的长短并不是很在意,做事稳扎稳打,轻易不愿冒险。但是,人与人之间个体差异很大而且患有大脑或神经系统疾病的老年人的个性发展特点并不完全符合上述规律,因此在对待老年人性格问题时,还要注意具体问题具体分析。

(2)常见的心理需求

1)渴望亲情及情感慰藉的需要。老年人居住环境发生了很大的变化,尤其养老院里毕竟缺少家庭亲情,缺少活力,生活变得沉闷,他们往往淡漠了其他追求,最渴望、最需要的就是亲情,追求情感慰藉的需求更为强烈。

2)维护自尊心的需要。医养结合机构的生活环境与家庭生活方式的巨大反差,常常让老年人产生老而无用感,并产生被社会和子女抛弃的感觉。刚入住的老年人常会表现出比较强的心理防御机制,特别是由于子女不太孝顺而入住的老年人,常常会反复强调是自己主动入住养老院的,以维护自己极强的自尊心。

3)满足好胜心的需要。有些老年人有"老小孩""老顽童"脾性,经常显得比较任性、好斗、好玩等。无论是在日常生活里,还是在身体锻炼过程中,或是在琴棋书画等方面,总喜欢相互较劲儿竞争,以显示出自己仍然年轻、仍然充满活力和不甘落后于人的不服输特点。

4)排除苦闷与自卑的需要。入住医养结合机构后,大多数老年人会在机构中走完余生,他们会经受身边人死去的不良刺激,联想到自己的将来,会产生悲观情绪;会因远离了社会,远离了家庭,不能直接感受到社会生活的丰富多彩和家庭的温馨,在精神上产生压抑、苦闷情绪和自卑的心理。

3.医养结合机构老年人的照护措施

(1)评估与计划。为老年人创造一个安静、舒适、清洁的居住环境,对入住医养结合机构的老年人进行全面的评估,了解其健康状况、生理及心理需求、生活习惯等情况,制订个性化的照护计划。

(2)日常生活照护。满足入住养老机构老年人的最基本需求,详细告知机构环境、作息时间等,介绍与其他老年人认识,逐步交往熟悉,尽快适应新环境。日常加强巡视观察,协助做好罹患疾病或失能老人疾病护理、生活照料及康复锻炼,促进健康。目前,部分医养结合机构通过信息技术、物联网、互联网等技术,实施了智慧生活照护,要指导老年人正确使用智能产品,充分发挥智能作用,为老年人的生活带来便捷、安全、舒适。

(3)心理照护方法

1)一般性心理照护。与老年人建立良好的护患关系,促进护患沟通。用热情的态度、积极的行为拉近与老年人的距离,让老年人有亲切感。同时,以一种健康乐观的精神面貌去感染老年人,通过与老年人之间的良好交往,强化老年人的心理支持系统,为老年人创造一个良好的治疗、护理和休养的环境,尤其为老年人实现8个"老有"(即老有所养、老有所乐、老有所医、老有所修、老有所交、老有所思、老有所学、老有所为),创造良好的心理环境,消除不良环境对老年人的负性刺激。

2)支持性心理照护。日常工作中礼貌对待每位老年人,走近老年人,通过日常言语、行动感染老年人,尊重老年人,了解老年人的需要,并尽可能给予满足。对于身体状况良好者,可以鼓励参加机构内各种娱乐休闲活动,激发生活兴趣,改善人际交往,还可以陶冶情操、松弛肌肉,协调神经系统活动,促进身体健康,身心愉悦。

3）技术性心理护理。从实际出发,对不同性格、不同身体状况的老年人群用不同的慰藉方法,如对于好胜心强的老人,让其充分表现自己,实现老有所为、老有所乐。运用治疗性的语言,如鼓励安慰、解释、指导、启发、支持和保证等方法帮助老年人认识问题,改善老年人的情绪并矫正不良行为,通过老年人心理与生理的交互作用,调节各个系统的生理功能维持老年人的生理稳态,预防老年人心身疾病的发生,帮助老年人尽早康复。针对老年人的异常心理,运用心理学的原理和手段调适老年人的心理,如果老年人的心理异常较为严重,协同心理医生采取必要的心理治疗方法。

（4）健康教育。向老年人宣教疾病防治知识、康复及健康促进知识、心理调适技能等,配合健康检测。如感觉身体不适及时告知照护人员,指导老年人保持积极的生活态度,自理者主动安排自己的生活。保持好奇心和上进心,适度的学习对延缓衰老,尤其是延缓心理变老很有益并可以排解空虚和无聊。

（5）家庭社会支持。与老年人家属取得联系,争取家属的配合。老年人一般希望子女经常来探望,尤其是患病老年人更需要家人的安慰和支持。有些老年人会因子女不来探望而发脾气,甚至装病。护理人员应细心观察老年人的情绪、情感、心理状态,了解老年人的所思所想,及时与家属取得联系,有意识地提醒家属多来看望。而对于丧偶或无子女的老年人,护理人员应动员周围的人共同关心体贴老年人,消除老年人的孤独感失落感。也可以适时将老年人在医养结合机构的入住情况通告家属,让其及时了解关注。

第三章 移动、移位照护

第一节 老年人卧位更换方法

【学习课时】

1 学时。

【学习目标】

(1)掌握舒适卧位的要求。

(2)掌握卧位更换的方法。

【学习要求】

(1)在学习过程中能动作轻柔,防止拉扯、摩擦皮肤,破坏皮肤屏障,增加压疮的可能性。

(2)理论学习与实践学习相结合。学生能尊重、关心老人。

一、概述

(一)卧位的分类

1. 按照卧位的自主性分

(1)主动卧位。指老年人自己身体活动自如,能根据自身意愿和习惯随意改变体位。见于自理能力较好的老人。

(2)被动卧位。指老年人自身没有变换体位的能力,只能处于被安置的体位。常见于昏迷、瘫痪和极度衰弱的老人。

(3)被迫卧位。指老年人意识清楚,也有变换的能力,但由于疾病影响或因治疗而被迫采取的卧位。如支气管哮喘急性发作者由于呼吸极度困难而被迫采取端坐位。

2. 根据卧位的平衡稳定性分

(1)稳定性卧位。支撑面大、重心低,平衡稳定,老人感到舒适、轻松地卧位。如侧卧位。

(2)不稳定性卧位。支撑面小、重心高,难以平衡,大量肌群处于紧张状态,老人感到不舒适、易疲劳。应尽量避免采取不稳定性卧位。

（二）舒适卧位的要求

舒适卧位是指老人在卧床期间，身体各部位与周围环境处于合适的位置、感觉轻松自在。照护人员应熟悉各种卧位的要求及方法，根据老年人的情况，协助或指导其处于正确或舒适的位置，并提供恰当的支持物或保护性设施。

1. 卧床姿势

应尽量符合人体力学的要求，扩大支撑面、降低重心，使体重平均分布于身体的负重部位，关节维持在功能位置，在身体空隙部位垫以软枕或靠垫等，以促进老人全身放松，充分休息。

2. 体位变换

至少每 2 h 变换体位 1 次，并加强受压部位皮肤的护理。

3. 身体活动

老人身体各部位每天均应活动，改变卧位时应做关节活动范围练习。禁忌者除外，如关节扭伤、骨折急性期等。

4. 受压部位

应加强局部受压部位皮肤的护理，预防压力性溃疡的发生。

5. 保护隐私

在照护操作中，应根据需要适当地遮盖老人身体，注意保护隐私，促进其身心舒适。

二、常用卧位种类及适用人群

（一）仰卧位

仰卧位又称平卧位，是一种自然的休息姿势。老人仰卧，头下放枕，双臂置于身体两侧，双腿自然放平（图 3-1-1）。适用于大部分老年人。

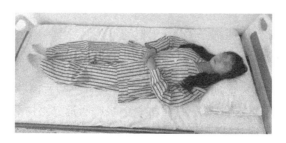

图 3-1-1　仰卧位

（二）侧卧位

老年人侧卧，双臂屈肘，一手放在胸前，一手放于枕边，下腿稍伸直，上腿弯曲。必要时可在胸腹部背部双膝之间放置软枕,以扩大支撑面、增加稳定性,使老年人感到舒适与安全(图3-1-2)。适用于长期卧床老年人,与仰卧位交替,预防局部组织长期受压导致压疮。

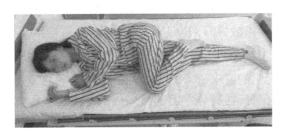

图3-1-2　侧卧位

(三)半坐卧位

老年人仰卧,根据需要先摇高床头支架,抬高上半身,再摇高膝下支架,以防止老年人下滑;必要时,可在老年人足底垫一软枕,防止老年人足底触及床尾栏杆,以增加其舒适感。放平时,应先摇平膝下支架,再摇平床头支架(图3-1-3)。适用于体质虚弱的老年人,有利于老年人逐渐适应体位的改变,向站立过渡。也适用于因心、肺等原因引起的呼吸困难的老年人,可缓解呼吸困难。

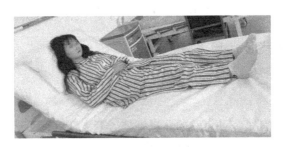

图3-1-3　半坐卧位

三、卧位的变换方法

长期卧床的老年人容易出现精神萎靡、消化不良、便秘、肌肉萎缩等症状;由于局部组织持续受压,导致血液循环障碍,易发生压力性溃疡;呼吸道分泌物不易咳出,容易发生坠积性肺炎。因此,护士应督促、协助长期卧床的老年人变换卧位以保持舒适与安全、预防并发症。

(一)协助老人移向床头

操作程序见表3-1-1。

表3-1-1 卧位操作程序

流程	具体内容	要点说明
评估	1. 老人的体重年龄、目前的健康状况、需要更换卧位的原因	
	2. 老人的生命体征、意识状况、躯体和四肢的活动能力;局部皮肤受压情况;骨折牵引;手术部位伤口及引流等情况	
	3. 老人及家属对更换卧位的目的、方法和操作过程的了解程度及配合能力等	
计划	1. 老人准备:老人及家属了解更换卧位的目的、方法、操作过程及配合要点	
	2. 护士准备:着装整洁,洗手(根据具体情况决定护士人数)	
	3. 用物准备:根据病情准备软枕、床挡等物品	
	4. 环境准备:整洁、安静,室温适宜,光线充足,必要时进行遮挡	
实施	1. 核对解释 核对床号、姓名,向老人及家属解释操作目的、过程、注意事项	●建立安全感,取得配合
	2. 安置导管 将各种导管及输液装置等安置妥当	●注意保持导管通畅。翻身时,应先检查导管是否脱落、移位、扭曲,防止受压或折叠
	3. 安置老人 老人仰卧,双肘屈曲,双手放于腹部	
	4. 协助翻身 ＊一人协助(图3-1-4) (1)先将枕头移向近侧,然后将老人的肩部、臀部移向近侧,再将老人的双下肢移近并屈曲 (2)护士一手扶老人肩、一手扶老人膝,轻轻将其推转向对侧,背对护士,将软枕垫于老人背部、胸前和膝部,使之舒适、安全 ＊二人协助(图3-1-5) (1)甲、乙两护士站于老人同侧,先将枕移向近侧,护士甲托老人颈肩部和腰部,护士乙托老人臀部和腘窝,同时将老人抬起移向近侧 (2)两护士分别扶托老人肩、腰、臀和膝部,轻推使其转向对侧,将软枕垫于老人背部、胸前和膝部	●适用于体重较轻者 ●根据病情使用床挡 ●使老人尽量靠近护士,缩短重力臂,达到省力 ●不可推、拖、拉、拽,以免擦破皮肤 ●适用于病情较重或体重较重者 ●老人的头部应托持 ●两人动作协调轻稳 ●扩大支撑面,确保卧位安全舒适、稳定
	5. 检查安置 (1)检查并安置老人肢体,保持各关节处于功能位置 (2)检查、保持各种管道通畅	
	6. 洗手、记录 (1)洗手 (2)记录	●避免交叉感染 ●记录翻身时间和皮肤情况

续表 3-1-1

流程	具体内容	要点说明
评价	1. 老人能配合操作,并且老人安全、舒适,受压部位的皮肤情况得到改善	
	2. 护士动作轻稳、协调	
	3. 护患沟通有效,双方需要得到满足	

注:总分范围 0~30 分,正常与不正常的分界值与受教育程度有关,文盲(未受教育)组 17 分;小学(1 年<受教育年<6 年)组 20 分;中学及以上(受教育年限>6 年)组 24 分。分界值以下为有认知功能缺陷,以上为正常。

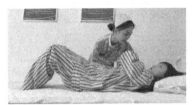 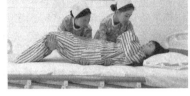

图 3-1-4　一人协助翻身　　　　图 3-1-5　二人协助翻身

第二节　助行器具的使用方法

【学习课时】

1 学时。

【学习目标】

(1)掌握助行器的概念、种类。

(2)掌握常用助行器的使用方法。

【学习要求】

(1)在学习过程中能重视助行器使用时的注意要点,保护老人不受伤害。

(2)理论学习与实践学习相结合。

(3)学生能主动爱护老人,取得老人的信任,配合练习助行器的使用。

一、助行器具的种类、作用

（一）助行器具的概念、种类

助行器具主要包括手杖、拐杖、步行器三种(图 3-2-1)。

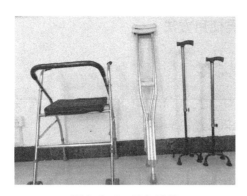

图 3-2-1　助行器具

1. 手杖

根据手杖的结构和功能可以分为单足手杖、多足手杖、直手杖、可调式手杖、带座式手杖、多功能手杖和盲人手杖等。其中单足手杖适用于握力好、上肢支撑能力强的老年人。多足手杖包括三足和四足，支撑面积较广而且稳定。

2. 拐杖

拐杖指靠前臂或肘关节扶持帮助行走的工具。分为普通木拐杖、折叠式拐杖、前臂杖、腋杖和平台杖。前臂杖又叫洛式杖，可单用也可双用，用于握力较差、前臂力量较弱但又不必使用腋杖者。腋杖稳定，用于截瘫或外伤严重的老年人，包括固定式和可调式。平台杖又称为类风湿杖，主要将前臂固定在平台式前臂托上，用于关节严重损害的类风湿老年人或手有严重损伤不能负重者，由前臂负重。

3. 步行器

步行器指用来辅助下肢功能障碍者(如偏瘫、截瘫、截肢、全髋置换术后等)步行的工具。可以起到保持平衡、支撑体重和增强上肢伸肌肌力的作用。常见的有框架式助行器(两轮、三轮、四轮式)、截瘫助行器、交替式助行器。框架式助行器可支撑力强，便于老年人站立和行走，其支撑面积大，稳定性好。使用时老年人两手扶握左右两侧，于框架当中站立行走。截瘫助行器需要根据老年人的具体情况制作配置。交替式助行器适用于各种原因导致的第四胸椎以下完全性或更高节段不完全性脊髓损伤的老年人。

(二)助行器具的作用

助行器具一般是支撑老年人走路，让走路更方便的一个工具，能够起到辅助人体支撑体重、保持平衡和行走的作用。助行器具的使用既能稳身健步，减少并发症的发生，又可以提高老年人的生活自理能力，改善生活质量，同时节省体力和人力资源，减轻照护人员的负担。助行器具的使用也能帮助老年人改善心理状态，提高老年人的自信心。

二、老年人助行器具使用方法

(一)使用前助行器具准备

检查助行器具是否完好,把手有无松动,助行器具与地面接触的橡胶垫是否牢固,可调高度的助行器具调节卡扣是否锁紧等。

(二)助行器具的选择

1. 手杖高度

老年人站立时,肘关节屈曲15°~30°,腕关节背伸,小趾前外侧15 cm处至背伸手掌面的距离即为手杖的实时高度(图3-2-2)。站立困难时可仰卧位测量。

2. 拐杖高度

身高减去41 cm的长度为腋杖的长度,站立时大转子的高度即为把手的位置(图3-2-3)。

3. 步行器高度

老年人直立,双手握住助行器把手、肘关节屈曲15°~30°时的高度为宜(图3-2-4)。

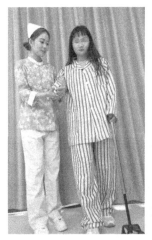 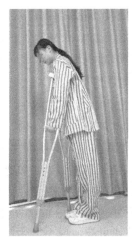 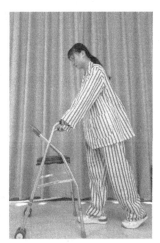

图3-2-2　手杖　　　　　图3-2-3　拐杖　　　　　图3-2-4　步行器

三、老年人助行器具使用时常见异常情况及处理措施

老年人活动后如出现下肢肿胀、紫斑等情况时,应注意调整步态,减少活动时间,并及时通知护士和医生。若老年人主诉持拐下地后手腕无力,不能持物,则应注意有无臂丛神经受压,并及时通知护士和医生。

四、操作程序

操作程序见表3-2-1。

表3-2-1　助行器具的操作程序

流程	具体内容	要点说明
评估	1. 老人的体重、年龄、目前的健康状况、需要使用助行器具的原因	
	2. 老人的生命体征、意识状况、躯体和四肢的活动能力	
	3. 老人及家属对助行器方法和操作过程的了解程度及配合能力等	
计划	1. 老人准备:有行走的意愿,身体状况允许,穿合适长度的裤子以及防滑的鞋子	
	2. 照护人员准备:着装整洁,了解老年人一般情况、活动能力及疾病诊断	
	3. 用物准备:根据病情准备软枕、床挡等物品	
	4. 环境准备:合适的助行器具	
实施	1. 手杖的使用 (1)检查手杖:照护人员携带手杖来到老年人面前,边演示边讲解检查手杖的方法 (2)演示讲解:照护人员边演示边讲解使用手杖步行方法及上下台阶方法 三点步行:先伸出手杖,再迈出患足,最后迈出健足或先伸出手杖,再迈出健足,最后迈出患足。要求患足努力做到抬腿迈步,避免拖拉 两点步行:伸出手杖同时抬腿迈出患足,再迈出健足 上下台阶的训练:正确上下台阶的原则是上台阶先上健腿,后上患腿;下台阶先下患腿,再下健腿。可以将手杖放在扶手上,一同向上挪动 (3)保护行走:照护人员搀扶老年人手拄手杖站起,检查手杖高度是否合适。手杖放在脚的前外侧,目视前方,按照三点步行或两点步行方式行走。照护人员站在患侧,拉住老年人的腰带或特制的保护腰带保护	● 患足努力做到抬腿迈步,避免拖拉 ● 看护行走前,避开路线上的水渍及障碍物,行走过程中,保障老年人安全,避免跌倒 ● 观察老年人有无劳累,询问感受,如果出现疲乏,立即休息 ● 行走中避免拉、拽老年人胳膊,以免造成老年人跌倒和骨折 ● 循序渐进地增加行走的活动量

续表 3-2-1

流程	具体内容	要点说明
实施	2.拐杖的使用 (1)检查拐杖:检查拐杖是否完好。照护人员边演示边讲解使用拐杖步行方法及上下台阶方法。向老年人说明配合要点,取得配合 (2)演示讲解 站立:站立时双拐并到一起,立于患侧,一手握住拐杖把手,另一手按住椅子扶手或床面,双手用力将身体撑起,依靠健侧下肢完成站立,将一支拐杖交于健侧手中,双拐平行放置于身体前方,开始行走 行走方法常采用四点法、三点法或两点法 四点法:先向前移动患侧拐杖,再迈出健侧下肢,再移动健侧拐杖,最后迈出患侧下肢;相同的方法,先向前移动患侧拐杖,再迈出健侧下肢,再移动健侧拐杖,最后迈出患侧下肢,反复进行 三点法:一般见于患侧下肢不能负重的情况,两侧拐杖一同向前,然后患侧向前迈出,最后健侧向前跟上患侧,如此反复进行 两点法:向前移动患侧拐杖的同时迈出健侧下肢,向前移动健侧拐杖的同时迈出患侧下肢,移动患侧拐杖时迈出健侧下肢,移动健侧拐杖时迈出患侧下肢,再反复进行 坐下:患者想要坐下时,将双拐并在一起,立于患侧,一手抓住拐杖把手,另一只手按住椅子扶手或床面,健侧下肢用力,重心下移,同时患肢不要碰触地面 上台阶:患者将身体靠近台阶,双臂用力撑住双拐,健侧下肢迈到台阶上,健侧下肢用力伸直,身体稍向前倾,同时将患侧下肢和双拐带到台阶上,重复动作,迈向上一级台阶 下台阶:下台阶时,先把双拐平行放在下一级台阶上,将患侧下肢前移,双臂用力撑起,健侧下肢屈曲移到下一级台阶,呈站立位,再将双拐下移,重复以上动作,迈向下一级台阶	● 注意保持导管通畅。翻身时,应先检查导管是否脱落、移位、扭曲,防止受压或折叠
	3.步行器的使用 (1)检查步行器:检查步行器是否完好,螺丝是否有松动,支脚垫是否完好适用,高度是否适合 (2)演示讲解:照护人员边演示边讲解使用步行器的步行方法。向老年人说明配合要点,取得配合 四步法:步行器一侧向前移动一步(25~30 cm),对侧下肢抬高后迈出,落在步行器两后腿连线水平附近。然后,步行器另一侧向前移动一步,迈出另一下肢。重复上述步骤前进 三步法:双手同时将步行器向前移动一步(25~30 cm),患肢抬高后迈出。双手臂伸直支撑身体(患肢遵医嘱决定承重力量),迈出健肢与患肢平行。重复上述步骤前进	
	4.洗手、记录 (1)洗手 (2)记录	●避免交叉感染 ●记录下行走时间和局部皮肤情况
评价	1.老人能配合行走,并且老人感到安全、舒适	
	2.照护人员动作轻稳、协调	
	3.双方沟通有效,双方需要得到满足	

第三节 轮椅转运

【学习课时】

1 学时。

【学习目标】

(1)掌握轮椅的概念、种类。

(2)掌握轮椅运送操作方法。

【学习要求】

(1)在学习过程中能重视轮椅运送时的注意要点,保护老人不受伤害。

(2)理论学习与实践学习相结合。

(3)学生能主动爱护老人,取得老人的信任。

一、轮椅的种类

1. 手推式轮椅

由照护人员推动的轮椅,轮椅的特点是前后皆采用直径相同的小轮子,因此造价相对较低,重量较轻,主要用于照护用椅。

2. 躺式轮椅

靠背能从垂直向后倾斜直至水平位,脚踏板也能自由变换角度。适用于年老体弱者。

3. 折叠轮椅

折叠式轮椅的扶手或脚踏板均为拆卸式,车架可折叠,便于携带和运输,是目前国内外应用最广泛的一种。

4. 电动轮椅

通过高性能动力驱动装置和多种不同的智能操纵装置,满足不同功能障碍的老年人的需求,如手和前臂功能完全丧失的老年人可选用下颌进行操纵的电动轮椅。

二、老年人轮椅使用方法

(一)轮椅使用前准备

轮椅使用前应进行检查。首先,打开与收起顺畅;其次,刹车灵敏,充气轮胎的胎压正常;最后,坐垫、安全带、脚踏板等完好。

(二)轮椅的使用方法

(1)打开轮椅。双手握住轮椅两侧扶手外展,然后手掌向下按压轮椅坐垫即可打开。

(2)收起轮椅。双手握住坐垫中间的前后两端,同时向上提拉即可收起。

三、老年人轮椅使用要点、常见异常情况及处理措施

推轮椅时速度要慢,要叮嘱老年人的头及背向后靠,并抓紧扶手,勿向前倾或自行下车。遇到障碍物或拐弯时,照护人员应提前告知并提示。

转运过程中,观察老年人表现并询问感受。如感觉疲乏或不适,应就近休息或尽快返回,通知医护人员。

四、操作程序

操作程序见表3-3-1。

表3-3-1 轮椅转运操作程序

流程	具体内容	要点说明
评估	向老年人说明配合要点,取得配合。评估老年人一般情况、活动能力及疾病诊断	
计划	1. 老人准备:身体状况允许,穿防滑的鞋子	●确保轮椅的轮胎气压充足,刹车制动良好,脚踏板翻动灵活,轮椅打开、闭合顺畅
	2. 照护人员准备:着装整洁,了解老年人一般情况、活动能力及疾病诊断	
	3. 用物准备:根据病情准备软枕、毛毯等物品	
	4. 环境准备:合适的轮椅,必要时备毛毯、水杯、毛巾等	
实施	1. 协助老年人上轮椅 (1)照护人员松开轮椅刹车,打开轮椅,推轮椅至老年人床旁,刹车制动 (2)照护人员将轮椅靠近老年人身体健侧,轮椅与床夹角呈30°~45°,刹车制动,脚踏板向上翻起。必要时,撤掉挡腿布 (3)老年人坐在床边,双足平放于地面。照护人员面向老年人,双膝微屈夹紧老年人患膝,防止老年人患侧下肢屈膝或足向前方移动,将老年人健侧上肢搭在自己肩上,双手环抱老年人腰部或抓紧其背侧裤腰,缓慢用力带动老年人平稳站起(图3-3-1) (4)照护人员以自己的身体为轴转动,带动老年人转体,将老年轮椅人移至轮椅前,平稳坐下 (5)叮嘱老年人扶好扶手,照护人员绕到轮椅后方,两臂从老年人背后腋下伸入,使老年人身体靠紧椅背坐稳。双脚放在脚踏板上,系好安全带(图3-3-2)	●上轮椅时刹车制动 ●照护人员首先应确认床的高度,要与轮椅的坐垫高度接近,轮椅必须带有刹车,脚踏板可折叠或拆卸,便于操作,保证老年人安全

续表 3-3-1

流程	具体内容	要点说明
实施	2.使用轮椅转运老年人 照护人员平稳匀速推行。上下坡道、台阶、进出电梯按照相应操作方法执行 (1)上、下坡道的轮椅推行方法 上坡道:照护人员手握椅背把手均匀用力,两臂保持屈曲,身体前倾,平稳向上推行 下坡道:采用倒退下坡的方法。照护人员叮嘱老年人抓紧轮椅扶手,身体靠近椅背。照护人员握住椅背把手,缓慢倒退行走 (2)上、下台阶的轮椅推行方法 上台阶:脚踩踏轮椅后侧的杠杆,抬起前轮,以两后轮为支点,使前轮翘起移上台阶,再以两前轮为支点,双手抬车把带起后轮,平稳地移上台阶 下台阶:采用倒退下台阶的方法。照护人员叮嘱老年人抓紧扶手,提起车把,缓慢地将后轮移到台阶下,再以两后轮为支点,稍稍翘起前轮,轻拖轮椅至前轮移到台阶下 (3)上、下电梯推行的方法 上电梯:照护人员在前,轮椅在后,即轮椅以倒退形式进入电梯,及时原地掉头并刹车制动,老年人和照护人员均背对电梯门 下电梯:确认电梯停稳,松开刹车,仍然以倒退形式退出电梯	●推行过程平稳匀速 ●推轮椅时速度要慢,要叮嘱老年人的头及背向后靠,并抓紧扶手,勿向前倾或自行下车 ●遇到障碍物或拐弯时,照护人员应提前告知并提示 ●老年人乘坐轮椅每隔30 min应变换体位,避免局部长期受压造成压疮 ●天气寒冷时可使用毛毯盖住老年人双腿进行保暖 ●转运过程中,观察老年人表现并询问感受,如感觉疲乏或不适,应就近休息或尽快返回,通知医护人员 ●进出门或遇到障碍物时,勿用轮椅撞门或障碍物
	3.协助老年人下轮椅 (1)活动结束或到达目的地,刹车制动 (2)轮椅与床(或椅子、坐便器等)夹角呈30°～45°,刹车制动,脚踏板向上翻起,老年人双脚平稳踏在地面上,打开安全带 (3)照护人员面向老年人,双膝微屈夹紧老年人患膝,将老年人健侧上肢搭在自己肩上,双手环抱老年人腰部或抓紧其背侧裤腰,缓慢用力带动老年人平稳站起 (4)照护人员以靠近床侧足跟为轴转身带动老年人转体,将老年人移至床前,平稳坐下	●下轮椅时刹车制动
	4.洗手、记录 (1)整理用物:收起轮椅,推轮椅到指定存放处,收起轮椅并刹车制动 (2)安置老年人,整理床单位 (3)洗手、记录	

续表 3-3-1

流程	具体内容	要点说明
评价	1. 老人能配合,并且老年人感到安全、舒适	
	2. 照护人员动作轻稳、协调	
	3. 双方沟通有效,双方需要得到满足	

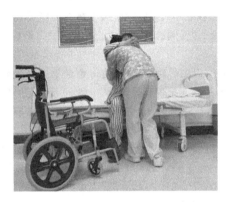 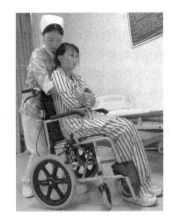

图 3-3-1　协助老年人离床　　　图 3-3-2　协助老年人坐入轮椅

第四节　平车转运

【学习课时】

1 学时。

【学习目标】

(1)掌握平车转运的常用方法。

(2)掌握平车转运操作方法。

【学习要求】

(1)在学习过程中能保护老人不受伤害,合理采取转运方法。

(2)理论学习与实践学习相结合。

(3)学生能主动爱护老人,取得老人的信任。

一、平车转运法分类

平车是协助老年人转运的常用工具,主要用于运送不能起床的老年人进行外出、检查和治疗等活动。

1. 挪动法

适用于病情允许且能在床上配合的老年人。

2. 一人搬运法

适用于病情允许且体重较轻的老年人。

3. 二人搬运法

适用于病情较轻,体重较重的老年人。

4. 三人搬运法

适用于病情较轻,但自己不能活动而体重又较重的老年人。

5. 四人搬运法

适用于颈椎、腰椎骨折或病情较重的老年人。

二、使用平车转运老年人的观察要点

(1)平车备用时,保证性能完好,处于清洁备用状态。

(2)平时注意检查平车性能面板是否平整、支架是否完好、轮胎气是否充足、刹车是否灵敏。

(3)使用平车前需评估老年人身体情况,确定适合平车运送。

(4)搬运时注意保护老年人病患处。骨折老年人搬运时应在车上垫木板,并做好骨折部位的固定和观察。

(5)多人转运时,动作要协调一致,上坡时老年人头在前,下坡时老年人头在后,以免老年人头低垂而不适,给老年人以不安全感。

(6)在整个转运过程中注意观察老年人的面色及脉搏的改变。

三、老年人平车转运时常见异常情况及处理措施

在转运过程中,老年人如出现面色苍白、呼吸急促、脉率加快或输液管路脱落等情况,应立刻通知医护人员进行处理。

四、操作程序

操作程序见表3-4-1。

表3-4-1 平车转运操作程序

流程	具体内容	要点说明
评估	1. 老年人的基本状态,年龄、体重、病情与躯体活动能力及病变部位	
	2. 老年人的认知情况、心理反应及合作程度	
计划	1. 老人准备:明确操作目的,了解平车运送的目的、方法及注意事项,并愿意配合,需要时可协助老年人排空大小便	●平车备用时,保证性能完好,处于清洁备用状态 ●平时注意检查平车性能面板是否平整、支架是否完好、轮胎气是否充足、刹车是否灵敏
	2. 照护人员:着装整洁,洗手,向老年人做好解释并征得同意	
	3. 用物准备:平车上置以橡胶单和布单包好的垫子及枕头、带套的毛毯或棉被;如为颈椎、腰椎骨折或病情危重的老年人,应备帆布中单或布中单;如为骨折患者,应有木板垫于平车上根据病情准备软枕、毛毯等物品	
	4. 环境准备:环境宽敞,道路通畅,便于操作	
实施	1. 检查平车:仔细检查平车各部件,将平车推至老年人床旁	●妥善安置老年人身上的输液管及各类导管 ●搬运时注意保护老年人病患处。骨折老年人搬运时应在车上垫木板,并做好骨折部位的固定和观察 ●在整个转运过程中注意观察老年人的面色、呼吸及脉搏的改变 ●转运过程中,患者的头部应卧于平车的大轮端。照护人员站在老年人头侧 ●平车上下坡时,老年人头部应位于高处 ●车速适宜,进出门时应先将门打开,不能用车撞门 ●冬季注意保暖,避免受凉 ●多人转运时,动作要协调一致,上坡时老年人头在前,下坡时老年人头在后。避免老年人头低垂而不适,给老年人以不安全感
	2. 与老年人沟通:向老年人解释操作的目的、方法和注意事项	
	3. 搬运老年人 (1)挪动法 ①移开床旁桌、椅,掀开盖被,协助老年人移至床边(图3-4-1)。②将平车的大轮靠床头,小轮靠床尾推至与床平行,紧靠床边,调整平车或病床,使其高度一致。③制动车闸或照护人员用身体抵住平车。④协助老年人按上半身、臀部、下肢的顺序,依次挪向平车。由平车回床时,顺序相反,先挪动下肢,再挪臀部和上半身。 (2)一人搬运法 ①推平车至床尾,使平车头端(大轮端)与床尾成钝角,制动车闸。②搬运者站在钝角内的床边。③照护人员两脚前后分开,稍屈膝,一手自患者腋下伸至对侧肩部外侧,另一手伸至患者臀下。④嘱老年人双臂交叉于照护人员颈后,双手用力握住抱起老年人,移步转身,将老年人轻轻放在平车上,卧于平车中央。⑤为老年人包裹盖被(图3-4-2) (3)二人搬运法 ①移开床旁桌、椅,掀开盖被,平车放置同一人搬运法。②搬运者甲、乙两人站在同侧床边,将老年人双手置于胸腹部,协助其移至床边。③甲一手托住老年人头、颈、肩部,一手托住腰部;乙一手托住老年人臀部,一手托住腘窝处。两人同时托起,使老年人身体向搬运者倾斜,移步走向平车,两人同时屈膝,手臂置推车上伸直,使老年人平躺于平车中央。④为老年人包裹盖被	

续表 3-4-1

流程	具体内容	要点说明
实施	4.整理、记录 (1)送老年人到指定地点,摆放老年人,摆放成舒适体位,确保老年人保暖舒适 (2)整理床单位 (3)洗手、记录	
评价	1.老人能配合,并且老人感到安全、舒适	
	2.照护人员动作轻稳、协调	
	3.双方沟通有效,双方需要得到满足	

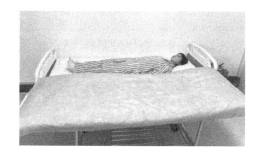

图 3-4-1　待搬运老年人

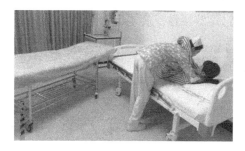

图 3-4-2　一人搬运法

第四章　饮食照护

随着年龄的不断增长,老年人各项身体功能逐步衰退,消化功能降低,日常饮食习惯发生改变,且不良的饮食习惯会引发众多慢性疾病,如相关研究证明引发老年人高血压的重要危险因子便是高钠盐。同时,伴随社会老龄化、高龄化、慢病化现象明显,老年人慢性疾病的发病率也逐渐增高,常见的慢性病有高血压、冠心病、糖尿病、关节炎、慢性胃炎等,这些慢性疾病不仅影响老年人的身心健康,也可能引起一系列并发症,威胁到老年人的生命安全。此外,老年慢性病之间也具有关联性,高血压会伴发肥胖、高血脂、糖尿病等,而这些疾病均与饮食有着密切联系,所以在新时代需重视老年人的饮食照护,以此促进老年人的身心健康。

第一节　老年人的饮食特点

【学习课时】

2 学时。

【学习目标】

(1)掌握老年人的生理特点和饮食能力评价指标,融合分析老年人的饮食能力现状,以帮助学生理解老年人常见的不良饮食习惯、饮食误区和膳食需求。

(2)掌握老年人饮食照护时需遵循的饮食原则,并学会运用常见的老年营养状态评估工具对老年人进行测评。

【学习要求】

(1)在学习过程中结合消化系统知识和老年人生理特点进行理解性学习,形成整合知识和贯通性理解的学习方法。

(2)老年人饮食照护相关的理论性知识讲授及前沿知识拓展。

一、老年人的饮食现况

随着我国人口老龄化问题的加重,关注老年人的健康状况已经成为我国日益严峻的问题。人体进入到老年期,其身体的衰老在遗传学上已经是"程序化",生理特点主要表现为伴随增龄机体呈现外表形态、组织结构和各种功能均退化的现象,内在机制主要表现为基础代谢率降低,60 岁以后人体的分解代谢过程大于合成代谢过程。随着日常活动逐渐减少,60 岁老人的代谢相比 20 岁成人下降了 16%,而 70 岁老人则下降了 25%,加之部分老年群体因病或细胞里液体含量的降低而体重减轻,导致人体的多种器官及功能产生衰退现象,这些生理的变化影响着老年人对营养的需求、消化和吸收,其饮食能力呈现随龄递减趋势。

（一）老年人的饮食能力

老年人在衰老过程中伴随着身体功能的退化,如视力、听力、吞咽、运动和认知功能等方面的受损,其对食物的摄取、消化、吸收的能力减弱,使得老年人营养缺乏以及慢性非传染性疾病的发生风险增加,容易出现营养不良、贫血、骨质疏松等问题。2015 年 Laguna 和 Chen 首次提出饮食能力(eating capability)的概念用以量化老年个体对食物的食用能力,包括食品体外操控、口腔加工、感官以及认知的能力。饮食能力衰退过程带来的饮食风险(主要是呛咳、哽塞窒息)和饮食障碍严重影响老年人的生活质量和身心健康,急需合理评价老年人的饮食能力并提出指导性的饮食建议。如下为结合老年人生理特点进行的饮食能力现状分析。

1. 食品体外操控

食品体外操控可被定义为进食者以一种协调的方式,对食物施加适当的力量,打开包装,并将食物送入口腔的能力,主要包括处理食品包装的能力、处理盘中食物或操纵餐具的能力以及提送食物的能力。然而,老年人在衰老过程中伴随着身体和生理功能退化,身体逐渐呈现肌肉萎缩、瘦体组织量减少、体脂肪量增加,加上骨量丢失、关节及神经系统退行性病变等问题,使得老年人身体活动能力减弱,会出现手抖、拿不稳、不灵活等现象。澳大利亚的一项关于老年人食品包装打开能力的调查结果表明 10% 的受访者无法打开水杯,40% 的受访者存在水杯打开困难。

2. 口腔加工能力

口腔加工不仅是进食过程的主要环节,也是食品消化过程的开始,且伴随着食品的口感、风味的鉴赏和享受过程。老年人口腔加工能力的退化,直接表现为咀嚼障碍和唾液分泌能力的减弱,导致老年人往往出现进食量减少、食欲下降,从而造成各种营养素摄入量缺乏。咀嚼障碍是影响口腔加工能力的内在因素,主要涉及口腔和面部肌肉的生理机能以及牙齿状况。随着年龄的增长,老年人口腔黏膜萎缩及角化,牙根、牙龈逐渐萎缩,加之部分老年人由于没有养成良好的口腔保健习惯,口腔细菌繁殖易引起牙周病,导致牙齿移位、松动、脱落,牙齿的咀嚼功能下降。唾液分泌能力在食品口腔加工过程的作用常被忽略,然而唾液不仅是该过程中的必需成分,也是润滑食品颗粒形成食团及促进吞咽顺利进行的重要保障。

3. 感官能力

人体的感知器官有耳朵、眼睛、鼻子、嘴、皮肤等,感知外部信息并且给予大脑反馈,作出判断后身体迅速反应,老年人神经系统的衰退造成了感知能力的降低,其中嗅觉、味觉和视觉等食物知觉的降低均会影响老年人对食物的摄入,无法反映身体对食物、水的真实需求。感受味觉的味蕾是舌头上感受食物滋味的特异性感受器,味蕾的数量随着年龄明显降低,50 岁前就大约减少了 50%,通常舌头前端主管甜味和咸味的味蕾,先于舌后端主管苦味和酸味的味蕾出现减少,因此老年人在进食时更容易感觉到苦味和酸味。另外老年人吸烟、服用药物也会损伤味蕾功能,且帕金森病、阿尔茨海默病、脑卒中、肾病等也会影响味觉。此外,研究调查显示,50% 的 65~80 岁老年人有嗅觉降低,约有 75% 的 80~97 岁老年人出现嗅觉功能损害,嗅觉功能减低使得老年人对于食物的香味不敏感,且吞咽知觉的下降易致使老人发生吞咽困难。

4. 饮食认知能力

饮食认知能力主要指的是人们在进食过程中做出一系列与进食有关的决定,并协调完成大脑传达的相应指令,这需要适当的脑力和能力来获取信息、处理信息、形成意见、决策和协调行动。健康人群能够做出合理的饮食决策,且形成良好的饮食方式和习惯,然而对于特殊人群(精神障碍患者、帕金森病患者)难以做出正确的饮食决策或完成饮食过程中的口腔协调行动。此外,人体的性激素随着年龄的增加自 40 岁后开始逐渐降低,导致性功能减退,对于女性体现为在 45~55 岁出现绝经,同时雌激素的下降,也会增加认知功能障碍及患阿尔茨海默病的风险。

5. 吞咽能力与障碍

吞咽是一个非常复杂的过程,需要 6 对脑神经、多个肌肉群,以及大脑皮质和皮质下的大脑信号,且这些信号必须在极短的时间内精确协调。吞咽障碍普遍存在于老年人群、智障、脑卒中和许多术后康复患者,且严重影响患者的健康和生活质量。根据吞咽困难发生的阶段,可分为口腔、咽部及食管吞咽困难,然而吞咽障碍患者常常在多个阶段同时出现障碍,这些吞咽生理障碍可导致呛咳,甚至吸入性肺炎,使患者遭受吞咽风险。

(二)老年人的不良饮食习惯

饮食习惯是指老年人对饮食、饮品以及进食进水方式的偏好,不良饮食习惯是指老年人在日常生活中养成的,对自身身体健康不利的饮食习惯,不仅会影响老年人对营养物质的正常吸收,还可导致老年人产生或加重一些全身性疾病。不良习惯的养成常与老年人缺乏营养知识有关。

1. 摄入食物种类单一

老年人由于活动力的降低,发挥自主能动性制作饮食的能力下降,致使摄入食物种类单调,日均摄入食物种类达不到营养推荐标准的 15 种及以上,且奶类、豆类、坚果等食物进食过少,长此以往,极易造成营养不均衡,缺乏身体所需营养素而患病。

2. 烹调方式有待改进

随着老年人味觉功能的逐渐退化,为增加饮食口味,常采用煎、炒、烹、炸等烹饪方式,并增加了盐、糖等调味品。中国居民膳食指南建议"油炸食品不宜多吃",一是食品经油炸后会大幅提高能量,二是油炸会产生一些有害物质,如丙烯酰胺等,三是各种营养素损失多。此外,烹调方式不当也易引起高血压、心血管病、体重偏高、胃肠功能紊乱等各种问题。

3. 蔬菜、水果摄入不足

伴随增龄老年人咀嚼功能逐渐下降,常下意识进食软烂的食物,对蔬菜、水果摄入也均达不到中国居民平衡膳食宝塔建议要求(蔬菜每天 300～500 g,水果每天 200～400 g)。这样的膳食必然导致纤维素的摄入减少,长期下去会影响老年人的消化功能,增加老年人的憩室病、痔、结肠癌的发病率。

4. 进食过多剩菜、腌菜

剩菜在存放过程中营养素被破坏,长期吃剩菜容易导致营养不良,严重者会引发胃癌,并且剩菜存放不当会滋生细菌,进而引发食用安全问题。此外,腌制品大多含有高盐分,摄入食盐浓度过高的食物会使胃排空减慢,增加其对致癌物质的易感性,腌制食物中含有亚硝胺类化合物,是一种很强的致癌物。

5. 进食过多保健食品

目前,不少老年人"崇拜"保健品,但保健品只能给身体提供某些特定的成分,规律的、品种多样的一日三餐才是补充身体所需各种营养的主要来源。如果不好好吃饭,光吃保健品,很容易导致体内某些营养素过量甚至中毒,而某些营养素又特别缺乏,使身体变差。

6. 偏好软烂易嚼食品

随着老年人口腔加工能力的逐渐下降,老年人偏好吃水泡饭、汤泡饭等软食,认为既简单又有助于消化,殊不知吃泡饭不仅不利于食物消化,反而影响正常的消化程序和规律。且根据人体功能"用进废退"的原则,如果老年人因牙齿不好而只吃软食,时间长了其咀嚼能力会越来越差,且会导致体内营养不足。

7. 饮食习惯急需调整

由于老年人个人偏好和性格原因,其饮食习惯常出现多吃少餐、偏食挑食等不合理现象。多吃少餐是指老年人一日内进餐数少,而每顿饭的饭量多,即暴饮暴食,致使空腹时间较长,短时间内肠胃负担较重,且易发胖。此外,偏食挑食往往造成营养素吸收不完全,或营养素缺乏。

(三)老年人的饮食误区

随着老年人各项身体功能和免疫功能的衰退,其罹患疾病的风险逐渐升高,且老年人已然成为慢性病的高发人群,而慢性疾病的发生往往与长期膳食结构不合理有关,一方面为老年人合理膳食缺乏指导,另一方面某些陈旧观念也限制着老年人的膳食选择。中国工程院院士、中华预防医学会会长王陇德表示,健康饮食是减少慢性病发生的首要因素,要想吃得健康,必须在膳食结构与数量上避免饮食误区。

1. 误区 1:千金难买老来瘦

随着生活水平的提高,许多人从中年开始"发福",同时与肥胖相关的慢性病高发,因此大家常说"千金难买老来瘦"。一些老年人认为"千金难买老来瘦",对自己体重的下降并不在意,甚至刻意减少体重。这就增加了肌少症的发生风险,严重影响生活质量,表现为老年人易跌倒,自理能力差,免疫力下降,易生病,甚至寿命缩短。

与其说"千金难买老来瘦",不如说"千金难买老来寿"。这要求老年人在日常膳食中应注意摄入充足的能量与蛋白质。同时,要保证吃动结合,保持适量的有氧运动和抗阻力运动,维持和改善肌肉减少的情况和营养状况。另外,老年人应规律监测体重,保持身体质量指数(BMI)在 20.0 ~ 26.9 kg/m² 。小腿围应≥31 cm。

2. 误区2:少食肉类多吃素

受传统习俗、陈旧观念、宗教信仰以及合并疾病的影响,不少老年人认为吃肉类和海鲜会加重或诱发疾病,因此刻意减少肉类的摄入,过多地推崇"素食"。但是随着年龄的增长,老年人牙齿的相关功能逐渐退化,对很多坚果类、豆类食物因难以咀嚼而很少食用,再加上老年人胃肠道消化功能逐渐减弱,食欲也慢慢降低,摄取的食物数量、种类均有减少,致使老年人无法从日常饮食中获取足够的营养。但一些动物性食物往往富含优质蛋白、脂溶性维生素、矿物质、脂类等多种营养物质,能够给机体提供较为全面的营养,如果杜绝此类食物,身体易缺乏与之相关的营养成分。

老年人每天至少食用1个鸡蛋、1盒牛奶(乳糖不耐受者可选择酸奶或舒化奶)。要多选鱼虾、禽类和大豆及大豆制品等富含优质蛋白质的食物。每天应摄入鱼虾 40 ~ 60 g、肉类 40 ~ 75 g。午餐和晚餐进食的肉类量要大体相当。

3. 误区3:多吃粗粮控血糖

患有糖尿病的老年人容易过度控制饮食,尤其是碳水化合物。有的老年人认为吃粗粮对控制血糖有好处,所以长期坚持吃粗粮。粗粮中含丰富的膳食纤维,老年人进食一些含有膳食纤维的食物可以促进肠道蠕动,改善排便困难的问题。但如果过多食用,很有可能会导致消化不良、腹胀、便秘或拉肚子等现象,情况严重时还会引发肠梗阻。此外,粗粮的营养成分也比较单调,单纯只吃粗粮会使机体获得的营养成分不足,容易导致营养不良。

在食物搭配上,主食粗细搭配,多选择谷类、薯类及杂豆类混合性食物,适当选择大豆及其制品替代动物性食物。《中国居民膳食指南(2016)》建议经常吃豆制品,推荐平均每人每日摄取的豆类及豆制品摄入量为 40 g 大豆或其制品。世界权威医学杂志《柳叶刀》前不久发布的分析研究指出,豆类及其制品的平均最佳摄入量最少为每日 60 g。

4. 误区4:清淡饮食控四高

日常生活中,医生通常都会给人们建议,想要远离高血压、高血脂、高血糖、高血尿酸,饮食一定要清淡。这里的清淡饮食是指少盐、少油、少糖,饮食的口味要清淡,而许多人却扭曲了这一观点,将"清淡饮食"与吃素画上了等号,为此油盐不进、荤腥不吃。事实上,脂肪作为人体能量的主要来源,能够供给身体需要的脂肪酸。此外,其作为脂溶性维生素的溶剂,油脂类可以有效地帮助人体对维生素E、维生素A、维生素D的消化和吸收。

适当食用油和盐不会损害健康,建议日常饮食中除去部分自带脂肪的食物外,每天摄取脂肪含量应保持在 60 g 左右,老年人每天用油 25 ~ 30 g,尽量选择食用植物油,少食动物油。全天用盐不超过 5 g。患有高血压的老年人应将盐控制在 4 g 以内。

5.误区5:营养全在汤里面

营养都在汤里面是不少人心中根深蒂固的观念。甚至有人喝完汤就把里面的肉、骨头、炖料等扔掉。

汤在熬制过程中虽然会溶解出少量的蛋白质,但同时也会溶解出脂肪和嘌呤。如果弃肉喝汤,不仅不能摄取足够、优质的营养,还可能摄入过多的嘌呤、脂肪与盐。老年人在饭前可以少喝一点汤(素菜汤更佳),适量食用汤中的肉。患有高尿酸血症或痛风的老年人避免食用肉汤。

二、老年人的膳食需求

膳食营养是保证老年人健康的基石,与老年人生活质量、维护身体功能、促进康复、减少社会经济和医疗负担都有着密切关系,也是实现健康老龄化的重要保障。《国民营养计划》明确提出老年人群营养改善行动:开展老年人群营养状况监测和评价;建立满足不同老年人群需求的营养改善措施,促进"健康老龄化";依托基层医疗卫生机构,为居家养老人群提供膳食指导和咨询;建立老年人群营养健康管理与照护制度,实现营养工作与医养结合服务内容的有效衔接。

(一)老年人的总体营养状况

老龄化已经是不可回避的社会问题,在我国一些省市,65岁以上的老龄人已超过20%。预计到2025年,中国老年人口将突破3亿。近年来,老年人膳食和营养状况得到了明显改善,但老年人群存在的营养与健康问题仍不容乐观。2015年《中国老年人群营养与健康报告》指出:我国老年人群营养风险整体较高,48.4%老年人群营养状况不佳,超重率达到31.8%。国外系统评价研究显示,社区老年人群营养风险发生率为20%~83%。我们国家的研究资料表明:养老机构营养风险发生率最高为60%,社区为37%,与国外研究水平相似。目前,由于膳食不平衡造成老年人肥胖以及营养相关慢性疾病问题依然严峻,老年人肥胖率为13%,高血压患病率近60%,糖尿病患病率近15%,亟须重视老年人的健康状况,实施老年营养支持策略,增强体质和抵御疾病的能力,提高老年人的生存质量。

目前,老年人对膳食指南、膳食宝塔、控盐、控油等营养知识的知晓率较低,且与很多贫困国家地区不同的是,中国老年人更多地表现为"隐形饥饿",即进食量合理的前提下存在食物结构的不合理,造成很多营养素摄入量不足或过剩。研究者对"2015年中国成人慢性病与营养监测"项目中,对全国31个省(自治区、直辖市)、302个监测点中18 161名老年人的有效膳食数据进行分析得出,75.8%的老年人能量摄入不足,41.5%的老年人碳水化合物摄入不足,76.6%的老年人蛋白质摄入不足,64.5%的老年人脂肪摄入过多,高龄老人尤其是农村高龄老人蛋白质摄入不足的情况最为严重。此外,部分调查显示老年人维生素 B_1、维生素 B_2、叶酸、钙摄入不足的比例均高于80%,80岁以上高龄老年人低体重率为8.3%,贫血率达到10%,老年人整体营养状况不容乐观,尤以农村老年人营养不足问题更为突出。

(二)老年人的营养需求特点

结合老年人的生理特点及总体营养状况分析,老年人的营养需求具有以下特点:①老年人基础代谢降低,活动量减少,所需要的总热量比成年人减少。每位老年人对营养的需求,因生活环境、生活习惯、工作性质及个体差异(体重、疾病、性别等)的不同而不同,但应力争做到营养素摄入全面而平衡,充足而合理。②老年人的营养要素中,要适当增加蛋白质在食物中的比例,优质蛋白质更为重要。一般达到所需蛋白质总量的一半为好,超量的蛋白质则会损害肾脏。我国绝大多数人仍以植物性食物为主,应该逐渐改变食谱结构,适当增加豆类及动物性食物。③要补充足量的含有钙和纤维素的食物,而钠盐的含量偏低为好,推荐食用清淡饮食。进食粗粮已成为当代老年人的一种时尚,但粗细搭配可以提高营养价值,容易消化及咀嚼的食品更是老年人的最佳选择。

(三)老年人的膳食推荐

中国老年人膳食指南(2022)推荐,老年人膳食应:①食物品种丰富、动物性食物充足、常吃大豆制品;②鼓励共同进餐、保持良好食欲、享受食物美味;③积极户外活动、延缓肌肉衰减、保持适宜体重;④定期健康体检,测评营养状况,预防营养缺乏。饮食做到"合理膳食、平衡营养",以维持正常的生命活动、延缓衰老与预防疾病。"合理膳食、平衡营养"是指老年人要根据自身的营养需求与特点,并对饮食中所需的七大基本营养素——蛋白质、脂类、碳水化合物、矿物质、膳食纤维、维生素和水,按一定比例调配,以保持营养均衡。

1. 蛋白质

蛋白质和各类氨基酸的充足、平衡是维持健全免疫力和强健体魄的关键。中国居民膳食指南指出,肉类、奶类、大豆和坚果是蛋白质和钙的良好来源,营养素密度高(图4-1-1)。推荐健康成年人每天应摄入适量的鱼、禽、蛋、瘦肉 120~200 g,每周最好吃鱼 2 次或 300~500 g、蛋类 300~350 g、畜禽肉 300~500 g,少吃深加工肉制品,优先选择鱼肉,少吃肥肉、烟熏和腌制肉制品;推荐经常吃全谷物、大豆制品,建议每天摄入谷类食物 200~300 g,大豆和坚果 25~35 g;建议每天应摄入至少相当于鲜奶 300 g 的奶类及奶制品。但老年人相较于年轻人需要更多的蛋白质摄入,目前老人群蛋白质日常推荐摄入量为 0.8 g/(kg·d),欧洲临床营养与代谢学会(European Society for Clinical Nutrition and Metabolism,ESPEN)建议至少摄入 1.2 g/(kg·d),对于营养不良者,应增加到(1.2~1.5)g/(kg·d)。高水平蛋白质摄入,应该同时监测肾功能。ESPEN 认为,对于那些未接受肾脏替代治疗的急(慢)性肾衰患者,建议摄入量为(0.8~1.0)g/(kg·d)。

2. 脂类

中国居民膳食指南(2022)推荐成人脂肪摄入量为 36~80 g,烹调油 25~30 g,反式脂肪酸每天摄入量不超过 2 g。但老年人胆汁酸分泌减少,酯酶活性降低,对脂肪的消化功能降低,故建议限制老年人的脂肪摄入量,一般以摄入的脂肪量占膳食总能量的 20%~30% 为宜。过多摄入脂肪会诱发高脂血症和高胆固醇血症,从而引发高血压、冠心病等疾病。

中国居民平衡膳食宝塔（2022）

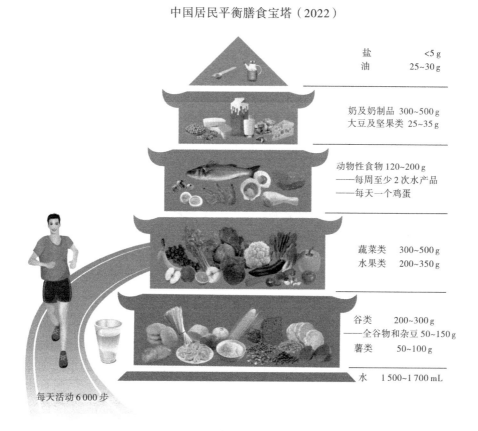

图 4-1-1　中国居民平衡膳食宝塔（2022）

进食油类方面,推荐以富含多不饱和脂肪酸的植物油为主,如花生油、豆油、菜籽油,并尽量减少肥油、酥油等动物性脂肪的摄入,应少食用含胆固醇过多的食品比如动物内脏,每日胆固醇以不超过 300 mg 为宜。反式脂肪酸每天的摄入量也应小于总能量的 2%。

3. 碳水化合物

碳水化合物可以分为有效碳水化合物,如单糖、双糖、多糖,以及不被人体吸收的无效碳水化合物,如纤维素,人体 60% ～70% 的能量是由糖类提供。但中国居民膳食指南（2022）提出应控制添加糖的摄入量,每天不超过 50 g,最好控制在 25 g 以下,并且老年人对于双糖的有效利用率较低,过多的摄入将会导致高甘油三脂症和高胆固醇血症的患病几率增大。此外,老年人膳食中应补充适当的纤维素,以改善肠道菌群,促进食物的消化,减少老年人便秘的几率。

4. 矿物质

矿物质是构成骨骼、牙齿的重要成分,还可调节体内酸碱平衡,维持组织细胞渗透压,维持神经和肌肉兴奋性。老年人日常膳食中,最容易因摄入不足而缺乏的矿物质是钙。由于老年人单一、高钠、高碘的膳食模式,煎、炸、炒等烹调方式,饭后饮茶,且过多的脂肪或脂肪消化不良时,钙流失增多,会抑制钙的吸收,加之老年人胃酸分泌减少,胃肠道吸收功能降低,户外活动减少,日照机会减少,皮肤合成维生素 D 的量也下降,从而影响钙的吸收,老年人对钙的吸收能力下降,吸收率一般在 20% 以下。因此建议采用蒸、煮等少油少盐的烹调方式,控制烹调时间,使食物中的钙溶于水。增加富含、易吸收钙制品的摄入,如豆制品、核桃、花生等,并推荐给大家一道补钙佳肴菜:海带炖豆腐。《老年人维生素 D 临床应用专家共识》中指出针对老年人群,推荐维生素 D 的补充量为 600 ~ 1 000 IU/d。此外,我国营养学会推荐人膳食铁的供给量为 12 mg/d;锌的供给量:男性 12 mg/d,女性 7.5 mg/d;硒的每日推荐摄入量 60 μg,每日最高摄入量是 400 μg;钠盐每天摄入最好控制在 5 ~ 6 g/d,而钾盐则摄入 3 ~ 5 g/d 为宜。

5. 膳食纤维

膳食纤维主要包括淀粉以外的多糖,存在于谷薯类、蔬菜、水果中,对老年人来说更具有促进机体胆固醇代谢、预防心脑血管疾病、降低餐后血糖的作用,并且膳食纤维因其不易被吸收,更有利于促进老年人通便。中国居民膳食指南(2022)推荐成年人每天蔬菜摄入量应至少达到 300 g、水果 200 ~ 350 g,其中建议每天深色蔬菜应占总体蔬菜摄入量的 1/2 以上。

6. 维生素

对于老年人来说,维生素在调节和延缓衰老过程中起到至关重要的作用,补充维生素 A、C 和 E 可以改善老年人的细胞免疫功能,B 族维生素有助于细胞代谢,而维生素 D 则可以促进钙的吸收。老年人每天应多吃富含维生素 A 的黄、绿色蔬菜,膳食中维生素 A 的推荐供给量为男性 800 μg/d、女性 700 μg/d。适量的开展户外活动,常吃奶制品等富含维生素 D 的食物,每天维生素 D 摄入量应达到 10 μg,65 岁以上老年人应为 15 μg。每日 B 族维生素,推荐摄入量是男性 1.4 mg、女性 1.2 mg。但维生素 C 的摄入不宜过量,过量的维生素 C 入会对机体产生副作用,应低于每天 1 000 mg。

7. 水

老年人由于年龄的增长,身体的水量在逐渐减少,并且老年人肠道中粘液分泌减少,容易形成便秘,故老年人需及时补充水分,以保持血流通畅,改善各器官血液循环,也有助于胃肠及肝、肾的代谢,促进机体内代谢废物的排出。中国居民膳食指南(2022)推荐一天中饮水和整体膳食(包括食物中的水,汤、粥、奶等)水摄入共计 2 700 ~ 3 000 mL,建议温和气候条件下,低身体活动水平成年男性每天喝水 1 700 mL,成年女性每天喝水 1 500 mL,饮水时最好少量多次,并以温开水为主。

随着老年人各项生理机能的逐渐退化及老化,其基础代谢率降低,身体活动量减少,能量的消耗量也随之下降,为了保持能量平衡,摄入的能量也应随之减少。中国营养学会修订的最新中国居民膳食营养素参考摄入量(Dictary reference intakes,DRI)中指出,以轻体力活动为准,各年龄阶段老年人能量摄入参考值见表 4-1-1。老年人热量摄入过多,容易形成发胖体质,将会增加高血压、心血管疾病以及糖尿病的发病几率。因此膳食应注意摄入适当的热能,保持能量平衡,2022 年,中国营养学会推出修订版的《中国居民膳食指南》,并给出了每类物质的推荐摄入量,详见中国居民平衡膳食宝塔,见图 4-1-1。

表 4-1-1　老年人能量摄入参考值

年龄/岁	男性	女性
60～65	2 100 kcal/d	1 750 kcal/d(1 kcal=4.184 kJ)
66～80	2 050 kcal/d	1 700 kcal/d
>80	1 900 kcal/d	1 500 kcal/d

【拓展知识】

《美国居民膳食指南(2020—2025)》4 个核心准则推荐。

推荐一:在生命每一个阶段都应遵循健康的膳食模式。

推荐二:优选和享用高营养密度的食物和饮料,同时考虑个人膳食喜好、文化传统和成本。

推荐三:应特别关注高营养素密度的食物和饮料,以满足食物组需求和能量适宜限制。健康膳食模式的核心要素如下。①各种类型的蔬菜:深绿色、红色、橙色蔬菜,大豆和杂豆在内的豆类,淀粉类蔬菜和其他蔬菜。②水果:特别是全果。③谷物:至少有一半为全谷物。④乳制品:脱脂或低脂牛奶,酸奶,奶酪和(或)无乳糖版本、强化的大豆饮料作为替代品。⑤富含蛋白质的食物:瘦肉、家禽和蛋类、海产品、豆类(大豆和杂豆)、坚果、种子和豆制品。⑥油:植物油和食物中的油,比如海鲜和坚果。

推荐四:减少添加糖、饱和脂肪酸和钠含量较高的食品和饮料,限制酒精饮品。

(四)老年人的膳食原则

1. 少量多餐细软、预防营养缺乏

食物多样,制作细软,少量多餐、预防营养缺乏。不少老年人牙齿缺损,消化液分泌和胃肠蠕动减弱,容易出现食欲下降和早饱现象,造成食物摄入量不足和营养素缺乏,因此老年人膳食更应注意合理设计、精准营养。对于高龄老人和身体虚弱以及体重出现明显下降的老人,应特别要注意增加餐次,除三餐外可增加 2～3 次加餐,保证充足的食物摄入。食量小的老年人,应注意在餐前和餐时少喝汤水,少吃汤泡饭。对于有吞咽障碍和 80 岁以上老人,可选择软食、进食中要细嚼慢咽、预防呛咳和误吸;对于贫血,钙和维生素 D、维生素 A 等营养缺乏的老年人,建议在营养师和医生的指导下,选择适合自己的营养强化食品。

2. 主动足量饮水,积极户外活动

老年人身体对缺水的耐受性下降,要主动饮水,每天的饮水量达到 1 500～1 700 mL,首选温热的白开水。户外活动能够更好地接受紫外线照射,有利于体内维生素 D 合成和延缓骨质疏松的发展。一般认为老年人每天户外锻炼 1～2 次,每次 1 h 左右,以轻微出汗为宜;或每天至少行走 6 000 步。注意每次运动要量力而行,强度不要过大,运动持续时间不要过长,可以分多次运动。

3. 延缓肌肉衰减,维持适宜体重

骨骼肌肉是身体的重要组成部分,延缓肌肉衰减对维持老年人活动能力和健康状况极为重要。延缓肌肉衰减的有效方法是吃动结合,一方面要增加摄入富含优质蛋白质的瘦肉、海鱼、豆类等食物,另一面要进行有氧运动和适当的抗阻运动。老年人体重应维持在正常稳定水平,不应过度苛求减重,体重过高或过低都会影响健康。从降低营养不良风险和死亡风险的角度考虑,70岁以上的老年人的BMI应不低于20 kg/m² 为好。在血脂等指标正常的情况下,BMI上限值可略放宽到26 kg/m²。

4.摄入充足食物,鼓励陪伴进餐

老年人每天应至少摄入12种及其以上的食物。采用多种方法增加食欲和进食量,吃好三餐。早餐宜有1~2种以上主食、1个鸡蛋、1杯奶、另有蔬菜或水果。中餐、晚餐宜有2种以上主食,1~2种荤菜、1~2种蔬菜、1种豆制品。饭菜应色香味美、温度适宜。老年人应积极主动参与家庭和社会活动,主动与家人或朋友一起进餐或活动,积极快乐享受生活。适当参与食物的准备与烹饪,通过变换烹饪方法和食物的花色品种,烹制自己喜爱的食物,提升进食的乐趣,享受家庭喜悦和亲情快乐。对于孤寡、独居老年人,建议多结交朋友,或者去集体用餐地点(社区老年食堂或助餐点、托老所用餐),增进交流,促进食欲,摄入更多丰富食物。对于生活自理有困难的老年人,家人应多陪伴,采用辅助用餐、送餐上门等方法,保障食物摄入和营养状况。家人应对老年人更加关心照顾,陪伴交流,注意饮食和体重变化,及时发现和预防疾病的发生和发展。

【拓展知识】

老年人预防新型冠状病毒肺炎的膳食原则

新型冠状病毒肺炎死亡病例中,60岁以上老年人达81%,老年人群属于此次疫情的高风险人群。因此对老年人及常见的慢性病患者进行膳食指导,提高免疫力,预防新冠肺炎发生尤为重要。膳食营养原则:①少量多餐,选择易于咀嚼、吞咽和消化的软食,必要时制成半流质、混合流质食物。②注意补充足量优质蛋白质,必要时可辅助蛋白质粉剂,每日1~2次,每次10~15 g。③限制脂肪的摄入,食物中胆固醇每日不应超过300 mg。④老人及慢性消耗性疾病患者建议增加商业化肠内营养剂(特医食品),每日额外补充不少于500 kcal(1 kcal=4.184 kJ)。

"十个拳头"膳食法

推荐老年人使用"十个拳头"膳食法辅助判断每日各类食物摄入量是否充足。具体操作如下:保证1个拳头大小的肉类(100~150 g/d,包括鱼虾贝、禽、蛋、瘦肉);相当于2个拳头大小的谷类(粗细粮搭配,250~400 g/d,包括精细米面、各类杂豆和薯类,粗细粮比例约为1:3);2个拳头大小的奶制品(250~300 mL/d)和大豆坚果类(25~35 g/d);不少于3个拳头大小的新鲜蔬菜(300~500 g/d);不少于2个拳头大小的新鲜水果(200~300 g/d)。

三、老年人的营养状态评估

营养评估(nutritional assessment)是欧洲肠外肠内营养学会(European Society of Parenteral and Enteral Nutrition,ESPEN)于2006年建议的一种对患者的营养状况进行临床评估的过程。由临床及营养专业人员全面研究病史,临床检查和必要的实验室检验结果,对患者的营养水平、胃肠功能、代谢状态等进行全面评估,并据此为患者制订的一个适宜的营养调理计划。

目前,营养不良是全球范围内老年人的主要健康问题。老年人由于衰老导致的器官功能下降(包括吞咽功能、味觉、嗅觉、视觉、消化及胃排空等功能)、生活方式的改变、合并多种基础病、炎症、疼痛、应用多种药物等因素均增加了罹患营养不良的风险,有的老年人可能同时合并几种危险因素,但约四分之一的老年营养不良患者无明确病因,因此很多老年人营养不良很容易被忽视。老年人罹患营养不良易降低机体功能,增加感染、跌倒风险,延长住院时间、加大再住院率等不良临床后果,甚或导致死亡。临床上为了明确有无营养不良或营养不良的危险因素,需要对患者进行全面的营养评估。

目前,营养不良标准的定义和统一的诊断标准尚未形成,临床上需要使用各种营养不良筛查和评估工具对患者进行识别诊断。营养筛查工具在临床应用中常见、快速、易于使用,常用于筛查营养不良或营养不良风险的人群,并可确定这一人群是否需要进一步的营养评估和干预。营养评估工具是一类多维度、综合的评估工具,不同于营养筛查工具,需要由有资质的卫生专业人员实施,常用于诊断营养不良。接下来详细梳理了目前临床常用的营养筛查和评估工具的特点、适用范围及临床应用情况,以指导临床医护人员、养老院工作人员合理选择工具进行老年人营养状态评估,为临床诊断和改善老年人营养不良提供循证依据。

（一）临床常用的营养不良筛查工具

老年营养不良患者很难诊断,如不能及时确诊营养不良,针对性治疗就不能及时开展,容易导致患者发生不良的临床结局。应用营养不良筛查工具可以相对快速和经济地筛查出有营养不良风险的患者。现有的筛查工具内容多由体重指数、近期体重下降、饮食摄入状况、由慢性病加速营养不良发展的危险因素等一系列问题组成,但目前营养不良筛查工具尚无针对老年患者临床应用的参考标准,且现有的营养筛查工具缺乏指导营养干预的有效性证据,也一定程度上阻碍了其在临床上的使用。营养筛查工具具有快速、使用简单、经济、患者能够接受、适合临床应用等特点,另外营养筛查工具的一个特征性作用是能够预测营养相关结局。临床常用的营养不良筛查工具及特点见表4-1-2。

表4-1-2 临床常用的营养不良筛查工具及特点

筛查工具	特点	结果解释
微型营养评估-简化版	省时方便、与患者死亡率有更高的相关性 由微型营养评估(MNA)完整版18个项目中的6个项目组成;具有两个版本,一个包含体重指数,另外一个是当体重指数难以测量时用小腿围替代体重指数	≤11分:考虑具有营养不良风险 12~14分:考虑营养状况良好
营养不良通用筛查工具	用于筛查成人患者,由BMI、既往6个月非人为体重下降百分比、疾病影响、饮食摄入等问题组成	1分:中等风险 ≥2分:高风险
简化的营养食欲问卷	简短、易行、有效、早期发现住院营养不良 由3个问题组成:既往1~6个月非人为体重下降;既往1个月食欲下降;既往1个月需要营养补充剂或管饲	0~1分:营养良好 2分及营养干预:中度营养不良 3分及营养干预、营养师治疗:重度营养不良

续表 4-1-2

筛查工具名称	特点	结果解释
老年营养风险指数	2005 年专为老年人设计 GNRI=［1.489×血清白蛋白（g/L）＋（41.7×（体重/理想体重）］ 理想体重：男性：身高（cm）-100-［身高（cm）-150)/4］ 女性：身高（cm）-100-［身高（cm）-150)/2.5］	<82 分:重大风险 82～92 分:中度风险 92～98 分:低风险 >98 分:无营养不良风险
营养风险筛查 2002	ESPEN 推荐的重症患者营养风险筛查工具 BMI、近期饮食摄入减少、体重下降、疾病严重程度	0～2 分:营养状态良好 3～4 分:中等风险 5～6 分:营养风险
营养不良筛查工具	简单、快捷、可靠 由 2 个问题组成:体重下降、食欲下降	结果≥2 需进一步评估

1. 微型营养评估-简化版

20 世纪 90 年代,Guigoz 等创立和发展了专门评价老年人营养状况的微型营养评价法(mini nutritional assessment, MNA)。此法在国外得到广泛应用,既是营养筛选工具,又是评估工具,且不需要进一步的侵袭性检查。2001 年 Rubenstein 等为更进一步简化 MNA,将 MNA 量表中 18 条项目与 MNA 结果进行相关分析,得到 6 条相关性很强的条目:①BMI<23;②最近体重下降>1 kg;③急性疾病或应激;④卧床与否;⑤痴呆或抑郁;⑥食欲下降或进食困难。

以上 6 条组成最简便的微型营养评估-简化版(mini nutritional assessment-simplified, MNA-SF)(表 4-1-3)。因其与 MNA 有很好的相关性,有很好的灵敏度、特异度、指标、容易测量,可作为 MNA 初筛试验,用于人群营养不良的流行病学检查。但与营养评估工具或老年住院患者专业的营养状态评估方法对比,MNA-SF 特异性较差。

表 4-1-3 微型营养评估-简化版

指标	分值			
近 3 个月体重丢失	0 =>3 kg	1 = 不知道	2 = 1～3 kg	3 =无
BMI	0 = <19	1 = 19～21	2 = 21～23	3 => 23
近 3 个月有应激/急性疾病	0 =否	2 =是		
活动能力	0 =卧床	1 =能活动但不愿意	2 =外出活动	
精神疾病	0 =严重痴呆、抑郁	1 =轻度痴呆	2 =没有	
近 3 个月有食欲减退/消化不良/咀嚼吞咽困难等	0 =食欲严重减退	1 =食欲轻度减退	2 =无这些症状	

注:以上总分共计 14 分。分值≥11 分,提示营养状况良好;分值≤11 分,提示营养不良。

2. 营养不良通用筛查工具

营养不良通用筛查工具(malnutrition universal screening tool,MUST)是由英国肠内肠外营养协会开发使用,是英国进行全国营养不良调查常用的筛查工具(表4-1-4)。该工具根据老年人的体重指数、非自主的体重下降病史,以及基于急性疾病导致老年人未来体重下降的可能性,将患者分为具有低、中、高营养不良风险,MUST与MNA具有相似的可靠性,并且与MNA相比,MUST花费时间更短,对调查者的主观因素要求更少。但MUST的完成率较低,体重指数测量和计算复杂。欧洲营养和代谢协会推荐MUST适用于成人社区营养不良的筛查。

表4-1-4 营养不良通用筛查工具

项目	测定情况	分值
BMI	BMI≥20.0	0
	18.5<BMI<20.0	1
	BMI≤18.5	2
最近体重丢失情况	最近3~6个月内体重丢失在5%或以内	0
	最近3~6个月内体重丢失介于5%~10%	1
	最近3~6个月内体重丢失在10%或以上	2
因急性疾病影响导致禁食或摄入不足超过5 d	否	0
	是	2

注:评估结果判定标准为,以上3项相加,总分为0分者为"低"营养风险状态,需定期进行重复筛查;以上3项相加,总分为1分者为"中等"营养风险状态,需记录3 d膳食摄入状况并重复筛查;以上3项相加,总分为2分或以上者为"高"营养风险状态,需接受营养干预。

3. 简化的营养食欲问卷

简化的营养食欲问卷(simplified nutritional appetite questionnaire,SNAQ)由关于食欲、味觉、饱腹感以及进食的频率4个问题组成,采用Likert 5级评分,评估结果以评分方式表述(表4-1-5),总分20分,SNAQ分数小于14分,表示6个月内有体重很大风险减轻至少5%以上。采用5级评分法,选择A=1分、B=2分、C=3分、D=4分、E=5分。内容效度验证方面:以体重下降为参照对SNAQ进行内容效能验证,体重下降5%,SNAQ的敏感度81%,特异度76%;体重下降10%时,SNAQ的敏感度88%,特异度84%。

表4-1-5 简化的营养食欲问卷(SNAQ)

项目	A	B	C	D	E
我的胃口	很差	较差的	一般	好	很好
我吃饭的时候	吃几口后我就觉得饱了	吃了大约三分之一碗饭后我感到饱了	吃半碗饭后我感到饱了	吃大半碗饭后我感到饱了	几乎不会感到饱
食物口味	很差	较差的	一般	好	很好
通常我吃	每天少于一餐	一日一餐	一日两餐	一日三餐	一日三餐以上

4.老年营养风险指数

老年营养风险指数(geriatric nutritional risk index,GNRI)是由营养风险指数衍生而来的专门针对老年人的营养筛查工具,营养风险指数主要针对年轻人群。GNRI 计算公式如下。

GNRI=[1.489×血清白蛋白(g/L)]+[41.7×(体重/理想体重)]。注:身高单位厘米(cm)。

其中理想体重使用 Lorentz 公式计算如下:

男性理想体重=身高-100-[(身高-150)/4]

女性理想体重=身高-100-[(身高-150)/2.5]

GNRI 结果分为:重大风险(得分<82 分),中度风险(82≤得分<92 分),低度风险(92≤得分≤98 分),无风险(得分>98 分)。

5.营养风险筛查 2002

营养风险筛查 2002(nutritional risk screening 2002,NRS 2002)是 2002 年由 ESPEN 开发的一种营养不良筛查和评估工具,该工具结合了患者营养状况和疾病严重程度,由体重指数、近期饮食摄入减少、体重下降、疾病严重程度等组成(表4-1-6)。有助于发现高营养不良的患者,为提早开始营养治疗提供依据。NRS 2002 是 ESPEN 推荐的重症患者营养筛查工具。

表4-1-6 营养风险筛查 2002

项目	是	否
1.体质指数(BMI)<20.5?		
2.最近 3 个月内患者的体重有丢失吗?		
3.最近 1 个星期内患者的膳食摄入有减少吗?		
4.患者的病情严重吗?(如在重症监护中)		

注:若有任何一个问题的答案为"是",则进行正式筛查;若所有问题的答案均为"否",则每周进行复测。

6.营养不良筛查工具

营养不良筛查工具(malnutrition screening tool,MST)是在急性期住院患者经过验证有效的营养不良筛查工具,由体重下降和食欲下降两个问题组成,临床应用简单,快捷,结果≥2需要进一步行营养评估。该工具不适合长期护理机构(表4-1-7)。

表4-1-7 营养不良筛查工具(MST)

项目		评分标准
第1步:使用MST进行筛选	1.你最近没有尝试就体重减轻了吗?	0分=没有 2分=不确定
	如果是,你的体重下降了多少?	1分=0.91~5.90 kg 2分=6.35~10.43 kg 3分=10.89~14.97 kg 4分=≥15.42 kg 2分=不确定
	2.你有没有因为食欲下降而吃得不好?	0分=没有 1分=有
第2步:根据评分确定风险	MST=0或1	没有风险 吃得好,很少或没有体重减轻 如果住院时间超过7 d,则重新筛选,根据需要每周重复一次
	MST≥2	饮食不良和/或最近体重减轻 迅速实施营养干预措施。根据风险,在24~72 h内进行营养咨询

注:1 lb≈453.59 g。

(二)临床营养不良评估工具

营养评估工具不同于营养筛查工具,是一类多维度、综合的评估工具,需要由有资质的卫生专业人员实施,常用于诊断营养不良。目前临床上用于评估和诊断营养不良尚无统一的金标准,实践中常采用参考标准。营养评估的内容需包含4部分,即人体测量值(anthropometric measures)、生化和实验室检测值(biochemical and laboratory measures)、临床(clinical methods)和饮食评估方法(dietary evaluationmethods),可概括为"ABCD"。身体功能的评估(握力和步速)也是营养评估的重要组成部分。美国肠外肠内营养学会(American Society of Parenteral and Enteral Nutrition,ASPEN)和营养与饮食学院共同建议诊断营养不良需要符合以下6条标准中的至少2条:体重下降、能量摄入减少、皮下脂肪减少、体液潴留、肌肉量减少、握力降低。最近由欧洲ESPEN与美国ASPEN共同倡导的营养不良全球领导倡议将营养不良标准分为3项表型标准和2项病因学标准。表型标准包括非自主性体重下降、低体重指数和(或)肌肉量减少;病因学标准包括饮食摄入或吸收合成减少,炎症或疾病负担。当患者符合至少 1 条表型标准和至少 1 条病因学标准时可诊断营养不良。临床常用的营养不良评估工具及特点见表4-1-8。

表4-1-8 临床营养不良评估工具

营养评估工具	特点	结果解释
微型营养评估	专为老年人设计,可鉴别营养风险病因的一种工具 能在患者出现严重的体重下降之前诊断营养不良,并且能够监测患者的营养状态;MNA 更适合用于社区人群的营养状况评估,不适合住院的老年人群 由 18 个项目共 4 部分组成:人体测量数据、饮食习惯、自我感知的健康和营养状态	24～30 分=营养良好 17～23.5 分=具有营养不良风险 <17 分=营养不良
主观综合营养评估	使用 SGA 进行老年人营养评估;SGA 也可用于门诊及住院患者的营养不良评估 由临床病史和体格检查两部分组成	SGA A=营养良好 SGA B=中度或疑似营养不良 SGA C=重度营养不良

1.微型营养评估

微型营养评估(mini nutritional assessment,MNA)是 1994 年开发的一个专为老年人设计使用的营养评估工具,包含 18 个相关问题(表4-1-9)。由 4 部分组成:人体测量学指标(体重指数、小腿围、上臂围测量值)、自我健康状况报告、饮食相关问题、临床健康状况。MNA 结果以记分的形式表述,总分 30 分;得分<17 分为营养不良,得分 17～23.5 分为具有营养不良风险,得分>23.5 分为营养良好。MNA 经常既作为营养筛查工具又作为营养评估工具使用。MNA 的优点是能在患者出现严重的体重下降之前诊断营养不良并且能够监测患者的营养状态。其不足之处是 MNA 包括主观性的问题,因此 MNA 更适合用于社区人群的营养状况评估,不适合住院的老年人群,并且由此而导致的评估者之间的可靠性较差。另外 MNA 对于体弱的老年人群的营养不良风险存在过度诊断的问题。MNA 不能用于预测患者未来发生营养不良,也不能用于认知功能障碍和使用管饲进行肠内营养的老年人群。

表4-1-9 微型营养评估

评价内容		评估标准			
营养筛检	1.既往3个月内是否由于食欲下降、消化问题、咀嚼或吞咽困难而摄食减少?	0分=食欲完全丧失	1分=食欲中等度下降	2分=食欲正常	
	2.近3个月内体重下降情况	0分=>3 kg	1分=1~3 kg	2分=无体重下降	3分=不知道
	3.活动能力	0分=需卧床或长期坐着	1分=能不依赖床或椅子,但不能外出	2分=能独立外出	
	4.既往3个月内有无重大心理变化或急性疾病?	0分=有	1分=无		
	5.神经心理问题	0分=严重智力减退或抑郁	1分=轻度智力减退	2分=无问题	
	6.身体质量指数BMI:体重(kg)/身高(m)^2	0分=<19	1分=19	2分=21	3分=≥23
筛检分数(小计满分14)>12表示正常(无营养不良危险性),无需以下评价;<11提示可能营养不良,请继续以下评价					
一般评估	7.独立生活(无护理或不住院)?	0分=否	1分=是		
	8.每日应用处方药超过3种?	0分=是	1分=否		
	9.压疮或皮肤溃疡?	0分=是	1分=否		
	10.每日可以吃几餐完整的餐食?	0分=1餐	1分=2餐	2分=3餐	

2.主观综合营养评估

主观综合营养评估(subjective global assessment,SGA)是1987年开发的一个多维度营养评估工具(表4-1-10),包括体重下降的病史、饮食摄入的改变、持续存在的胃肠道症状(>2周)、身体功能改变(最佳状态、次佳状态、非卧床状态、卧床状态)、共患疾病及其对营养需求的影响(低、中、高)、患者的生理学特征(皮下脂肪水平低、肌肉萎缩、踝关节和/或腰骶部水肿以及腹腔积液)。SGA评估结果不是以积分系统进行表述,而是由专业人员将患者人为地分为营养状态良好(SGA-A)、轻-中度营养不良(SGA-B)、严重营养不良(SGA-C)3类。SGA最初是针对所有年龄段的患者进行设计的,但是目前针对住院老年患者的营养不良评估已经过验证。ESPEN与ASPEN以及营养与饮食学院均支持使用SGA进行老年人营养评估。SGA也可用于门诊及住院患者的营养不良评估。SGA的不足之处是在使用过程中不如MNA客观,因此不太适用于干预及随访研究。另外一个不足之处是SGA与营养不良诊断的参考标准相比两者之间的关联性低。

表4-1-10 主观综合营养评估

评分项目	评估标准
1~4项由患者填写	
1.体重(两者累加) (1)我现在的体重是_____kg 我的身高是_____m 1个月前我的体重是_____kg 6个月前我的体重是_____kg 体重下降[(原-现)/原*100%] _____%	4分=≥10%、3分=5%~10%、2分=3%~5%、1分=2%~3%、0分=1%~2%
(2)最近2周内我的体重	1分=下降;0分=无改变;0分=增加
2.饮食情况(多选,选最高分) (1)过去几个月以来,我吃食物的量与以往相比	0分=没有改变;0分=比以前多;1分=比以前少
(2)我现在只吃(饭量无改变与大于平常不填)	1分=比正常量少的一般食物;2分=一点固体食物;3分=只有流质饮食;4分=只有营养补充品;5分=非常少的任何食物;6分=管饲喂食或由静脉注射营养
3.症状(多选、累计加分) 过去2个星期,我有下列的问题困扰,使我无法吃得足够(请详细检查下列所有项目)	0分=没有饮食方面的问题 1分=口干 1分=恶心 1分=便秘 1分=容易饱胀 2分=口痛 2分=吞咽困难 3分=呕吐 3分=腹泻 3分=没有食欲,就是不想吃 1分=吃起来感觉没有味道,或味道变得奇怪 2分=有怪味困扰着我 3分=疼痛 何处?_____ 1分=其他,如忧郁、牙齿、金钱方面等
4.身体状况(单选,最符合项) 自我评估过去几个月来,身体状况处于	0分=正常,没有任何限制 1分=与平常的我不同,但日常生活起居还能自我料理 2分=感觉不舒服,但躺在床上的时间不会长于半天 3分=只能做少数活动,大多数时间躺在床上或坐在椅子上 3分=绝大多数的时间躺在床上

续表 4-1-10

评分项目	评分标准
5~7 项由医生填写	
5.疾病及其与营养需求的关系(累加) 主要相关诊断:＿＿＿＿＿ 年龄:＿＿＿＿ 主要疾病分期(在您知道或适当等级上画圈)Ⅲ Ⅲ Ⅳ 其他	建议以下病情情况每项计 1 分:癌症、AIDS、肺源性或心源性恶液质、出现褥疮、开放伤口或瘘、存在创伤、65 岁以上
6.代谢状态	0 分＝无应激;1 分＝轻度应激;2 分＝中度应激;3 分＝高度应激 1 分＝37.2~38.3 ℃;2 分＝38.4~38.8 ℃;3 分＝≥38.8 ℃ 1 分＝时间<3 d;2 分＝时间 3 d;3 分≥3 d 1 分＝泼尼松<10 mg;2 分＝泼尼松 10~30 mg;3 分＝泼尼松≥30 mg
7. 体格检查(同项不累加,以肌肉丢失为最终得分) 体格检查是对身体组成的 3 方面主观评价:脂肪、肌肉和水分状态 (1)脂肪储存 颊部脂肪垫 肱三头肌皮褶厚度 下肋脂肪厚度 总体脂肪缺乏程度 (2)肌肉情况 颞部(颞肌) 锁骨部位(胸部三角肌) 肩部(三角肌) 骨间肌肉 肩胛部(背阔肌、斜方肌、三角肌) 大腿(股四头肌) 总体肌肉评分 (3)水分情况 踝水肿 胫骨水肿 腹水 总体水分评分	0 分＝没有异常;1 分＝轻度异常;2 分＝中度异常;3 分＝严重异常

注:评分标准为营养状态良好(SGA-A),0~3 分;中度或可疑营养不良(SGC-B),4~8 分;严重营养不良(SGA-C),≥9 分。

四、中医饮食养生知识

饮食,是人们生命活动中的主要物质来源。合理的饮食调配不仅能保证脏腑功能正常,维护人体健康,而且能调治疾病,增强机体抗御疾病的能力,达到补气养血、强身健骨的作用。《本草求真》有云"食之入口,等于药之治病,同为一理,合则于人脏腑有益,而即可却病卫生;不合则于人脏腑有损,而即增病促死"。《黄帝内经》中提到"五谷为养,五果为助,五畜为益,五菜为充"的古典营养学观念。医圣张仲景在《金匮要略》中对饮食养生也有大量论述,归纳起来即是"两五、配四加新鲜",所谓"两五",是指五谷和五味;所谓"配四",是指饮食要与四季气候相配合,摄即主食为五谷相兼,粗细搭配,副食中菜肴的性味与烹制成的味道要五味适合。

(一)食之五味

食物的"味"既是指食物的具体口感味觉,又是性质的抽象概念。可概括为"五味",即:酸(涩)、苦、甘(淡)、辛、咸。中医认为,酸味食物具有收敛、固涩的作用;苦能泻下,苦味食物大多具有清热、泻火、泻下降逆、燥湿等作用;甘味食物具有滋补、和中、缓急、止痛等作用;辛味食物常兼有辣味,有发散的作用;咸能补肾,咸能软坚,还有养血的作用。"阴之所生,本在五味;阴之五宫,伤在五味",意思是阴精藏于五脏,而五味化生阴精。

(二)审因施膳

审因施膳是指遵循因人、因时、因地、因病制宜原则,灵活饮食,饮食养生必须根据具体情况区别对待。人的体质不同,所采取食养措施、方法亦不同。食养应根据人的体质辨识,选择适合自身的饮食。

1.因人制宜

根据老年人体质、年龄、性别等不同特点,选用适宜的饮食。如体质属阴者宜选偏温热的食物;体质属阳者宜选偏甘凉的食物;人到老年,组织器官逐渐衰退,气血运行较为缓慢,故宜细碎嚼烂、淡食为主。

2.因时制宜

根据气候时令的特点,以及四时气候与内在脏器的密切关系,选用适宜的饮食。一年四季有寒热温凉之别,食物性能也有清凉、甘淡、辛热温补之异,故饮食摄养宜顺应时面调整。如春季宜"省酸增甘",夏季宜"减苦增辛",秋季宜"减辛增酸",冬季宜"减咸增苦"。

3.因地制宜

根据不同地区地理环境的特点,生态环境、人文风俗、物种资源等的不同,选用适宜的饮食。如北方高寒之地患者宜多食牛、羊、狗肉等温补之品祛寒;东南沿海地区,气候温暖潮湿,应多食用清凉除湿的食物;西北地区,气候寒冷干燥,应多食用散寒润燥的食物。

4. 因病制宜

在指导患者饮食时,根据疾病的不同,选择不同属性的食物,以达到"寒者热之,热者寒之""虚则补之,实者泻之"的饮食治疗目的。如寒证给予温性饮食,热证给予凉性饮食,阴虚宜清补之品,阳虚宜温补之品,实证宜清淡饮食等。肝火盛者宜食海带、紫菜、芹菜等蔬菜;痰瘀者宜食冬瓜、菌菇以及白萝卜等清热利湿蔬菜,忌生冷、油腻、油炸食物;阴虚者忌辛辣、油炸食物,宜食清淡易消化饮食;肝肾阴虚者宜食清淡且营养丰富的饮食,例如多补充精瘦肉、鱼等蛋白质含量高食物。

(三)四季膳食

1. 春季饮食调养

春季时人体之阳气也顺应自然,向上、向外疏发,注意保护体内的阳气,使之不断充沛,逐渐旺盛起来。中医五行学说认为,春属木,在五脏属肝。春季的饮食调养需食甘少酸、温阳健脾、多食蔬菜。

2. 夏季饮食调养

夏季时人体阳气外发,伏阴在内,气血运行亦相应地旺盛起来。暑为阳邪,其性升散,容易耗气伤津。湿为长夏主气,湿为阴邪,好伤人体阳气。除上述暑、湿之气为夏令主气外,夏季还常伴火热内生之证候,火热为阳邪,其性上炎,耗伤阴津。中医五行学说认为,夏属火,在五脏属心,长夏属土,在五脏属脾。夏季的饮食调养应省苦增辛、益气养阴、清热除湿。

3. 秋季饮食调养

秋天阴气逐渐生长起来,由热转寒,即"阳消阴长"的过渡阶段。中医五行学说认为,秋属金,在五脏属肺。肺气盛于秋,少吃辛味可防肺气太盛(辛味养肺),而肺气太盛可克肝木,即伤肝。秋季的饮食调养可少辛增酸、滋阴润燥、润补五脏。

4. 冬季饮食调养

冬季养生的基本原则是要顺应体内阳气的潜藏,以敛阴护阳为根本,以为来年的"春生夏长"做好准备。中医认为,寒性凝滞收引,易导致人体气机、血运不畅,而使许多旧病复发或加重。中医五行学说提出,冬属水,在五脏属肾。肾气当令,助肾水,易伤心火,少吃咸味可防肾气太盛。冬季的饮食调养应增苦少咸、温阳补肾、健脾养胃。

(四)进食保健

老年人因其形体及脏腑功能的减退,各系统器官代谢力逐渐衰弱,尤以消化系统为甚,早在宋代的陈直于《寿亲养老新书》中就提出:"其高年之人,真气耗竭,五脏衰弱,全仰饮食以资气血,若生冷无节,饥饱失宜,调停无度,动成疾患。"老年人脾胃虚弱,而日常饮食又不可避免,故在食材选择、混合搭配、烹饪要求、进食时度等方面均要注意。

1. 食宜多样

饮食应多样化,不可偏嗜,偏嗜易生病。如过食凉寒,贪食生冷瓜果易伤脾胃阳气,出现胃肠病,渐伤肝、脾、肺、肾,可发生寒湿痰饮等症。如过食辛辣,易化热生火,火热灼津成疾,易生疮发热。

2. 食者宜"淡"

这里的"淡"引申为两层意思,其一为食物属性的淡,即非炙煿厚味油腻甘肥之物。唐代养生家孙思邈建议:"常宜轻清甜淡之物,大小麦面、粳米等为佳。"肥甘厚味者滋腻碍脾胃,故老年人应少食,以保证脾胃的正常运化。其二为食物味道之淡。《老恒言》云:"凡食物不能废咸,但少加使淡,淡则物之真味真性俱得。"故应以淡为主或稍加佐料,更利于体会食物之天然本味,同时控制盐、辣椒、花椒、味精等物的摄入量。

3. 食宜有节

《遵生八笺》指出:"食饮以时,饥饱得中。"定时、定量的饮食可以保护消化功能,也是饮食养生的重要原则之一。按照固定时间规律性地进食,可保证消化、吸收功能有节律地进行。此外,晚餐宜少量进食,夜间则尽量不进食,《老恒言》在《内经》"日中而阳气隆,日西而阳气虚"的启示下提出"早饭可饱,午后即宜少食,至晚更必空虚"。

4. 进食宜缓

老年人如果进食粗糙,过猛过快,会使牙齿的磨损更加严重,也加重胃肠和循环系统的负担。中医认为唾液是津液所化,脾胃所主,有营养强身的作用。尤其是老年人,细嚼慢咽能够良性地刺激唾液分泌,使"玉泉"消消而出,润五脏。一般来说,老年人每口饭菜宜咀嚼 30 s 左右,一口饭要细嚼数十次,然后慢慢咽下,三餐如是。

5. 食宜专致

进食时,老人应抛开各种各样的杂事,把注意力集中到饮食上来。进食时过多的说笑、喧哗,会促使胃肠交感神经兴奋性增强、胃的运动力减弱、消化液分泌减少;同时,高谈阔论易使大量空气吞入胃肠,还可引起恶心、呕吐、腹胀、腹痛或引发慢性胃炎、消化不良等疾病。

6. 进食宜乐

进餐时应保持舒适愉快的心情和良好安定的环境,尽量避免不良因素的干扰。平和愉悦的情绪能保证肝的疏泄、脾的运化,利于营养物质的摄取吸收和糟粕的转输排出。清朝李渔说:"怒时食物易下而难消,哀时食物难消亦难下。"

7. 量腹而行

老年人饮食需"量腹而行",曹庭栋指出:"或多或少,非他人所知,须自己审量。节者,今日如此,明日亦如此,宁少毋多。"关于饮食量的多少,老年人也需根据自己的胃口、饭量、消化功能、活动量等制订个人方案,且要坚持遵守,不能一顿饥一顿饱。饥饿会减少营养物质的供应和能量的补充,饱食又会增加消化系统的负荷,造成过剩物质的堆积,影响老年人健康,诱发疾病。

（五）食后保健

1. 食后漱口

《饮膳正要》中说："凡食讫温水漱口，令人无齿疾、口臭。"老年人本就齿龈间隙较大，易留存细小颗粒，故进食后及时漱口可有效清除食物残渣，控制牙菌斑的形成，维持齿龈及口腔内环境的卫生与健康。

2. 食后散步

食后缓缓活动，有利于胃肠蠕动促进消化。《寿亲养老新书》中载："食后引行一二百步，令运动消散。"同时又云："食饱，不宜急行。"说明进食之后，不应安卧不动，也不宜立刻进行较大量体力或脑力劳动。饭后立即静卧，易凝结气血，久则损寿；而饱食后即进行速步、登高等剧烈运动，恐气满而激，损伤脏腑。

3. 食后摩腹

食后按摩腹部能消食理气、疏通经脉、活血通络，对老年人大有裨益。方法是：用两手掌对搓，手掌搓热后，以掌心着腹，以脐为中心，从上至下，顺时针方向慢慢地、轻轻地摩动20～30圈即可。饭后边散步，边摩腹，则效果更佳。

（六）饮食禁忌

《内经》指出，"谷肉果实，食养尽之，无食过之，伤其正也"。这里包括勿使五味过之、勿使补泻过之、勿使寒热过之、勿使食量过之。食忌尚要有辨证观点，忌不辨体质、脏腑的阴阳盛衰，忌不辨食物的四气五味和归经属性，忌不辨食物的君臣佐使和采集加工的配伍原则，忌不辨居住环境、地理位置和四时气候的影响、忌不辨饮食习惯的影响等，老年人更应注意饮食禁忌，"所食之味，有与病相宜，有与身为害，若得宜则补体，害则成疾"。

中医养生还认为"已劳勿食""已汗勿饮""适温而食"等，总结为以下几个方面：①已劳勿食是说在劳累之后不要立即进食，应该先稍事休息；②已汗勿饮是说大汗后不立即暴饮；③饮食宜早，尤其晚餐，太晚进食易致停食不化；④饮食宜缓，即细嚼慢咽，使之易消化；⑤饮食宜少，不可过食饱胀，要有节制；⑥饮食宜淡，以清淡饮食为主，不宜过咸、过甘、过苦、过酸、过辛，不要过食肥甘厚味；⑦饮食宜暖，即温暖适中，过烫、过冷皆伤胃；⑧饮食宜软，不食生硬之物，免伤脾胃。

第二节　老年人饮食照护

【学习课时】
2学时。

【学习目标】
(1)掌握罹患营养不良、阿尔茨海默病、吞咽障碍、代谢综合征的老年人饮食照护的重点知识,并学会灵活运用所学知识对特殊患病老年人进行健康教育和饮食指导。

(2)了解饮食照护的概念和意义,帮助学生感知饮食照护对老年人的重要性。

【学习要求】

(1)在学习过程中结合老年人所患疾病的病因、临床表现及膳食供给原则,融合性地进行理解、识记饮食照护知识。

(2)饮食照护的概述及特殊患病老年人的饮食照护要点。

一、概述

(一)饮食照护的概念

目前,针对饮食照护尚未给出统一的定义,本书将饮食照护定义为:在医生、护士、营养师、护工等多学科团队的指导下,针对老年人营养状况进行全面的、综合性筛查和评估的基础上,给予的个性化营养支持和进食照护的服务,以改善老年人的营养状况,满足其多元化的饮食需求。

(二)饮食照护的意义

中国古话说,"民以食为天"。饮食关系着人体的运转与功能,营养是保持人体健康和生命的一个重要物质基础。国家为贯彻落实《"健康中国 2030"规划纲要》,提高国民营养健康水平,国务院特颁布《国民营养计划(2017—2030)》,以强调改善老年人群的营养,促进健康老龄化,提倡开展老年人群营养状况监测和评价,建立满足不同老年人群需求的营养改善措施,构建老年人群营养健康管理与照护制度,推进多部门协作机制,实现营养工作与医养结合服务内容的有效衔接。

目前,随着国家经济的发展、生活水平的提高,人们的居住方式、饮食结构和疾病谱也发生了很大的变化,与健康有关的饮食营养问题日益突出,关注老年人的营养状况,提供饮食照护服务显得十分必要。日常饮食是影响老年人身体健康的重要因素,合理的饮食习惯能够更好地维持老年人的身体健康,充分保障他们身体各项技能的正常运转。此外,通过多学科饮食供给团队的营养支持和照护,能有效改善老年人的营养状态,提高老年人营养健康水平,间接预防高血压、糖尿病、高血脂等慢性疾病的发生和进展,提升老年人的整体生存质量。

二、营养不良老年人的饮食照护

(一)概念

营养不良是指不正常的营养状态。由能量、蛋白质及其他营养素不足或过剩造成的组织、形体和功能改变及相应的临床表现。营养素的摄入不足、需要量增加、丢失过多、吸收障碍、代谢障碍或长期超量摄入均可导致营养不良。营养缺乏和营养过剩对机体健康都十分有害。2015 年《中国老年人群营养与健康报告》指出:我国老年人群营养风险整体较高,48.4%老年人群营养状况不佳,而超重和肥胖率分别达到31.8%和11.4%。

（二）病因

老年营养不良的危险因素有生理功能的改变、精神和心理状态、饮食行为习惯、长期服用多种药物等。

1.生理功能的改变

身体各项器官功能下降,基础代谢率降低,肌肉组织重量减少,还易患各种慢性病如高血压、冠心病、糖尿病等,常常会导致老年人营养不良。

2.精神、心理状态

老年人单独居住导致的孤独、抑郁、活动减少、经济拮据等,以及由于对身体等因素的担心,造成的精神、心理负担,也是造成老年人营养不良的潜在危险因素。

3.饮食行为习惯

老年人由于味觉减退,喜欢吃味重的食物,常食剩菜剩饭、偏食、身体活动减少和各种疾病的困扰等现象,均会导致老年人食物摄入受到限制,造成营养素摄入不当。

4.长期服用多种药物

药物的治疗作用或副作用可能会影响食欲及营养素吸收,最终使营养状况恶化。反之,机体的营养不良也会影响药物的吸收、转送、代谢等生理现象。

（三）临床表现

（1）轻度营养不良者:无明显临床症状,仅血、尿中的矿物质和维生素水平低于正常水平。

（2）中重度营养不良者:有体重减轻、消瘦、乏力、肌肉萎缩、抵抗力下降等,以及贫血、水肿或发育障碍和某些营养素的缺乏所致的特殊症状,如蛋白质能量营养不良、缺铁性贫血、眼干燥症、维生素 C 缺乏症、钙缺乏时的佝偻病、维生素 A 缺乏时的夜盲症等。

（四）评估方法及标准

常用的营养不良评估方法包括主观整体评估(subjective global assessment,SGA)、微型营养评估(mini nutritional assessment,MNA)等,通过对营养不良患者进行评估,判断营养不良的严重(轻、中、重)程度,为进一步照护提供指导(评估工具详见第四章第一节相关内容)。

（五）营养干预及饮食照护

1.营养干预五阶梯模式

营养不良治疗的基本要求应该是满足能量、蛋白质、液体及微量营养素的目标需要量,即要求四达标;最高目标是调节异常代谢、改善免疫功能、控制疾病(如肿瘤)、提高生活质量、延长生存时间。对营养不良患者实施营养治疗时,起始给予能量(非目标需要量)一般按照 20 ~ 25 kcal/(kg·d)(此处体重为非肥胖患者的实际体重,下同)计算。营养不良程度越重、持续时间越长,起始给予能量越低,如 10 ~ 15 kcal/(kg·d),蛋白质目标需要量一般可按 1.0 ~ 1.2 g/(kg·d)计算,严重营养不良者可按 1.2 ~ 2.0 g/(kg·d)给予。营养不良治疗的基本要求是满足 90% 液体目标需求、≥70%(70% ~ 90%)能量目标需求、100% 蛋白质目标需求及 100% 微量营养素目标需求的营养不良治疗四达标。

营养不良的规范治疗应该遵循五阶梯治疗原则(图 4-2-1):首先选择营养教育,然后依次向上晋级选择口服营养补充(oral nutritional supplements,ONS)、全肠内营养(total enteral nutrition,TEN)、部分肠外营养(partial parenteral nutrition,PPN)、全肠外营养(total parenteral nutrition,TPN)。

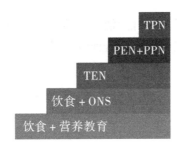

图 4-2-1 营养不良患者营养干预五阶梯模式

营养不良治疗的 5 个阶梯实际上也是营养不良治疗的 5 种手段或方法,其中,营养教育是所有营养不良患者的基础治疗措施,饮食+ONS 是家居患者最多的选择;PEN+PPN 是围手术期患者最现实的选择。一般情况下,我们应该遵循阶梯治疗原则,由下往上依次进行;但是阶梯与阶梯之间并非不可逾越,患者可能逾越上一阶梯直接进入上上阶梯,而且不同阶梯常常同时使用,如饮食+营养教育+ONS+PPN。在临床营养工作实践中,我们应该根据患者的具体情况,进行个体化的营养治疗。

2. 饮食照护的要点

(1)餐前护理

1)进餐时应保持室内空气新鲜,必要时通风换气,排出异味。

2)进食前少量饮水或漱口,以增进食欲。

3)鼓励老年人自行进食,对生活无法自理的老年人要根据实际病情采取相应的措施,如帮助其坐在床上并使用特制的餐具(如床上餐桌等)进餐。

(2)饮食指导。提倡优质蛋白、低盐低脂、高维生素饮食和饮水计划,制订个性化的营养康复方案。

1)注意饮食中蛋白质、脂肪及碳水化合物的分配比例,蛋白质占总热量的 15% ~ 20%,如蛋、鱼、瘦肉、乳、豆制品等优质蛋白,食用植物油,指导照顾者选择谷类为主食,并适当进食粗杂粮,宜少量多餐,避免进食糖果、甜饮料等高糖食物、食动物油脂及油炸食品,以清淡饮食为主。

2)增加新鲜绿色蔬菜、水果和豆类等纤维食物的摄入量。

3)给予患者多样化的食物,以保证每日维生素和矿物质的摄入。

4)饮食分配:指导患者一日三餐的分配需按时按量,热量分配可分为早餐 1/5、中餐 2/5、晚餐 2/5 或者早、中、晚各占 1/3,注意微量营养素的补充;要合理应用食品交换、食谱设计等方法。

(3)进餐护理

1)自理老人进餐的护理:结合老年人营养状态评估结果,为其提供合理的营养膳食、进餐环境及工具,协助老年人餐桌就坐,并鼓励自主进食。

2)失能老人进餐的护理:老年人因衰老、疾病等原因丧失部分自理能力,如上肢活动障碍、视力障碍、吞咽障碍等,此时应鼓励老人自主进食,针对完全丧失自理能力的老年人可选择喂食或管饲进食。

● 上肢障碍者　可以提供或自制各种特殊餐具,可选择把柄较粗且易于握持的叉、勺,在餐具把柄上缠上布条或纱布,或可用弹性绳子将两根筷子连在一起以防脱落等,以维持老人使用筷子这一精细动作的能力。

● 视力障碍者　照顾者首先要向老年人说明餐桌上食物的种类和位置,并帮助其用手触摸以便确认。要注意保证安全,热汤、茶水等易引起烫伤的食物要提醒注意,鱼刺等要剔除干净。

【拓展知识】

饮食日记

饮食日记是专门记录老年人每日食品摄入量的一种方法,其改变了以往口头宣教以及发放宣教资料的局限性,能充分调动老年人积极性,让老人从被动护理变主动自我照护,通过老人在记日记的同时承担起控制饮食的责任。此外,医护人员能通过饮食日记从文字上详细掌握老人每天具体的饮食资料,比较有针对性地给予护理干预,在患者付出努力和取得进步的时候及时给予鼓励和表扬,建立起患者的信心,延续饮食日记管理使得居家老人的营养状况得到持续地跟进,从而提高老年人的生活质量。

老年科需为老人配备饮食日记记录册、食物电子秤,由专职营养师计算并告知老人推荐食物的摄入量,指导老人或其照顾者食物的称重方法,准确记录摄入量[液体食物单位为毫升(mL),固体食物单位为克(g)],教会照顾者给老人适宜的进食时间、食物种类、量和烹饪方法等;用有刻度的小杯饮水;固定大小的容器进食,鼓励、督促照顾者坚持记录,内容包括饮食日记由进食时间、食物原料成分、食物熟重量及水分等 4 部分。教会照顾者在设计好的表格上做记录,如实记录每天的进食情况,并每天向营养支持小组反馈当天的饮食情况,营养支持小组根据老人病情结合饮食日记进行分析讨论,对饮食问题进行及时有效的反馈沟通。

三、老年痴呆患者的饮食照护

(一)概念

痴呆(dementia)是一种由大脑病变引起的综合征,阿尔茨海默病(Alzheimer's disease,AD)是痴呆的首要病因。AD 是以认知功能、日常生活能力的进行性丧失为主要特点的不可逆转的神经退行性疾病。阿尔茨海默病起病隐蔽,病程呈不可逆发展,致残率高,是临床上最常见、发病率最高的痴呆类型。

研究表明,AD 患病率随年龄而增长,其中 75～84 岁患者占患病总数的 44%,85 岁以上老年人患病率高达 58%。由于 AD 不可逆转的神经退行性病变,使患者晚期独立生活能力严重受损,且常合并有不同程度的营养障碍,而改善其饮食营养结构,可提高痴呆患者的生存质量。

(二)临床病因

老年痴呆症的确切病因尚未明确。目前研究发现,该病是在多种因素(包括生物和社会心理因素)的作用下才发病的,致使发病的危险因素众多,包括高龄、家族史、基因、唐氏综合征、脑血管病和高脂血症等。

1.年龄

大量研究表明随着年龄的增高,患有 AD 的风险增加。年龄被认为是 AD 发病的主要危险因素。65～69 岁的老年人,年龄相关的发病率每年为 0.7‰～3.5‰。每 5 年发病率成倍增长。

2.遗传因素

痴呆阳性家族史是 AD 公认的危险因素,提示遗传因素在 AD 的病因中起重要作用。不考虑潜在的基因因素,AD 一级亲属的终生患病率为 25%～50%。Presenilin1(14 号染色体)Presenilin2(1 号染色体)和 APP(21 号染色体),这 3 种基因与早发性家族性 AD 相关。ApoE-4(19 号染色体)与散发病例晚发型 AD 相关,ApoE-2 可有效预防迟发型 AD 的发生,ApoE-2 具有保护性。

3.疾病因素

脑血管病、高脂血症是血管性痴呆的强危险因素,常常会与 AD 共病(混合型痴呆),增加了患有 AD 的风险。此外,支持 2 型糖尿病与认知下降相关的证据不断增加。但关于抑郁、脑外伤的影响仍存在一定的争议。

4.其他因素

研究显示患 AD 风险也与生活习惯中的饮食摄入有关,如维生素缺乏、微量元素稳态失衡、高碳水化合物和高热量摄入等,并与饮食控制、日常主食、食用鱼、肉、水果的频率和使用铝制餐具、食用油炸性食品、膨化食品、烘烤熏制食品的频率相关。

(三)临床表现

1.主要表现

老年痴呆主要表现为行为障碍、认知功能下降、日常生活能力低下等。70% 的老年痴呆症患者合并精神行为症状,包括精神症状(如妄想)及行为障碍(如游走、重复行为、饮食行为改变等)。在临床医学中,老年痴呆可以根据老年机体功能、认知能力情况分为 3 个阶段,不同阶段的老年痴呆患者临床症状也不同。

第一阶段:轻度痴呆期(患病1～3年)。该阶段老年痴呆患者表现为记性差,即使刚刚交代的事物也会突然遗忘,熟悉的人叫不出名字,经常丢三落四等;在事物判断方面,判断能力下降,不能有效分析、判断某一事件,对复杂问题几乎不能正确处理;空间定向力差,在外出时经常迷路,不认得家门,容易走丢;情绪方面,情绪不稳定,注意力不集中、容易激动、烦躁。

第二阶段:中度痴呆期(患病2～10年)。该阶段老年痴呆患者表现为记忆力严重损伤,室外活动不能独立进行,部分老年痴呆患者出现失语、失认症状,甚至出现尿失禁。

第三段:重度痴呆期(患病8～12年)。该阶段老年痴呆患者表现为记忆力严重丧失,需要依靠他人照顾,生活不能自理,肢体僵直。查体出现吸吮、强握等原始反射,部分出现昏迷。

2. 进食困难

患者由于认知功能缺损和自理能力缺陷,加之老年人消化系统的生理性退化,多数伴有不同程度的进食困难,主要呈现为"拒食"或"过食"等现象。进食困难是患者在进食过程中所出现的行为问题,老年痴呆患者的进食困难不仅包括因躯体障碍导致的进食行为异常,同时也包括因精神障碍而表现出的拒绝进食行为,可分为开始进食困难、维持进食注意力困难、无法将食物放入口中、咀嚼食物困难和吞咽食物困难5大类。

(1)开始进食困难。患者会出现拒绝或厌恶食物,进食时激烈反抗,拒绝进食帮助,对餐桌、餐盘和食物定位有困难等问题。①拒绝来餐厅就餐,推开护理人员和食物,转身离开餐桌,吐出食物或拒绝张口;②打骂护理人员,拒绝帮助,扔食物或餐具,抱怨食物难吃;③因视觉障碍及餐桌、盘子和食物的对比度差,无法识别食物等。

(2)维持进食注意力困难。患者常常表现为进食时注意力不集中或意识不清醒,不能主动将食物放入口中。①无法按指示开始进食,或进食开始后没有继续的行为,把食团含在脸颊的黏膜区内;②不能安静进食,总是要从椅子上站起来或离开餐桌;③进食时意识处于嗜睡状态,即使呼唤或身体接触后仍难以唤醒,应考虑是否为治疗药物的不良反应引起。

(3)无法将食物放入口中。患者无法从盘子里取出食物放进口中,或无法将食物保留在口中,缺乏自主进食的行为能力。①患者因肢体功能障碍不能执行进食动作,不懂得食物的用途和不知道如何处理食物;②进食后不能闭合,任由食物从口中漏出。

(4)咀嚼食物困难。咀嚼食物时患者会出现无效咀嚼。未能把食物咀嚼成能够吞咽的状态,或咀嚼时间不够不能把食物转化为可以被吞咽的形式;多常因牙齿缺失、不合适或破损的假牙、口腔黏膜破损或口干等原因而不能咀嚼等。

(5)吞咽食物困难。吞咽食物时患者会出现不能吞咽的情况。①吞咽时出现食团停顿感,患者常以粘住、停住、挡住、下不去等诉说症状,并以手指指示食物停留部位;②常因咀嚼不够使食物过大,不利于吞咽,或当准备吞咽时,患者发生恶心或窒息、误吸。

3. 营养失调

长期进食困难使老年痴呆患者因食物摄入不足而出现体重减轻引起营养不良,甚至引起脱水、误吸等不良后果,是影响生活质量的主要因素之一。相关内容分述如下。

（1）营养过剩。常见于老年痴呆初期至中期，以肥胖、体重过重等外观特征表现为主，与饮食过量或贪食有关，可能并发高血脂、高血压、高血糖等慢性疾病。

（2）营养不良。常见于老年痴呆中期至末期。以消瘦、体重减轻等外观特征为主，与认知障碍，不知道需要进食、拒食、进食困难有关，伴有其他疾病发生率及致死率增加，若有伤口则愈合困难，会增加感染、肌肉萎缩、疲惫等的风险。

（四）评估方法及标准

1. 营养筛查评估

医务和照护人员应定期进行营养筛查评估，包括患者进食与取食能力、照护人员喂食方式、喂食的周围环境、内容、技巧及体位测量监测等内容，以了解老年痴呆症患者的营养状况，并提供个性化的饮食招呼服务（常见的营养筛查评估量表见第四章第一节）。

2. 进食困难评估

目前国外已研制出多种量表和方法来评估痴呆患者的进食困难，国内常用的评估工具包括爱丁堡痴呆进食评估量表（the edinburgh feeding evaluation in dementia scale, EdFED）（表4-2-1）、进食行为评估量表（the feeding behaviour inventory, FBI）（表4-2-2）。其中，爱丁堡痴呆进食评估量表是目前评估老年痴呆患者进食困难信效度最好的特异性量表，适合用于任何分期、分型的老年痴呆患者。进食行为评估量表简短易用仅仅包含6个条目，且与爱丁堡痴呆进食评估量表有着较好的关联度，因此可作为其替代量表使用。

表4-2-1 爱丁堡痴呆进食评估量表

条目	从未发生	有时发生	经常发生
1. 患者进食时是否需要密切监督？			
2. 患者进食时是否需要身体上的协助？			
3. 患者进食时是否会溢出（掉出）食物？			
4. 进食结束时，患者是否会在盘中剩饭？			
5. 患者是否曾拒绝进食？			
6. 患者在被喂食时，是否将头转开？			
7. 患者是否拒绝张开嘴？			
8. 患者是否吐出食物？			
9. 患者是否张着嘴任由食物掉出？			
10. 患者是否拒绝吞咽？			
11. 指出患者进食所需的照护程度			

表4-2-2 进食行为评估量表

条目	独立	语言提示	身体接触性帮助	依赖
1.患者能否开始进食?				
2.进餐期间,患者能否保持注意力集中?				
3.患者能否准确定位食物?				
4.患者能否正确地使用合适的餐具?				
5.患者能否咬、咀嚼、吞咽食物且无呛咳?				
6.患者能否结束用餐?				

(1)爱丁堡痴呆进食评估量表。该量表是1994年由英国学者Watson编制而成,2011年经汉化引入我国,是评估痴呆患者进食困难最早也是目前应用最广泛的工具之一。共有11个条目,前10个条目为进食困难的不同行为表现,并按照行为出现的频率计分,"从未发生"计0分,"有时发生"计1分,"经常发生"计2分,总分范围0~22分,最后得分越高表示患者进食困难程度越高,需要的护理干预水平越高。护理干预的程度从教育性协助-部分代偿性协助-完全代偿性协助逐渐增加,由评定者综合考虑后在最后一项条目中做出决定。本量表的优点在于可以通过观察患者一次进食行为或者通过对照顾者的询问就可以得出患者进食困难的情况,量表条目简短明了,方便易用。虽然最初是在专业护理机构的环境下开发的,但也被认为是评判社区老年痴呆患者进食困难可靠和有效的工具。

(2)进食行为评估量表。由Tully等于1997年编制,2016年经汉化引入我国,用于识别患者进食过程中出现的异常问题。包含6项关于进食行为的条目,分别是开始进食、定位食物、维持进食时的注意力、正确地使用餐具、可以咀嚼吞咽食物而不发生呛咳、结束进食。每项条目的评分根据患者进食的依赖程度计分,从"依赖""身体接触性的帮助""语言提示",再到"独立",计0、1、2、3分,总分18分,分数越低表示患者独自进食的能力越低。

(五)饮食照护的要点

1.老年痴呆患者饮食模式

饮食模式是指在1d、1周或1年的时间中,个人摄入所有食物和饮料的总和,通常由不同食物组成,以提供适宜的营养要素供身体代谢平衡。研究表明特定的饮食模式可以减缓痴呆与认知能力的下降,从而对健康起促进作用。常见的5种有效饮食相关模式如下。

(1)地中海式饮食模式。该饮食模式主张大量摄入水果、蔬菜、鱼、面包、全谷物、薯类、豆类、坚果,适当地摄入奶制品、鸡蛋和葡萄酒,少量摄入红肉,其主要的脂肪来源为橄榄油。较多的证据表明,相对于补充特定的营养素,地中海饮食模式更能保护认知功能,一项包括43项临床试验的Meta分析显示,对地中海饮食的高依从性与痴呆风险较低相关。

(2)饮食途径控制高血压。饮食途径控制高血压(dietary approaches to stop

hypertension,DASH)饮食是 20 年前由美国发起的一项高血压防治计划中发展而来的饮食模式,该饮食模式能够有效保护老年人的心血管功能。与地中海饮食相比,DASH 饮食强调增加水果、低脂乳制品、蔬菜、鱼、坚果、全谷物和家禽的摄入,减少食用红肉、甜食和含糖饮料,因而含有更多的膳食纤维和矿物质。流行病学研究表明,高血压等慢性病与血管性痴呆的患病风险相关,DASH 饮食模式也可能影响认知功能。

（3）超体饮食。超体饮食(Mediterranean—DASH intervention for neurodegenerative delay,MIND)是 DASH 饮食和地中海饮食的结合,其以推荐食用全谷物、绿叶菜及其他蔬菜、家禽、豆类、坚果、红酒和橄榄油,同时限制红肉、油炸食品、黄油、奶酪及甜食为特点。一项长达 7 年的随访研究显示,MIND 饮食依从性高的老年人认知能力下降速度较慢。

（4）生酮模式。又称低糖饮食模式、改良阿特金斯饮食,是一种高脂肪、低蛋白质、低糖的饮食方法。

（5）饮食分级管理。该模式是指对阿尔茨海默病(AD)患者的进食进行风险评估,从而划分干预级别的护理活动,有研究对 AD 患者进行评估,并由低到高将风险分为 A、B、C、D 四个等级,A 级管理要求正确的进食姿势;B 级管理强调进食前后的生活护理;C 级、D 级则需使用安全辅助进食用具,并且加强吞咽功能训练,结果显示该模式不仅可以保证 AD 患者饮食需求,也保障了其进食的安全性。

2. 饮食照护策略

（1）环境层面

1）改善进餐环境。进餐环境应遵循一切以患者为中心,为其营造最适合进餐的氛围,保证光线充足、环境宽敞整齐,也可结合老人偏好播放轻柔舒缓的音乐,以减少患者在进食时焦虑和激越等精神行为症状的发生率,增加静坐进食时间和食物摄入量。

2）使用辅助器具。辅助性器具包括一切能够帮助患者进食的用具,如假牙、进食座椅、进食餐具等。进食前检查患者口腔,判断患者是否需要佩戴假牙进食或者假牙安装是否合适。进食前评估患者是否能够下床进食,能够下床的患者鼓励其自主进食,并调整座椅的高度为患者下肢长度的 1.2 倍为佳;不能下床的患者在其背部放置枕垫帮助保持坐立前倾位,以方便进食。进食的餐具如餐盘应固定,以防患者碰翻打坏。此外,加强食物与餐具的颜色对比度,如用颜色鲜艳的盘子能够刺激患者进食,维持其注意力从而增加进食的时间。

3）选择合适的食物。合理膳食,蔬菜、坚果丰富的饮食可能有利于认知功能;推荐多食用白肉、豆类、菌藻类食物,选择植物油并适当补充维生素或鱼油等营养品。营养素的需要量:热量的供应一般为每天 130～150 kcal/kg,碳水化合物所占比例不低于总热量的 55%;控制动物脂肪和胆固醇的摄入,脂肪所占比例不超过总热量的 30%;蛋白质按每天 1.2～1.5 g/kg 给予优质蛋白饮食。适当补充膳食纤维、维生素、水和电解质。

食物一般选择无外包装、可以直接进食的高热量、高蛋白饮食。避免任何带骨的、厚重黏稠的食物,以免患者进食时发生噎食或呛咳。在食物提供方式上,研究表明自助式提供食物相比一次性提供全部食物,能增加患者的每日能量摄入,获得更好的进食效果。

（2）个人层面

1）强化进食记忆。对于认知受损的痴呆患者,其程序化记忆仍然能够保留。这种程序化记忆意味着在一种自发的、无意识的状况下学习行为技巧的能力。蒙台梭利活动（Montessori activity）则是基于患者程序化记忆的一项进食训练项目，目的在于使患者不断练习进食的技巧，从而强化进食记忆。蒙台梭利的训练项目涉及手眼协调、挖、倾倒、挤压和匹配等 5 个领域的内容，每个领域又包括 4~5 个具体活动，共 24 项具体活动。蒙台梭利活动因其简单重复的训练，个体化的指导以及快速即时的反馈，被证实能够有效提高痴呆患者进食参与度，增强实际生活技能以及感官体验。

2）增加运动锻炼。老年痴呆患者由于疾病的持续进展，躯体活动功能下降，逐渐丧失洗漱、穿衣、沐浴以及进食等基本的生活自理能力，且上肢功能的失用与老年痴呆患者的无法独立进食有密切的关系。多项研究证实：肢体的功能训练包括平衡训练、步态训练可以提高患者的日常生活能力。

（3）人际层面。协助独立进食，老年痴呆早期患者尚具备独立进食能力，照护人员应鼓励并协助老人独立进食，以增加其独立进食的信心和提高独立进食的能力。相关研究也发现，在老年痴呆患者进食中给予一对一连续地进食协助，如对患者进行口头提示或轻柔地触碰，进食行为的正强化和辅助等，可以增加进食量。

【拓展知识】

超体饮食法

超体饮食法（MIND diet）多次登上全球最佳饮食排行榜，并被列为最易遵循的饮食疗法。MIND diet 不是"全新"的饮食疗法，不过它重新定义了"正念饮食"（mindful eating）。该饮食结合了地中海饮食和得舒饮食（DASH diet，全球最佳饮食模式），特别关注影响大脑健康的饮食，包括绿叶蔬菜、其他蔬菜、坚果、浆果、豆类、全谷类、鱼、家禽、橄榄油、酒。2015 年发表在 Alzheimer's & Dementia 上的研究表示，如果严格坚持 MIND diet 饮食，阿尔兹海默病风险将降低高达 53%，而对于那些偶尔偷懒贪嘴的人来说，依然可以降低 35% 的风险。而且吃得越久，患阿尔茨海默病的风险就越低。研究人员专门设计了 MIND diet 评分记录 960 名参与者在 4.7 年内影像神经保护作用的饮食成分，然后评估参与者的认知能力。地中海饮食和 DASH 饮食已经证明对心血管疾病和危险因素的减少有作用，MIND diet 能通过其降低心血管疾病危险进而影响认知能力。

超体饮食模式每天至少吃：3 份全谷物主食、1 份绿叶蔬菜、1 份其他蔬菜、最多 1 杯葡萄酒；每两天至少吃：1 份豆子，主要指的是富含 B 族维生素的小扁豆；每周至少吃：2 份家禽、2 份浆果、1 份鱼；每天可以一些坚果当零食。许多专家建议将核桃、杏仁和榛子作为首选。除了 10 种推荐食物，还有 4 类不健康食物应该加以"控制"，分别是：①油炸食物或快餐和奶酪芝士；每周最多 1 份。②红肉，一周最多 4 份。③黄油和人造黄油，每天最多 1 汤匙。④糖果和甜品，一周最多 5 份。

全谷物食品含有保护性维生素 E，绿叶蔬菜含叶酸、类胡萝卜素和类黄酮，对脑有保护作用。研究表明，多吃蔬菜可减缓认知能力下降。尽管有关葡萄酒的证据众说纷纭，但先前的研究表明，葡萄酒中的白藜芦醇有助于保护大脑，而且少量饮酒可抵抗大脑炎症。鸡肉和火鸡含有维生素 B_6 和 B_{12}，还有增强记忆力的胆碱。蓝莓有抗氧化和抗炎特性。鱼含有长链脂肪酸，可减少氧化损伤。

蒙台梭利教育法

蒙台梭利教育法由意大利儿童教育家玛丽亚·蒙台梭利所创立,最初被应用于失智儿童,蒙台梭利结合日常生活活动,将其设计为有秩序的训练活动,再利用教具对失智儿童进行感官训练,引导其反复参与训练活动,提升各方面综合功能。蒙台梭利认为,感官是人类和外界的沟通的桥梁,密切影响着人类的感知力、判断力,同时也是人类所有活动的基础。感觉教育的意义在于通过与环境的互动,通过自身感官,从环境中摄取对自己的发展有意义的事物,在与外界事物互动过程中,增强其感受能力、专注力、协调能力。

蒙台梭利感官教育法的实施有3个重要的核心元素,分别是蒙台梭利感官教具、有准备的环境以及教育引导者。除上述三元素外,蒙台梭利教育法采用"三段式教学"的特色教学方式,第一阶段为命名,引导者对物体命名,要求参与者进行重复;第二阶段为辨认,参与者依次学习物体与名称之间的关联,运用新知识;第三阶段为发音,主要通过提问方式检测对象的学习效果。活动设计遵循任务分解、由简单到复杂、利用外部提示引导以及重复训练的原则。这种循序渐进的指导方式有利于集中参与者的注意力,激发学习兴趣,提高学习效率。目前,越来越多痴呆照护机构将该方法应用于老年痴呆患者,且取得了较好的效果。研究者以能够刺激患者感官的教具为媒介,从视、触、听、味、嗅等方面,实施有针对性的、应用简便的蒙台梭利感官训练计划,提高教育对象的综合能力,从而改善老年痴呆患者的生活质量,延缓疾病进程。

四、吞咽障碍老年人的饮食照护

(一)概念

吞咽障碍(dysphagia,deglutition/swallowing disorders)包括吞咽过程异常,即因下颌、双唇、舌、软腭、咽喉、食管等器官结构和(或)功能受损,不能安全有效地把食物输送到胃内,导致患者不能摄取足够营养和水分,是老年人健康的一个主要危害。狭义的吞咽障碍指多种原因所致口咽部及食管结构与功能异常。广义概念还包含认知、精神、心理等方面的问题引起的行为和行动异常导致的吞咽和进食问题。

(二)临床病因

1. 生理因素

因年龄增大和生理性变化导致,如牙齿缺失、口腔敏感性减退、味觉和嗅觉改变、视力减退、目光注视与手的协调动作减退等。

2. 疾病

神经系统疾病(如脑卒中、脑肿瘤、帕金森病、阿尔茨海默病等),呼吸系统疾病。

3. 结构异常

阻碍食团顺畅移动的疾病($C_3 \sim C_5$ 骨质增生、口腔、喉、食管肿瘤、食管内压性憩室、颈椎关节炎)。

4. 药物影响

影响吞咽肌肉的功能及控制的药物,减低咽喉知觉的药物,以及引起精神状态不稳定、唾液分泌减少、胃液反流等药物,其副作用中可能存在椎体外系反应,出现肌张力障碍而导致吞咽功能失调。

5. 心理社会因素

老年人伴有的许多心理问题,如焦虑、抑郁、羞耻、窘迫、恐惧及自尊心下降等,都会导致食欲降低、对进食缺乏动机及兴趣、拒绝进食等。

6. 环境改变

食物的烹调方法不正确,照护者缺乏正确的喂食知识,无合适的进食工具等,均会影响老年人进食、进水。

(三)临床表现

1. 常见表现

进食时流涎、食物难以下咽、口腔有食物残留、咽部有异物感;吞咽时出现呛咳、作呕及泛酸,进食时或进食后容易出现呼吸异常、声音变化、痰量增多、吞咽疼痛等;还可表现为言语含糊、吞咽后声音变得湿润或微弱,声音嘶哑、反复低热、食物反流等。

2. 临床并发症

(1)肺炎。吸入性肺炎是吞咽障碍最常见且最危险的并发症,主要发生在吞咽障碍患者出现误吸,食物残渣等误吸或反流入支气管和肺,患者不能及时咳出就会导致食物残渣坠积在肺部,当出现细菌感染时就会发生肺炎。研究表明吞咽困难是72%吸入性肺炎住院患者的诱因。

(2)窒息。吞咽障碍的老人常存在对于食物的加工处理障碍,尤其对于黏性、大团以及成块膨胀的食物,老人不能及时将食物分割和咀嚼形成易于下咽的食团。这类食物当患者用力下咽时,极易发生食物容积过大不能咽下而卡在喉咽部,严重时造成呼吸困难而出现窒息,是吞咽障碍出现的急性并发症,后果严重。

(3)营养不良。由于患者存在吞咽障碍造成的进食热量不够,营养素和电解质缺乏,出现体重减轻、消瘦和低蛋白血症的表现,营养不良的患者容易乏力,机体的痊愈能力下降,严重影响患者的生活质量和康复效果。

(4)脱水。吞咽障碍患者由于饮水呛咳、饮水缓慢以及饮水恐惧的表现导致的液体摄入量不足,体液容量下降,出现的皮肤干燥、尿少、淡漠的现象,严重的会加重患者的原有病情,是吞咽障碍患者常见的并发症之一。

(5)心理与社会交往障碍。因不能经口进食、佩戴鼻饲管,患者容易产生抑郁、社交隔离等精神心理症状。

(四)评估方法及标准

吞咽障碍的评估分为初步筛查和进一步的临床评估。初步筛查可以快速、简便地找到高危人群,若仍无法确定是否存在吞咽障碍则需要按照流程进行更详细的评估,筛查部分由护士或者受培训的专业人士完成,而进一步的检查应该由专业医生或者研究人员完成。

1. 初步筛查

初步筛查可先通过症状观察,比如饮水呛咳、吞咽时/后咳嗽,食物残留/异物感、进食后声音嘶哑/低沉,进食后突发呼吸困难、气喘,甚至严重时出现发绀等,对存在相关症状者再进行饮水试验等诊断性筛查,详细内容见表4-2-3。但需要强调的是,筛查并非用于量化吞咽障碍的风险程度或指导吞咽障碍的管理,筛查不能取代临床功能评估和仪器检查。

表4-2-3 吞咽障碍筛查表

名称	要点
洼田饮水实验(WST)	要求一次性喝30 mL水,观察吞咽次数和有无呛咳
反复吞唾液试验(RSST)	30 s内反复空咽的次数
改良饮水试验(MWST)	喝30 mL水
功能性经口摄食量表(FOIS)	根据摄食的方式分为7个阶段
进食评估工具(EAT-10)	自评调查问卷
吞咽困难评估量表	根据进食的难易程度分为10个阶段
吞咽障碍程度分级	将吞咽障碍程度分为正常、轻、中、重4个层面,共10级

(1)洼田饮水试验。洼田饮水试验(Water swallowing test,WST)由日本学者洼田俊夫在1982年设计,通过饮用30 mL水来筛查患者有无吞咽障碍,并可反映其严重程度(表4-2-4)。此方法安全快捷,分级明确清楚,操作简单,利于选择有治疗适应证的患者。局限性在于:该检查根据患者主观感觉,与临床和实验室检查不一致的很多,要求患者意识清楚并能够按照指令完成试验。检查方法:患者端坐,喝下30 mL温开水,观察所需时间及喝水呛咳的情况。

表4-2-4 洼田饮水试验

评价结果	评价方法	
1级(优)	能顺利地1次将水咽下	若5 s内喝完,为正常
2级(良)	分2次以上,能不呛咳地咽下	超过5 s,则可疑有吞咽障碍
3级(中)	1次咽下,但有呛咳	
4级(可)	分2次以上咽下,但有呛咳	则确定有吞咽障碍
5级(差)	频繁呛咳,不能全部咽下	

注:如饮用一勺水就呛住,可休息后进行,两次均呛住属异常。

(2)反复吞唾液试验。反复吞唾液试验(repetitive saliva swallowing test,RSST)由日本学者才藤荣一在1996年提出,是一种评定吞咽反射能否诱导吞咽功能的方法,其内容是:①被检查者原则上应采用坐姿,卧床是采取放松体位;②检查者将手指放在患者的喉结及舌骨处,让其尽量快速反复吞咽,喉结和舌骨随着吞咽运动,越过手指,向前上方移动再复位,确认这种上下运动下降时刻即为吞咽完成时刻;③观察在 30 s 内患者吞咽的次数和动度。

注意事项:

1)正常老年人完成一次空吞咽动作为 3~5 s,高龄老年人以 30 s 内能完成 3 次吞咽动作作为正常范围。喉部上抬能越过舌骨(约上升 2 cm)均属正常。

2)对空吞咽困难的或对施行该试验存在一定困难的老年人,则可在其口腔和咽部做冷按摩后,在其舌面滴 1 mL 水,嘱其吞咽,观察其吞咽情形和所需的时间。

3)本试验不适于有意识障碍、高级脑运动功能障碍的老年人。

(3)改良饮水试验。改良饮水试验(modified water swallowing test,MWST)方法适用于中度吞咽障碍的患者,检查者通过一手将 3 mL 冷水注入患者的口腔底部,另一只手按照 RSST 的方法触摸患者的颈部(表 4-2-5)。然后让患者将水咽下。记录患者的吞咽运动,观察呛咳,呼吸变化和湿性嘎声并进行评级。呼吸变化:出现憋气或者喘气急速等呼吸变化现象;湿性嘎音:有痰的时候出现的嘎啦嘎啦的声音。饮水时候的状态需要记录:吸水,含水,水从口中流出等。

表 4-2-5　改良饮水试验

分值	判断标准
1	a. 没有吞咽动作,没有呛咳,有呼吸变化和湿性嘎音等反应
2	b. 没有吞咽动作,有呛咳;有吞咽动作,没有呛咳,但有显著的呼吸变化(怀疑可能有隐性误吸)
3	a. 有吞咽动作,没有呛咳,有湿性嘎音,没有呼吸变化
	b. 有吞咽动作,有呛咳,有湿性嘎音,没有呼吸变化
4	有吞咽动作,没有呛咳,没有湿性嘎音,没有呼吸变化
5	在 4 的基础上 30 s 以内完成 2 次空咽
评价意义: 3 分以下者,本次检查结束 4 分以上者,继续进行 30 s 内 2 次空咽的检查 2 次检查均在 3 分以下者终止检查,记录得分 3 次检查中取最低分为最终得分	

注意事项:

1.注入水的时候不要注入舌背,以防止水直接流入咽头造成误吸。

2.如果出现吞咽动作的话,让患者发"啊"等音,确认是否存在湿性嘎音。

3.如果没有湿性嘎音的话,让患者进行两次反复吞咽动作。如果 30 s 内不能进行两次的话,记作 4 级,如果可以进行 3 次以上的话,再次从头追加进行 MWST 试验(3 级以下的时候不进行追加试验)。

4.最多追加两次进行 MWST 试验,如果都没问题,评价为 5 级。如果有问题,最后的评级取最差一次的评级。

5.不能判断隐性误吸。

6.使用范围广,轻度-重度患者都可以采用。

7.口腔不清洁的话需要提前做口腔清扫。

8.口腔干燥的话,可以提前给予少量水或人工唾液,让口腔湿润后进行。

失语或听力障碍患者可以给予文字提示。

（4）功能性经口摄食量表。功能性经口摄食量表（functional oral intake scale,FOIS）根据患者能否经口进食或管饲进食和进食种类将吞咽障碍分为7个等级,将1~7级依次以1~7分表示,分值高表明吞咽功能好(表4-2-6)。评定时采用床边进食的方式,包括饮水和进食糊状食物,4级以下需要鼻饲管进行喂养,4级及以上即可拔除鼻饲管,7级为吞咽功能正常。

表4-2-6　功能性经口摄食量表

分级	评价标准
1	不能经口进食
2	依赖管饲进食,最小量地尝试进食食物或液体
3	依赖管饲进食,经口进食单一质地的食物或液体
4	完全经口进食单一质地的食物
5	完全经口进食多种质地的食物,但需要特殊的准备或代偿
6	完全经口进食不需要特殊的准备,但有特殊的食物限制
7	完全经口进食没有限制

（5）进食评估工具。进食评估工具（eating assessment tool-10,EAT-10）是一个问卷式自测量表。有10项吞咽障碍相关问题组,每项评分为4个等级,0分无障碍,4分严重障碍,一般总分在3分以上视为吞咽功能异常,EAT-10有助于识别误吸的征兆和隐性误吸以及异常吞咽的体征,与洼田饮水试验合用,可提高筛查试验的敏感性和异性(表4-2-7)。

表4-2-7　进食评估工具

条目	得分			
	1	2	3	4
1.我的吞咽问题已经使我的体重减轻				
2.我的吞咽问题已经影响到我在外面进食				
3.吞咽液体费力				
4.吞咽固体食物费力				
5.吞咽药片费力				
6.吞咽时疼痛				
7.我的吞咽问题影响到我享用食物时的快感				
8.我吞咽时有食物卡在喉咙里的感觉				
9.我吃东西的时候会咳嗽				
10.我吞咽时感到紧张				

(6)吞咽困难评估表。吞咽困难评估表量表于1999年由日本学者藤岛一郎编制,评分分级细致,分为0~10分,分数越高表示吞咽困难的程度越低,10分表示正常吞咽(表4-2-8)。该量表包含康复训练方法的选择,以营养摄取为线索反映经口进食的能力,分级较细。疗效判定标准:≥9分为基本痊愈,提高6~8分表示明显好转,提高3~5分表示好转,1~2分则说明无效。

表4-2-8 吞咽困难评估表

分值	评价内容
1	不适合任何吞咽训练,仍不能经口进食
2	仅适合基础吞咽训练,仍不能经口进食
3	可进行摄食训练,但仍不能经口进食
4	在安慰中可能少量进食,但需静脉营养
5	1~2种食物经口进食,需部分静脉营养
6	3种食物可经口进食,需部分静脉营养
7	3种食物可经口进食,不需静脉营养
8	除特别难咽的食物外,均可经口进食
9	可经口进食,但需临床观察指导
10	正常摄食吞咽能力

(7)吞咽障碍程度分级。吞咽障碍程度分为正常、轻、中、重4个层面,从严重吞咽困难到正常吞咽功能共10级(表4-2-9)。疗效判定标准分3个等级,无效表示治疗前后无变化,有效说明吞咽障碍明显改善,吞咽分级提高1级,显效表示吞咽障碍缓解2级,或接近正常。

表4-2-9 吞咽障碍程度分级

程度		标准
1. 重度 (不能经口进食)	1级	吞咽困难或不能吞咽,不适合做吞咽训练
	2级	大量误吸,吞咽困难或不能吞咽,适合做吞咽基础训练
	3级	如做好准备可减少误吸,可进行进食训练
2. 中度 (经口及辅助营养)	4级	作为兴趣进食可以,但营养摄取仍需非口途径
	5级	仅1~2顿的营养摄取可经口
	6级	3顿的营养摄取均可经口,但需补充辅助营养
3. 轻度 (可经口营养)	7级	如为能吞咽的食物,3顿均可经口摄取
	8级	除少数难吞咽的食物,3顿均可经口摄取
	9级	可吞咽普通食物但需给予指导
	10级	进食,吞咽能力正常

2.临床评估

针对初筛高位人群进行更深入的吞咽障碍筛查,主要由专业医生进行,包括简易吞咽诱发试验、咳嗽反射试验以及借助纤维喉镜(FEES)、吞咽造影(VFSS)、高分辨率咽腔测压等其他仪器进行检查。

吞咽造影检查和软式喉内窥镜吞咽功能检查是确定吞咽障碍的金标准。应用这些设备的检查能更直观、准确地评估口腔期、咽期和食管期的吞咽情况,了解吞咽气道保护功能完整情况,对于诊断、干预手段选择和咽期吞咽障碍的管理意义重大。

VFSS 一般由放射科医师和言语治疗师或主管医生共同合作完成;有条件的单位可以开展吞咽造影的量化分析;造影检查的专业人员必须通过正规培训,造影检查前需充分向患者说明目的、方法和风险,签署知情同意书;X 射线对人体有多种不良作用,在获取足够诊断/治疗信息的前提下,检查时应尽量设法减少患者的辐射暴露时间。VFSS 和FEES 各有所长,结合病例和技术条件可选择性地应用,有条件的单位推荐二者结合应用,优势互补。

(五)饮食照护的要点

针对吞咽困难患者的饮食照护,首先我们要确定该患者是否需要插入鼻饲管维持营养,然后考虑经口进食是否要做体位和食物性状改变等代偿方法,如果吞咽器官生理功能异常还要考虑是否需间接训练及吞咽手法的介入,最后可直接进行进食训练。

1.食物的选择和调配

首先保证先易后难,先为患者选择容易吞咽的食物,这类食物具有黏度适当、固态食品不易松散、易变形、密度均匀顺滑等特点。对吞咽障碍患者,尤其是口腔期吞咽障碍者使用食物增稠剂可以让食物减慢流速,安全通过咽喉,降低误吸。

根据容积-黏度测试结果,选择合适的一口量、食物质地和液体黏稠度;吞咽障碍食品分为 6 级,其中液体食物分为 3 个级别(即 1 级低稠型、2 级中稠型、3 级高稠型),固体食物分为 3 个级别(即 4 级细泥型、5 级细馅型、6 级软食型);在固体食物里面增加吞咽训练专用食品。

2.营养供给方式

营养是吞咽障碍患者需首先解决的问题,在进行营养干预前应进行营养风险筛查和营养状况评估,若无禁忌证,推荐使用肠内营养。患者应尽量保留或尽早开始经口饮食,当食物摄入不能满足营养需求时,可选择经食物性状调整的肠内营养制剂或特医食品,当肠内营养不能满足 60% 的营养需求时,应通过肠外营养补充,并根据老人疾病的不同进行个体化营养制订方案。

3.进食规则

(1)进食的体位。应以进食安全为原则,根据吞咽障碍患者的具体情况选择合适的进食体位。卧床患者进食时将床摇高 30°～45°,保持头略前屈的半卧位,在患侧肩部放置枕头,以防发生误咽,进食后保持 30 min 坐位。能坐起且口唇闭合能力较好的患者,应采取坐位进食的方式,头稍前屈,躯干向健侧倾斜 30°。

（2）食物放置位置。可采用匙子自健侧口腔喂食定量食物，不要使用吸管，进食时应把食物放在健侧舌后部或健侧颊部，以利于老人感知和吞咽食物。

（3）进食的量。掌握一口量，正常成人约 20 mL。对患者进行摄食训练时，如果一口量过多，或会从口中漏出或引起咽部残留导致误咽；过少则会因刺激强度不够，难以诱发吞咽反射。一般先以少量（3~4 mL）试之，然后酌情增加。每口进食量在 2~20 mL 之间，每次进食量不超过 300 mL，进食后 30 min 内不宜翻身、叩背、吸痰等，进食时不要说话。

（4）进食的速度。进食间隔 30 min 左右，每口等前一口吞咽完全后再喂，避免 2 次食物重叠入口的现象。老年性吞咽障碍者进食时注意力应集中，细嚼慢咽，保持吞咽反射协调地进行，避免进食呛咳。

4. 吞咽功能训练

由多学科康复团队协同指导老人及其照护者掌握必备的康复知识、喂食方法、误吸的处理等，督促患者坚持吞咽功能训练。

（1）基础训练。舌部肌群运动、下颌运动、口唇运动、面颊运动、呼吸运动、头颈部放松训练、咳嗽训练、咽部冰刺激、吞咽手法练习。

（2）摄食训练。在确认老人吞咽能力的基础上，摄食前进行冷热刷洗口腔护理、舌肌及咀嚼肌运动、颊肌和喉部内收肌运动，进食时保持环境安静，并指导老人正常的进食体位和进食方法。

（3）咽部残留食物的去除方法。①空吞咽与交互吞咽：进食前嘱老人做空吞咽动作，完成食物吞咽后再次进行空吞咽动作，使食物完全咽下；②侧方吞咽：每次进餐让老人向左右侧方转头，去除梨状隐窝的残留食物；③点头式吞咽：每次进餐后通过颈部的后仰和前屈，去除会厌谷的残留食物。

（4）呼吸训练

1）缩唇呼吸训练：舌尖放在下颌牙齿内底部，舌体略弓起靠近上颌硬腭、软腭交界处，鼻孔吸气，屏气片刻，缩拢口唇呈吹哨样呼气，吸气和呼气时间比为 1∶2。

2）呼吸训练器：含住咬嘴缓缓慢吐气后以最大且快速的吸气方式，使训练器内的球体升起，并于吸气后尽可能屏气 3~5 s 维持球体上升状态，松开咬嘴缓缓地将气体排出，在每次深呼吸后调整身体，以不感疲劳为宜。

（5）冷热刷洗口腔护理。老人牙齿松脱，面颊部肌肉及口腔肌群力量减弱，食后易藏食，用温水含漱或用"纱布牙刷"清除口腔内表面残渣；采用经 0.9% 氯化钠注射液浸湿的纱布包裹压舌板，蘸取冰 0.9% 氯化钠注射液沿口唇、舌尖、舌面、舌后部、硬腭、舌根、咽部后壁等实施刺激，反复刺激 5~10 次；温水刷牙并反复擦拭的同时对牙床进行按摩。根据老人个体情况于摄食前、摄食后行冷热刷洗口腔护理，"纱布牙刷"以不滴水为宜。

（6）构音训练。患者张口发"a"音，并向两侧运动发"yi"音，然后再发"wu"音，每次每音发 5 次。也可嘱患者缩唇然后发"hu"音，像吹蜡烛、吹哨动作。进一步让患者发"你、我、他"简单音。然后唱一段最熟悉的歌，鼓励大声唱。通过张口闭口动作，声门开闭来促进口唇肌肉运动和声门的闭锁功能。

5.心理护理

吞咽障碍的患者往往有心理障碍,应根据患者的个人情况,对患者的不良心理进行疏导,帮助患者建立心理防线,正确面对疾病,积极进行各项治疗,提高患者治疗的依从性。

【拓展知识】

容积-黏度吞咽试验

容积-黏度吞咽试验(volume-viscosity swallow test,V-VST)是通过评估不同体积和黏度液体对患者吞咽的安全性与有效性来评价患者吞咽障碍的风险,研究发现 V-VST 可以作为有效识别患者吞咽安全性受损的床旁筛查工具,其敏感度为 87.0% ~ 88.2%,特异度为 64.0% ~ 81.0%,且 V-VST 的评估结果可以为患者食物改进提供具体的实施方案。

V-VST 准备物品:① 5、10、20 mL 量勺;②类糖浆状食物(黏度 51 ~ 350 mPa·s);③水(黏度 1 ~ 50 mPa·s);④类布丁状食物(黏度 > 1 750 mPa·s)。具体方法:嘱患者取坐位。第一步:依次选择 5、10、20 mL 类糖浆状食物给患者吞咽;若吞咽时发生有效性受损(即分次吞咽、唇部无法完全闭合、食物残留在咽部或口腔)或安全性受损(即咳嗽、音质改变,血氧饱和度降低 ≥ 5%),则立刻停止试验,直接进入第三步;若安全吞咽则进行下一步。第二步:依次选择 5、10、20 mL 水给患者吞咽,若吞咽时发生有效性受损或安全性受损,则立刻停止试验,直接进入第三步;若安全吞咽也进入下一步。第三步:依次选择 5、10、20 mL 类布丁状食物给患者吞咽,若吞咽时仍发生安全性受损,则立刻结束试验;若安全吞咽,则完成最后一步试验。

测试结果的解释:①不伴安全性/有效性受损:如吞咽过程中未出现安全性/有效性受损相关指征,说明 V-VST 测试结果为阴性。②伴有有效性受损,不伴安全性受损:如吞咽过程中未出现安全性受损相关指征,但存在有效性受损相关指征,根据 V-VST 测试结果,该患者存在口咽性吞咽障碍。③伴有安全性受损(有或没有有效性受损):如吞咽过程中出现任何安全性受损相关指征,伴或不伴相关有效性问题。根据 V-VST 检测结果,该患者存在口咽性吞咽障碍。吞咽时安全性降低表明患者可能已经发生误吸。

五、代谢综合征老年人的饮食照护

(一)概念

代谢综合征(metabolic syndrome,MS)是一种以胰岛素抵抗和肥胖为特征的各种心脏代谢危险因素在机体聚集的病理状态,主要包括中心型肥胖、血脂紊乱、高血压和高血糖,是临床上常见的慢性代谢性疾病。近年来,代谢综合征患病率呈快速增加之势,中国约有 4.5 亿人患有代谢综合征,随着年龄的增长患病率也逐渐增大,老年代谢综合征患者也在不断增加。

(二)危险因素

MS 是一组复杂代谢紊乱群,其病因与发病机制尚不完全清楚,一般认为主要有 3 种可能:肥胖和脂肪组织功能异常;胰岛素抵抗;一些独立危险因素的共聚遗传和环境因素都在其中发挥作用。

1. 年龄因素

老年人往往是代谢综合征的重点人群,这与老年人身体功能的下降以及细胞、器官、系统的老化有关,同时老年人的新陈代谢变慢,导致老年人体能更容易积累糖脂。研究显示年龄大于 50 岁的糖尿病患者,86% 存在 MS。

2. 饮食因素

高糖高脂肪的饮食结构造成了内脏脂肪的堆积,脂肪组织又分泌瘦素、脂联素、抵抗素、游离脂肪酸等。而这些分泌物又和胰岛素抵抗密切相关。

3. 遗传因素

研究发现,代谢综合征表现为遗传倾向,在集中发生的家族中,有 30% 的概率是会遗传给下一代的,其中单独血压组分的遗传度为 11% ~37% ,单独肥胖和胰岛素抵抗的遗传度为 47% ~66% ,脂代谢紊乱的遗传度为 43% ~54% 。

4. 睡眠因素

根据调查,阻塞性睡眠呼吸暂停是发生代谢综合征的危险因素,其因呼吸暂停以及低通气量所导致的反复发生的夜间低氧血症以及高碳酸血症,都非常容易导致高血压、冠心病等。

5. 体质因素

代谢综合征中所表现的肥胖、高血压、高血脂、糖尿病都与中医眩晕、湿阻、消渴等病症一致,此为阴虚质的表现特征之一,而阴虚质又是老年人中最常见的体质类型。

6. 精神因素

研究表明,长时间的工作压力是代谢综合征的非常重要的因素之一,其发病率甚至可高出两倍。而抑郁症以及精神分裂等疾病也会显著提高代谢综合征的发病率。

7. 其他因素

吸烟、饮酒、长时间坐姿等不良行为。此外,男性 MS 的患病率高,除了性激素因素外,可能与男性超重、腹型肥胖及高三酰甘油(TG)血症有关。

符合以下特点的患者为代谢综合征高危人群:①≥50 岁以上者;②有 1 项或 2 项 MS组成成分但尚不符合诊断标准者;③心血管病、非酒精性脂肪肝病、痛风、多囊卵巢综合征及各种类型脂肪萎缩症者;④有肥胖、2 型糖尿病、高血压、血脂异常,尤其是多项组合或 MS 家族史者。

(三)临床表现

代谢综合征是一组以肥胖、高血糖(糖尿病或糖调节受损)、血脂异常[高甘油三酯血症和(或)低高密度脂蛋白胆固醇(HDL-Ch)血症]以及高血压等聚集发病,严重影响机体健康的临床症候群,是一组在代谢上相互关联的危险因素的组合,这些因素直接促进了动脉粥样硬化性心血管疾病(ASCVD)的发生,也增加了发生 2 型糖尿病的风险。

代谢综合征患者是发生心脑血管疾病的高危人群,与非代谢综合征患者相比,其罹患心血管疾病和2型糖尿病的风险均显著增加。

(四)诊断方法及标准

1. 体格检查

由培训合格的专业医师在征得受试者知情同意后,采用统一的健康管理调查表采集相关资料,内容包括:性别、年龄、吸烟史、饮酒史、饮食习惯等;健康体检项目包括:腰围、收缩压、舒张压、空腹血糖、TG 和高密度脂蛋白胆固醇(HDL-Ch)。其中腰围在肋骨下缘和髂前上棘连线的中点水平上测量。吸烟史:①既往吸烟:戒烟时间至少12个月;②吸烟:每天至少5支,连续吸烟6个月以上。饮酒史:每周至少饮酒1次,连续6个月以上。

2. 生化指标

受试者禁食8~12 h,于清晨空腹抽取肘静脉血5 mL,葡萄糖氧化酶法测定FPG,氧化酶法测定 TG,化学修饰酶法测定 HDL-Ch,由日本日立7180型全自动生化仪完成检测。

3. 诊断标准

我国关于代谢综合征的诊断标准如下,以下具备3项或更多项即可诊断。

(1)腹型肥胖(即中心型肥胖):腰围男性≥90 cm,女性≥85 cm。

(2)高血糖:空腹血糖≥6.1 mmol/L 或糖负荷后2 h 血糖≥7.8 mmol/L 和(或)已确诊为糖尿病并治疗者。

(3)高血压:血压≥130/85 mmHg(1 mmHg=0.133 kPa)和(或)已确认为高血压并治疗者。

(4)空腹甘油三酯≥1.70 mmol/L。

(5)空腹 HDL-Ch<1.04 mmol/L。中心型肥胖的腰围切点采用2013年国家卫生和计划生育委员会《成人体重判定》(标准号 WS/T 428—2013)制定的标准。

(五)饮食照护的要点

代谢综合征饮食照护的重点在于改变饮食结构,以减少热量摄入、限盐、减少含糖或代糖饮料摄入、戒烟、不过量饮酒和保持良好情绪等。

(1)对肥胖者宜采用控制总能量膳食,每日总能量控制在1 200~1 600 kcal,同时宜增加蛋白质和调低脂肪的比例。

(2)3 餐按早餐1/5、中晚餐各2/5 分配。总热量构成为碳水化合物占50%~60%,蛋白质占12%~20%,脂肪占25%~30%。

(3)提倡低脂饮食,适当增加膳食纤维的含量至每天30~40 g。

(4)指导患者及家属总热量及日常食物的计算方法,并定期进行电话随访及监督。确诊糖尿病的患者限定主食量<250 g。

(5)积极提倡在食物多样化的前提下,养成清淡低脂的饮食习惯,即主食以谷类为主,多吃蔬菜水果,经常吃奶类、豆类和适量的鱼、禽、蛋、瘦肉。

（6）选择食物要注意粗细搭配、松软、易于消化吸收,烹制时对烹调油和食盐的摄入量要加以控制（烹调油<25 g/d,盐<6 g/d）。

（7）忌油炸和油煎等不健康烹饪方式。

（六）治疗目标

针对各个组分如糖尿病或糖调节受损、高血压、血脂紊乱以及肥胖等的药物治疗,治疗目标如下。

（1）体重在1年内减轻7%~10%,争取达到正常体重指数（BMI）和腰围。

（2）血压:糖尿病患者<130/80 mmHg,非糖尿病患者<140/90 mmHg。

（3）低密度脂蛋白胆固醇<2.60 mmol/L,TG<1.70 mmol/L,HDL-Ch>1.04 mmol/L（男）或>1.30 mmol/L（女）。

（4）空腹血糖<6.1 mmol/L,糖负荷后2 h血糖<7.8 mmol/L及糖化血红蛋白（HbA1c）<7.0%。

【拓展学习】

饮食指导最新指南推荐

1. 推荐代谢综合征患者采用地中海饮食模式、DASH饮食、新北欧饮食、植物性/素食饮食,不推荐西方饮食模式。（详见本章第二节）

2. 首选最低程度的加工处理,选用当季新鲜和当地种植的食物。

3. 用橄榄油替代其他脂肪,推荐剂量为20~40 g/d。

4. 每日摄入豆类,以改善心脏代谢的危险因素对于代谢综合征患者。

5. 推荐每日食用谷物（全谷物）。

6. 推荐吃各种水果和蔬菜,以助于预防和管理代谢综合征。

7. 每周至少吃两次鱼,特别是含有n-3脂肪酸的鱼类可能有助于预防代谢综合征。

8. 每天摄入1.0~1.5份坚果,以减少低密度脂蛋白胆固醇和心脏代谢的风险。

9. 推荐进食乳制品,尤其是酸奶摄入。

10. 减少含糖饮料的摄入,选择使用人工甜味剂的饮料替代含糖饮料,减少果糖相比其他糖类的摄入。

第三节　老年人饮食照护的技巧

【学习课时】

2学时。

【学习目标】

（1）掌握识记经口喂食、管饲的照护流程和注意事项,以及老年人发生噎呛、误吸时的临床表现、紧急处理措施。

（2）了解噎呛、误吸发生的原因,学会应用对应的评估工具进行识别和判断,并能针对老年人情况给予个性化的饮食指导。

【学习要求】

(1)在学习过程中结合老年人生理性特点、生活现状及鼻胃管护理要点,融合性地进行理解、识记饮食照护中的技巧。

(2)经口喂食、管饲的照护要点及老年人紧急状况下的应急措施。

一、经口喂食照护技巧

(一)概念

经口喂食是指由照护者(养老护理员、家属等)经过口腔将食物提供给老年人的一种进食方法,多针对因衰老、疾病等原因而无法自主进食的老年人。

(二)所需物品

毛巾、纸巾、调羹、食物、清洁口腔用物或水杯(内盛1/3~1/2的温开水)。

(三)进食流程

1. 喂食前准备

(1)环境整洁,空气清新、无异味、无打扫;照护者洗手、戴口罩、准备饮食并试温。

(2)了解老年人的身体状况、有无吞咽障碍和疾病程度;协助老人按需排便、洗手、戴假牙。

(3)针对老人身体状况选择合适的进食体位,能自行坐立的老人帮助其采取坐姿,上身稍前倾,双足平放于地面;无法坐立者让老人健侧卧位,背部垫上软枕给予支撑,抬高老人床头30°~45°。

2. 喂食的流程

(1)在老人嘴角下铺上毛巾(或纸巾),向老年人说明进食的时间和本次进食的食物(或让老人看见食物)。

(2)先喂食温度适宜的汤或水,湿润口腔后再喂食饭菜或干食,每次进食量根据汤勺大小,给予勺子的1/3或1/2从老人健侧处送入口中。

(3)照护者喂食时应面向老年人,每次喂食后应观察老年人的状况,并检查其口腔内有无物残留,确认没有食物残留后才喂下一匙。

3. 喂食后处理

(1)协助老年人进餐后漱口,擦拭口角,撤下餐具。

(2)进食结束后应观察患者的进食反应,有无食物逆流,保持侧坐位或半坐卧位30 min,防止反流,发生呛咳、误吸。

(四)注意事项

(1)老年人进食时,应指导老年人细嚼慢咽,不能边进食边讲话。饮水采取少量多次的原则,照护者将水杯沿患者下齿内缓慢倒入老人口中,使老人头部位置保持水平,避免误吸。

（2）食物的温度要保持在38～43 ℃,食物的质地要从流食、半流食到普食进行过渡,选择质地光滑、黏稠度适中的食物,液体类食物易引发误吸,过硬、过烫、过黏的食物不利于患者吞咽,避免食用。

（3）有骨、刺的菜肴在喂食前应彻底去除后再进食,做到干湿搭配,按老人饮食习惯顺序喂给。

（4）对吞咽固体食物有困难或不能吞下大粒的药片或胶囊的老年人,可将食物或药物(征得医生同意)用凝固粉调制成适合老年人吞咽的性状后喂食,应将食物送入老人舌根的2/3处,利于老人吞咽。

（5）切勿为意识不清、疲倦或不合作的老年人喂食;痰多的老年人进食前应清除痰液后再进食;有义齿的老年人进食时应先佩戴义齿后再进食;耐力差的老年人,宜少吃多餐;口腔感觉差的老年人,可在将食物送入口内后,适当增加汤匙下压舌部的力量,有助于刺激感觉。

（6）对不能自理的老年人,应每日分次定时喂食、喂水。必要时,根据老年人病情需要,记录其进食和饮水的次数和数量。偏瘫老人喂食时应从健侧喂入。

（7）如老年人出现呛咳,应停止进食。进餐后应及时进行漱口。

（8）使用流动水清洁餐具并放回原处备用,必要时消毒。

（9）教会老年人及其照顾者正确处理误吸发生后的急救知识和技能。

二、管饲进食照护技巧

（一）概念

管饲是指经鼻饲管或胃肠造瘘管输入营养制剂的营养治疗方法,主要目的是为不能经口进食的老年人提供足够的营养物质与能量供给,以维持生命。临床上常常采用鼻胃管、鼻肠管或胃肠造瘘管等方式进行肠内营养支持,但长期留置管饲可能导致吸入性肺炎、咽喉炎、食管及贲门损伤、造瘘口出血/肉芽生长、非计划性拔管等并发症。

（二）适用人群

（1）意识障碍、痴呆不能由口进食的老年人。

（2）因脑血管意外导致经口进食有困难的老年人,进食后出现严重呛咳的老年人。

（3）其他原因引起进食困难,导致严重营养不良,水、电解质紊乱,酸碱平衡失调的老年人。

（三）所需物品

温开水(38～40 ℃)、200 mL流质饮食(38～40 ℃)、灌注器、纱布、软枕、毛巾、污物碗、纸巾、冷开水杯、听诊器(必要时)。

(四)进食流程

1. 管饲前准备

(1)室内环境干净、整洁,护理员衣着整洁,并洗净双手,检查灌注器的完好情况。

(2)根据老年人的消化能力、身体需要,准备鼻管饮食种类及量。

(3)评估老年人的意识状态、病情、合作程度等,体现护理人文关怀,了解老年人的心理状态,倾听老年人的担心和顾虑,针对不同的身心状态,关心、安慰和鼓励老年人,耐心讲解管饲的方法和重要性,以及管饲过程的配合,注意保护老年人的隐私,增强对留置喂食管的知晓率,从而提高对喂食管的依从性。

(4)根据老年人身体情况,协助其摆放舒适的体位。对于上半身功能较好的老年人,应协助老年人采用座位或半座位;对于平卧的老年人,应将床头摇高或使用软垫垫起,使之与床水平线呈30°~45°。

2. 检查管道

老人进食前,为确保老年人进食安全,护理员首先要判定喂养管的位置。

(1)检查喂养管固定是否完好,外露导管刻度是否正常,有无导管盘旋、打折、滑脱,如若发生应请专业的医护人员处理。

(2)检查喂养管是否在胃内,主要有3种方法:①用注射器连接鼻饲管末端,进行抽吸,有胃液或胃内容物被抽出,此方法为最常见的判断方法。②用注射器连接鼻饲管末端,从鼻饲管注入10~20 mL空气,同时在胃内用听诊器听气过水声。③将鼻饲管末端放入盛水杯内,应无气泡溢出,如有大量气泡溢出,表明误入气管。

(3)每次注入食物前应先监测胃潴留量,回抽胃液,如残留量大于150 mL应暂停管饲。

3. 管饲的具体步骤

(1)测试管饲饮食的温度(38~40 ℃),护理员可将管饲饮食少量滴在自己的掌侧腕部,以感觉温热、不烫手为宜。

(2)护理员用灌注器从水杯中抽取20 mL温开水,连接喂养管向老年人胃/肠内缓慢灌注,再盖好喂养管末端盖帽,以确定喂养管通畅,并管腔润滑、刺激胃液分泌。

(3)胃管管饲:根据老年人的具体情况实施分次注入或滴注鼻饲。

1)分次注入鼻饲:如无胃潴留量。每次注食量一般应在200~300 mL(包括水在内),每日4~5次,每次间隔3 h。

2)滴注鼻饲:即将营养液与滴注管、鼻饲管连接,通过营养泵控制营养液泵入的一种方法。要根据老年人对营养液的耐受程度和血糖值、营养液的性质以及胃残留量来确定滴注速度。一般前15 min以15 mL/min的速度滴注,以后以60~80 mL/h恒速泵入,并每小时检查滴注液的泵入速度。滴注过程中,要使用营养加温器来保持营养液的温度,一般控制在38~40 ℃。

(4)胃造瘘管管饲

1)于造瘘管术后12~24 h开始从造瘘口注入50 mL温开水,2 h后再注入50 mL温开水。如无不适,可管饲米汤、牛奶、能全力等营养液。喂食量从 100 mL 逐渐增加至 300 mL,一次最大喂食量为 300 mL,其中包括营养液 250 mL、温开水 50 mL。

2)管饲营养液的浓度应该从低浓度开始,老年人无不适后再换高浓度。

(5)护理员抽吸管饲饮食(每次 50 mL/管),在水杯中轻沾灌注器乳头部分,涮下外壁鼻饲饮食残渣,打开鼻饲管盖帽并连接,缓慢推注,速度为 10～13 mL/min。灌注后立即盖好胃管盖帽,再次抽吸管饲饮食,同法至管饲饮食全部推注完毕。

(6)每次管饲量不应超过 200 mL,推注时间以 15～20 min 为宜,两次管饲之间间隔不少于 2 h。

(7)管饲饮食灌注完毕,分次注入者用灌注器抽取 20～50 mL 温开水冲洗喂养管,持续滴注者,每 4～6 h 用温开水 20 mL 冲洗管道,预防管路堵塞。盖好鼻饲管盖帽。

4.管饲后处理

(1)叮嘱并协助老年人进食后保持体位 30 min 再卧床休息。这样有利于食物的消化与吸收,以防喂食后食物反流引发误吸。

(2)妥善固定喂养管,观察老年人管道固定处的皮肤情况,管饲后要清洁面部,提高老年人的舒适感。

(3)准确记录老年人的管饲量、出入量。重点观察老年人鼻饲后有无腹胀、腹泻等不适症状并记录。

(五)注意事项

(1)长期鼻饲张嘴的老人口唇和舌头容易干燥,经常用棉棒蘸温开水涂抹嘴唇和舌面,保持口腔湿润,每日晨、晚间应做口腔护理,保持口腔清洁。

(2)对需要吸痰的老年人,应在鼻饲前 30 min 给予吸痰;鼻饲前、后 30 min 内禁止吸痰,避免引起老年人胃液和食物反流及误吸。

(3)鼻饲老年人需要服用口服药时,为防止鼻饲管堵塞,如片剂应研碎、溶解后再灌注。

(4)鼻饲过程中,若出现恶心、呕吐等情况,应立即停止鼻饲。

(5)鼻饲喂食前,在抽吸胃液时若发现胃液呈深棕色或感觉异常,应立即通知家人并就诊。

(6)鼻饲用具必须在每餐用后清洗,每日消毒 1 次,灌注器每日更换。

(7)长期鼻饲者,要根据管道材质和使用说明书决定其更换鼻饲管的时间。一般来说,普通胃管每周更换 1 次,硅胶胃管每月更换 1 次。

(8)使用橡皮胶固定鼻饲管时周围的皮肤容易过敏或破皮,可以使用棉质的带子,挂于老人的两侧耳朵,既能固定导管又避免了贴橡皮胶引起的过敏。

(9)胃造瘘管管饲者,每 4～8 h 监测管饲者的肠鸣音情况,观察其大便性质,有无腹胀、恶心、呕吐等情况。

(10)注意监测老年人的血糖、水、电解质情况,观察意识变化,有无出汗、心悸等。每周称体重 1 次,如果发现老年人的摄入量和消耗不平衡时,应及时调整治疗护理方案。

(11)造瘘口需每日更换敷料,保持清洁和干燥。

【拓展知识】

间歇性经口管饲法

间歇性经口管饲法(intermittent oral tube feeding,IOE),是指根据患者正常进食规律和治疗需求,将胃管经口腔插入食管下段(25~30 cm)或胃内,注入流质饮食、水或药物完毕后,立即拔除胃管的一种方法,临床主要用于为吞咽障碍患者提供营养支持。具体操作如下:①充分评估患者心理状态、承受能力和吞咽功能,为其解释插管的目的和方法;②患者取仰卧位,用纱布沾石蜡油包住胃管前端,充分利用胃管前端的自然弧形弯曲,将胃管经口腔缓慢送进咽部,并紧贴口咽后壁向后下推进;③当胃管通过咽部时嘱患者缓慢吞咽,使胃管顺利通过食管进入胃内,动作必须轻、稳、敏捷,避免反复刺激咽喉部;④根据患者病情决定插管次数,一般3~6次/d,每次注入流质250~300 mL,温度38~40 ℃,并以患者自觉饱腹感为准;⑤进食结束后用温水冲洗胃管,反折胃管后在患者呼气末快速拔除胃管,嘱患者保持进食体位30 min左右;⑥将胃管用温水清洗后备用,一次性胃管每周更换2~3次,硅胶胃管每周更换1次,胃管如有颜色和性状的变化,及时更换。IOE不仅是一种有效的进食代偿手段,也是改善吞咽功能和营养状况、减少鼻饲管并发症、提高舒适度、降低患者病耻感的有效方法。

三、噎呛照护技巧

(一)概念

噎呛是指食物阻塞咽喉部或卡在老年人食管的某一狭窄处,甚至误入气管而引起的呛咳、呼吸困难、窒息,医学上称之为老年性食管运动障碍,民间又称为"食噎"或"噎食",是老年患者猝死的常见原因之一。随着增龄风险增高,噎呛约75%发生在老年期。

(二)临床病因

1. 生理因素

随着年龄的增加,老人咽喉黏膜、肌肉退行性变化或神经通路障碍,协调功能不良,减弱了防止异物进入气道的反射性动作,容易发生噎呛,且年龄越大,发生噎呛的可能性越大。

2. 疾病因素

老人罹患神经系统、精神疾患和肺部疾病时,易发生噎呛,其中脑血管疾病、阿尔茨海默病老年人噎呛的发生率最高,这与其存在不同程度的摄食、吞咽障碍有关;慢性阻塞性肺疾病老年人噎呛发生率亦较高,与其呼吸功能不全有关,喘息、咳嗽、多痰均可增加噎呛的可能性。

3. 药物因素

老年患者长期服用药物进行治疗,可能会影响患者咽喉部位肌肉功能、患者可能出现暴饮暴食情况,此类老年患者极易出现噎呛情况,严重的甚至会威胁老年患者的生命安全。

4.食物因素

老年人佩戴假牙导致咀嚼食物不彻底,或者照护者自行向老人喂一些食物,如干硬食物和黏稠性较大的汤圆、年糕、芝麻糊等,容易卡在喉咙而导致窒息,是造成噎呛的因素。

5.其他因素

老年人因行动不便需卧床进食,或者老人进食时谈话、注意力不集中,进食过程中情绪激动,也可能引发噎呛的问题。

（三）临床表现

（1）噎呛早期。老年患者将出现面部涨红、呛咳反射症状。部分老年人在出现噎呛问题时,还可能出现一只手一直贴在颈前咽喉部位,其表情十分痛苦。

（2）噎呛中期。老年患者将出现胸闷、窒息感,患者并不能将食物吐出,且存在双手乱抓等症状。

（3）噎呛晚期。老年患者将出现面色苍白、口唇发绀、昏厥等症状。情况严重的甚至会出现浑身抽搐、呼吸停止等症状。

（四）评估方法及标准

1.老年人基本情况

年龄、有无假牙、饮食类型,以及有无糖尿病、高血压、冠心病、脑梗、帕金森病、骨质疏松、阻塞性肺气肿、心功能不全等基础疾病。

2.行为方式

评估老年人是否存在吸烟、喝酒等不良生活习惯,锻炼行为、服药行为、睡眠是否规律。

3.自我管理能力

噎呛的发生与老年人的心理状况密切相关,应详细评估老年人有无焦虑、恐惧、抑郁等心理状况,为制订针对性的服务计划提供参考。噎呛患者综合评估表见表4-3-1。

表4-3-1　噎呛患者综合评估表

评估项目		评估内容与分级	
		0分	1分
1.基本情况	年龄	65周岁以下	65周岁以上
	并发症	无	1种以上
	吞咽困难	无	有
	假牙	无	有
	饮食类型	流质　全流质　食糜	碎食　软食　普食
	过敏食物	无	有

续表4-3-1

评估项目		评估内容与分级	
		0分	1分
2.行为方式	不良习惯	无	吸烟　饮酒
	睡眠情况	良好　一般	较差
	训练方式	2次以上/周	不锻炼
	训练内容	锻炼方式:散步　太极拳　八段锦	其他
	饮食情况	遵医嘱	不控制　不规律
	服药行为	遵医嘱	不规律,时有漏服
3.自我管理能力	心理状况	正常	抑郁　烦躁 恐惧　焦虑

注:低度危险:1~7分;中度危险8~15分;高度危险:16分以上。

4.标准吞咽功能评价量表

标准吞咽功能评价量表(standardized swallowing assessment,SSA)于1996年由Ellul及Barer所创,分3个步骤进行(表4-3-2)。①观察是否意识清楚,是否对言语刺激有反应,有无呼吸困难,有无流涎,并对其舌的活动范围、构音障碍、咽反射、自主咳嗽能力进行判断,评分范围8~23分,如评分为8分,说明上述指标均无异常,可进行5 mL水吞咽试验。②直立坐位吞咽,观察患者有无口角流水、吞咽动作重复吞咽、吞咽时气促、咳嗽、喘息及发音异常,初步判断误咽是否存在,评分范围5~11分,重复3次,若每次评分均为5分,且完成2次以上者,可进行60 mL水吞咽试验。③让患者吞咽60 mL水,观察全部饮完、咳嗽、喘息及发音等异常,并初步判断误咽是否存在,评分范围5~12分。SSA量表最低分为18分,最高分为46分,分数越高,说明吞咽功能越差。上述评定过程中出现任意1项异常,即终止检查,后续项目的评分均以最高分计算。

表4-3-2　标准吞咽功能评价

第一步　初步评价	
1.意识水平	1=清醒 2=嗜睡,可唤醒并做出言语应答 3=呼唤有反应,但闭目不语 4=仅对疼痛刺激有反应
2.头部和躯干部控制	1=能正常维持坐位平衡 2=能维持坐位平衡但不能持久 3=不能维持坐位平衡,但能部分控制头部平衡 4=不能控制头部平衡
3.唇控制(唇闭合)	1=正常　2=异常
4.呼吸方式	1=正常　2=异常

续表 4-3-2

5. 声音强弱(发[a]、[i]音)	1 = 正常　　2 = 减弱　　3 = 消失
6. 咽反射	1 = 正常　　2 = 减弱　　3 = 消失
合计_____分	
第二步　饮一匙水(量约 5 mL),重复 3 次	
1. 水流出来	1 = 没有/1 次　　　2 = >1 次
2. 吞咽时有效喉运动	1 = 有　　　2 = 没有
3. 吞咽时有反复的喉部运动	1 = 没有/1 次　　　2 = >1 次
4. 吞咽时咳嗽	1 = 没有/1 次　　　2 = >1 次
5. 吞咽时喘鸣	1 = 有　　　2 = 没有
6. 吞咽后喉的功能	1 = 正常　　　2 = 减弱或声音嘶哑　　　3 = 消失
合计_____分	
注:如果该步骤的 3 次吞咽中有 2 次正常或 3 次完全正常,则进行下面第 3 步	
第三步　饮一杯水(量约 60 mL)	
1. 能够全部饮完	1 = 是　　2 = 否
2. 饮水需要的时间	1 = <2 s　　2 = >2 s
3. 吞咽中或吞咽后咳嗽	1 = 无　　2 = 有
4. 吞咽中或吞咽后喘鸣	1 = 无　　2 = 有
5. 吞咽后喉功能	1 = 正常　　2 = 减弱或声音嘶哑　　3 = 发音不能
6. 误吸是否存在	1 = 无　　2 = 可能　　　3 = 有
合计_____分	

注:如果患者不能正常吞咽 5 mL 的水,即尝试 3 次中多于 1 次出现咳嗽或者气喂,或者出现吞咽后声音嘶哑(即喉功能减弱),则不再继续第 2 阶段,在第 2 阶段中出现咳嗽或气喂,或出现吞咽后声音嘶哑,就认为是不安全吞咽。

(五)饮食照护的要点

1. 环境的准备

给予舒适的进食环境,保持病房空气清新、整洁、安静、舒适、安全,注意口腔卫生,对不能刷牙者要做好口腔护理。

2. 食物的选择

对易发生呛咳和轻度吞咽困难的患者可以进食粥、烂面、蒸蛋、菜泥等,避免进食黏性大的年糕、汤圆等食物。对中、重度吞咽困难的患者,食物都应呈糊状喂食,避免进食汤、水及干硬食物,减少噎呛的发生,同时注意食物温度适宜,色香味美,以增进食欲,促进患者吞咽反射。

3. 进食时的照护

(1)正确协助患者进食时取端坐位或 30°~60°半卧位,头正中稍前屈或向健侧倾斜 30°。若老年患者行动不便必须卧床,则需保证患者床头角度为 60°及以上。

（2）将食物放至舌中后部用匙背轻压舌部，并缓慢进食，进食全程以 30 ~ 40 min 为宜；食量适度，用小勺喂饭，细嚼慢咽，少食多餐，若出现噎呛现象，立即停止进食。

（3）叮嘱患者集中精力进食，不讲话，以免影响老年人注意力及情绪。同时，老年人需使用矮身杯饮水，且饮水时头部略微向后仰，以免由于体位问题出现噎呛问题。

（4）进食后应保持坐位或半坐卧位 10 ~ 20 min，且进食后 30 min 内不宜进行剧烈运动。

4.噎呛紧急处理措施

（1）老年患者在出现噎呛问题后，应立即停止进食，使其侧卧，对于清醒老年人，鼓励并辅助老年人咳嗽咳痰，可叩击老年人胸背部或鼓励老年人将食物咯出或用手从老年人口腔掏出食物，若老年患者紧咬牙齿，则需使用筷子或勺子等物品将其口腔打开清除其口腔中的食物残渣，尽可能保持呼吸道通畅。

（2）如情况紧急应立即通知其他医生或护士帮忙，以便最短时间内备齐抢救用物和药物，并协助判断病情和正确处理。对于气道梗阻老年人，及时取出梗阻物，协助医师使用负压吸引尽早吸出口咽、鼻腔及气管内食物，必要时行气管插管或气管切开术。

（3）一旦老年人被食物堵塞呼吸道而发生窒息，可用海姆利克急救法。海姆利克急救法：急救者首先以前腿弓、后腿蹬的姿势站稳，然后使老年人坐在自己弓起的大腿上，并让其身体略前倾，然后将双臂分别从老年人两腋下前伸并环抱老年人。施救者一只手握拳，拳眼放在老人脐上两横指上方，另一只手包住拳头，连续、快速、用力向老人后上方冲击，直至堵塞物吐出。

（4）若老年患者出现心跳、呼吸停止情况，则需及时按压患者心脏位置，在对其进行心肺复苏术时，需及时进行脑复苏。

【拓展知识】

中医适宜技术

中医适宜技术在老年人噎呛的预防和护理中发挥重要的作用，其中最适用的两种中医适宜技术为耳穴贴压技术和穴位按摩技术，这两种技术可以通过刺激机体穴位，起到调整机体功能、促进吞咽功能康复的作用。①耳穴贴压。耳穴贴压法是采用王不留行籽、莱菔籽等丸状物贴压于耳郭上的穴位或反应点，可取穴：面颊、胃、喷门、口、舌、咽喉、脑干、皮质下等。75% 乙醇自上而下、由内到外、从前到后消毒耳部皮肤。选用质硬而光滑地王不留行籽或莱菔籽等丸状物黏附在 0.7 cm×0.7 cm 大小的胶布中央，用止血钳或镊子夹住贴敷于选好耳穴的部位上，并给予适当按压（揉），使老年人有热、麻、胀、痛感觉，即"得气"。采用对压法、直压法、点压法等手法按压一定时间。②穴位按摩。评估老年人状况，协助老年人取合理、舒适体位，确定腧穴部位，选用适宜的推拿手法及强度。可取穴：平时可按摩涌泉、太冲、足三里、三阴交、内关、列缺、膻中，每日 3 次，每次15 min。推拿时间一般宜在饭后 1 ~ 2 h 进行。每个穴位施术 1 ~ 2 min，以局部穴位透热为度。

四、误吸照护技巧

（一）概念

误吸是指咽部异物（包括口咽部分泌物、食物、药物、反流的胃内物和病原微生物等）经声门进入下呼吸道的过程。咽部异物（吸入物）有 3 个来源，即饮食物、胃食管反流的胃内容物、口咽部的分泌物（包括唾液、口腔内的病原微生物、食物残渣）。

（二）临床病因

1. 生理因素

老年人脏器功能减退，食管平滑肌松弛后，食管的 3 个狭窄部位消失，胃肠蠕动减弱，导致机体排除异物和自我保护能力下降，在吞咽时易出现误吸。此外，老年人随年龄增长，出现会厌功能不全，咳嗽反射减退，吸入少量分泌物或食物，易引起肺部感染，而肺部感染又可增加误吸的发生率，从而形成恶性循环。

2. 疾病因素

（1）各种原因引起的昏迷、脑梗死、脑出血、帕金森综合征、阿尔茨海默病和脑部肿瘤等中枢神经系统病变。

（2）食管癌、胃食管反流、幽门梗阻等食管、胃疾病。

（3）引起一侧或双侧声带麻痹的疾病、经口或经鼻气管插管等声门闭合不全相关疾病。

（4）严重阻塞性睡眠呼吸暂停综合征、食管气管瘘、多发性硬化、肌炎等其他疾病。

患有这些疾病的老年人由于咽喉部感觉功能和（或）吞咽功能减退、胃食管反流、食管或幽门梗阻、声门闭合不全等原因，不能及时清除咽部食物、胃食管反流物和口咽部分泌物。这些异物容易被吸入气管、支气管和肺。一项调查发现，长期护理机构获得性吸入性肺炎诊断的患者约占 30%，其中 72% 有神经系统病变（包括脑血管意外、帕金森综合征、阿尔茨海默病、多发性硬化、智力障碍和脑部肿瘤）导致的吞咽功能障碍。

3. 药物因素

老年人的常用药物中有许多会促使误吸发生，如茶碱类、钙离子拮抗剂、多巴胺、酚妥拉明（立其丁）等药物可使平滑肌松弛导致误吸。麻醉药、镇静药改变患者意识状态，使其保护性咳嗽反射减弱，尤其是全身麻醉过程中，胃内容物反流极易导致误吸，抗精神病药物也有类似不良反应。

4. 护理因素

脑血管疾病、围术期或麻醉患者、机械通气（或气管切开）患者以及肠内营养（鼻饲）患者若护理不当很容易发生误吸。鼻饲卧位不当，则腹腔内容物致使膈肌上抬，胸腔压力升高发生食物反流造成误吸。

（三）临床表现及分类

1.临床表现

误吸时的典型表现主要有：进食时呛咳、咳嗽、咳痰,感到不适或稍停止后继续进食（即有"噎、卡、梗"的感觉）；进食时或进食后出现喘息、胸闷、呼吸困难,或呼吸困难加重。

（1）由于异物进入了呼吸系统,而引起吸入性气管/支气管炎、吸入性肺炎、肺纤维化,并影响呼吸功能（如呼吸困难、类似哮喘样的喘息发作、呼吸衰竭、窒息等）。据报道,老年社区获得性肺炎患者中有71%存在隐性吸入,老年脑梗死患者吸入性肺炎患病率达60%~90%,65岁以上的老年患者年龄每增长1岁,卒中相关性肺炎患病率增高2%,在ICU的肺炎患者中有70%与吸入有关,吸入性肺炎的病死率达40%~60%。

（2）因误吸给老人带来明显的不适感而使其畏惧饮食,造成饮食逐渐或急剧减少,从而引起电解质紊乱（高钠血症、低钠血症、低钾血症、高钾血症等）、脱水、肾功能损害（尿少、肾功能不全或衰竭）、营养不良（不明原因的进行性消瘦、营养不良性贫血等）。

（3）受前面两方面因素的长期困扰而引起的焦虑、失眠、抑郁等神经精神异常。

2.分类

根据误吸造成危害的速度快慢分为急性误吸危害和慢性误吸危害。急性误吸危害是指短时间内由于吸入较多的异物造成的吸入性肺炎、呼吸困难（包括类似哮喘样的喘息发作）、呼吸衰竭、甚至窒息,或由于害怕误吸引起的严重不适感造成饮食极少或拒绝饮食而发生严重的急性脱水、休克、电解质紊乱、氮质血症、肾功能衰竭等。

慢性误吸危害是指由反复少量误吸引起的呼吸系统损害（如肺纤维化等）,或因惧怕进食时的不适感,造成长期饮食减少,而引起的营养不良、营养不良性贫血、慢性水电解质紊乱、慢性肾功能不全,以及由此而引起的抑郁、焦虑等精神异常。

（四）评估方法及标准

老年科医护人员和养老机构护理人员应熟练掌握误吸的筛查及评估方法。通过风险自评量表筛查高危人群,推荐采用标准吞咽功能评价量表（standardized swallowing assessment,SSA）和洼田饮水试验（Water swallowing test,WST）进行患者误吸风险筛查,WST对误吸风险筛查的诊断效能与其饮水量有关,WST（≥50 mL）和SSA对误吸筛查的准确性优于WST（<50 mL）。此外,曹娟等学者在SSA基础上加以改良,专门形成了老年人误吸风险评估量表,用于老年人误吸风险筛查。针对怀疑发生误吸的患者进行临床仪器评估,包括视频透视检查和软式喉内窥镜吞咽功能检查,以进一步明确诊断和病因。

该量表将意识障碍和吞咽障碍作为误吸风险的独立因素,评分标准定为2、4、6分,分别对应轻度、中度、重度；将胃食管反流或胃潴留、自己不能进食、长期卧床、平卧进食、使用过基础麻醉或镇静剂、存在膈肌抬高等6项分计成1分,合计6分,1分为低风险,2~3分为中风险,大于或等于4分为高风险。将大于或等于4分同时伴有中重度以上意识障碍、吞咽功能障碍的老年患者,列为误吸高风险组。该量表使用面广、不配合度低、完成率高、临床可操作性强；可根据患者的意识障碍和吞咽障碍程度进行准确地分层,可分为高、中、低风险,准确预测发生误吸的风险系数。

结合量表评分结果采取分层管理。对低风险患者应采取标准喂食程序进行喂食管理;对中风险患者在干预措施的基础上,可考虑给予短期管饲饮食或肠外营养支持,经治疗后长期评分风险仍无下降的患者,可予以胃造瘘或空肠造瘘。对高风险患者建议给予管饲饮食联合肠外营养,以保存正常肠道功能,在维持能量供给的同时,应降低管饲的难度,减少误吸的发生,需要长期管饲患者应行胃造瘘或空肠造瘘,不应行长期肠外营养。

(五)饮食照护的要点

1. 环境的准备

进餐环境安静,进餐时不要与人谈话,以保证老人精力集中。对高龄患者及吞咽困难者应关注其饮食经过,注意其表情、面色、态度和行动的变化,同时在居室中备好氧气、吸引器等以便抢救时用。

2. 食物的选择

食物的选择需根据具体护理阶段的不同进行调整,在护理的初期患者食物选择应以糊状并具有一定黏稠度且易于吞咽的食物为主,后期再根据患者实际情况灵活调整食物,但需以软、烂为主。

3. 进食时的照护

(1)选择合适的进食体位,一般首选端坐位,卧床老人进食时床头抬高45°,鼓励老年人主动进食。

(2)摄食时一口量应控制在20 mL内,刚开始时每次约3 mL,随着老人吞咽功能的逐渐改善以及老人护理训练情况的增加,可以逐渐提高进食量,注意应该等老人第一口完全吞咽后再进食第二口,并嘱老人细嚼慢咽。

(3)有进食能力的老人:根据容积-黏度测试结果,选择合适的一口量、食物质地和液体黏稠度;必要时,需要调整吞咽姿势以协助进食,逐渐过渡到以正常吞咽姿势进食。

(4)不能经口进食的老人:使用幽门后置管进行短期肠内营养支持(2~3周),长期营养支持(≥4周)可考虑放置经皮胃造口管。

1)使用营养泵输注鼻饲液,输注速度≤200 mL/h,若无条件,可通过注射器分次推注,每次推注总量≤250 mL/次,推注速度≤20 mL/min,使用鼻胃管的患者,在条件允许的情况下,推荐将胃管插入长度适当延长10~15 cm。

2)对于鼻饲患者,推荐每4~8 h测量胃残余量,如果残余量为200~500 mL,应适当调整患者的肠内营养输注速度,可使用促胃动力药或根据患者情况暂停鼻饲;残余量>500 mL的患者,应暂停喂养或改用经皮胃造口管。

3)条件允许的情况下,推荐采用床边胃超声监测,以评估误吸高风险患者的胃残留量,鼻饲喂养前或进食前30 min内,在病情允许的情况下,推荐给予患者腹部按摩,每天3次,每次15 min,以增加肠蠕动、腹部血液循环,加速食物消化吸收。

(5)在老人身体允许的情况下,进食(或鼻饲)过程中及结束后30 min内推荐采取30°~45°半卧位,并在进食(或鼻饲)后30 min内禁止翻身。

（6）鼓励有能力的老人自行刷牙，并于餐后选择适宜的漱口液进行漱口；对于 WST Ⅱ 级以上的吞咽障碍患者及不能自行刷牙的患者，推荐采用负压冲洗式刷牙法或传统口腔护理方法，口腔护理液推荐使用 2% 葡萄糖酸氯己定溶液；口腔护理擦拭动作轻柔，避免损伤口腔黏膜、牙龈，注意及时清除牙缝间食物残渣。

4. 误吸紧急处理措施

若发生误吸时，患者将出现剧烈咳嗽、面色苍白、呼吸困难等症状，严重时更会导致患者出现心跳微弱等症状。针对该类症状，需立即展开吸氧以及吸痰处理，帮助呼吸道、口腔异物进行有效清理，并给予呼吸兴奋等处理，具体处理措施如下。

（1）立即中止饮食及鼻饲，判断食物是否误入气管，然后再决定是否继续进食。

（2）当发生误吸时，护士应保证连续观察患者状况。在抢救的同时呼唤其他医师或家属给予帮助，以便在短时间内备齐抢救的用品和药物。

（3）患者在饮食中突然出现面色发绀时，应立即晃患者双肩，呼唤其名字，给予身体一定刺激，观察其反应。如无肢体运动或语言应答，即为意识障碍，应立即进行心肺复苏。

（4）取侧卧位，避免对于胸部的压迫；头后仰，托起下颌，以防舌后坠及口腔内的潴留物、分泌物、呕吐物吸入气管。

（5）口内有食物时，用纱布或手帕包绕手指将异物取出，不能取出时应用吸引器吸出，以防发生再误吸。有假牙者应将假牙取出，以防引起口腔损伤。

（6）当患者出现呼吸次数增加、发绀、辅助呼吸肌参与呼吸时，揭示机体处于低血氧状态，应给予吸氧。

1）呼吸停止时，立即使用便携式呼吸器进行人工呼吸或进行口对口人工呼吸。

2）人工呼吸过程中注意观察胸廓的起伏，如吹气时未见胸廓抬起，说明呼吸道哽塞，应将喉部展开，用钳子将异物钳出，也可用背部叩打法、侧胸下部压迫法将异物排出。

（7）当患者发生误吸后，应立即触摸颈动脉，判断是否有颈动脉搏动，如无搏动，说明心跳停止，应立即进行胸外心脏按压。为随时掌握循环系统的变化，应连接心电监护仪进行心脏监护。

（8）注意观察呼吸、脉搏和体温的变化，呼吸增快、脉搏增快、血压升高是机体对低氧血症的反应，应给予吸氧。体温升高为感染（如肺炎）的征象，可采取调节室温、盖被等调节环境温度，或在腋窝、腹股沟处冷敷等物理方式帮助降低体温。

第五章　排泄照护

第一节　老年人排尿照护

【学习课时】

1 学时。

【学习目标】

(1)掌握尿失禁的原因、症状及尿潴留、留置导尿管的老年人照护措施。

(2)掌握排尿异常老年人的照护技术。

【学习要求】

(1)学习老年人排尿照护技术,并在日常工作中运用到位。

(2)学习理论与操作技术要点。

一、概述

排尿是机体将人体代谢的终末产物、过剩盐类、有毒物质和药物排出体外的过程。排尿可调节人体内的水、电解质和酸碱平衡,维持其内环境的相对稳定。泌尿系统由肾、输尿管、膀胱、尿道组成。肾脏是产生尿液的器官,尿液经过输尿管输送至膀胱;膀胱是贮尿器官,当尿液在膀胱内达到一定量时,可在神经系统的支配下经尿道排出体外。

排泄是人体的基本生理需求之一,也是维持其健康和生命的必要条件之一。当机体出现健康问题或受一些因素影响时,会直接或间接地影响其排泄功能。因此,护理员应掌握相关的护理知识和操作技术,来帮助老年人维持正常的排泄功能,满足其排泄需求,使老年人维持最佳的健康与舒适状态。

二、排尿活动评估

(一)影响正常排尿的因素

1. 生理因素

(1)年龄。老年人因膀胱肌肉的张力减弱,会出现尿频情况。

(2)饮食。如果其他影响因素不变时,液体的摄入量将直接影响尿量与排尿的频率,当液体摄入增多时,其尿量与排尿次数均相应地增加;另外,摄入食物的种类也会影响排尿,如咖啡、茶、饮料等有利尿作用,而含盐较高的饮料或食物则会造成水、钠潴留,使尿量减少。

2. 心理因素

(1)精神方面。心理因素对正常排尿有很大的影响,如过度的焦虑和紧张时,可引起尿频、尿急,而明显的恐惧则可导致老年人不自觉地排尿,严重者则会抑制排尿,出现尿潴留的情况。同时排尿也受心理暗示等因素的影响,如任何听觉、视觉或其他身体感觉的刺激等均可诱发排尿。

(2)个人习惯。个人的排尿习惯是在潜意识里建立起来的,大多数人会形成一些固定的排尿时间,如一些人晨起的第一件事是排尿,晚上睡觉前也会排空膀胱;此外,排尿的姿势、时间和环境等都会影响排尿活动。

3. 社会文化因素

由于人类通过文化教育形成了一种社会规范,因此排尿活动一般在隐蔽的场所进行。所以,当个体在缺乏隐蔽的环境中,就会产生许多压力,从而影响正常排尿活动,造成尿液排出困难。

4. 疾病因素

(1)疾病。神经系统的损伤和病变,使排尿反射的神经传导和意识控制发生障碍,出现尿潴留或尿失禁;肾脏的病变使得尿液生成发生障碍,出现少尿或无尿;泌尿系统的肿瘤、结石或狭窄也可导致排尿障碍,出现尿潴留;老年男性前列腺肥大压迫尿道,则有排尿困难的现象。

(2)药物。某些药物可直接影响排尿,如利尿剂等能够增加尿量;止痛剂、镇静剂及麻醉剂等可影响神经传导而干扰排尿活动,导致尿潴留。

(3)治疗及检查。某些外科手术可导致老年人失血、失液,此时若补液不足,则机体处于脱水状态,尿量减少;某些诊断性检查前要求老年人禁饮、禁食,从而使得尿量排出减少;有些检查如膀胱镜检查可能造成尿道的损伤、水肿与不适,导致排尿形态的改变。

5. 其他因素

气候变化对正常排尿也有很大的影响。如高温环境中机体出汗量较多,体内水分减少,血浆晶体渗透压升高,可引起抗利尿激素分泌增多,促进肾脏的重吸收功能,导致尿液浓缩和减少;当气候寒冷时,身体外周血管收缩,循环血量增加,体内水分相对增多,机体反射性地抑制抗利尿激素的分泌,尿量增加。

(二)排尿的观察

1. 排尿次数与量

(1)排尿次数。正常情况下,排尿活动受意识控制,可无痛、无障碍地自主进行。一般成人白天排尿次数为3~5次,夜间0~1次。

(2)尿量。尿量与年龄、气候、液体及食物的摄入量和种类等多种因素有关。正常成人24 h的尿量为1 000~2 000 mL,平均在1 500 mL左右,每次尿量200~400 mL。

2. 尿液的性质

(1)颜色。正常新鲜尿液呈淡黄色或黄色。某些食物、药物等会儿改变尿液的颜色，如进食大量胡萝卜或口服维生素 B_2（核黄素）时，尿液呈深黄色。非正常情况下，尿液的颜色会与正常尿液不同。如：①当尿液颜色呈淡红色、洗肉水色或混有血凝块时，常见于急性肾小球肾炎、输尿管结石、泌尿系统肿瘤、结核及感染；②当尿液颜色呈浓茶色、酱油色，常见于各种原因导致的溶血、恶性疟疾和阵发性睡眠性血红蛋白尿；③尿液呈深黄色或黄褐色并在振荡后泡沫也呈黄色时，常见于阻塞性黄疸和肝细胞性黄疸；④白色乳样尿液，有时可混有少量血液，见于丝虫病。

(2)透明度。正常新鲜尿液清澈透明。当泌尿系统感染时，尿液中则含有大量白细胞、红细胞、上皮细胞、细菌或炎性渗出物等，此时排出的新鲜尿液透明度发生改变，出现白色絮状浑浊。

(3)酸碱度。正常人尿液呈弱酸性，一般尿液 pH 值为 4.5～7.5，平均为 6。可受疾病、用药及饮食等的影响。如进食大量蔬菜时，尿液可呈碱性；当进食大量肉类时，尿液可呈酸性。

(4)尿比重。成人在正常情况下，尿比重在 1.015～1.025 之间。一般尿比重与尿量成反比。尿比重的高低主要取决于肾脏的浓缩功能，若尿比重经常固定于 1.010 左右，则提示肾功能严重障碍。

(5)气味。正常尿液气味来自尿内的挥发性酸。尿液久置后，因尿素分解产生氨，则有氨臭味；当泌尿道有感染时新鲜尿液可有氨臭味；糖尿病酮症酸中毒时，因尿中含有丙酮，可有烂苹果气味。

3. 常见的排尿异常

(1)尿量异常。常见的尿量异常有多尿、少尿、无尿或尿闭。①多尿：指 24 h 内尿量超过 2 500 mL。见于大量饮用液体、糖尿病、尿崩症和肾功能衰竭等。②少尿：指 24 h 内尿量少于 400 mL 或每小时尿量少于 17 mL。见于发热、液体摄入减少、休克等导致体内血液循环不足及心脏、肾脏、肝脏功能衰竭的情况。③无尿或尿闭：指 24 h 内尿量少于 100 mL 或 12 h 内无尿者。见于急性肾功能衰竭、严重休克、药物中毒等。

(2)膀胱刺激征。膀胱刺激征的主要表现为尿频、尿急、尿痛。①尿频：指单位时间内排尿次数增多，由膀胱炎症或机械性刺激引起。②尿急：指有尿意但不能控制，需立即排尿，由膀胱三角或后尿道的炎性刺激引起，常与尿频、尿痛同时存在。③尿痛：指排尿时膀胱区及尿道疼痛。多为膀胱及尿道感染、机械性刺激等所致。

(3)尿潴留。指膀胱内滞留大量尿液而不能自主排出。当尿液滞留时，膀胱容积可增至 3 000～4 000 mL，膀胱高度膨胀，可至脐部。此时老年人主诉下腹胀痛，排尿困难。体检可见耻骨上膨隆，扪及囊样包块，叩诊呈实音，有压痛。常见原因：①机械性梗阻：由膀胱颈部或尿道有梗阻性病变，如前列腺肥大或肿瘤压迫等尿道，造成排尿受阻。②动力性梗阻：由排尿功能障碍引起，而膀胱、尿道并无器质性梗阻病变，如外伤、疾病或使用麻醉剂等所致脊髓初级排尿中枢活动障碍或抑制，不能形成排尿反射。③其他：各种原因引起的不能用力排尿或不习惯卧床排尿，包括某些心理因素，如焦虑、窘迫使得排尿不能及时进行。由于尿液存留过多,膀胱过度充盈,致使膀胱收缩无力,从而造成尿潴留。

(4)尿失禁。尿失禁指排尿不受意识控制,尿液不自主地流出。尿失禁可分为:①真性尿失禁。指膀胱内稍有一些尿液便会不自主地流出,膀胱处于空虚状态。原因为脊髓初级排尿中枢与大脑皮质之间联系受损,如昏迷、截瘫老年人,因排尿反射活动失去大脑皮质的控制,膀胱逼尿肌出现无抑制性收缩;也可见于因手术所致的膀胱括约肌损伤或支配括约肌的神经损伤,病变所致膀胱括约肌功能不良等。②假性尿失禁(充溢性尿失禁)。指当膀胱内贮存部分尿液充盈达到一定压力时,可不自主地溢出少量尿液;而当膀胱内压力降低时,排尿即行停止,但膀胱仍呈胀满状态。原因为脊髓初级排尿中枢活动受抑制,膀胱充满尿液,内压增高,迫使少量尿液流出。③压力性尿失禁。当腹内压升高,如咳嗽、打喷嚏或运动时,尿液不自主地排出少量尿液。原因为膀胱括约肌张力减低、骨盆底部肌肉及韧带松弛,多见于老年女性,尤其是肥胖者。

(三)常见排尿异常老年人的照护措施

1.尿潴留老年人的照护

(1)维持老年人正常的排尿习惯。遵从老年人原有的正常排尿习惯,如排尿时间等。

(2)提供隐蔽的排尿环境。关闭门窗、屏风遮挡、请无关人员回避等,使老年人安心排尿。

(3)调整体位和姿势。协助老年人取舒适地体位进行排尿,尽量以老年人的习惯姿势进行排尿。

(4)诱导排尿。利用条件反射,如听流水声或用温水冲洗会阴部诱导老年人进行排尿,切记不可强行按压,以免引起膀胱破裂。

(5)健康教育。指导老年人给予充分的时间放松自己,并进行安慰,消除老年人的焦虑紧张情绪。

(6)导尿。经上述处理仍不能解除尿潴留时,通知医护人员采用导尿术引流出尿液。

2.尿失禁老年人的照护

(1)心理护理。尊重理解老年人,给予安慰、开导和鼓励,帮助其树立恢复健康的信心,并使其积极地配合。

(2)皮肤护理。保持床单位的清洁、干燥,床上铺橡胶单和中单,也可使用尿垫或一次性纸尿裤,来保持老年人皮肤的清洁干燥。经常用温水清洗老年人的会阴部皮肤,勤换衣裤、床单、尿垫等。必要时经常协助老年人变换体位,按摩受压部位,防止皮肤破损(压疮)的发生。

(3)重建正常的排尿功能。①摄入适量的液体:若老年人的心功能正常,协助老年人每日摄入液体 2 000 ~ 3 000 mL。因多饮水可增加对膀胱的刺激,促进排尿反射,同时还可预防泌尿系统的感染。②排尿训练:定时使用便器,帮助老年人建立规则的排尿习惯,刚开始时白天每 1 ~ 2 h 使用便器 1 次,夜间每隔 4 h 使用 1 次便器,以后间隔时间可以逐渐延长,以促进排尿功能的恢复。③指导老年人进行盆底肌肉的锻炼:以增强控制排尿的能力。具体方法是协助老年人取立、坐或卧位,试做排尿(排便)动作,先慢慢收紧盆底肌肉,再缓缓放松,每次 10 s 左右,连续 10 次,每日数次,以不感觉疲乏为宜。

3.膀胱造瘘老年人的照护

(1)造瘘口常规消毒,可以使用碘伏来进行局部消毒,每天消毒 1 ~ 2 次防止局部皮肤发生感染。

(2)需要妥善固定造瘘管,造瘘管需要定期更换,在活动过程中避免造瘘管受到牵拉,否则会导致局部皮肤出现红肿或者疼痛症状。

(3)如果出现有局部皮肤红肿,或者出现有局部皮纹增厚等改变,建议随时到医院进行处理,必要时给予局部的脓肿抽吸,或者进行局部的脓肿切开等处理。如果造瘘口出现明显的红肿并有分泌物,也可以外用抗感染的软膏来进行处理,如使用红霉素软膏或者百多邦软膏来进行局部外涂,待局部红肿、感染、分泌物消失以后,再停止用药。

三、常见排尿异常老年人的照护技术

(一)更换尿垫、纸尿裤技术

为老年人更换尿垫(尿布)、纸尿裤见表 5-1-1、表 5-1-2。

表 5-1-1　为老年人更换尿垫(尿布)

操作名称	为老年人更换尿垫(尿布)	操作时间
操作准备	1.人员准备:着装整洁,洗净并温暖双手,必要时戴口罩 2.环境准备:环境整洁,温湿度适宜,关闭门窗,必要时遮挡屏风 3.物品准备:一次性尿垫(尿布)、屏风、水盆、温热毛巾等	
操作过程	1.沟通:查看并向老年人解释需要更换一次性尿垫(尿布),以取得配合 2.更换尿垫:将水盆、毛巾放在床旁座椅上,掀开老年人下身盖被,双手分别扶住老年人的肩部、髋部翻转其身体呈侧卧位,将身下污染的一次性尿垫(尿布)向侧卧方向折叠,取温湿毛巾擦拭会阴部;观察老年人会阴部及臀部皮肤情况,并将清洁的一次性尿垫(尿布)一半平铺,一半卷折,翻转老年人身体使其呈平卧位,撤下污染的一次性尿垫(尿布)放入专用污物桶,整理、拉平清洁一次性尿垫(尿布),最后盖好盖被 3.整理老年人床单位,开窗通风,清洗毛巾,刷洗水盆。尿布需要集中清洗消毒,晾干备用	
注意事项	1.定时查看尿垫浸湿情况,根据尿垫吸水的能力进行更换,防止发生尿布疹及压疮 2.更换一次性尿垫(尿布)时,动作轻柔,注意保暖,避免老年人受凉 3.为老年人更换一次性尿垫(尿布)时应使用温热毛巾擦拭或清洗会阴部,减轻异味,保持局部清洁干燥 4.当老年人患有传染性疾病时,一次性尿垫应放入医用黄色垃圾袋,集中回收	

表 5-1-2 为老年人更换纸尿裤

操作名称	为老年人更换纸尿裤	操作时间
操作准备	1. 人员准备:服装整洁,洗净并温暖双手,必要时戴口罩 2. 环境准备:环境整洁,温湿度适宜,关闭门窗,必要时遮挡屏风 3. 物品准备:纸尿裤、卫生纸、屏风、水盆、温热毛巾等	
操作过程	1. 沟通:查看并向老年人解释需要更换纸尿裤,以取得配合 2. 更换纸尿裤:将水盆、毛巾放在床旁座椅上,掀开老年人下身盖被,协助老年人取平卧位,解开纸尿裤粘扣,将前片从两腿间向后撤,双手分别扶住老年人的肩部、髋部翻转老年人身体呈侧卧位,将污染纸尿裤内面对折于臀下,取温湿毛巾擦拭会阴部;观察老年人会阴部及臀部皮肤情况,将清洁纸尿裤前后对折的两片(紧贴皮肤面朝内)平铺于老年人臀下,向下展开上片,并协助老年人翻转身体至平卧位,从一侧撤下污染纸尿裤放入污物桶,并拉平身下清洁纸尿裤,从两腿间向上兜起纸尿裤前片,整理纸尿裤大腿内侧边缘至妥帖,将前片两翼向两侧拉紧,后片粘扣粘于纸尿裤前片粘贴区,最后盖好盖被 3. 整理:老年人床单位,开窗通风,清洗毛巾,刷洗水盆	
注意事项	1. 根据老年人胖瘦情况选择适宜尺寸的纸尿裤 2. 更换纸尿裤时,将纸尿裤大腿内、外侧边缘展平,防止侧漏 3. 老年人使用纸尿裤期间,每次更换或排便后应使用温热毛巾擦拭或清洗会阴部,以减轻异味,保持局部清洁干燥 4. 当老年人患有传染性疾病时,纸尿裤应放入医用黄色垃圾袋,作为医用垃圾集中回收处理	

(二)床上使用便器技术

协助卧床老年人床上使用便盆见表 5-1-3。

表 5-1-3 协助卧床老年人床上使用便盆

操作名称	协助卧床老年人使用便盆	操作时间
操作准备	1. 人员准备:服装整洁,洗净并温暖双手,必要时戴口罩 2. 环境准备:环境整洁,温湿度适宜,关闭门窗,必要时遮挡屏风 3. 物品准备:便盆、一次性护理垫、卫生纸、屏风,必要时备温水、水盆、毛巾	

续表 5-1-3

操作名称	协助卧床老年人使用便盆	操作时间
操作过程	1. 沟通:询问老年人是否有便意,提醒老年人定时排便 2. 放置便盆 (1)仰卧位放置便盆法。协助老年人取仰卧位,掀开下身盖被折向远侧,协助其脱下裤子至膝部;叮嘱老年人配合屈膝抬高臀部,同时一手托起老年人的臀部,另一手将一次性护理垫垫于老年人臀下;再次要求老年人配合屈膝,同时一手托起老年人的臀部,另一手将便盆放置于老年人的臀下(便盆窄口朝向足部);为防止老年人排尿溅湿盖被,可在会阴上部覆盖一张一次性护理垫,并为老年人盖好盖被 (2)侧卧位放置便盆法。将老年人裤子脱至膝部,双手扶住老年人的肩部及髋部翻转身体,使老年人面向操作者呈侧卧位,掀开下身盖被折向自己一侧,暴露臀部,将一次性护理垫垫于老年人腰及臀下,再将便盆扣于老年人臀部(便盆窄口朝向足部),协助老年人恢复平卧位;在会阴上部覆盖一张一次性护理垫并为老年人盖好盖被 3. 撤去便盆:老年人排便后,一手扶稳便盆一侧,另一手协助老年人侧卧,取出便盆放于地上,取卫生纸为老年人擦净肛门;必要时用温水清洗肛门及会阴部并擦干,撤去一次性护理垫 4. 整理:协助老年人取舒适卧位,穿好裤子,整理床单位;必要时协助老年人洗手,开窗通风,观察、倾倒粪便;冲洗消毒便盆,晾干备用	
注意事项	1. 使用便盆前检查便盆是否洁净完好 2. 协助老年人排便时,避免长时间暴露老年人身体,导致老年人受凉 3. 便盆及时倾倒并清洗消毒,避免污渍附着 4. 为老年人放置便盆时不可硬塞,以免损伤其皮肤	

(三)接尿器的使用技术

协助卧床老年人使用尿壶见表 5-1-4。

表 5-1-4　协助卧床老年人使用尿壶

操作名称	协助卧床老年人使用尿壶	操作时间
操作准备	1. 人员准备:服装整洁,洗净并温暖双手,必要时戴口罩 2. 环境准备:环境整洁,温湿度适宜。关闭门窗,必要时遮挡屏风 3. 物品准备:便壶(男/女)、一次性护理垫、卫生纸,必要时备温水、水盆、毛巾	

续表 5-1-4

操作名称	协助卧床老年人使用尿壶	操作时间
操作过程	1. 沟通:询问老年人是否有尿意 2. 放置尿壶:协助老年女性取仰卧位,掀开下身盖被折向远侧,协助其脱下裤子至膝部;叮嘱老年人配合,屈膝抬高臀部,同时一手托起老年人的臀部,另一手将一次性护理垫垫于老年人臀下;再次叮嘱老年人屈膝,双腿呈八字分开,手持尿壶,将开口边缘贴紧阴部,盖好盖被;协助老年男性面向操作者,取侧卧位,双膝并拢,将阴茎插入尿壶接尿口,用手握住尿壶把手固定,盖好盖被 3. 整理:老年人排尿后,撤下尿壶,用卫生纸擦干老年人会阴部,必要时,为老年人清洗或擦拭会阴部;撤去一次性护理垫,协助老年人穿好裤子,整理床单位,必要时协助老年人洗手;开窗通风,观察、倾倒尿液,冲洗尿壶,晾干备用	
注意事项	1. 老年女性使用尿壶时,应注意确保便盆贴紧会阴部,以免漏尿打湿床单位 2. 接尿时避免长时间暴露老年人身体,导致受凉 3. 尿壶及时倾倒并清洗、消毒,减少异味及尿渍附着	

(四)导尿技术

女性老年人导尿术见表5-1-5,男性老年人导尿术见表5-1-6,留置导尿管术见表5-1-7。

表 5-1-5 女性老年人导尿术

操作名称	女性老年人导尿术	操作时间
操作准备	1. 人员准备:着装整洁、洗手、戴口罩,用物准备齐全 2. 核对解释:护理人员携用物至老年人床旁,再次核对和解释导尿的目的及方法 3. 环境准备:关闭门窗,屏风遮挡老年人,请无关人员回避 4. 患者准备:移床旁椅于操作同侧的床尾,将便盆放在床尾椅上,打开便盆巾,松开床尾盖被,协助老年人脱去对侧裤腿,盖在近侧腿部并盖上大毛巾,对侧腿用盖被遮盖	

续表 5-1-5

操作名称	女性老年人导尿术	操作时间
操作过程	1. 沟通、摆体位:向老年人解释操作的目的和方法,取得其配合后,协助老年人取屈膝仰卧位,两腿略外展,暴露外阴 2. 铺巾:将治疗巾或一次性尿垫垫于老年人臀下,弯盘置于近外阴处,将治疗碗放老年人两腿之间 3. 初次消毒 (1)左手戴手套,右手持血管钳夹取消毒液棉球消毒阴阜、大阴唇;左手分开大阴唇,消毒小阴唇和尿道口 (2)消毒完毕,脱下手套置弯盘内,撤去消毒用物放治疗车下层 4. 快速消毒双手 5. 打开导尿包:检查导尿包的有效期及密封性,将导尿包放置于老年人两腿之间,打开外层包布后按无菌技术操作打开内层包布,用无菌持物钳夹取小药杯,倒消毒液于药杯内;取无菌石蜡油棉球放入无菌区 6. 取出导尿管:检查导尿管的有效期及密封性,取出导尿管放入无菌区 7. 戴无菌手套:检查手套的有效期及密封性,按无菌操作原则戴手套 8. 铺洞巾:使洞巾和内层包布形成一无菌区,按操作顺序排列好用物 9. 润滑尿管:取出润滑剂并润滑导尿管前段 10. 二次消毒:左手拇指、示指分开并固定小阴唇,右手持血管钳夹取消毒液棉球,依次消毒尿道口、两侧小阴唇、尿道口;将消毒物品移至床尾无菌区边缘 11. 插管:左手继续固定小阴唇,右手将无菌治疗碗或弯盘移至洞巾口旁,嘱老年人张口呼吸,用另一血管钳持导尿管轻轻插入尿道 4~6 cm,见尿液流出再插入 1~2 cm(图5-1-1) 12. 引流尿液 (1)松开固定小阴唇的手,固定导尿管,将尿液引入治疗碗或弯盘内,如弯盘内盛满尿液,可夹住导尿管末端,将尿液倒入便器内,打开导尿管继续放尿 (2)若需作尿培养,用无菌标本瓶接取中段尿液 5 mL,盖好瓶盖,放置合适处 13. 拔管:导尿毕,夹住导尿管末端,轻轻拔出导尿管 14. 整理用物及床单位:撤下洞巾,擦净外阴,脱去手套置于弯盘内,撤出老年人臀下的治疗巾或一次性尿垫置治疗车下层,协助老年人穿好裤子,取舒适卧位,整理床单位	
注意事项	为女性老年人插尿管时,如导尿管误入阴道,应另行更换无菌导尿管重新插入。老年女性尿道口回缩,插管时应仔细观察、辨认,避免误入阴道	
操作后处理	1. 推用物回治疗室,按医疗垃圾分类处理用物 2. 测量尿量,将尿标本贴标签后送检 3. 洗手,记录	

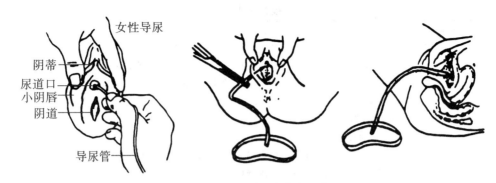

图 5-1-1　女性老年人导尿术

表 5-1-6　男性老年人导尿术

操作名称	男性老年人导尿术	操作时间
操作准备	1. 人员准备:洗手、戴口罩,用物准备齐全 2. 核对解释:护理人员携用物至老年人床旁,再次核对和解释导尿的目的及方法 3. 环境准备:关闭门窗,屏风遮挡老年人,请无关人员回避 4. 患者准备:移床旁椅于操作同侧的床尾,将便盆放在床尾椅上,打开便盆巾,松开床尾盖被,协助老年人脱去对侧裤腿,盖在近侧腿部并盖上大毛巾,对侧腿用盖被遮挡	
操作过程	1. 体位:协助老年人仰卧,两腿平放略分开,暴露会阴部 2. 铺巾:将治疗巾或一次性尿垫垫于老年人臀下,弯盘置于近外阴处,将治疗碗放置老年人两腿之间 3. 初次消毒 (1)一手戴手套,一手持血管钳夹消毒液棉球依次消毒阴阜、阴囊、阴茎。用无菌纱布裹住阴茎将包皮向后推,暴露尿道外口,自尿道口向外向后旋转擦拭尿道口、龟头及冠状沟数次 (2)污棉球、手套置弯盘内移至治疗车下层 4. 快速消毒双手 5. 同女性老年人导尿方法:打开导尿包,取出导尿管,戴无菌手套,铺洞巾,润滑导尿管前段 6. 二次消毒:一手用无菌纱布裹住阴茎并提起,使之与腹壁呈60°(图5-1-2),将包皮向后推,暴露出尿道口;用消毒棉球再次消毒尿道口、龟头及冠状沟数次;污棉球、小药杯、血管钳置弯盘内移至床尾 7. 插管:一手固定阴茎,一手将无菌治疗碗或弯盘置洞巾口旁,嘱老年人张口呼吸,用另一血管钳夹持导尿管前端,对准尿道口轻轻插入20～22 cm,见尿液流出后,再插入7～10 cm,将尿液引流入治疗碗或弯盘内 8. 其余步骤同女性老年人导尿术	

续表 5-1-6

操作名称	男性老年人导尿术	操作时间
注意事项	1. 严格执行查对制度和无菌技术操作原则 2. 操作过程中注意保暖和保护老年人的隐私 3. 为避免损伤和泌尿系统的感染,必须掌握男性和女性尿道的解剖特点 4. 对膀胱高度膨胀且极度虚弱的老年人,第一次放尿不得超过 1 000 mL,因大量放尿使腹内压急剧下降,可致血压下降而虚脱;又因膀胱内压突然降低,可致膀胱黏膜急剧充血,进而出现血尿	

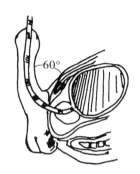

图 5-1-2 男性老年人导尿术

表 5-1-7 留置导尿管术

操作名称	留置导尿管术	操作时间
操作准备	1. 人员准备:着装整洁、洗手、戴口罩,用物准备齐全 2. 核对解释:护理人员携用物至老年人床旁,再次核对和解释导尿的目的及方法 3. 环境准备:关闭门窗,屏风遮挡老年人,请无关人员回避 4. 患者准备:移床旁椅于操作同侧的床尾,将便盆放在床尾椅上,打开便盆巾,松开床尾盖被,协助老年人脱去对侧裤腿,盖在近侧腿部并盖上大毛巾,对侧腿用盖被遮盖	
操作过程	1. 插管 (1)同导尿法插入导尿管 (2)固定尿管 1)气囊导尿管插入膀胱后,见尿后再插 7 ~ 10 cm,排尿后夹住导尿管末端 2)根据导尿管上注明的气囊容积向气囊内注入等量的气体或生理盐水,轻拉导尿管有阻力感,即证实导尿管已固定于膀胱内 3)取下洞巾,脱去手套 (3)接集尿袋:将导尿管末端与集尿袋的引流管接头连接,开放导尿管;用橡皮圈、安全别针将集尿袋的引流管固定在床单上	

续表 5-1-7

操作名称	留置导尿管术	操作时间
	(4)固定集尿袋:将集尿袋妥善地固定在床沿上,注意要低于膀胱的高度 (5)整理用物及床单位:协助老年人穿好裤子,取舒适的卧位,整理床单位,清理用物,交代注意事项 (6)操作后处理 1)推用物回治疗室,按医疗垃圾分类处理用物 2)洗手,记录 2.拔管 (1)拔管:先排尽尿液,然后用注射器抽出气囊内的空气或液体,嘱老年人深呼吸,轻轻拔出导尿管 (2)整理用物:协助老年人穿好裤子,取舒适卧位,整理床单位,清理用物 (3)操作后处理 1)推用物回治疗室,按医疗垃圾分类处理用物 2)洗手,记录	
注意事项	1.同一次性导尿术注意事项中的 1~4 点 2.双腔气囊导尿管固定时要注意膨胀的气囊不能卡在尿道内口,以免气囊压迫尿道,造成尿道黏膜的损伤 3.保持引流通畅,避免导尿管受压、扭曲、堵塞,老年人离床活动时,应妥善固定导尿管和集尿袋,以防导尿管脱出。集尿袋不得超过膀胱高度并避免挤压,防止尿液反流导致感染的发生 4.对于长期留置导尿的老年人应密切观察尿液的变化,定期进行尿培养,防止发生尿路感染 5.拔出留置尿管前,应先进行膀胱功能锻炼	

(五)尿液标本采集技术

尿液标本采集技术见表 5-1-8。

表 5-1-8　尿液标本采集技术

操作名称	尿液标本采集技术	操作时间
操作准备	1.人员准备:服装整洁,洗净并温暖双手。必要时戴口罩 2.环境准备:环境整洁,温湿度适宜;关闭门窗,必要时遮挡屏风 3.物品准备:清洁、干燥尿杯(容量约 30 mL)和粘贴标签的尿标本瓶,化验单、便盆、碘伏、棉签	

续表5-1-8

操作名称	尿液标本采集技术	操作时间
操作过程	1.沟通:拿到化验单后,及时告知老年人第二天晨起需要采集尿标本以及采集尿标本的目的、要求,以便取得老年人的配合 2.采集尿标本:次日晨起协助老年人留取尿标本 (1)对于能自理的老年人:可将尿杯及标本瓶交给老年人,要求排尿前先清洁会阴部,见尿后使用尿杯接取尿液约30 mL放置一旁,排尿完毕整理衣裤,将尿杯中的尿液倒进标本瓶中,交予护理人员 (2)对于不能自理的老年人:由护理人员使用棉签蘸取碘伏为老年人消毒尿道口。①老年女性应在下方垫便盆,见尿液流出,迅速使用尿杯接取尿液;将尿杯中的尿液倒进标本瓶中放置妥当,排尿后协助撤下便盆,整理床单位。②老年男性使用尿壶接取尿液,尿道口与尿壶之间保持3~5 cm的距离,见尿液流出,使用尿杯接取尿液约30 mL放置一旁,至老年人排尿完毕,协助整理衣裤,再将尿杯中的尿液倒进标本瓶中。③对于留置尿管的老年人,反折导管,关闭尿袋上的放尿开关,分离导尿管与尿袋的衔接处,使用碘伏消毒导尿管末端,便盆放于床上,打开导尿管放出部分尿液至便盆内。再次反折导管,将尿标本瓶或尿杯放置在导尿管末端接取尿液至足够量后反折导尿管,标本放置妥当,碘伏消毒导尿管末端及尿袋衔接端,再将尿袋衔接端插入导尿管内,打开尿袋上开关,检查导尿管路是否通畅,整理床单位 3.整理:为老年人整理床单位,倾倒便器,刷洗、消毒、晾干备用 4.整理用物及床单位:协助老年人穿好裤子,取舒适的卧位,整理床单位,清理用物,交代注意事项	
注意事项	1.采集标本的容器应清洁干燥,一次性使用 2.不可将粪便或其他物质混入尿标本中 3.尿液标本收集后要立即送检,以避免发生细菌污染及有形成分的改变 4.自尿管留取尿标本注意应无菌操作,避免污染管路衔接处	

（六）更换集尿袋技术

更换集尿袋技术见表5-1-9。

表 5-1-9　更换集尿袋技术

操作名称	更换集尿袋技术	操作时间
操作准备	1. 人员准备:服装整洁,清洁双手,戴口罩 2. 环境准备:环境整洁,温湿度适宜;关闭门窗,必要时遮挡屏风 3. 物品准备:无菌集尿袋、止血钳、黏膜消毒液、棉签、纸巾、便器	
操作过程	1. 沟通:评估老年人的病情及留置导尿时间,告知更换集尿袋的目的、要求,以便取得老年人的配合 2. 更换集尿袋 (1)协助老年人取舒适体位 (2)检查集尿袋的消毒日期及外包装完整性 (3)暴露导尿管与集尿袋连接处,连接处下铺纸巾 (4)使用止血钳夹闭尿管 (5)分离导尿管与集尿袋 (6)消毒导尿管连接处,更换集尿袋 (7)松开止血钳,开放导尿管 (8)观察导尿管是否通畅 (9)固定集尿袋,固定在低于膀胱的高度 (10)按需记录尿液性质及量 3. 整理:撤除纸巾,协助老年人穿好衣裤,洗手 4. 整理用物及床单位:协助老年人取舒适卧位,整理床位,倾倒便器,刷洗、消毒、晾干备用,交代注意事项	
注意事项	1. 关心老年人,注意保护老人的隐私 2. 无菌操作观念强,避免污染尿管衔接处 3. 不污染老年人的衣裤与床单位 4. 必要时记录尿液的性质与量	

【拓展知识】

失禁相关性皮炎的护理

失禁相关性皮炎(incontinence associated deormatitis,IAD)指皮肤长期或反复暴露于尿液或粪便中造成的皮肤损伤,是一种发生在大小便失禁老年人身上的接触性、刺激性皮炎,其影响的皮肤范围不限于会阴部位。主要包括皮肤红斑、皮温升高、皮肤破损、继发感染、局部不适等症状。对此,了解其危险因素、评估、预防及处理对老人具有重要意义。

IAD 的主要危险因素:失禁、失禁频繁发作、使用封闭性护理产品、皮肤状况差、移动能力受限、认知能力降低、个人卫生无法自理、疼痛、体温升高、药物、营养状况差、严重疾病等。

IAD 的评估:0 级(无 IAD),皮肤完好、无发红;1 级(轻度 IAD),皮肤完整、发红,红斑、水肿;2 级(中重度 IAD),皮肤发红、破损,水肿、水疱、糜烂、感染。

IAD 的预防及处理:①处理失禁。首先对患者进行全面评估,明确失禁发生的原因,与医生沟通,针对病因采取措施,中断尿液和粪便对皮肤的刺激并制订护理计划;同时采取营养、液体摄入管理、训练如厕技巧等行为干预、应用成人纸尿裤之类的吸收性失禁产品等护理措施。②局部清洗。目的是清除尿液或粪便,减少对皮肤的刺激。方法为使用"免冲洗"的皮肤清洗剂,动作轻柔,减少皮肤擦伤,每天1次或每次大便失禁后清洗皮肤。注意保护皮肤,尽量减少皮肤浸于尿液或粪便中。清洗皮肤后涂保护剂,预防和治疗失禁性皮炎。

第二节 老年人排便照护

【学习课时】

1学时。

【学习目标】

(1)掌握常见排便异常的类型、症状及便秘、失禁、结肠造瘘的老年人照护措施。

(2)掌握排便异常老年人的照护技术

(3)了解影响老人正常排便的因素。

【学习要求】

(1)学习老年人排便照护技术,并在日常工作中运用到位。

(2)理论与操作技术要点。

一、概述

人们在日常生活中摄入的食物由口经胃和小肠消化吸收后,其残渣储存于大肠内,除一部分水分被大肠吸收外,其余物质均在肠道细菌的作用下经发酵和腐败后形成粪便,并通过肠蠕动将其推入直肠,同时刺激直肠壁内的感受器,其兴奋冲动传至大脑皮质,从而引起人们的便意和排便反射。若环境许可,在神经的支配下,可将粪便排出体外。

二、排便活动评估

(一)影响因素

1. 生理因素

(1)年龄。年龄可影响人对排便的控制。老年人由于腹部肌肉张力下降、结肠平滑肌松弛导致肠蠕动减慢造成排便困难,或因肛门括约肌松弛导致排便失禁。

(2)饮食。均衡饮食与足量的液体是维持正常排便的重要条件。每日摄入足量液体,可以液化肠内容物,使食物能顺利通过肠道;摄入富含膳食纤维的食物能促进肠蠕动,有利于排便。当摄食量过少、食物中缺少纤维或水分不足时,可导致粪便变硬、排便减少而发生便秘。因此,合理地进食可建立规律的排便反射。

(3)活动。适当的活动可维持肌肉的张力,刺激肠道蠕动,有助于维持正常的排便功能。由于各种原因所致长期卧床、缺乏活动的老年人,可因肌肉张力减退而导致排便困难。

2. 心理因素

(1)精神因素。精神抑郁时,身体活动减少,肠蠕动减少导致便秘;而情绪紧张、焦虑时迷走神经兴奋,肠蠕动增快,导致吸收不良及腹泻。

(2)个人习惯。在日常生活中,许多人都有自己固定的排便时间,使用某种固定的便具,或排便时从事某些活动如阅读等,当这些生活习惯由于环境的改变无法维持时,就可能影响正常排便。

3. 社会文化因素

社会文化因素影响老人的排便观念和习惯。排便是个人隐私的观念已被大多数社会文化所接受,当老人因排便问题需要照护人员帮助而丧失隐私时,老人就可能压抑排便的需要而造成排便功能异常。

4. 疾病因素

(1)疾病。肠道本身的疾病或身体其他系统的病变等均可影响正常排便。如胃肠道感染时肠蠕动增加导致腹泻;神经系统受损等可致排便失禁。

(2)药物。某些药物的副作用也能影响正常的排便。如麻醉剂或止痛药等,可使肠道运动能力减弱而导致便秘;某些药物能直接影响排便,如缓泻药等可刺激肠蠕动,减少肠道水分吸收,从而促使排便。

(3)治疗和检查。某些治疗和检查会影响老人的排便活动。如腹部、肛门部位手术,会因肠壁肌肉的暂时麻痹或伤口疼痛而造成排便困难;胃肠 X 射线检查时常需灌肠或服用钡剂,也可影响排便。

(二)排便的观察

1. 排便次数与量

(1)排便次数。排便次数因人而异,一般成人排便每天 1～3 次,成人每天超过 3 次或每周少于 3 次,应视为排便异常。

(2)排便量。正常成人每天排便量 100～300 g。每日排便量与膳食种类、数量、摄入液体量及消化器官的功能等有关,进食高蛋白质、低纤维者量少;消化不良者因食物未完全消化吸收,粪中可见大量脂肪滴、淀粉粒或未完全消化的肌肉纤维,致使排便量增加。

2. 粪便的性状

(1)形状。正常人的粪便为成形软便,与直肠形状相似。消化不良或急性肠炎时可为稀便或水样便;便秘时因粪便滞留在肠内时间过久,水分被吸收,使粪便坚硬,呈栗子样;肠道部分梗阻或直肠、肛门狭窄者,粪便常呈扁条形或带状。

(2)颜色。正常成人的粪便颜色呈黄褐色或棕黄色。因摄入食物或药物种类的不同,粪便颜色会发生变化,如食用大量绿叶蔬菜,粪便可呈暗绿色;摄入血、肝类食物或服铁制剂,粪便可呈无光样黑色,服钡剂后呈灰白色;在病理情况下,如上消化道出血,粪便呈漆黑光亮的柏油样便;下消化道出血粪便呈暗红色;胆道完全阻塞时,因胆汁不能进入胆道,缺乏粪胆原,粪便呈陶土色;阿米巴痢疾或肠套叠时,可出现果酱样便;排便后有鲜血滴出者,多见于直肠息肉或痔疮出血;霍乱、副霍乱时,粪便呈白色"米泔水"样便。

(3)内容物。粪便内容物主要为食物残渣、脱落的大量肠上皮细胞、细菌以及机体代谢后的废物,如胆色素衍生物和钙、镁、汞等盐类。正常粪便含有极少量混匀的黏液,它有润滑肠道、保护肠黏膜的作用。大量的黏液则常见于肠道炎症,伴有血液者常见于痢疾、肠套叠等,脓血便则常见于痢疾、肛门周围溃疡及直肠癌等;肠道寄生虫感染者的粪便中可查见蛔虫、蛲虫、绦虫节片等。

(4)气味。粪便的气味是由食物残渣与结肠中的细菌发酵而产生的,与食物种类及肠道疾病有关。消化不良者,大便呈酸臭味;柏油样便呈腥臭味;直肠溃疡或肠癌者,大便呈腐臭味。

3. 常见的排便异常

(1)便秘。便秘指正常的排便形态改变,排便次数减少,每 2～3 d 或更长时间排便 1 次,无规律,粪质干硬,且排便不畅、困难。①原因:某些器质性病变、各类直肠肛门手术、中枢神经系统功能障碍、饮食结构不合理、饮水量不足、排便习惯不良、长期卧床或活动减少、排便时间或活动受限制、滥用缓泻剂、栓剂、灌肠等;心理因素如情绪紧张、压力过大等均可抑制肠道功能而导致便秘的发生。②症状和体征:粪便干硬伴腹痛、腹胀、消化不良、乏力、食欲不佳、舌苔变厚,腹部触诊有时可触及包块,肛诊可触及粪块。

(2)粪便嵌塞。粪便嵌塞指粪便持久滞留堆积在直肠内,坚硬不能排出。常发生于慢性便秘的老年人。①原因:便秘未能及时解除,粪便滞留在直肠内,水分被持续吸收,而乙状结肠排下的粪便又不断加入,最终使粪块变得又大又硬不能排出,发生粪便嵌塞。②症状和体征:老年人有排便冲动,腹部胀痛,直肠肛门疼痛,恶心、呕吐,肛门处有少量液化的粪便渗出,但不能排出粪便。

(3)腹泻。腹泻指任何因素引起肠蠕动增快,导致排便次数增多、粪便稀薄而不成形或呈水样。短时间的腹泻可以帮助机体排出刺激物质和有害物质,是一种保护性反应;持续严重的腹泻,可使机体内的大量水分和胃肠液丧失,导致水、电解质和酸碱平衡紊乱,又因机体无法吸收营养物质,长期腹泻将导致机体营养不良。①原因:饮食不当或使用泻剂不当、情绪紧张焦虑、胃肠道疾患及变态反应(过敏反应)等均可发生腹泻。②症状和体征:粪便松散或呈液体样伴腹痛、肠痉挛、乏力、恶心、呕吐伴肠鸣音亢进,有急于排便的需要和难以控制的感觉。

(4)排便失禁。排便失禁指肛门括约肌不受意识的控制而不自主地排便。①原因:某些器质性病变或支配肛门括约肌的神经系统病变、胃肠道疾患、精神障碍、情绪失调等。②症状和体征:老年人不自主地排出粪便。

(5)肠胀气。肠胀气指胃肠道内有过量气体积聚而不能排出。一般情况下,胃肠道内的气体只有 150 mL 左右,胃内的气体可通过口腔嗳出,肠道内的气体部分在小肠被吸收,其余的可通过肛门排出,不会产生不适。①原因:摄入产气性食物过多如豆类、汽水等;肠蠕动减少;吞咽大量空气;肠道梗阻及肠道手术后。②症状和体征:老年人表现为腹胀、痉挛性疼痛、呃逆、肛门排气过多、腹部膨隆、叩诊呈鼓音;当肠胀气压迫膈肌和胸腔时,可出现气急和呼吸困难。

(三)排便异常老年人的照护措施

1. 便秘老年人的照护

(1)心理护理。消除老年人的紧张情绪,给予解释或指导。

(2)提供合适的排便环境。为老年人提供单独隐蔽的环境及充裕的排便时间。如拉上窗帘或屏风遮挡,避开治疗、进餐等时间,以消除老年人的紧张情绪,利于排便。

(3)选取合适的排便姿势。床上使用便盆时,最好采取坐姿或抬高床头,以便增加腹内压促进排便,特殊禁忌者除外;情况允许者,可协助老年人下床上厕所排便。

(4)腹部环形按摩。排便时用手沿老年人结肠解剖位置自右向左顺时针环形按摩,促进排便。

(5)使用简易通便剂。常用的有开塞露、甘油栓等。其作用机制是软化粪便、润滑肠壁,刺激肠蠕动促进排便。

(6)人工取便。对于身体虚弱、腹部肌肉无力,发生顽固性便秘或粪便嵌顿的老年人,在使用各种通便方法无效时,可采用人工取便法。

(7)健康教育。帮助老年人正确认识维持正常排便习惯的意义和有关排便的知识。①合理安排饮食:帮助老年人多摄入可促进排便的食物,如蔬菜、水果、粗粮等高纤维食物,餐前喝热水,促进肠蠕动,刺激排便反射,多饮水。②鼓励适当运动:鼓励并协助老年人进行适当的活动,如散步、做操、打太极拳等,以增加肠蠕动,促进排便。③帮助老人重建正常的排便习惯:指导老年人选择一个适合自身排便的时间,理想的排便时间是进食后(早餐后)效果最好,因进食刺激大肠蠕动而引起排便反射,每天固定此时间排便,并坚持下去,不随意使用缓泻剂等方法。

2. 腹泻老年人的照护

(1)去除诱因。立即停止进食可能被污染的食物,如肠道感染者,应告知医生进行药物治疗。

(2)卧床休息,减少肠蠕动,注意腹部保暖。对于不能自理的老年人及时给予便盆,消除老年人不安的情绪,使之达到身心充分休息的目的。

(3)饮食。鼓励老年人饮水,酌情给予清淡的流质食物,避免高纤维食物,严重腹泻时应暂时禁食。

(4)皮肤护理。注意保持老年人肛周皮肤的清洁,减少尿液、粪便的刺激,在老年人每次排便后,用软纸轻擦肛门,温水清洗,必要时在肛门周围涂油膏以保护局部皮肤。

(5)协助老年人及时更换浸湿、玷污的衣物、床单、被罩等,使老年人感到舒适。

(6)健康教育。指导老年人注意饮食卫生,养成良好的卫生习惯。

3. 排便失禁老年人的照护

(1)保持床褥清洁、干燥。使老年人的衣物保持清洁干燥,及时更换污湿的衣裤、被单,定时开窗通风。

（2）皮肤护理。床上铺橡胶单和中单或一次性尿布，每次便后用温水清洗老年人的肛门周围及臀部皮肤，保持皮肤的清洁干燥。必要时，在肛门周围涂软膏以保护皮肤，以免皮肤破溃感染。注意观察肛门周围皮肤的变化，定时按摩，防止皮肤破损。

（3）掌握排便规律。了解老年人的排便时间，定时给予便盆，以促进老年人按时排便。

4.肠造瘘口老年人的照护

（1）注意观察肠造瘘口有无回缩、出血及坏死等情况。造瘘口周围皮肤有无皮肤发红、肿痛，甚至溃烂等情况。

（2）注意保持造瘘口周围皮肤的清洁干燥，指导老年人每日排便后用温开水清洗造瘘口周围皮肤，用温纱布或棉球由内向外清洁并擦干，在造口周围涂以氧化锌加以保护，以防止因大便浸渍皮肤而出现皮炎。

（3）粪袋内有粪便时应及时倾倒清洗，注意观察袋内排泄物的颜色、性质和量，避免产生异味及继发感染。

（4）应根据老年人的造瘘口情况、个人喜好、经济状况来选择不同类型的粪袋，指导老年人最好选择两件式透明带除臭功能的一次性造瘘口袋，便于观察护理。

（5）安装造瘘口袋动作要轻巧，不正确使用造瘘口袋可导致造瘘口摩擦破溃，致使粪便外溢而污染衣裤，产生异味，甚至发生出血和感染。

（6）指导老年人选择宽松、舒适、柔软的衣裤，以免衣裤过紧使造瘘口受摩擦导致出血。

（7）保持老年人床单位清洁、干燥，随时更换污染的衣物、被服。

（8）老年人可摄入易消化、高热量、高蛋白、高维生素饮食，但要少食多餐。避免进食刺激性、易产生胀气、不易消化及有臭味的食物，如蛋类、葱姜蒜、辣椒、芹菜等。忌烟酒，同时还要注意饮食卫生，防止因饮食不当引起腹泻或便秘。

（9）指导老年人养成定时排便的习惯。

三、常见排便异常老年人的照护技术

（一）协助老年人如厕技术

协助老年人如厕技术见表5-2-1。

表5-2-1　协助老年人如厕技术

操作名称	协助老年人如厕技术	操作时间
操作准备	1.人员准备:服装整洁,洗净双手,必要时戴口罩 2.环境准备:环境整洁,温湿度适宜 3.物品准备:卫生间有坐便器及扶手设施、卫生纸,必要时床旁备坐便椅	

续表 5-2-1

操作名称	协助老年人如厕技术	操作时间
操作过程	1. 沟通:询问老年人是否需要排便,根据老年人自理程度采取轮椅推行或搀扶方式 2. 协助如厕:使用轮椅推行或搀扶老年人进入卫生间,协助其转身面对操作者,双手扶住坐便器旁的扶手。一手搂抱老年人腋下(或腰部),另一手协助老年人(或老年人自己)脱下裤子,双手环抱老年人腋下,协助老年人缓慢坐于坐便器上,使其双手扶稳扶手进行排便。老年人便后自己擦净肛门或身体前倾由护理员协助用手纸擦净肛门;老年人自己借助卫生间扶手支撑身体(或护理员协助老年人)起身,老年人自己或护理员协助其穿好裤子,按压坐便器开关冲水。对于能采取坐位但行走不便的老年人,可协助其在床旁使用坐便椅排便,方法同上 3. 整理:使用轮椅推行或搀扶老年人回房间休息,卫生间开窗通风或开启抽风设备清除异味,之后将其关闭;在协助老年人使用坐便椅排便后,倾倒污物,清洗、消毒便盆,晾干备用	
注意事项	1. 房间靠近卫生间,方便老年人如厕 2. 卫生间设有坐便器并安装扶手,方便老年人坐下和站起 3. 卫生用品放在老人伸手可以拿取的位置 4. 保持卫生间地面整洁,无水渍,以免老年人跌倒	

(二)腹部按摩技术

腹部按摩技术见表 5-2-2,图 5-2-1。

表 5-2-2　腹部按摩技术

操作名称	腹部按摩技术	操作时间
操作准备	1. 人员准备:着装整洁,戴好口罩,洗净并温暖双手 2. 环境准备:温暖、安全、舒适,关闭门窗 3. 老年人准备:做好解释、沟通工作	
操作过程	1. 核对、解释:向老年人介绍腹部按摩促进排便的方法 2. 安置卧位:协助老年人仰卧 3. 协助按摩 (1)将示指、中指、无名指放于老年人腹部左侧与肚脐平行处 (2)由上向下按顺时针(图5-2-1)做螺旋形按摩 5~10 min(促使降结肠内的粪便向下移动至直肠,便于排出粪便) 4. 整理:洗手,做好记录	
注意事项	1. 操作前后要认真洗净并温暖双手,使老年人感觉舒适 2. 腹部按摩要采取顺时针方向,需要一定力度,以老年人能够耐受为宜	

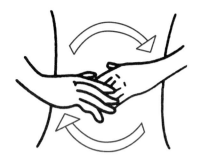

图 5-2-1　腹部按摩方向

(三)简易通便技术

简易通便技术见表 5-2-3。

表 5-2-3　简易通便技术

操作名称	简易通便技术	操作时间
操作准备	1. 人员准备:洗净双手,戴口罩,准备物品 2. 环境准备:温暖、安全、舒适,关闭门窗,必要时屏风遮挡 3. 物品准备:根据情况准备 20 mL 开塞露 1 支,指套或橡胶手套,卫生纸等	
操作过程	1. 核对、解释:携开塞露至床前,向老年人解释开塞露通便的目的和过程,取得老年人的同意 2. 协助排便 (1)取下开塞露的瓶帽,无瓶帽者可将封口端剪去,先挤出少许药液于卫生纸上,滑润开口处 (2)协助老年人取左侧卧位,脱裤于臀下,一手分开老年人臀裂暴露肛门,另一手将开塞露的细端全部轻轻插入肛门内(图5-2-2),然后挤压开塞露将药液全部挤入直肠内,退出开塞露药瓶,为老年人擦净肛门处,嘱老年人尽量保留 5 ~ 10 min,以刺激肠道蠕动、软化粪便,达到通便目的 3. 整理:操作后整理用物,洗净双手,必要时协助老年人排便,观察粪便的颜色和量	
注意事项	1. 在冬季,使用开塞露前保证其温度在 36 ℃左右 2. 开塞露药液挤入直肠后,应避免其随即漏出,以免影响效果 3. 在操作前向老年人解释目的和方法,减轻老年人的担忧,取得其配合,操作过程中动作轻柔,避免引起老年人的不适感	

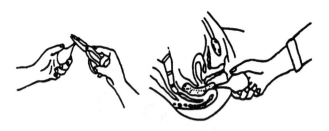

图5-2-2　用开塞露简易通便技术

(四)人工取便技术

人工取便技术见表5-2-4。

表5-2-4　人工取便技术

操作名称	人工取便技术	操作时间
操作准备	1.人员准备:着装整洁、洗净双手,戴口罩,准备物品 2.环境准备:温暖、安全、舒适,关闭门窗,必要时屏风遮挡 3.物品准备:指套或橡胶手套、滑润油、卫生纸、便盆、尿垫等	
操作过程	1.核对、解释:向老年人解释人工取便的目的和方法,取得老年人的配合 2.安置卧位:协助老年人取左侧卧位,脱下裤子至大腿部,暴露肛门,臀下垫尿垫 3.协助取便 (1)一手戴好橡胶手套(或指套),将示指用滑润油涂抹后,按压老年人肛门边缘,嘱老年人深呼吸以放松腹肌,待肛门松弛时,手指轻柔地插入肛门内,触及干硬的粪块后,机械地破碎粪块,沿直肠内壁一侧轻轻地抠出,由浅入深地取出嵌顿的粪便 (2)取便后,脱下手套,用温水为老年人洗净肛门,可用热毛巾热敷肛门周围20~30 min 4.整理:整理用物,洗净双手,必要时记录取便的情况	
注意事项	1.有心脏病、脊椎受损的老年人,用人工取便易刺激其迷走神经,需特别留意;操作过程中,如老年人出现面色苍白、心悸、头昏、出汗等不适,应立即停止操作 2.操作时动作要轻柔,避免损伤直肠黏膜 3.取便后应为老年人洗净肛门处,用热毛巾局部热敷20~30 min,以促进肛门括约肌的回缩	

（五）肛管排气技术

肛管排气技术见表 5-2-5。

表 5-2-5 肛管排气技术

操作名称	肛管排气技术	操作时间
操作准备	1. 人员准备：着装整洁、洗净双手，戴口罩，准备物品 2. 环境准备：温暖、安全、舒适，关闭门窗，必要时屏风遮挡 3. 物品准备：指套或橡胶手套、橡胶管、排气装置、卫生纸等	
操作过程	1. 核对、解释：向老年人解释操作目的、方法及配合要点 2. 安置卧位：帮助老年人左侧卧位或平卧位，暴露肛门 3. 连接：排气装置将玻璃瓶系于床边，橡胶管一端插入玻璃瓶液面下，另一端与肛管相连 4. 润滑插管：润滑肛管前端，嘱老年人张口呼吸，轻轻将肛管插入直肠内 15～18 cm，用胶布固定于臀部，橡胶管留出足够长度后用别针固定在床单上 5. 观察排气：如排气不畅，可帮助老年人更换体位或按摩腹部 6. 整理床单位，清理用物保留肛管 20 min，拔出肛管，清洁肛门，协助老年人取舒适体位，询问老年人腹胀有无减轻，整理床单位，清理用物 7. 洗手，记录：记录插管及留管时间，老年人腹胀改善情况	
注意事项	1. 有心脏病、脊椎受损的老年人，用肛管排气易刺激其迷走神经，须特别留意；操作过程中，如老年人出现面色苍白、心悸、头昏、出汗等不适，应立即停止操作 2. 操作时动作要轻柔，避免损伤直肠黏膜	

（六）灌肠技术

大量不保留灌肠技术见表 5-2-6，小量不保留灌肠技术见表 5-2-7，保留灌肠技术见表 5-2-8。

表 5-2-6 大量不保留灌肠

操作名称	大量不保留灌肠	操作时间
操作准备	1. 人员准备：洗净双手，戴口罩，准备物品 2. 环境准备：温暖、安全、舒适，关闭门窗	

续表 5-2-6

操作名称	大量不保留灌肠	操作时间
操作过程	1. 核对、解释:携用物至老年人床旁,核对老年人床号、姓名,向老年人解释操作目的、过程及配合要点 2. 安置体位:协助老年人取左侧卧位,双膝屈曲,将裤子退至膝部,臀部移至床沿。取出并垫一次性治疗巾置于臀下,弯盘置于臀边。不能自我控制排便的老年人,可取仰卧位,臀下置便盆,盖好盖被,只暴露臀部 3. 挂筒:取出灌肠筒或灌肠袋,夹闭开关,倒入灌肠液,将灌肠筒挂于输液架上,筒内液面高于肛门 40 ~ 60 cm 4. 润滑肛管,排气戴手套:润滑肛管的前端,松开调节器,排尽导管内气体,关闭调节器 5. 插管灌液 (1)左手垫卫生纸分开肛门,暴露肛门口,嘱老年人张口呼吸,右手将肛管轻轻插入直肠 7 ~ 10 cm。固定肛管,开放调节器,使液体缓缓流入(图5-2-3) (2)观察筒内液面下降情况和老年人反应,如液体流入受阻,可前后移动肛管或挤捏肛管;如老年人感觉腹胀或有便意,可告知老年人为正常感觉,嘱其深呼吸,放松腹部肌肉,转移老年人的注意力,减轻腹压,同时适当降低灌肠筒高度、减慢流速或暂停片刻 6. 整理床单位,清理用物 (1)待灌肠液即将流尽时,关闭调节器,用卫生纸包裹肛管留出部分,右手轻轻拔出肛管放入弯盘内,擦净肛门 (2)协助老年人取舒适的卧位,嘱其尽量保留 5 ~ 10 min 后再排便 (3)卧床的老年人及时给予便器,将卫生纸、呼叫器放于易取处 (4)排便后及时取出便器,擦净肛门,协助老年人穿裤,整理床单位,开窗通风 (5)清理用物,记录灌肠溶液种类、量,老年人反应及排便的颜色、量及性状 7. 洗手,记录情况	
注意事项	1. 保护老年人的自尊,尽量减少暴露,避免着凉。插管前需排除肛管内空气,防止空气灌入肠道,引起腹胀不适 2. 根据医嘱正确选用灌肠溶液,严格控制灌肠液的温度、浓度、压力和量 (1)有颅脑疾患、心脏病的老年人灌肠时压力要低,流速要缓慢 (2)伤寒老年人灌肠液面不得高于肛门 30 cm,液量不得超过 500 mL,选用等渗盐水 (3)充血性心力衰竭、水钠潴留老年人禁用生理盐水灌肠 (4)肝昏迷老年人禁用肥皂水灌肠,以减少氨的产生和吸收 3. 妊娠、急腹症、消化道出血、严重心血管疾病老年人禁忌灌肠 4. 若老年人有痔疮,要选用管径小的肛管,插管时动作要轻柔,以防损伤肛门 5. 灌肠过程中随时注意观察老年人的病情变化,如发现脉搏细速、面色苍白、出冷汗、剧烈腹痛、心慌气急时,应立即停止灌肠并及时与医生联系,采取急救措施	

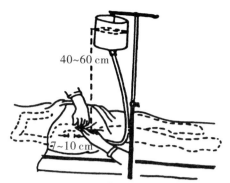

40~60 cm

7~10 cm

图 5-2-3　大量不保留灌肠

表 5-2-7　小量不保留灌肠

操作名称	小量不保留灌肠	操作时间
操作准备	1. 人员准备:洗净双手,戴口罩,准备物品 2. 环境准备:温暖、安全、舒适,关闭门窗	
操作过程	1. 核对、解释:携用物至老年人床旁,核对老年人床号、姓名,向老年人解释操作目的、方法及配合要点 2. 安置体位:协助老年人取左侧卧位,双膝屈曲,将裤子退至膝部,臀部移至床沿;垫一次性治疗巾于臀下,弯盘置于臀边,不能自我控制排便的老年人,可取仰卧位,臀下置一便盆,盖好盖被,只暴露臀部 3. 挂筒排气:将灌肠筒挂于输液架上,液面距肛门应低于 30 cm(图5-2-4);用止血钳夹紧橡胶管(用一次性灌肠器时,排气后关紧调节器开关) 4. 润滑肛管:连接肛管,排气后夹闭肛管,润滑肛管前段 5. 插管灌液:戴手套,左手垫卫生纸,分开肛门,嘱老年人张口呼吸,右手将肛管轻轻插入直肠 7 ~ 10 cm 开放肛管,缓缓注入溶液 6. 整理床单位,清理用物 (1)用卫生纸包住肛管轻轻拔出,放入弯盘内,擦净肛门 (2)嘱老年人平卧,尽可能保留 10 ~ 20 min,再行排便 (3)整理床单位,清理用物 7. 洗手,记录:记录灌肠溶液的种类、量、老年人反应及排便情况	
注意事项	1. 保护老年人的自尊,尽量减少暴露,避免着凉。插管前需排除肛管内空气,防止空气灌入肠道,引起腹胀不适 2. 根据医嘱正确选用灌肠溶液,严格控制灌肠液的温度、浓度、压力和量 (1)有颅脑疾患、心脏病的老年人灌肠时压力要低,流速要缓慢 (2)伤寒老年人灌肠液面不得高于肛门 30 cm,液量不得超过 500 mL,选用等渗盐水 (3)充血性心力衰竭、水钠潴留老年人禁用生理盐水灌肠 (4)肝昏迷老年人禁用肥皂水灌肠,以减少氨的产生和吸收 3. 妊娠、急腹症、消化道出血、严重心血管疾病老年人禁忌灌肠 4. 若老年人有痔疮,要选用管径小的肛管,插管时动作要轻柔,以防损伤肛门 5. 灌肠过程中随时注意观察老年人的病情变化,如发现脉搏细速、面色苍白、出冷汗、剧烈腹痛、心慌气急时,应立即停止灌肠并及时与医生联系,采取急救措施	

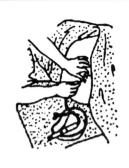
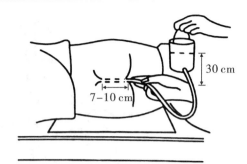

A.插管　　　　　　　　　　　　　　　B.灌肠

图 5-2-4　小量不保留灌肠

表 5-2-8　保留灌肠

操作名称	保留灌肠	操作时间
操作准备	1. 人员准备:洗净双手,戴口罩,准备物品 2. 环境准备:温暖、安全、舒适,关闭门窗	
操作过程	1. 核对、解释:携用物至老年人床旁,核对老年人床号、姓名,向老年人解释操作目的、过程及配合要点 2. 安置体位:根据病情为老年人安置不同的卧位,并将臀部抬高10 cm。如慢性细菌性痢疾,病变多在直肠或乙状结肠,取左侧卧位;阿米巴痢疾,病变多在回盲部,取右侧卧位 3. 润滑肛管:用注洗器抽吸灌肠溶液,连接肛管,排气后润滑肛管前段 4. 插管灌液 (1)戴手套,左手分开肛门,嘱老年人张口呼吸,右手将肛管轻轻插入直肠 15 ~ 20 cm (2)缓缓注入溶液 (3)灌毕,夹管,取下注洗器吸取溶液,松开血管钳后再行灌注,如此反复直至溶液灌注完毕 (4)再用 5 ~ 10 mL 温开水冲净药液 5. 整理床单位,清理用物 (1)夹紧或反折肛管,用卫生纸包住肛管轻轻拔出,放入弯盘内,擦净肛门 (2)嘱老年人尽可能保留 1 h,再行排便 (3)整理床单位,清理用物 6. 洗手,记录:记录灌肠时间、灌肠液的种类、量及老年人的反应	
注意事项	1. 保留灌肠,肛管要细且插入要深,液量要少,压力要低,灌入速度宜慢,以便使灌入地药液能保留较长时间,有利于肠黏膜的吸收 2. 肛门、直肠、结肠等手术后及大便失禁的老年人,不宜做保留灌肠	

（七）粪便标本采集技术

粪便标本采集技术见表5-2-9。

表5-2-9 粪便标本采集技术

操作名称	粪便标本采集技术	操作时间
操作准备	1. 人员准备：服装整洁，洗净并温暖双手，必要时戴手套、口罩 2. 环境准备：环境整洁，温湿度适宜，关闭门窗，必要时遮挡屏风 3. 物品准备：清洁、干燥、粘贴签的便标本盒，化验单，便盆	
操作过程	1. 沟通：向老年人解释采集标本的内容、目的、要求，以取得配合 2. 采集粪便标本：对能自理的老年人，可将标本盒交给老年人，向其讲解留取粪便标本的方法，并在排便后，用棉签取少量（量约蚕豆大小）感觉异常（如稀水样、黏液样、柏油样等）的粪便放入标本盒，盖上盒盖；对不能自理的老年人，协助老年人使用便盆排便，留取粪便标本方法同上 3. 整理：为老年人整理床单位，倾倒便盆，刷洗、消毒、晾干备用	
注意事项	1. 老年人发生腹泻时，应留取带有黏液或脓血部分的粪便；如为水样便，应使用大口径玻璃容器盛装送检 2. 如检查项目为寄生虫卵，应适量取粪便不同部分，送检 3. 如检查项目为阿米巴原虫，在采集前先用热水将便器加温后，再叮嘱老年人排便于盆内，便后立即送检	

（八）造口袋更换技术

造口袋更换技术见表5-2-10。

表5-2-10 造口袋更换技术

操作名称	造口袋更换技术	操作时间
操作准备	1. 人员准备：着装整洁、洗净双手，戴口罩，准备物品 2. 环境准备：温暖、安全、舒适，关闭门窗，必要时屏风遮挡 3. 物品准备：造口袋、剪刀、造口尺寸表、纱布或棉球、便盆、治疗巾、温水（无菌生理盐水）、手套，必要时备防漏膏、皮肤保护膜或皮肤保护粉	

续表 5-2-10

操作名称	造口袋更换技术	操作时间
操作过程	1.核对、解释:向老年人解释更换造口袋的目的和过程,取得老年人的配合 2.安置卧位:协助老年人取舒适卧位,暴露造口部位 3.更换造口袋 (1)铺治疗巾于造口侧下方 (2)戴手套,打开便袋与腹部护肤环连接处的扣环,由上向下撤去已用的造口袋放于便盆内。 (3)用柔软的纸巾擦拭造口周围的皮肤,再用温水清洗局部皮肤并擦干,必要时涂防漏膏和皮肤保护膜。观察造口处及其周围皮肤是否异常、排泄物的量、颜色、性状(正常造口处皮肤见图5-2-5) (4)以造口尺寸表测量造口大小(图5-2-6),在造口袋背面贴纸处依据测得的造口尺寸大小剪洞 (5)撕去贴纸,嘱老年人憋气、鼓肚子减少腹壁褶皱,底盘内圈对准造口,由下向上将造口袋贴上,夹好便袋夹 4.整理:协助老年人取舒适卧位,整理用物,洗净双手,必要时记录取便的情况	
注意事项	1.造口袋内容物于1/3满或有渗漏时及时更换 2.造口袋背面所剪的洞口尺寸应略大于造口,防止造口处摩擦损伤 3.造口袋应紧密贴紧皮肤,以防排泄物渗漏 4.若造口处肠段有回缩、脱出或皮肤异常等情况,应立即通知医生护士及时处理	

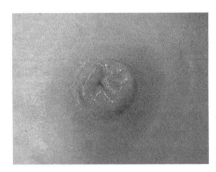
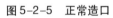

图 5-2-5　正常造口

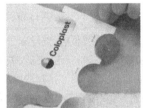
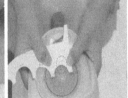

图 5-2-6　造口大小测量

【拓展知识】

布里斯托大便分类法

英国布里斯托大学(University of Bristol)的希顿(Kenneth Heaton)和路易斯(S. J. Lewis)教授将人类的便便分为七类,这也是一种为了医学需求而设计的分类法,也被称为布里斯托大便分类法(die Bristol-Stuhlformen-Skala)(图5-2-7)。

每一种大便的形状都是一种身体健康状态的缩影,是即将到来的疾病迹象的先兆。1、2 表示有便秘;3、4 是理想的便形,尤其第 4 型是最容易排便的形状;5~7 则可能代表有腹泻。

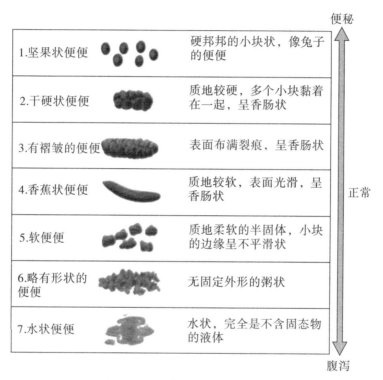

图 5-2-7　布里斯托大便分类法

第六章　睡眠照护

第一节　老年人睡眠特点及常见睡眠问题

【学习课时】

2 学时。

【学习目标】

(1)掌握老年人常见睡眠障碍疾病相关知识。

(2)了解睡眠定义、睡眠功能以及老年人常见睡眠问题。

【学习要求】

(1)学习睡眠的功能及老年人睡眠特点。

(2)解决老年人常见睡眠问题,做好睡眠健康教育,进一步提高老年人的睡眠质量,提高老年人健康水平。

一、概述

人的一生约有 1/3 的时间是在睡眠中度过的。睡眠是人体精力和体力恢复的过程,是人体基本生理需要、人类生存的必要条件、获得健康的必要因素。

斯坦福大学医学院研究团队发表在《自然》上的论文指出,斑马鱼睡眠时的神经活动特征与人类相似。这意味着睡眠活动至少在 4.5 亿年前已经演化出来,此时地球上的动物仍然全部生活在海中。

（一）睡眠的定义

睡眠是更深层次的休息状态,是生理和精神层面的生存所必需的过程。老年人的睡眠质量随着年龄的增长和身体功能的衰退而下降。但对睡眠的需求并没有因此减少。

（二）正常睡眠的"节律性"

正常睡眠是指正常的睡眠节律和时间,可促进机体缓解疲劳。正常的睡眠结构是白天清醒,黑夜睡眠。睡眠节律往往是由个人生活、工作习惯所养成的,这也是我们通常讲的"生物钟"。

（三）正常睡眠的分期

正常睡眠分为非快速眼动睡眠和快速眼动睡眠两个主要时期,组成一个睡眠周期。通常情况下一个周期持续 80～100 min。整个夜间通常有 4 个或 5 个周期。正常睡眠周期各时期都有各自的特点。

1. 非快速眼动睡眠

非快速眼动睡眠（NREM）分为 4 个阶段:NREM 睡眠 1 期（入睡期）、NREM 睡眠 2 期（浅睡期）、NREM 睡眠 3 期（熟睡期）、NREM 睡眠 4 期（深睡期）。

（1）NREM 睡眠 1 期（入睡期）。占睡眠时间的 5%,肌肉放松,容易被叫醒。

（2）NREM 睡眠 2 期（浅睡期）。占睡眠时间的 40%～50%,紧跟 1 阶段入睡期,肌肉更加放松,有片段梦境,可见缓慢眼球运动。

（3）NREM 睡眠 3 期（熟睡期）。占睡眠时间的 12%,在 1 阶段入睡期后 20 min 进入,肌肉松弛,脉搏缓慢,体温降低,中度刺激不能唤醒（如关门）。

（4）NREM 睡眠 4 期（深睡期）。占睡眠时间的 12%,恢复性睡眠阶段,持续 10～20 min,肌肉进一步松弛,安静无不自主活动,只剧烈刺激可唤醒,梦游、惊吓、噩梦以及大汗等可在此阶段发生。

2. 快速眼动睡眠

快速眼动睡眠（REM）即为梦境期,特点为占睡眠时间的 25%,也叫活跃睡眠,深睡期之后每 90～100 min 进入 1 次。快速眼球运动,心率、呼吸、节律和血压呈广泛变异性,肌张力极度降低,多数梦境和梦话出现在睡眠的这一期,且易发生临床急性事件（如心绞痛、呼吸困难等）。

（四）睡眠的功能

充足的睡眠可以缓解疲劳、保护大脑神经细胞生理功能、稳定神经系统平衡、延缓衰老。睡眠的功能主要有:①保存能量;②促进代谢产物排出;③增强免疫功能;④促进生长发育;⑤增强学习记忆。

（五）不同人群睡眠时长

美国国家睡眠基金会（简称 NSF）在最新的研究中对不同年龄段人群的所需睡眠时间建议如下（表6-1-1）。

表 6-1-1　不同年龄段人群的所需睡眠时间建议

年龄	时间/h
新生儿（0~3 个月）	14～17
婴儿（4~11 个月）	12～15
幼童（1~2 岁）	11～14

续表 6-1-1

年龄	时间/h
学龄前儿童(3～5岁)	10～13
学龄儿童(6～13岁)	9～11
青少年(14～17岁)	8～10
青年人(18～25岁)	7～9
成年人(26～64岁)	7～9
老年人(65岁以上)	7～8

二、老年人睡眠特点

我们总说"上了年纪,觉越来越少",这是为什么呢? 老年人由于中枢神经系统结构和功能的变化,睡眠周期节律功能受到影响,导致睡眠调节功能下降,这与大脑随着增龄的变化有关系。老年人睡眠模式、睡眠结构和睡眠与觉醒节律等睡眠指标随着增龄而发生改变,是老年人成为失眠高发人群的重要原因。老年人睡眠特点主要表现如下。

(一)平均睡眠时间减少

年轻人平均每天7～9 h,65岁以上7～8 h。

(二)入睡潜伏期延长

老年人入睡时间比年轻人长;老年人睡眠能力降低,使老年人花更多的时间躺在床上。

(三)睡眠连续性下降和唤醒阈值降低

老年人夜间易醒、觉醒次数和时间增加,可出现片段化睡眠、多次短睡。老年人非常容易受到声、光、温度等外界因素以及自身老年病症状的干扰,使夜间睡眠变得断断续续,醒后难以再入睡或出现早醒,实际睡眠减少。

(四)浅睡眠增多

老年人浅睡眠期增多,深睡眠期减少,年龄越大,睡眠越浅。老年人浅睡眠占总睡眠比例显著增多而慢波睡眠明显减少。

(五)昼夜节律改变

老年人睡眠时相前移,早睡早起型睡眠多见。浅睡眠时大脑未充分休息,白天频繁出现小睡,以补充晚上的睡眠不足,睡眠时间的总和与年轻人基本相等,睡眠趋向早睡早起。有研究者认为,老年人早睡可增加上半夜睡眠时间以弥补深睡眠不足,这是适应睡眠夜间节律的表现。睡眠夜间节律又称超日节律,即慢波睡眠主要发生在上半夜,而下半夜睡眠以浅睡眠和快速眼球运动睡眠为主。这些生理变化导致老年人夜间睡眠质量下降、白天困倦瞌睡、卧床时间延长,以补充夜间睡眠不足,呈现睡眠节律变化特征,即日间睡眠增加,夜间睡眠减少。

（六）睡眠质量差

夜间睡眠肢体活动频率增加,大多睡眠处于 1 阶段入睡期,4 阶段深睡期睡眠减少,更容易被叫醒。

三、老年人常见睡眠问题

老年人由于退行性变,神经系统功能的适应性明显降低,对睡眠时间改变及时差的耐受性较差。不良的睡眠习惯、情绪失调、社会心理因素、不适的睡眠环境或睡眠环境变化均可影响老年人的正常睡眠,进而会导致很多睡眠问题,以下主要介绍老年人常见的睡眠问题。

（一）失眠

老年人失眠一般指 60 岁以上人群的失眠。各种研究均证实,失眠随年龄增加而增高。有调查显示 65 岁以上人群失眠罹患率约为 40%。老年人失眠主要表现为睡眠片段、睡易醒、早醒和日间打盹增加,最突出的是对干扰睡眠的外部因素如噪声非常敏感。不同一般人群失眠所致日间损害,老年人更常见认知损害和跌倒。

1. 定义

失眠是指尽管有适当的睡眠机会和睡眠环境,依然对于睡眠时间和（或）睡眠质量感到不满足,并且影响日间社会功能的一种主观体验。

2. 失眠的原因

在生理性衰老、睡眠能力下降的基础上,各种躯体疾病、精神障碍以及心理应激作用均可导致老年人失眠,且常常是几种因素共同作用的结果。具体包括以下几种。

（1）社会心理因素。老年人离开了工作环境,其应激因素不同于年轻人,主要以健康、经济与家庭问题为主。生活应激导致兴奋、喜悦、焦虑、不安、悲痛、恐惧等情绪变化均可影响睡眠。

（2）环境因素。老年人适应能力下降,环境改变如旅行环境、气温气候突然变化、周围人群结构改变、卧室内强光、噪声、过冷或过热等可以导致失眠。

（3）生理因素。睡前饥饿或过饱、过度疲劳、性兴奋等状态下易失眠。

（4）躯体疾病。老人罹患躯体疾病多是导致失眠的常见原因。与老年人失眠相关的疾病包括神经科疾病、呼吸障碍、心血管疾病、胃肠疾病、肾病、慢性疼痛、关节炎以及瘙痒性皮肤病等。

（5）精神疾病。老年期心理障碍高发是失眠的另一重要因素。失眠是焦虑障碍、抑郁障碍、精神分裂症和某些人格障碍精神病的常见症状。老年抑郁障碍明显高于青年人,且失眠程度与抑郁程度相关。

（6）某些老年相关性睡眠障碍。如睡眠呼吸障碍、不宁腿综合征等导致失眠。

（7）药物因素。老年人因各种疾病使得服药种类和机会增加。许多药物可直接或间接引起失眠,如利尿药、麻黄碱及氨茶碱、降高血压药（利血平制剂、钙通道阻滞剂、β-受体阻断剂）、甲状腺治疗药、类固醇类、非甾体抗炎药等。2003年国际睡眠基金会对美国老年人调查发现,老年睡眠问题的主要原因并非衰老所致,而是伴发的各种健康问题,所谓疾病越多,睡眠越差。

（8）不良生活习惯。老年人退休后原有生活节奏的改变、白日活动减少、睡眠过多都影响夜间睡眠,一些如睡前喝浓茶、咖啡、饮酒、吸烟、看电视太晚等习惯不利于良好睡眠。

（9）性格特征。过于细致的性格特征在失眠发生中也有一定作用。例如,患者对身体健康要求过高、过分关注,对生活和工作谨慎过度,或凡事习惯往坏处想,常处于高度警觉状态者,都容易发生失眠。

3. 临床表现

失眠主要症状表现为入睡困难（入睡潜伏期超过30 min）、睡眠维持障碍（整夜觉醒次数≥2次）、早醒、睡眠质量下降和总睡眠时间减少（通常少于6.5 h）,同时伴有日间功能障碍。失眠引起的日间功能障碍主要包括疲劳、情绪低落或激惹、躯体不适、认知障碍等。失眠是一种主观体验,不应单纯依靠睡眠时间来判断是否存在失眠。部分人群虽然睡眠时间较短（如短睡眠者）,但没有主观睡眠质量下降,也不存在日间功能损害,因此不能视为失眠。

长期失眠易引起心烦意乱、疲乏无力,甚至头痛、多梦、多汗、记忆力减退,还可引起一系列临床症状,导致白天身体功能下降,常表现为醒后疲乏、日间警觉性降低、精力减退、认知功能及行为情绪等方面的功能障碍,从而降低生活质量。

4. 失眠的分类

失眠根据病程分为:短期失眠（病程<3个月）和慢性失眠（病程≥3个月）。有些患者失眠症状反复出现,应按照每次出现失眠持续的时间来判定是否属于慢性失眠。

5. 辅助检查

通过失眠的临床评估包括病史采集、睡眠日记、量表评估和客观评估[包括多导睡眠监测（polysomnography,PSG）]等手段。对于每一例患者都应仔细进行病史采集。推荐患者或家人记录睡眠日记。鉴别诊断和疗效评估时可以纳入量表和其他客观评估方法。

6. 诊断

（1）慢性失眠的诊断标准（必须同时符合1～6项标准）

1）存在以下一种或者多种睡眠异常症状（患者自述,或者照料者观察到）:①入睡困难;②睡眠维持困难;③比期望的起床时间更早醒来;④在适当的时间不愿意上床睡觉。

2）存在以下一种或者多种与失眠相关的日间症状（患者自述,或者照料者观察到）:①疲劳或全身不适感;②注意力不集中或记忆障碍;③社交、家庭、职业或学业等功能损害;④情绪易烦躁或易激动;⑤日间嗜睡;⑥行为问题（比如多动、冲动或攻击性）;⑦精力和体力下降;⑧易发生错误与事故;⑨过度关注睡眠问题或对睡眠质量不满意。

3)睡眠异常症状和相关的日间症状不能单纯用没有合适的睡眠时间或不恰当的睡眠环境来解释。

4)睡眠异常症状和相关的日间症状至少每周出现 3 次。

5)睡眠异常症状和相关的日间症状持续至少 3 个月。

6)睡眠和觉醒困难不能被其他类型的睡眠障碍更好地解释。

（2）短期失眠的诊断标准。符合慢性失眠第 1～3、6 条标准,但病程不足 3 个月和（或）相关症状出现的频率未达到每周 3 次。

7.鉴别诊断

失眠需要与精神障碍、躯体疾病、药物或物质滥用,以及其他类型的睡眠障碍相鉴别。需要鉴别的其他睡眠障碍类型包括呼吸相关性睡眠障碍、不宁腿综合征、周期性肢体运动障碍、CRSWDs、环境性睡眠困难、睡眠不足综合征、短睡眠者等。确定失眠诊断时还应针对可以确定的精神或躯体障碍给予相应的诊断。

（二）阻塞型睡眠呼吸暂停低通气综合征

1.定义

阻塞型睡眠呼吸暂停低通气综合征（obstructive sleep apnea-hypopnea syndrome, OSAHS)是一种睡眠时上气道反复塌陷、阻塞引起呼吸暂停和低通气,进而导致频繁发生低氧血症、高碳酸血症、胸腔内压力显著波动以及睡眠结构紊乱、交感神经活动增加,长期可致多系统器官功能受损。所以 OSAHS 是一种需要多学科综合治疗的慢性病。

2.病因

阻塞性睡眠呼吸暂停低通气综合征（OSAHS）的发生是基因多态性和环境交互作用的结果,OSAHS 的易感因素诸多,且多数存在交互作用,在不同患者的主要危险因素也存在个体差异。正是因为这些原因,OSAHS 患者的治疗应当遵循个体化原则。

（1）遗传因素。OSAHS 的遗传倾向已经被大量研究证实,38%～54% 的发病倾向可由遗传因素解释:对 OSAHS 一级亲属的研究表明,其一级亲属患病危险性较一般人群高2.9～4.0 倍,且亲属中患者人数越多,患病危险性越大。对双胞胎的研究证实,在同卵双胞胎中同患习惯性打鼾的概率高于异卵双胞胎;而且呼吸暂停低通气指数 AHI、最低血氧饱和度和氧减指数等指标的一致性,同卵双胞胎也高于异卵双胞胎。研究推算在打鼾症状的主诉方面,遗传因素的影响比率占 52%,而日间嗜睡症状受遗传因素的影响比率为 54%。这种基因差异对发病的影响,同样可由不同种族的流行病学特征证实:OSAHS的发病存在种族差异,非洲裔美国人中 OSAHS 发生早,程度重,并发症多,病死率高。即使进入老年,遗传因素对发病和呼吸紊乱严重程度亦存在影响。

（2）解剖因素。咽腔塌陷的解剖基础:目前认为上气道解剖结构异常是 OSAHS 发生的最主要危险因素之一。咽腔及声门上区是睡眠时发生阻塞的最常见部位,咽腔气道段是由舌、软腭、咽侧软组织等软性结构围成的管道。由于缺乏完整而固定的骨性或软骨性支撑而具有可塌陷性。

咽腔塌陷的常见解剖危险因素包括:①导致鼻腔阻力增高的疾病:鼻瓣区狭窄、鼻中隔偏曲、慢性肥厚性鼻炎、过敏性鼻炎、鼻息肉、鼻腔肿瘤及鼻腔闭锁等。②咽部软组织肥大,软腭肥厚、低垂;腭垂增粗、增长;扁桃体及腺样体增生肥大;舌体肥厚。③杓会厌皱襞过多的黏膜皱褶,也可能引起喉咽气道阻塞。④上下颌骨发育异常,小颌畸形。

(3)肥胖。肥胖是 OSAHS 重要致病危险因素。超重和肥胖人群中 OSAHS 患病率可达31%,远高于正常体重人群。2001 年我国成年人超重率高达 21.51%,肥胖率为2.92%,2008 年大城市成人超重和肥胖现患率增长到 30.0% 和 12.3%。随着肥胖发病率增长,继发的 OSAHS 患病率增长问题在我国日益突出。肥胖导致 OSAHS 的机制迄今尚未完全明确,目前认为主要与上呼吸道局部解剖发生病理改变,导致咽腔塌陷性增加、肺容积减小和气道扩张肌肌张力调节机制障碍等有关。另外,向心性肥胖和腹部及咽壁的脂肪堆积在 OSAHS 发病中扮演了非常重要的角色。

(4)性别因素。流行病学资料显示,男性的 OSAHS 患病率明显高于女性;1993 年,Young 报道男女性的 OSAHS 的患病率比例为(2~3):1;我国香港大学在 1998—2000 年调查了 1 532 名 30~60 岁女性和 1 542 名同年龄段男性,对其中的 106 名女性和153 名男性进行多导睡眠监测(polysomnography,PSG)检查,香港中年女性 OSAHS 的患病率是2.1%,男性的患病率是 4.1%,与 Young 的报道类似。

(5)年龄因素。随着年龄增长,肺膨胀对气道的纵向牵张作用会减弱。同时气道壁塌陷性可能由于胶原的减少而增加。上呼吸道扩张肌的代偿功能可能也会下降。另外,觉醒阈值可能会随年龄增长、睡眠质量变差而降低。

(6)体位因素。体位变化可以通过影响上呼吸道的结构和(或)重力对气道结构的作用方向进而影响气道阻力及塌陷性。例如,仰卧位时舌体由于重力作用向后移位塌陷,造成舌后气道变窄,从而增加气道的阻力,使其易于塌陷阻塞,发生呼吸暂停或低通气;侧位或俯卧时,舌体向侧或向前移位而对其后的气道影响较小,可以显著减少气道塌陷阻塞的机会;头部后仰可使颈部过度伸展,使气管向头侧移位,其拉长气道的效应可使上气道纵向张力增加,从而显著减少上气道的塌陷性。

(7)鼻腔及塌陷段上游阻力的影响。鼻腔阻力增高可导致咽腔负压增加和张口呼吸。张口呼吸则可降低舌与口腔壁的附着力,导致易于发生舌后区塌陷。

(8)酗酒与吸烟。吸烟与 OSAHS 有关,但具体机制尚不完全明确,可能与上气道炎症水平增加、气道感受器受损和觉醒阈值降低有关。酒精可抑制中枢神经系统对低 O_2 和高 CO_2 的敏感性,引起或加重上气道阻塞。OSAHS 患者饮酒后使呼吸暂停次数及持续时间增加,低氧血症程度加重,可能与酒精降低颏舌肌的张力有关。

(9)药物的作用。某些特殊药物的使用可能降低气道扩张肌反应性,因而增加气道塌陷的可能性,如肌肉松弛剂、苯巴比妥和苯二氮䓬类镇静催眠药物等;吗啡等镇痛药物可能通过中枢抑制作用而增加呼吸暂停的发生;唑吡坦、右佐匹克隆等药物可能对 AHI 的影响不大。多奈哌齐、三唑酮等药物则可能通过增高觉醒值来改善低觉醒阈值 OSAHS 患者的 AHI。

(10)继发于其他疾病的 OSAHS。OSAHS 可以继发于某些疾病或因某些疾病而加重。①内分泌系统疾病:肢端肥大症、甲状腺功能减退、肾上腺皮质增生、垂体功能减退等。据统计,约20.0%～42.6%的肢端肥大症患者合并有OSAHS。甲状腺功能减退患者并发打鼾症状很普遍,可出现上气道软组织黏液性水肿,易发生上气道阻塞;同时呼吸中枢对低O_2、高CO_2刺激的敏感性下降也可加剧呼吸暂停。合并OSAHS患者经过甲状腺素治疗后可以恢复。②慢性心功能不全:可通过循环延迟、交感神经系统刺激、液体潴留等多种途径促进中枢性睡眠呼吸暂停综合征和阻塞性睡眠呼吸暂停综合征的发生。③颅面发育畸形:包括先天性小下颌畸形等,由于患者固有口咽腔体积缩小和舌后区狭窄,常并发重度OSAHS。④遗传综合征:21三体综合征、淀粉样变等。⑤其他:继发于脑卒中、神经肌肉疾病、头颈部肿瘤等。

3.临床表现

临床上主要表现为夜间睡眠过程中打鼾且鼾声不规律,呼吸及睡眠节律紊乱,反复出现呼吸暂停及觉醒,或患者自觉憋气,夜尿增多,晨起头痛,口干,白天嗜睡明显,记忆力下降,严重者可出现心理、智力行为异常;并可能合并高血压、冠心病、心律失常,特别是以慢-快心律失常为主、肺源性心脏病、脑卒中、2型糖尿病及胰岛素抵抗等,并可有进行性体重增加。

4.辅助检查

(1)体检及常规检查项目

1)身高、体重,体重指数=体重(kg)/身高^2(m^2)。

2)体格检查:包括血压(睡前和醒后血压)、颈围、评定颌面形态,重点观察有无下颌后缩、下颌畸形、鼻腔、咽喉部的检查,特别注意有无悬雍垂肥大、扁桃体肿大及程度,舌体肥大及腺样体肥大;心、肺、脑、神经系统检查等。

3)血细胞计数:特别是红细胞计数、红细胞压积(HCT)、红细胞平均体积(MCV)、红细胞平均血红蛋白浓度(MCHC)。

4)动脉血气分析(必要时)。

5)肺功能检查(必要时)。

6)X射线头影测量(包括咽喉部测量)及X射线胸片(必要时)。

7)心电图。

8)病因或高危因素的常规检查。

9)可能发生的合并症的相应检查。

10)部分患者应检查甲状腺功能。

(2)主要实验室检测方法

1)多导睡眠监测。多导睡眠监测是诊断OSAHS的标准手段。

2)初筛诊断仪检查。多采用便携式,如单纯血氧饱和度监测、口鼻气流+血氧饱和度、口鼻气流+鼾声+血氧饱和度+胸腹运动等,主要适用于基层患者或由于睡眠环境改变或导联过多而不能在睡眠监测室进行检查的一些轻症患者,可用于初步筛查OSAHS患者,也可用于评价疗效及随访。

（3）嗜睡程度的评价（详见第六章第二节）

1）嗜睡的主观评价：现多采用 Epworth 嗜睡量表。

2）嗜睡的客观评价：有条件可进行多次睡眠潜伏期试验（multiple sleep latency test, MSLT）。

5. 诊断

睡眠时打鼾、反复呼吸暂停，通常伴有日间嗜睡、注意力不集中、情绪障碍、失眠、疲劳等症状。上述异常不能被其他类型的睡眠障碍、内科或神经系统疾病或药物使用解释。多导睡眠监测检查 AHI≥5 次/h，呼吸暂停和低通气以阻塞性为主。如有条件，以睡眠呼吸紊乱指数（respiratory disturbance index, RDI）、平均每小时睡眠中呼吸暂停、低通气和呼吸努力相关微觉醒的次数为标准。

OSAHS 病情程度判断依据为：AHI≥5 次/h 但≤15 次/h 为轻度；AHI>15 次/h 但≤30 次/h 为中度；AHI>30 次/h 为重度。以夜间最低 SaO_2 作为参考，低氧程度标准：SaO_2 85%~90% 为轻度，SaO_2 80%~<85% 为中度，SaO_2<80% 为重度（表6-1-2）。

表6-1-2 成人 OSAHS 病情程度与呼吸暂停低通气指数（AHI）和（或）低氧血症程度判断依据

程度	AHI/（次/h）	最低 SaO_2/%
轻度	5~15	85~90
中度	>15~30	80~<85
重度	>30	<80

6. 鉴别诊断

（1）原发性鼾症。夜间有不同程度打鼾，AHI<5 次/h，白天无症状。

（2）上气道阻力综合征。夜间可出现不同频度和程度的鼾症，虽上气道阻力增高，但 AHI<5 次/h，日间嗜睡或疲劳，试验性无创通气治疗有效则支持本诊断。

（3）肥胖低通气综合征。过度肥胖，清醒时 CO_2 潴留，$PaCO_2$>45 mmHg，多数患者合并 OSAHS。

（4）发作性睡病。主要临床表现为难以控制的日间发作性思睡、猝倒、睡眠瘫痪和睡眠幻觉，多在青少年起病，主要诊断依据为 MSLT 时出现异常始发的 REM 睡眠。鉴别时应注意询问发病年龄、主要症状及多导睡眠监测结果，同时应注意该病与 OSAHS 合并存在的可能性很大，不可漏诊。

（5）不宁腿综合征和周期性肢体运动障碍不宁腿综合征。患者日间犯困，晚间出现强烈的腿动欲望，运动可缓解腿部的异样不适感，安静或卧位时严重，夜间入睡前加重。PSG 监测能够发现肢体的运动，并对不宁腿综合征与周期性肢体运动障碍进行区别。应注意与睡眠呼吸事件相关的腿动鉴别，后者经 CPAP 治疗后常可消失。

（三）快速眼球运动睡眠期行为紊乱

快速眼球运动睡眠期行为紊乱是最常见的快速眼球运动睡眠相关睡眠障碍类型，多见老年人发病。

1. 定义

快速眼球运动睡眠期行为紊乱(REM sleep behavior disorder,RBD)是一种以快速眼球运动睡眠期间伴随梦境出现肢体活动为特征的睡眠疾病,发作时常出现暴力行为并可造成自身及同床者伤害,并破坏睡眠。

2. 病因

近60%患者病因不明,但年龄增长是一个明显的发病因素。年轻患者多见于使用抗抑郁药物的患者和发作性睡病患者,而成年以上发病者排除药物和中枢神经系统损害以外可能预示为原发性,与神经系统变性疾病有关。

(1)特发性RBD。特发性RBD(idiopathic RBD,iRBD):指将RBD作为一个无伴随条件的单独症状,有些患者终身仅仅表现RBD症状而无其他伴随症状。但iRBD可能是突触核蛋白病的一个前期症状,有研究发现,40%~65%的iRBD患者在十年后最终可能发展为突触核蛋白(synuclein)相关的神经系统变性疾病,如帕金森病(PD)、路易体痴呆(DLB)等,故RBD被认为可能是神经系统变性疾病的早期症状和预警症状。

(2)继发性RBD。继发性RBD(secondary RBD,sRBD):①药源性RBD:抗精神病药、三环类与5-羟色胺再摄取抑制剂(SSRIs)以及5-羟色胺和去甲肾上腺素再摄取抑制剂(SNRIs)类抗抑郁药、苯二氮䓬类镇静催眠药物、单胺氧化酶抑制剂、胆碱酯酶抑制剂、苯乙肼、咖啡等,均可引起RBD的发生。急性发病也见于酒精或镇静催眠药物的戒断、三环类及5-羟色胺再摄取抑制剂类抗抑郁剂的使用。②症状性RBD:与神经系统疾病密切相关的RBD,包括发作性睡病、Machado-Joseph病、肌萎缩侧索硬化(ALS)、癫痫、多发性硬化(MS)、Guillain-Barre综合征。与正常REM睡眠期肌张力弛缓相关的脑干相应部位损害(血管性、炎症、肿瘤、变性等)均可导致症状性RBD。③与神经系统变性疾病相关的RBD:α突触核蛋白(α-synuclein)异常沉积可导致多种神经系统变性疾病,如帕金森病、路易体痴呆、多系统萎缩(MSA)等,RBD常为其发病的前驱/早期症状及伴随症状,33%~46%的PD患者、75%的DLB患者、近100%的MSA患者合并RBD。RBD在tau-蛋白相关的疾病中较少见,如阿尔茨海默病(AD)、进行性核上性眼肌麻痹(PSP)、皮质基底核变性、额颞叶痴呆。有研究显示,RBD可以作为路易体痴呆的核心临床症状,有助于与老年痴呆进行鉴别诊断,也提高了路易体痴呆诊断的准确性。

3. 临床表现

快速眼球运动睡眠期行为紊乱(RBD)通常出现于40~70岁人群,男性多于女性,常常发生在睡眠的后半段。发生频率不一,每周1次,严重者每晚均有发生。在出现明显RBD症状以前数年或数十年,患者往往表现有睡眠期间的不安定,如异常的发声(说话、大叫、咒骂、尖叫等)和肢体活动频繁等现象。

RBD临床症状包括鲜活恐怖或暴力的梦境及与梦境相关的梦呓及肢体动作和情绪反应。典型临床表现是睡眠期间出现不同程度的肢体动作甚至是暴力行为,如殴打同床者,甚至下床活动、伤人或毁物,动作比较粗暴、猛烈,如拳打、脚踢、翻滚、跳跃、呼喊、反复坠床等,患者在清醒后可清晰回忆梦境内容,但对睡眠中出现的异常行为无记忆。绝大多数患者仅主诉睡眠期间身体受伤,严重者可出现硬膜下血肿、腰椎及肢体骨折等。女性 RBD 者相对来说少有暴力内容的梦境,在梦境中多扮演受害者角色。个别患者在睡眠中仅表现为频繁的肌肉抽动和喃喃自语,但自觉睡眠正常,醒后能够叙述梦境样心理活动。虽然 REM 睡眠期表现明显异常,但仅少数患者主诉日间过度思睡。

4. 辅助检查

(1)多导睡眠监测。RBD 最显著的电生理特征为 REM 睡眠期正常骨骼肌弛缓状态消失,而出现肌张力增高或出现大量肌肉动作电位,严重者视频可能发现面部或肢体动作,检查时应同时监测上下肢的肌电图(EMG)。在 REM 睡眠期也可见到周期性肢体运动(PLM)。结合视频监测很容易与其他异态睡眠鉴别。

根据 2013 版美国睡眠医学会(American Academy of Sleep Medicine, AASM)关于 RBD 的特征判读如下。

1)紧张性活动(持续性肌张力增高):每帧(30 s)>50% 的下颌肌电幅度高于 NREM 睡眠期的最小振幅。

2)时相性活动(多发短暂性肌电活动):每帧(30 s)REM 睡眠中,分成 10 个 3 s 小帧,至少 5 小帧(>50%)含有暴发的、短暂的肌电活动。多发短暂肌电活动持续时间 0.1~5 s、幅度>4 倍背景肌电活动。

(2)筛选量表

1)RBD 筛查问卷(RBD screening questionnaire, RBDSQ)。

2)Mayo 睡眠问卷(Mayo sleep questionnaire, MSQ)。

3)RBD 问卷-香港版(RBD questionnaire-Hong Kong, RBDQ-HK)。

4)RBD 单问卷筛查(RBD single-question screen, RBD1Q)。

(3)其他检查。脑部 CT 或 MRI 检查有助于明确某些脑器质性疾病的存在。

5. 诊断

本病的诊断参考国际睡眠障碍分类第三版(ICSD-3)关于快速眼球运动睡眠期行为紊乱的诊断标准。ICSD-3 关于快速眼球运动睡眠期行为紊乱的诊断标准(必须同时符合 A~D 项标准):A. 反复发作的睡眠相关的言语和(或)复杂的运动行为;B. PSG 证实这些行为发生在 REM 睡眠期,或者根据临床病史出现梦境相关的行为,推测该行为发生在 REM 睡眠期;C. PSG 证实 REM 睡眠期出现骨骼肌失弛缓现象(REM-sleep without atonia, RWA);D. 不能用其他睡眠障碍、精神障碍疾病、药物或物质滥用更好的解释。

注意:

(1)一夜的(视频多异睡眠监测)可以观测到满足以上全部标准的反复发作过程。

(2)观测到的发声或者行为通常与梦境同时出现,导致患者经常报告"将梦变成行动"。

(3)RBD 的 PSG 特征参见 2013 版《美国睡眠医学会睡眠及其相关事件判读手册》。

(4)一旦醒来,患者将变得完全清醒、警觉、有条理,并拥有正常的定向力。

(5)偶尔会出现患者具有典型的梦境相关行为,在 vPSG 中也证实存在典型的 RBD 行为,但是根据 RBD 的 PSG 诊断标准,没有充足的证据证实存在 RWA。对于这类患者可以根据临床判断,暂时诊断 RBD。同理,如果没有 vPSG,该规则也适应。

(6)根据新的专家共识,药物可能暴露已经存在 RWA 的处于潜伏期的 RBD。因此,在得到长期研究的结论期间,根据临床判断,药物诱导的 RBD 也可诊断为 RBD。

REM 睡眠期行为紊乱可伴发睡行症或睡惊症,称为睡眠期行为障碍重叠症(parasomnia overlap disorder),可视为本病的一种变异型。

6.鉴别诊断

(1)睡眠期癫痫。临床表现为癫痫发作特征,夜间 PSG 监测或睡眠 EEG 监测出现痫性放电,可发生于任何睡眠期,但多发生在 NREM 睡眠期。夜间的复杂部分性发作比较少见,一般不能够回忆生动梦境,其自动症比较简单,多为一些重复活动如脱衣解纽扣等,少有攻击行为,常伴有强直或阵挛样活动。而 RBD 很少有局灶性运动,所表现的攻击行为比癫痫发作的随意动作更加复杂。

(2)意识模糊性觉醒。意识模糊性觉醒是指不能从睡眠中很快觉醒,从睡眠到觉醒的过程中有一段较长的意识模糊期,但没有暴力性运动,多导睡眠监测显示从 NREM 睡眠中觉醒,脑电图有特征性改变。

(3)睡惊症。在睡眠中突然发生,发作时有极度恐惧表现,常伴有令人毛骨悚然的尖叫,存在明显自主神经功能紊乱。多导睡眠监测显示多发生于刚入睡时或 NREM 睡眠1 期,次日不能回忆。

(4)睡行症。大多发作于儿童期,临床主要表现为睡眠中起床行走,多导睡眠监测显示发生于 NREM 睡眠期,次日不能回忆。

(5)梦魇。梦魇多发生于儿童期,常常发生在一个内容恐怖且长而复杂的梦境之后,表现为患者从睡眠中突然惊醒,伴有强烈的恐怖焦虑等情绪体验,但不伴有暴力性运动。惊醒后患者的意识清楚,且很难再次入睡。

(6)创伤后应激障碍。患者曾经有强烈的创伤经历,症状表现与创伤经历密切相关。清醒时有创伤性应激障碍的其他表现,如持续警觉性增高、持续回避,并有社会功能损害。

(四)不宁腿综合征

1.定义

不宁腿综合征(restless legs syndrome,RLS)也称为 Willis-Ekbom 病,是一种常见的系统感觉运动障碍性疾病。

2.病因

不宁腿综合征按病因可分为原发性和继发性两类。

(1)原发性不宁腿综合征。不宁腿综合征(发病年龄<45 岁)显示出家族聚集性,40%~92%的原发性不宁腿综合征患者有家族史。在同卵双生子中,该病的发生率有很高的一致性,不宁腿综合征患者一级亲属的患病率比普通人要高 2~6 倍。尽管很多家族研究提示不宁腿综合征倾向于常染色体显性遗传,最近的基因连锁分析研究发现该病具有更为复杂的基因多态性与环境相互作用模式,目前多数研究支持不宁腿综合征为高

外显率的常染色体显性遗传病。

（2）继发性不宁腿综合征。最常见的病因包括铁缺乏、特殊用药史、怀孕、慢性肾衰竭等。血清铁蛋白小于 50 μg/L 的轻度铁缺乏与不宁腿综合征的严重程度呈正相关，血清铁从蛋白 50～75 μg/L 以下水平开始补充铁剂则能减轻不宁腿综合征的症状。一些镇静剂、抗组胺药、多巴胺受体拮抗剂及抗抑郁剂等，可以诱发或加重不宁腿综合征和（或）睡眠期周期性肢体运动。孕妇的不宁腿综合征发病率是普通人群的 2～3 倍，在妊娠第三阶段为高峰，也有一些患者在生产后的第一个月内才出现不宁腿综合征。由于妊娠的缘故，使人群中女性不宁腿综合征发病率高于男性，男女比例为 1∶2。

在慢性肾衰竭患者中，不宁腿综合征发病率是普通人群的 2～5 倍，肾移植可能使不宁腿综合征症状在一个月内发生戏剧性好转，但也会由于移植的失败导致症状恶化。

目前尚缺乏睡眠剥夺、周围神经病、神经根病变、疼痛、咖啡因摄入、烟草、酒精摄入等因素能加重不宁腿综合征症状的有力证据。

3. 临床表现

不宁腿综合征主要临床表现为夜间睡眠时或处于安静状态下，双下肢出现极度的不适感，迫使患者不停地活动下肢或下地行走，当患者返回到休息状态时症状常常会再次出现，因而严重干扰患者的睡眠，导致入睡困难、睡眠中觉醒次数增多等。有时虽然患者并未意识到腿部的不适感，但在入睡时或重新入睡时，需要花费比较长的时间。这种异常感觉常常被患者描述为爬行感、麻刺感、烧灼感、抓痒感或者酸痛感。安静时症状加重，活动时可短暂地使症状消失。尽管腿部是最常受累部位，也有 21%～57% 的患者可伴有上肢的不适感。发病数年后 1/3～1/2 的患者可出现上肢症状，但仅累及上肢而下肢无症状者极为罕见。随病情进展，髋部、躯干及面部也可受累。

不宁腿综合征的症状具有典型的昼夜规律，腿不适感多出现于傍晚或夜间，发作高峰在午夜与早上 3 点之间。由于全身不适常常难以再次入睡，有些患者可能主观感觉在早上 4～5 点睡得比较好而有意推迟睡眠时间，久而久之，便演变成为睡眠觉醒时相延迟综合征或是慢性地睡眠剥夺。长期的睡眠剥夺作为一种比较强烈的应激状态将严重影响机体各方面的功能，如食欲不振、体重减轻、反应迟钝、运动能力下降等，也干扰了日常生活及人际关系。此外，不宁腿综合征导致睡眠剥夺是高血压、糖尿病、肥胖等代谢综合征潜在的危险因素，与心脑血管病、消化系统疾病、代谢异常和免疫功能异常的发生有关。

通过详细询问病史，约有 50% 以上的不宁腿综合征患者表现为白天的肌阵挛。通常会被患者描述成周期性的痛性痉挛或者抽搐。80% 以上的不宁腿综合征患者合并存在周期性肢体运动（periodic limb movement，PLM），表现单侧或双侧下肢周期性反复出现刻板样不自主运动，形式多样，典型表现为踇趾节律性背伸及踝部背屈，偶有髋膝屈曲，类似巴宾斯基征。PLM 通常累及下肢，严重时可累及上肢，多为双侧，也可一侧为主或两侧交替出现。周期性肢体运动指数（periodic limb movement index，PLMI）增高可支持不宁腿综合征诊断，但并非诊断不宁腿综合征的必要条件。

82%～100% 的不宁腿综合征患者多导睡眠监测结果提示睡眠中 PLMI>5 次/h。但PLMI 并非不宁腿综合征的特异性指标，在发作性睡病、快速眼球运动睡眠行为障碍、睡眠呼吸暂停、周期性肢体运动障碍、神经系统退行性疾病、脑损伤等疾病中均存在。

4. 辅助检查

(1)多导睡眠监测。多导睡眠监测不是不宁腿综合征的常规检查,但仍被认为是不宁腿综合征最有意义的检查方法之一,能够为诊断提供客观证据,如入睡潜伏期时间延长和较高的觉醒指数等。70% ~80% 的成人不宁腿综合征患者的整夜多导睡眠监测出现睡眠期周期性腿动(PLM≥5 次),当进行多个夜晚 PSG 监测时这个比例会高达 90%。周期性肢体运动常发生于前半夜,约 1/3 的周期性肢体运动与皮质觉醒有关,且大部分患者都显示自发觉醒,周期性肢体运动的夜间觉醒也是该病睡眠障碍的一部分。另外,不宁腿综合征的感觉症状会影响患者再次入睡,使觉醒时间延长。

(2)暗示性制动试验。暗示性制动试验(suggested immobilization test,SIT)用于评价清醒状态下,如清醒时周期性腿动(period leg movement in wakefulness,PLMW)睡前 1 h,患者在舒适清醒的条件在床上将下肢伸直,用不带呼吸监测的 PSG 进行监测,如果这期间腿动达到每小时 40 次,则支持不宁腿综合征的诊断。

(3)血液检测。血常规(血红蛋白)、叶酸、维生素 B_{12}、血清铁蛋白、总铁结合度、转铁蛋白饱和度等贫血相关检查,有助于排除缺铁性贫血继发的不宁腿综合征。血尿素氮、肌酐检查排除慢性肾衰竭或尿毒症继发不宁腿综合征。血糖和糖化血红蛋白检查,排除糖尿病继发不宁腿综合征等。

(4)肌电图和神经传导速度检查。有助于与各种周围神经病或夜间腿部肌肉痉挛产生的肢体不适相鉴别。

(5)遗传学检查。对于有家族史的患者可以进行相关基因的检测,确定其发病的基因类型。

5. 诊断

不宁腿综合征的诊断主要是根据患者提供的特有的临床症状、血液化验、电生理检查为依据。诊断参考 2014 年出版的 ICSD-3 诊断标准和国际不宁腿综合征研究小组(IRLSSG)2014 年制定的诊断标准。

ICSD-3 关于不宁腿综合征的诊断标准(必须同时符合 A、B、C 项标准)。

A. 有一种想活动腿的强烈欲望,常常伴有腿部不适或由腿部不适而导致。这些症状必须符合以下条件:①这些症状在休息和不活动时出现或加重,比如躺下或坐着的时候;②可在活动后部分或完全缓解,比如走路或伸展腿部;③症状可仅出现在傍晚或夜间,或即使在白天出现,但与白天相比夜间症状更明显。

B. 以上这些特征要除外由药物或行为习惯所致,如腿部痉挛、不适的姿势、肌痛、静脉曲张、腿部水肿、关节炎或习惯性地腿部拍动等。

C. 以上症状引起担心、情绪低落、睡眠障碍,以及导致身心、社交、职业、受教育、行为或其他重要领域的功能障碍。

(1)ICSD-3 也对不宁腿综合征的诊断标准做了几点补充说明。

1)有时这种想活动腿部的症状可不伴有腿部不适感,这种症状也可出现于上肢或身体其他部位。

2）儿童患者可能用他们自己的语言表达这种不适的感觉。

3）当症状严重时，通过活动来缓解症状的方法可能不那么明显了，但在病程早期仍然存在活动后使症状缓解的情况。

4）当疾病本身症状比较严重时，通过治疗干预获得的腿部不适症状的减轻，或者治疗导致的症状加重，以及不宁腿综合征特有的夜间症状加重的特点也变得不明显了。

5）对于涉及一些特殊的研究时，如遗传学及流行病学研究，标准 C 可以忽略。如果忽略标准 C，必须在研究报告中加以说明。

（2）IRLSSG 2014 年提出诊断不宁腿综合征的 5 个必要条件。

1）想活动双腿的强烈冲动常伴有（但非总是伴有）腿部不适感。

2）想活动肢体的冲动或不适感在休息或者静止状态下（如躺下或坐着）出现或加重。

3）想活动肢体的冲动或不适感多在肢体运动时（如走动、屈伸关节）部分或者全部缓解，或在运动过程中有缓解。

4）想活动肢体的冲动或不适感在夜晚比其他时间要明显。

5）上述特征不能完全用其他疾病或是特殊行为所解释（如肌痛、静脉回流障碍、下肢水肿、关节炎、腿痉挛、姿势不舒服和习惯性顿足）。

（3）关于不宁腿综合征的临床过程及临床意义的说明如下。

1）慢性持续性不宁腿综合征指在过去未经治疗的一年中，症状平均每周至少发作两次；②间歇性不宁腿综合征指在过去未治疗的一年中，症状平均每周发作小于两次，至少要发作 5 次。

2）不宁腿综合征的临床意义：由于不宁腿综合征对患者睡眠、精力、日常活动、行为、认知或情绪的影响，可以给患者造成明显的苦恼，或损害患者的社交、就业、教育或其他方面的功能。

6. 鉴别诊断

有些非不宁腿综合征的患者有时也存在想要迫切活动腿部的主诉，需要与不宁腿综合征相鉴别。包括夜间腿肌痉挛、精神类药物引起的静坐不能、焦虑症引起的烦躁不安、姿势位置性不适、腿部疼痛或脚趾运动（moving toes）等。

（1）夜间腿肌痉挛。表现为夜间突发的肌肉痉挛、肌肉纽结，通过伸展腿部、站立、走动可使症状得到缓解。有明显的肌肉疼痛，而不是感觉异常，常可触及痉挛的肌肉。

（2）静坐不能。抗精神病药物引起的静坐不能，表现为患者想要通过移动整个身体来缓解不适症状，之前存在使用过多巴胺能受体拮抗剂病史，常同时伴有轻度锥体外系症状。无家族史、无昼夜节律变化及很少影响睡眠等特点，可以与不宁腿综合征相鉴别。

（3）焦虑症。患者除了伴有担心、恐惧、不安、害怕、紧张、急躁等精神症状外，还常伴有头晕、胸闷、心悸、呼吸困难、口干、出汗、尿频、运动性不安等躯体症状，无昼夜变化规律，活动后症状不能缓解。

（4）其他疾病。通过变换成另一个姿势得到症状缓解，往往提示位置性不适；关节的活动受限，往往提示关节炎；触诊时有疼痛，往往提示存在局部肌肉等异常。

约有半数不宁腿合征患者会主诉腿部疼痛，因此出现疼痛不能除外不宁腿综合征的诊断。出现腿部疼痛还包括其他很多情况，例如关节炎、血管异常、运动损伤或外伤，以及周围神经疾病等。这些疾病引起的疼痛可以出现夜间痛和休息时的加重,但不能通过单纯活动腿部而得到减轻,有时活动后反而使疼痛加重。想活动的欲望不像不宁腿综合征患者那样只想活动腿部本身,而是通过活动转移注意力达到缓解症状的目的。病变范围符合神经分布,有明确的感觉和运动功能异常。一般无昼夜规律性,活动后疼痛症状并不能得到缓解。

以上类型为常见的老年人睡眠问题,需要及时评估并加以干预,以便及早发现并帮助老年人解决睡眠障碍,提高其生活质量。

第二节　老年人睡眠障碍评估

【学习课时】

2 学时。

【学习目标】

(1)了解如何引导老人描述自己的睡眠问题。

(2)了解老年人睡眠特点,促进学生了解正确的睡眠评估方法及其对改善老年人睡眠障碍的重要性。

【学习要求】

应用所学知识,对老年人的睡眠障碍进行正确评估。

一、概述

合理的评估是进行睡眠障碍诊断和制订合理治疗方案的基础。长期以来,对于睡眠的评估多依赖于患者的主诉和主观问卷,二者评估的是患者对自身睡眠状况的主观体验,但由于人类感知觉的复杂性,主观感受到的睡眠状况与客观的睡眠生理指标也往往出现不相符合的情况,因此,对于睡眠问题的评估,应包括主观评估、体格检查以及由各种辅助检查、实验室检查组成的客观评估。本节主要介绍老人睡眠障碍评估的临床评估方法,并简要介绍老人常见睡眠障碍的主客观测评工具。

二、评估方法

(一)主观评估

1. 问诊

(1)主诉。患者对睡眠的主诉就是希望解决睡眠的问题,一般是用尽可能简洁的语言做出准确的描述,关键信息应包括睡眠的具体特点、是否伴随日间症状、基本表现及其持续时间。

(2)睡前情况。睡前情况是指从傍晚到准备上床睡觉前的行为和心理活动,包括患者的习惯行为、心理活动、情绪状态以及睡眠环境等。有些患者为了达到睡得好的目的,会在睡觉前自行摸索形成一些习惯,如早睡、泡脚、听音乐等;有些患者因担心睡不好而紧张焦虑,甚至思虑过多;有些患者的睡眠环境欠佳,如卧室温湿度不适、光线强、床单位不够舒适、噪声大等。

(3)睡眠节律。睡眠节律是了解患者日常作息习惯,如睡眠时间、入睡时长、觉醒时间和次数等,初步了解睡眠-觉醒规律。

(4)夜间睡眠情况。是了解患者从入睡到清晨完全睡醒这个过程中,所有出现的与睡眠相关的症状,比如频繁觉醒,睡眠维持困难;打鼾、憋气;肢体不适感;出现各种本不该在睡眠中出现的异常事件,如复杂异常的肢体动作、情绪反应、异常声音、下床行走,伴有或不伴有自主神经症状(心跳呼吸加快、出汗、皮肤潮红等)。

(5)日间功能。睡眠障碍对患者日间功能的影响,主要表现在日间嗜睡、情绪波动、精神痛苦程度以及注意力不集中、记忆力减退等认知功能下降方面。另外,日间功能受损反过来也会影响夜间睡眠,造成睡眠障碍的严重化和慢性化。

(6)既往病史。重点询问与睡眠相关的信息,如有无近期的慢性躯体性疾病、精神障碍疾病以及治疗情况;询问有无应激事件的发生,如家庭矛盾、经济负担,特别是是否存在长期的心理冲突的情况;询问个人性格特点、爱好,尤其是烟酒、镇静催眠药物的使用情况。

(7)家族史。询问一级亲属中是否存在睡眠障碍、精神障碍、严重躯体疾病等病史,这对理解患者存在睡眠障碍的是很有帮助的。

2. 体格检查

体格检查有助于判断老年人睡眠障碍是否伴发于其他疾病,同时有利于评估睡眠障碍对老年身体健康的影响。

(1)一般状况。精神状态、面部表情、对外界事物的认知能力以及身体的协调性等。

(2)生命体征。体温、呼吸、脉搏、血压。

(3)颈部检查。是否存在甲状腺结节等疾病。

(4)鼻咽腔检查。是否有鼻中隔偏曲、鼻甲肥大、鼻息肉、扁桃体增生肥大、咽部软组织肥大等。

(5)疼痛评估。是否存在中重度影响睡眠的疼痛(数字分级法(NRS)≥4分;世界卫生组织(WTO)疼痛程度划分≥Ⅱ度;根据主诉疼痛的程度分级法(VRS法)≥Ⅱ级)。

3. 实验室检查

心脑血管、肺部、甲状腺等严重慢性疾病以及严重肝肾功能损害等问题也可能是睡眠障碍的诱发因素,并与睡眠问题相互影响,因此相关的实验室检查也是必要的,如血、二便常规,肝、肾、电解质、血糖、血脂、甲状腺功能、肺功能等。

4. 精神检查

精神疾病与睡眠障碍,尤其是与失眠的关系非常密切,睡眠障碍本身也是精神类疾病的症状之一,因此应评估老人是否存在情绪低落、兴趣下降、愉快感丧失等抑郁症状;是否存在紧张不安、害怕恐惧、不能放松、烦躁不安、肌肉紧张等焦虑症状。如存在评估困难,应及时就医。

5.影像学检查

OSAHS 产生的基础是由于上气道某一处发生了堵塞和(或)塌陷,影像学检查可以对上气道的结构进行详细的评估,包括上气道及周围结构的 CT、MRI 等,可对患者的气道大小、上气道阻塞位置、上气道的形状以及鼻咽腔情况进行清晰的辨认,为患者选择最佳的治疗方式提供支持。

(二)主观测评工具

主观测评工具主要包括睡眠日记和量表评估,二者可以说是对主观睡眠感的"客观"评估方法,主观测评工具的优势是使用简便和快捷,结果直观,但因依然是患者的主观感受,往往存在与实际睡眠状况有出入的情况。

(三)客观测评工具

1.多导睡眠监测

多导睡眠监测(polysomnography,PSG)是持续同步记录睡眠中多项电生理活动,进行睡眠医学研究和睡眠疾病诊断的技术,包括脑电、眼电、心电、呼吸事件、肌电、体位等生理指标,是目前最详细、准确、客观记录睡眠的工具,分为Ⅰ级、Ⅱ级、Ⅲ级、Ⅳ级,其中Ⅰ级为标准多导睡眠监测,包含同步音频、视频和人工值守,是公认的睡眠疾病诊断的金标准,Ⅱ级、Ⅲ级、Ⅳ级又称为便携式睡眠监测仪,适用于因病情无法到睡眠监测室行标准PSG 监测或者病情严重急需治疗而暂时无法安排 PSG 者。

2.体动记录仪

体动记录仪(actigraphy)是通过佩戴在手腕、脚踝或者躯干的设备,通过监测身体运动情况来估算睡眠的形式和睡眠情况,如睡眠潜伏时间、睡眠总时间、觉醒次数和睡眠效率等,体动记录仪的准确性和它的记录类型、计算方法和佩戴的时间有关,在没有 PSG 的情况下可以代替PSG 进行睡眠问题的评估,但与PSG 相比,其准确性差,尤其是在清醒状态下保持长时间不动,可能被体动记录仪评定为睡眠时间而出现误差。

三、老年人常见睡眠问题评估

(一)失眠

1.主观测评工具

(1)睡眠日记。睡眠日记是记录每个小时的活动和睡眠情况,以 24 h 为单元,一般是从早上 8 点到第二天早上 8 点,连续记录两周,可获得睡眠状况和昼夜节律相对准确和客观的信息。

(2)量表的评估

1)匹兹堡睡眠质量指数量表。匹兹堡睡眠质量指数量表(Pittsburgh sleep quality indx,PSQI)是在 1989 年由美国的医生 Buysse 博士等编制的,由 19 个自评和 5 个他评条

睡眠日记

匹兹堡睡眠质量指数量表

目构成,分属于7个类别,主观睡眠质量、睡眠潜伏期、睡眠时间、习惯睡眠效率、睡眠紊乱累加问题、睡眠药物的使用和日间功能紊乱,主要用于近30 d睡眠质量的总体评估,也适用于一般人睡眠质量的评估,总分范围为0~21分,得分越高,表示睡眠质量越差,完成需要5~10 min。

评价等级:0~5分睡眠质量很好;6~10分睡眠质量还行;11~15分睡眠质量一般;16~21分,睡眠质量很差。

2)阿森斯失眠量表。阿森斯失眠量表(Athens insomnia scale, AIS)主要用于自我评估,是测评失眠程度的量表,共有8个条目,包含入睡时间、夜间和晨间觉醒、睡眠时间、睡眠质量以及日间情绪、身体功能和嗜睡情况,完成大概需要3~5 min。

阿森斯失眠量表

评分标准:总分≤4分,无失眠;4~6分可疑失眠;总分≥6为失眠。总分0~24分,得分越高,睡眠质量越差。

2. 客观测评工具

(1)多导睡眠监测。多导睡眠监测采集脑电、眼电、肌电、心电、口鼻气流、呼吸努力、氧饱和度、体位等多项生理参数,再由人工进行分图,并结合临床对检查结果进行综合分析,从而为睡眠障碍的诊断、分类及鉴别诊断提供客观依据,以及为选择治疗方法及评价疗效提供重要的参考信息。

失眠整夜睡眠呼吸监测报告(部分内容)

PSG常规报告睡眠潜伏期、总睡眠时间、入睡后清醒时间、睡眠微觉醒指数、睡眠效率、睡眠各期(N1、N2、N3、REM期)时间及其占睡眠总时间的百分比,另外还包括睡眠期的呼吸事件、腿动事件、觉醒事件等等,这些生物指标能客观反映完整睡眠的情况。因此PSG对于失眠的意义主要在于失眠程度的评价和失眠障碍的鉴别诊断,对于有线索提示存在其他睡眠障碍的须做PSG监测,比如患者诉说日间过度思睡,夜间睡眠行为异常,夜间有周期性腿动等,或者怀疑患者过度焦虑、抑郁,存在主观性失眠的可能。

(2)多次睡眠潜伏时间试验。多次睡眠潜伏时间试验(multiple sleep latency test, MSLT)方法由CarsKadon等首先提出,采用PSG的脑电、眼电、下颌肌电生理指标测定入睡潜伏期,一般是从上午9点开始,每隔2 h进行一次睡眠,两次小睡中间不可以休息,进行4~5次的小睡实验,计算平均睡眠潜伏期和REM平均潜伏期,主要的观察指标包含平均睡眠潜伏时间和出现几次睡眠起始的快速眼动期(sleep onset periods, SoREM)。

失眠MSLT监测报告(部分内容)

失眠患者存在高度警觉而出现睡眠潜伏期延长,或因整夜睡眠质量差并合并OSAHS而出现日间嗜睡的可能性,因此MSLT也是评估失眠的客观手段之一。

(二)阻塞性睡眠呼吸暂停低通气综合征

1. 主观测评工具

Berlin睡眠质量评估问卷

(1)Berlin睡眠质量评估问卷。Berlin是1996年在德国柏林召开的睡眠基础护理治疗大会上产生的,是目前国际上广泛应用的睡眠呼吸暂停综合征定性的诊断工具,以阻塞性睡眠呼吸暂停低通气综合征(obstructive sleep apnea syndrome, OSAHS)主要症状设计问题,包含打鼾、日间嗜睡及高血压肥胖3个维度共11个问题,完成大概需要1~2 min。

评分标准:如果3组中有2组或者多于2组阳性则认为该患者发生睡眠呼吸暂停的

风险很高(高危组)。如果 3 组中仅有 1 组或者没有阳性则认为该患者发生睡眠呼吸暂停的风险很低(低危组)。

(2)STOP-BANG 问卷。STOP-BANG 问卷通过自身或者床伴观察到的症状进行评估,用于判断患有 OSAHS 的风险程度。问卷包含 4 个用"是/否"作答的问题及 4 个填空题,是方便快捷的 OSAHS 筛查工具,完成需要 1 min。

STOP-BANG 问卷

评分标准:每个问题记 1 分,总分≥3 分认为有 OSAHS 的风险。

(3)Epworth 思睡量表。Epworth 思睡量表(Epworth sleepiness scale,ESS)日间思睡的是 1991 年由澳大利亚医生 Murray Johns 在 Epworth 医院首创,让受试者评价自己在不同的环境下打瞌睡的可能性,受试者不用解释自己的内心状态,只需评价自己的行为,包含 8 个问题,完成需要 1 min。

Epworth 思睡量表

评分标准:总分 24 分,≥14 分提示日间思睡。

2. 客观测评工具

(1)多导睡眠监测。多导睡眠监测是 OSAHS 的金标准,可以精确报告睡眠呼吸暂停低通气紊乱指数(AHI)、阻塞类型、阻塞程度、阻塞最长时间、平均/最低血氧饱和度、鼾声时间及占睡眠百分比、不同体位的暂停低通气指数,以及呼吸与睡眠、心率、肢体活动之间的关系。

OSAHS 整夜睡眠呼吸监测报告(部分内容)

(2)MSLT。正常人平均入睡潜伏期为 10 ~ 30 min,平均入睡潜伏期<5 min 提示病理性嗜睡,5 ~ 10 min 可疑思睡,支持 OSAHS 诊断。

OSAHS

(三)快速眼球运动睡眠期行为紊乱

1. 主观测评工具

(1)RBD 筛查问卷。RBD 筛查问卷(RBD screening questionnaire,RBDSQ)由 13 个问题组成,内容涉及梦境、睡眠相关行为、神经系统基础疾病 3 个方面,以"是"或"否"为评判标准,所有问题权重相同,总分 13 分,具有很好的信效度及可行性,可以作为快动眼相睡眠障碍的有效筛查工具,但评分与病程程度及发作频率无关,可能会遗漏某些临床症状的频率和严重程度。

RBDSQ 量表

评分标准:最佳界值≥5 分。

(2)Mayo 睡眠问卷。Mayo 睡眠问卷(Mayo sleep questionnaire,MSQ),即梅奥睡眠问卷,是一种包含 16 个项目的调查问卷,主要由受试者的床伴提供大部分的输入信息,可用于筛查 RBD。

Mayo 睡眠问卷

2. 客观测评工具

RBD 在多导睡眠监测视频中可以发现在 REM 期睡眠不安定,表现为鲜活恐怖或者暴力的梦境演绎,如伴随噩梦的异常发声(大喊大叫、喃喃自语等)、肢体活动频繁(拳打脚踢、殴打床伴、反复坠床等),但个别患者仅表现为频繁的肌肉抽动或者喃喃自语。同时,在 REM 期睡眠出现肌张力异常增高或出现大量动作电位。

RBD PSG 报告展示(部分内容)

（四）不宁腿综合征

1. 主观测评工具

不宁腿综合征PSG报告展示（部分内容）

国际不宁腿综合征研究组评估量表（Internationnal Restless Legs syndrome Study Group Radting Scale，IRLS）用于自行评估过去一周不宁腿严重程度，共有10个条目，分为症状严重程度评估和症状对生活质量的影响两个维度，每个条目评分0~4分，总评分范围是0~40分，完成需要5~10 min。

评分标准：所有条目的评分作为该量表的总分，得分越高表示严重程度更高。

2. 客观测评工具

IRLS

多导睡眠监测不是不宁腿综合征的常规检查项目，但是可以为不宁腿综合征的评估、诊断及治疗提供客观数据，有着重要的参考价值。

多导睡眠监测特点：周期性腿动指数≥5次/h。

第三节　老年人睡眠照护

【学习课时】

2学时。

【学习目标】

（1）掌握老年人睡眠障碍的照护措施。

（2）掌握指导老年人建立良好的睡眠习惯的方法。

（3）了解影响睡眠的环境因素。

【学习要求】

（1）减少干扰因素，为老年人提供良好的睡眠环境

（2）采用有效的照护措施，帮助老年人改善睡眠问题

一、一般护理

老年人要保证足够的睡眠时间及良好的睡眠质量，才能减轻疲劳，增加机体抵抗能力，预防疾病、延年益寿。老年人每天需要8~9 h睡眠，睡眠一般安排在中午和晚上，夜间应不少于7 h，午休30 min左右。

（一）环境

1. 室内温度、湿度

老年人自身体温调节能力减弱，冬季室温保持在18~22 ℃，夏季室内温度保持在26~30 ℃，相对湿度50%~60%为佳。

2. 声光及色彩

老年人睡眠易受外界的影响，居住环境应保持安静。老年人视觉适应力下降，光线

过暗看不清周围物品会造成发生跌倒、坠床等安全问题。夜间应有适当的照明设施,如夜灯或地灯。墙壁颜色淡雅,可避免老年人情绪兴奋或焦虑。

3.通风

居室要经常通风以保证室内空气新鲜,降低室内细菌数量,减少疾病发生。

4.居室内设备

室内设备应简单实用,靠墙摆放,家具的转角应尽量选择弧形,以免碰伤起夜的老年人。

5.卫生间

卫生间应设置离卧室近的位置,内设坐便器并安装扶手,地面铺防滑砖。嘱老年人上床前排空大小便,避免和减少起夜对睡眠造成的影响。对于不能自理的老年人,入睡前将所需物品放置于合适位置,如水杯、痰桶、便器、呼叫设备等。

6.整理床铺

床铺床垫硬度适中,整理被褥枕头,被褥松软,扫净床铺上的渣屑,拍松枕头,枕头高度为 6 ~ 9 cm,或按照老年人的习惯选择高度。冬天可使用热水袋或其他方法温暖被窝。

(二)睡眠习惯

1.定时起居

通常为晚 9 点就寝至次日清晨 5 点起床。午睡 30 ~ 60 min,不宜多睡。

2.按时进食

晚餐不宜过饱,晚餐后或睡前不食用或饮用对中枢神经系统有兴奋作用的食物、饮料,减少饮水量。

3.睡前准备

睡前洗漱,排空大小便,热水泡脚,温度在 40 ℃左右,水中浸泡 10 ~ 15 min,按摩足背和足底涌泉穴,双侧各 100 次,直至脚底发热。穿着宽松睡衣。

4.避免刺激

睡前避免阅读情节刺激性的书刊、杂志,避免看过于刺激、激烈的电视节目,不要在床上读书、看报、看电视。老年人有未完成的事情用笔记录下来,减少就寝后惦念。

5.睡前放松活动

有身体放松和镇静作用的活动,如按摩、推拿、气功、静坐等。

(三)饮食照护

三餐要有规律,保证营养均衡,合理膳食。控制总热量,满足每日所需,根据老年人具体情况配制合理的膳食。对于肝郁化火型老年人,应注意清淡饮食,多食用蔬菜水果;痰热内扰型老年人,饮食应忌油和辛辣食品;阴虚火旺型老年人,可服用银耳、莲肉、红枣等食品;心脾两虚型老年人,常服莲肉、红枣、龙眼肉等食品,注意饮食清淡;心胆气虚型老年人,饮食上可采用粳米加生地黄、酸枣仁煮粥,达到益气安神的效果。在饮食护理的过程中,食物应营养丰富、清淡,多食易消化食物及新鲜水果、蔬菜,忌油、厚味、辛辣等刺激性食物,减少诱发失眠的因素。每晚睡前可喝热牛奶促进睡眠。

(四)适度活动

鼓励老年人规律锻炼,指导其非睡眠时间进行轻度的运动,如打拳、舞剑、骑车、打球、散步、游泳、练气功等。

1. 散步

散步一般每日 2 次,安排在早餐后 1 h 及晚餐后 1 h,1 次 30～60 min,行走路程 300～500 m,由老年人自由决定运动时间,以感到轻度疲劳为止。

2. 器械锻炼

医疗体操及器械锻炼,如原地自行车、运动平板等,主要提供给因病情需要不能远离病房者,或气候变化不宜户外活动者。运动强度与时间也由老年人自由控制,但每次不少于 30 min,每天 2 次,运动间歇由老年人自主决定,以感到轻度疲劳为终点。

3. 被动运动

人工辅助躯体被动运动,由照护者进行大、小关节活动等床上被动肢体锻炼。

(五)用药照护

对于去除外源性因素后仍无法入睡的老年人,需在医生指导下选择合适的药物帮助睡眠。用药前应严格查对,做好用药宣教,首先告诉老年人合理用药在于帮助其重建正常的睡眠规律,不会产生依赖性,减轻老年人的心理负担;然后告知老年人遵医嘱服药的重要性、服药的最佳时间及方法、常见的不良反应等,避免私自停药或改变药量,从而提高药物治疗的安全性、依从性及有效性。

(六)心理照护

1. 聆听

老年人常存在抑郁、焦虑、恐惧、紧张等情绪,并伴有躯体不适感,应耐心开导、安慰老年人,理解老年人的痛苦,稳定老年人的情绪,耐心倾听其诉说,尊重和关心老年人。

2. 沟通

多与老年人交谈,以通俗易懂的语言为其讲解疾病的发生、发展、治疗、护理等内容,使其消除不良情绪,树立战胜疾病的信心。

3. 观察

密切观察老年人的心理变化,有抑郁和焦虑的老年人,采取音乐疗法和冥想法,在傍晚播放轻音乐,让老年人联想音乐中所传达的美好意境,使其身心放松。抑郁焦虑程度严重的老年人,按医嘱给予抗抑郁焦虑药物治疗。

4. 鼓励

鼓励老年人多参与社会活动,保持正常社交,增加生活乐趣,避免产生轻生情绪。

5. 指导

指导家庭成员参与改善老年人睡眠的照料,协助老年人妥善处理各种不良精神、心理刺激的事件。指导家属陪同老人聊天,显示关心,使老年人感觉温暖。

(七)卧床后安全检查

(1)检查房门至洗手间、床边,以及洗手间内的通道是否畅通平整。

(2)检查厕所浴室的防滑垫和扶手、洗手间内坐便器旁的扶手是否牢固、紧急呼叫按钮装置是否正常。

(3)机构入住老年人应检查床旁呼叫器是否接通,老年人是否随手可拿。

(4)机构入住老年人应检查患病或重症老年人室内原有的急救物品是否齐全。

(5)夜间巡视、观察,关门、开门、室内走路、挪动东西等,声响应轻,避免打扰。观察老年人入睡时间、是否易醒、早醒、夜间醒几次等。还要定时帮助瘫痪、危重等生活不便的老年人翻身。

(八)注意事项

(1)心理压力常会导致睡眠障碍,照护人员应注意观察,及时与老年人谈心,多陪伴、多倾听,使其心理压力得以疏导,减轻对健康的影响。

(2)睡眠习惯影响睡眠质量,就寝与起床时间应有规律,最好每天有固定的时间,照护人员可根据老年人的习惯,为其安排睡眠环境,纠正不健康的睡眠习惯。对痴呆和睡眠型态乱(昼夜颠倒)的老年人,应给予特殊照顾,设法调整睡眠类型,以保证夜间睡眠。

(3)净化空气时要注意保暖、避免老年人受凉,可以在室内无老年人时开窗通风。如果室内有不能起床的老年人,可以用被子、毛毯或屏风等物遮挡老年人,避免风直接吹在老年人身上。

(4)协助老年人翻身,改变体位和调节被褥适宜温度,更换或取热水袋时,注意动作轻不要惊醒老年人,热水袋温度不要太高,在 50 ℃左右,避免灼伤。

(5)服用安眠药的老年人要注意观察药物反应,发现异常及时报告医生,并注意对老年人日常生活的安全照顾,以防发生意外。

(6)协助老年人运动时注意环境安全,防止跌倒和损伤。

二、常见睡眠障碍的照护措施

(一)失眠

老年人失眠是以入睡困难、早醒、易醒、多梦、醒后不适感、疲乏或白天困倦等为症状的一种睡眠障碍表现。

1. 入睡困难

失眠的表现多种多样,入睡困难是失眠的主要表现之一,入睡困难老年人要注重改善紧张心理,打破失眠的恶性循环,创造良好的睡眠环境,提高生活质量。

(1)用药护理。苯二氮䓬类药物是目前调理失眠应用最广泛的一类药物,常作为失眠的首选药物之一。苯二氮䓬类药物可有效缩短睡眠潜伏期,使入睡加快。虽然作用明显,但有一定程度的药物依赖性和宿醉症。临床上常用的药物有阿普唑仑、艾司唑仑等。

(2)中医辨证。中医调理失眠以和阴阳、调气血为主,多数医家认为失眠主要归结于心。然其他脏腑病变也可导致失眠,因此在调理上,肝、胆、脾、胃、肾均有涉及。入睡困难型失眠以宁心安神为主,但各脏腑气、血、阴、阳诸不足,以及外感、内伤等诸因素皆可影响脏腑功能,导致失眠,因此也要兼顾其他影响因素。

(3)情志护理。不追求快速入睡。过于追求快速入睡反而导致压力增大,难以快速入睡。同时睡前应免从事刺激性的工作和娱乐,也不要从事过分紧张的脑力活动,这样也可以避免产生狂躁症。多做些能松弛身心的活动,如洗个热水澡,听听柔和抒情的轻音乐。

(4)膳食护理

1)桂圆莲子汤。取桂圆、莲子各 100 g,煮成汤,该汤有养心宁神、健脾补肾的功效,最适合中老年人。

2)三味安神汤。酸枣仁 10 g,麦冬、远志各 3 g,加水 500 mL 煎成 50 mL,睡前服用。以上药材均有宁心、安神、镇静的作用,合用具有较好的催眠作用。

3)养心粥。取党参 35 g,去核红枣 10 枚,麦冬 10 g,与洗净的米加水共煮,米熟后加入红糖服用。具有养气、补血、安神的功效,对于心悸、健忘、失眠、多梦有明显改善作用。

(5)针刺。主要于督脉、手少阴心经、手厥阴心包经、阴跷脉、阳跷脉等经脉取穴,诸穴合用达到调整人体阴阳,益气养心安神的功效。

针刺主穴可取:安眠、四神聪、印堂、神门,施以平补平泻。

配穴可取:太冲、行间、脾俞、大椎、心俞、肾俞、太溪、阴陵泉、丰隆、地机等。

每次选用主穴 1~2 个,配穴 1~2 个,每次留针 30 min 左右。

1)针刺俞穴时采用常规刺法,有实证者采用泻法,有虚证者采用补法,也可采用平补平泻。

2)每日 1 次,5 次为一个干预周期,两个干预周期间休息 2~3 d。

3)针刺时禁止大幅度提插捻转,以免引起老年人不适,体质虚弱者,针感不宜过强。

2. 早醒

早醒主要表现为较自身睡眠规律的苏醒时间提前 30 min 以上,总睡眠时间<6 h,且醒来不能再入睡。需要通过改变生活方式来调整睡眠。

(1)健康指导。改善紧张心理,不要太计较睡眠的量。对睡眠质量的要求是因人而异的,而且不同年的人也不一样,年龄愈小,睡眠量需要愈多,随着年龄的增长,睡眠会逐渐减少。不要强求每个人一定要睡上 7~8 h,合理的睡眠量应以能解除疲劳,保持精神愉快,能很好地进行一天的工作与学习为标准。相反,如果对睡眠的时间过分计较,常因少半小时而心神不定,对"睡个好觉"只能是有害无益。

1)劳逸适度,改变不良生活习惯。戒烟、酒,忌辛辣刺激性食物,如咖啡、浓茶等。晚餐不要过饱。

2)上床前以 40～50 ℃温水洗脚后,搓揉脚底片刻。冬天更应该将脚搓至温热。

3)睡前喝一杯温热的牛奶,有助于提高睡眠质量。

4)抑郁症患者应加强心理调理。

(2)用药护理。当前临治疗失眠的药物主要是镇静催眠类药物,苯二氮䓬类和非苯二氮䓬类镇静催眠药物在临床上最为常用。应用镇静催眠类药物时应需遵守以下原则。

1)在对症治疗的基础上合理使用镇静催眠类药物。

2)严格掌握镇静催眠类药物的适应证,根据不同失眠的特点正确合理用药。例如入睡困难型失眠选用短效药物;早醒型失眠应当采用长效药物。

3)首次用药当从小剂量开始。

4)经常更换使用不同类型的药物,偶尔可使用安慰剂。

5)严格掌握禁忌证。

(3)物理治疗。红外线治疗是通过红外线对人体经络穴位进行照射,使其产生温热效应,从而疏通经络、宣导气血、扶正祛邪以治疗失眠的一种疗法。

1)适用于多种疾病的治疗,疗效确切,特别对于风寒痹症疗效更为显著。

2)老年人取适当的体位,裸露照射区域;仔细检查需照射部位的温度感觉是否正常;照射剂量以照射的距离、时间和主观感觉为依据;治疗时辐射器与皮肤的距离,一般为30～60 cm,每次照射 20～30 min,有舒适的温热感,皮肤出现淡红色均匀的红斑,皮温以不超过 45 ℃为宜。

3)根据病变的特点、部位和机体功能等决定红外线治疗剂量。例如,照射距心脏较近的部位或年老体弱者,应用小剂量为宜。反之,照射四肢部位或腰部的慢性风湿病及神经、肌肉、关节疾病,以应用较大剂量为宜。

4)根据病情需要可采用局部涂抹药物配合红外线照射疗法。例如,采用舒筋活血、祛风散寒、消炎止痛中草药涂剂外敷,后用红外线照射,治疗慢性劳损等,均有较好的效果。

5)每次照射 20～30 min,1～2 次/d。

6)治疗过程中如出现乏力、失眠、头晕、皮炎等反应时应停止治疗;红外线照射时老年人应有舒适的温热感,皮肤可出现淡红色均匀红斑;若皮肤出现大理石状红斑为过热表现,皮肤超过 45 ℃可致烧伤;红外线疗法对于有出血倾向、高热、恶性肿瘤、代偿功能不全的心脏病、重症动脉硬化、活动性肺结核、闭塞性脉管炎老人禁用。

(4)艾灸。艾灸是用艾叶烤灸腧穴等部位,利用灸火热力温通经络,达到补虚益气,疏通经络,调和脏腑的一种疗法。尤其在改善睡眠紊乱状态伴躯体疲倦乏力方面疗效显著。可选用艾条悬灸、温灸器灸等。

1)主穴:神门、内关、气海。配穴:心俞、脾俞、肾俞、太溪、太冲、行间、百会、丰隆、地机等。

2)每次选用主穴 1～2 个,配穴 1～2 个。老年人选择卧位,将艾条一端点燃,于穴位上方 2~3 cm 处施灸,可先行回旋灸,继而行雀啄灸、温和灸,至老年人局部温热而无灼痛感为宜,施灸 15~20 min,以局部皮肤潮红为度。亦可利用一定的温灸器进行施灸。

3)每日 1 次。治疗中若出现艾灸温度过高,老年人皮肤不耐受时,应及时告知医生,进行调整;注意防止艾火灼伤皮肤。

3. 易醒

易醒型失眠表现为维持睡眠困难,即睡眠浅,容易觉醒,或长时间觉醒,每晚觉醒的时间占 15%~20%,而正常人一般不超过 5%,导致睡眠时间不足和质量差,产生疲倦和种种失眠的难受感觉,如无力、警觉性差、头痛、紧张等现象。

(1)健康指导。调整生活习惯和适当的体育锻炼对睡眠也有促进作用。合理膳食,保证营养全面均衡。饮食宜清淡为主,戒除烟、酒、咖啡,忌辛辣刺激性食物。每天睡前可以喝一杯温热的牛奶。

(2)情志护理。主要是让老年人了解有关睡眠与失眠的基本知识,纠正老年人对失眠后卧床的不良认知行为和睡眠改善后存在的不良认知,从而达到减轻焦虑、改善睡眠的目的。一般包括支持性的心理调理、暗示疗法等。

(3)膳食护理

1)安神汤。将生百合 15 g 蒸熟,加入一个蛋黄,加 200 mL 水搅匀蒸熟,放入少许冰糖,于睡前 1 h 饮用。百合有清心、安神、镇静的作用,可以经常饮用。

2)百合绿豆乳。取百合、绿豆各 25 g,冰糖少量,煮熟烂后,服用时加些牛奶,具有清心、除烦、镇静之效,牛奶所含的色氨酸能转成血清素以促进睡眠。

(4)物理治疗。通过常见的包括光疗法、电疗法、声疗法及磁疗法等,对局部的直接作用和神经、体液的间接作用,以调整血液循环,改善营养代谢,提高免疫功能,调节神经系统功能,进而改善睡眠障碍。

(5)推拿

1)轻揉百会、印堂、太阳、睛明、攒竹、鱼腰、丝竹空、头维。

2)开天门、拿五经、扫散头部。

3)拔伸颈项,点按风池、风府穴。先予头面部按摩后,再脊背部推拿。老年人取俯卧位,依次按心俞、肝俞、胆俞、肾俞,然后自大椎穴开始沿督脉方向推至尾骶部数次,以微透热为度。

4)每周 2 次,4 周为一个干预周期,两个干预周期间休息 3~5 d。

5)力度以老年人能耐受为度,不宜刺激过强,结束后嘱老年人多饮温开水。

(6)足浴。足浴是以中医理论为指导,运用普通清水,或中药液或中药散剂均匀地与清水混合后,使用一定的器械(如足盆或木桶)在特定温度下泡洗双足的中医治疗技术。热水足浴可起到舒筋活络、温润脏腑、益气养神的功效。

1)普通足浴:使用清水加热后即可进行足浴。

2)中药足浴:辩证选方,肝气郁结,薄荷、郁金、桂枝、陈皮;心脾两虚,白术、黄芪、远志、夜交藤;脾虚湿阻,白术、苍术、砂仁、茯苓;阴虚火旺,熟地黄、牛膝、白芍、五味子;心肾不交,黄连、远志、酸枣仁、何首乌。

3)在普通足浴盆中注入适量的热水,或加入中药足浴剂,将双脚浸没于加入药剂的温水中,浸泡至关节上 10 cm 左右,浸泡 15 ~ 20 min 左右。

4)可每天进行,依老年人自身情况决定休息。注意控制水温,避免烫伤;醉酒、过饥、过渴、极度疲劳等状态下不进行足浴,易出汗者足浴时间不宜过长。

4. 多梦

主要表现为夜间睡眠时多梦,或常为噩梦,醒后精神不振,感觉头昏神疲。且容易造成大脑的疲劳,影响身体恢复,时间长了还可能诱发疾病。中医学认为,心藏神,肝藏魂,因而多梦的产生主要责之于心、肝。人的精神意识、思维活动都是在心神统领下进行的,所以主要调理心肝以提高患者的睡眠质量。

(1)健康指导。改变饮食习惯,饮食清淡;忌食大辛大热或大寒大凉之品;忌在睡前饮用浓茶、咖啡、酒,忌吸烟。养成良好的生活习惯,作息规律,不熬夜。

(2)膳食护理

1)龙眼莲子百合羹。龙眼肉 25 g,莲子 25 g,百合 50 g,白糖、桂花少许。文火慢熬,每晚睡前半小时服用。另外,桂圆枣仁饮、葱枣汤、莲子百合煲瘦肉、玉灵膏、参枣米饭等均可选用。

2)三心汤。猪心 1 只,莲子心 10 个,竹叶心 25 个。猪心洗净剖开,放入莲子心及竹叶心,加水文火炖。熟后加盐等调味,佐餐服食。

(3)推拿

1)抹额。以两手示指屈成弓状,第二指的外侧紧贴印堂,由眉间向前额两侧抹 40 次左右。再按揉脑后,以两手拇指指腹,紧按风池穴,用力旋转按揉 30 次左右。随后按后脑 30 次左右,以感到酸胀为宜。

2)搓手浴面。先将两手搓热,随掌心紧贴前额,用力向下搓擦到下颌,连续 10 次。

3)按摩耳郭。人体内脏在耳郭有一定反射部位,按摩耳郭有助于调理全身功能,有利于促进睡眠。每次按摩 50 ~ 60 下,以耳郭发热为宜。

4)泡足踏石。每晚睡前用温水泡足 20 ~ 30 min。泡足时,可在水盆底部铺些小鹅卵石,泡足的同时,即可进行抹额、搓手浴面、按摩耳郭等按摩动作。泡足后至上床前,最好再搓揉脚掌心(即涌泉穴)。

(4)针灸。针灸选穴:以心俞、神门、三阴交、隐白、厉兑为主穴。针灸方法:根据具体情况采取虚实补泻的方法,10 天为 1 个疗程。

(5)耳针。现代研究发现,对神门、皮质下等耳穴进行刺激,能使神经功能的兴奋和抑制恢复平衡。耳穴贴压是通过刺激耳部的有关部位,达到养心安神、调理脏腑功能的目的。其在改善睡眠时间、睡眠质量方面疗效显著。

1)对于多梦的耳穴调理,以神门、脑、枕、皮质下为主穴。若伴有心慌者加心、脾穴,胃腹不和者加胃穴,肝火上扰者加肝穴等。

2)每次选用主穴 1 ~ 2 个,配穴 1 ~ 2 个。采用大小约 0.5 cm×0.5 cm 的胶布,中心放置 1 粒王不留行籽,对准穴位贴压。每次只贴一侧耳穴,3 d 后换贴另一侧。老年人每天按压王不留行籽 2 ~ 3 次,保证在睡前必按压 1 次,每次按压时间 2 ~ 4 min,以最大忍受为度,按压后全耳出现微微发热为佳。

3)每周 2 次,5 次为 1 个周期,依老年人自身情况决定休息。干预过程中若出现皮肤不耐受时,应及时告知老年人进行调整。

5.伴焦虑症状

因焦虑障碍出现的紧张恐惧、心悸不安等情绪引起的失眠症状,具体表现为入睡困难和频繁觉醒的同时伴随多梦,睡梦中惊醒后可出现恐惧感,或因焦虑不安而逐步加重失眠症状。由此,老年人在白天多存在心烦意乱、易烦躁、急躁、紧张、害怕和不安等精神症状,以及头痛、头晕、无力、恶心、厌食、尿频、颜面潮红、心悸胸闷、气短、颤抖等躯体症状。以宁心安神,调理气血,平衡阴阳为主。同时增强人体免疫力,改善人体生物节律,提高细胞活力。

(1)情志护理。保持良好的心态,学会缓解压力,放松心情,正确应对生活中的负性事件,对生活有积极认知,对睡眠有正确认识。焦虑状态严重的,应当及时找心理咨询师或心理辅导老师咨询。

(2)膳食调理

1)桂圆山药粥。用桂圆肉 20~30 g,粳米 50~100 g,大枣 5~10 枚,山药 50 g 熟粥,晚餐食用。

2)山楂麦芽粥。山楂、麦芽、葵花子各 30~50 g,小米 100 g 熬粥食用。

(3)推拿

1)从印堂沿督脉循行按揉至玉枕 3 min,再从鱼腰经本神沿膀胱经按揉至玉枕 3 min。

2)从太阳穴、瞳子髎经率谷沿胆经按揉至风池 3 min。

3)双手五指分开,按揉两侧颞部 5 min。每天 1 次,7 次为 1 个疗程。

(4)针灸。主穴:百会、上星、内关、神门、足三里、三阴交、太冲。配穴:行间、丰隆、劳宫、心俞、脾俞、肾俞、胆俞等。操作:行电针调理,留针,电刺激 40 min/次,每天 1 次。

(5)音乐疗法。音乐疗法的基本原理是利用音乐平和静美的情态特征,采用聆听方式,通过减压放松、平和情绪、静心安神,从而改善失眠症状和睡眠质量。能改善精神心理症状,具有放松肌肉、增加局部血液循环、平衡人体整体热辐射、降低心率等功效。

1)制定并完成音乐疗法方案:每天 2 次,白天(最好是 11 点至 13 点或下午)或自觉紧张焦虑时,时间为 15~20 min/次;晚上上床后(最好 23 点前),时间为 30~40 min/次。疗程为 1 个月。

2)音乐播放器设定:单曲反复播放和定时停止,音量适中。

3)体位:白天可采用坐位或自然卧位,夜间自然卧位(最好是平卧位或右侧卧位)。

4)方法:排除杂念,专注聆听调理音乐,心身顺遂自然,放松—入静—入睡。

6.伴抑郁症状

由于抑郁的情绪导致失眠,以持久的心境低落和睡眠不适为主要症状失眠。失眠和抑郁存在着复杂的双向因果关系,在给予镇静催眠的同时,不能忽略了抗抑郁,按照"未病先防、既病防变"的干预原则,抑郁性失眠应注重心理疏导,平衡镇静催眠与抗抑郁的关系,出现轻微反应即给予辩证调护,改善其症状,防止其进展。

(1)中医辨证。中医调理以补虚泻实、调整脏腑阴阳为原则。实证泻其有余,如疏肝泻火;虚证补其不足,如补益心脾,益气镇静安神。

(2)情志护理。抑郁性失眠是由于抑郁情绪导致的失眠,以心境低落为主,心理疏导至关重要。应以仔细、认真和蔼的态度耐心地听取老年人诉说病情,让其感到可以信任,能完全接受自己的叙说,以引导方式让其道出自己的烦恼和伤心事,鼓励其多交朋友或者与亲朋好友一起去旅游。

(3)膳食调理

1)小米鸡蛋粥。小米 50 g、鸡蛋 1 个。先以小米煮粥,取汁,再打入鸡蛋,稍煮。临睡前饮此粥,然后入睡。

2)麦仁粥。麦仁 30 g、大枣 15 枚、甘草 15 g。入锅加水 3 碗,煎至 1 碗,每晚睡前顿服。

3)炖猪心。猪心 1 个,三七、蜂蜜各 30 g。将猪心洗净,与三七共煮,待猪心熟后加入蜂蜜,吃肉饮汤。

(4)推拿

1)仰卧位,照护者用一指禅推法,抹印堂-神庭一线及两侧印堂-眉弓-太阳线 10 遍;指按、指揉印堂、神庭、攒竹、睛明、鱼腰、太阳、角孙、百会等穴,各 2 min;抹前额 3~5 遍;拿五经、拿风池、拿肩井 2~3 min;行双手扫散法,1 min;指尖击前额至头顶,反复 3~6 遍。

2)照护者用掌摩法先顺时针方向摩腹,再逆时针方向摩腹,时间约 5 min;指按、揉中脘、气海、关元等穴,各 1 min。

3)俯卧位按揉背部太阳经,按揉心俞、肝俞、脾俞、胃俞、肾俞、命门等穴,各 1 min;捏脊 3~4 遍;掌推背部督脉及两侧太阳经 3~4 遍。推拿力度视老年人体质及耐受程度而定,以感觉酸沉,调理后轻松舒适,似欲入寐为佳。

(5)针灸。抑郁性失眠针灸选穴以疏肝调神安眠为主,主穴为:印堂、四神聪、安眠、神门、照海、申脉;配穴为:肝俞、胆俞、心俞、脾俞等;心俞、脾俞可用补法,其余均为平补平泻。

(6)芳香疗法。芳香疗法针对紧张压力过度和情志内伤所致睡眠障碍者,经由皮肤系统或呼吸系统传达精油等药用功效的治疗方式,以改善失眠状态,提升睡眠质量为目的的中医养生保健方式。芳香疗法种类繁多,如自然熏蒸、香薰按摩、芳香浴等。

1)环境需要安静、私密、温暖,并且保证良好的通风,使老年人感到舒适和放松。

2)香薰精油的品种选用、治疗方案与老年人相适应,强调良好的睡眠节律,帮助老年人正确理解和处理生活中的压力,以及紧张、负面的情绪问题。

3)制订并完成香薰法的治疗方案:包括使用的时间点,使用的频率及治疗的时间长度。例如:每天 1 次,于睡前开始至香薰药物挥发完全,则自然睡去。后期根据老年人的病情调整治疗频率,疗程为 1 个月。

4)使用前,认真阅读香薰精油的使用办法及稀释配伍的比例。充分了解香薰器械使用的原理和方法,以使香薰制剂达到最佳的使用效果。

5)体位:自然舒适,或坐位或卧位,以放松为主。

6)放松心情后自然呼吸,让香薰分子自然散布在空气中以助解压、放松和睡眠。

（二）阻塞性睡眠呼吸暂停低通气综合征

阻塞性睡眠呼吸暂停低通气综合征早期伴有鼾声及夜间睡眠受影响,易憋醒或白天有睡意的状态,长期如此可导致多系统器官功能受损。及时干预,可恢复正常的睡眠质量。阻塞性睡眠呼吸暂停低通气综合征属于通气呼吸受限,是基因多态性和环境交互作用的结果。对于轻症原则主要是消除诱因,培养科学的生活方式,注重睡眠健康教育,养成良好的睡眠习惯,提高生活质量,防止症状的加剧。中重型应在无禁忌证的情况下使用呼吸机治疗。中医治疗宜健脾化痰,补虚开窍。

1.健康指导

（1）控制体重;白天勿过劳,睡前勿饱食及剧烈活动。

（2）节制饮酒,酒精会加重气道阻塞,同时影响睡眠质量。

（3）侧卧睡眠,抬高床头。

（4）戒烟,吸烟是常见的对人类健康造成极大危害的成瘾行为(亦称依赖性行为)。烟草中的成瘾物质主要是尼古丁,这使得戒烟很困难,尤其是烟龄很长、烟量很大、开始吸烟年龄较小和吸入较深的人。

1）五日戒烟法

第一日:做好心理、生理、环境的准备,强调全部参加是成功的关键。技能方面:学会记录吸烟日记、深呼吸。

第二日:医学知识、心理支持(制定口号)采取行动。技能方面:替代疗法、行为指导、心理支持。

第三日:医学知识、心理支持、社会支持、运动指导。技能方面:克服心理和生理成瘾性的技能、经验交流、吸烟日记。

第四日:医学知识、心理支持、膳食指导。技能方面:膳食、运动技能、经验交流、吸烟日记。

第五日:医学知识、心理支持、环境支持、生活方式指导。技能方面:克服复吸的技巧。

2）自我戒烟法

● 第一阶段　准备阶段。做出戒烟决定,牢记戒烟的原因;制订详细的戒烟计划(通常为1～3个月);记录1周的吸烟行为,一旦开始戒烟,就应该明白哪些烟可以轻易避免,哪些需要思考和努力去克服。必须树立戒烟必定成功的信心;保持愉快的心情和良好的精神状态,才能更好地投入到戒烟行动当中;家人、朋友和同事的支持和鼓励,可以增加戒烟的成功率。

戒烟计划内容包括:①告诉家人、朋友或者同事自己准备戒烟。②记录自己的吸烟习惯,以便戒烟时应对。③开始延迟5～10 min吸第一支烟。④多吃水果。⑤进行适当的身体锻炼。⑥尽量保持忙碌状态,即使是在休闲时间。⑦减少与吸烟者的交往,和已经戒烟的人交朋友。⑧回顾以往失败的经历,从中找出那些对自己有帮助的,总结经验教训。⑨练习当别人给自己递烟时,自己应当如何应答,例如:"不用了,谢谢,我已经不抽烟了。""谢谢,不过我已经下决心不抽烟了。"

● 第二阶段　行动阶段。创造良好环境,如丢弃所有的香烟、打火机和烟具,清洗牙齿和带有烟味的衣服;记好戒烟日记;按计划逐步减少吸烟量;不要奢望一天就能戒烟成功,应采用台阶法,有计划地减少吸烟数量,延长吸烟间隔时间,淡化戒断症状,减轻不适感,应对戒断症状。①抑郁:和朋友一起看电影、逛街或运动,坚定自己的戒烟决心。②焦虑:做些伸展运动,一次只做一件事。③简易四法:出去散散步、刷刷牙、勤做深呼吸、再来洗个澡。④注意力难以集中:注意力最难集中时去做些重要的事情不要在同一个位置坐太久,注意休息。⑤坐立不安:嚼无糖口香糖、糖果、胡萝卜或刷牙,投入到其他爱好中,每次持续一天。

● 第三阶段　维持阶段。认真对待戒断反应,尽量避免和吸烟的人在一起;减少自己的空闲时间;积极参加体育运动和其他的公益活动;多想自己戒烟的原因;合理饮食,适当多吃碱性食品,如蔬菜水果;多向心理医师或戒烟门诊咨询。①防止复吸:如果已经超过 4 周,表明戒烟已经进入戒烟维持期、千万别放松警惕,再碰一支烟的行为经常会导致复吸。拒绝第一支烟往往比拒绝第二支容易。②偶尔复吸:偶尔复吸别紧张,分析复吸的原因,避免同样的诱因再次出现,戒烟不是个简单的事件,需要坚定的毅力、适当的技巧和专业人员的指导。

2. 膳食护理

(1)醒神开窍茶。远志、益智仁、伸筋草各 5 g,泡水即可。

(2)健脾祛痰饮。普洱 10 g,茯苓 10 g,陈皮 9 g,石菖蒲 10 g,开水冲泡,代茶饮。

3. 推拿

取坐位,拿揉其两侧胸锁乳突肌,擦揉两侧竖脊肌及斜方肌各 5 min。按揉天鼎、中府、缺盆、天容、水突等穴。俯卧位,擦揉、一指禅推两侧背腰部足太阳膀胱经、督脉,点揉肺俞、心俞、膈俞等穴;再取仰卧位,两手拇指交替分推上脘、中脘、下脘连续数次。每日 1 次,10 次为 1 个疗程。

4. 针灸

针刺取穴以经络辨证为主,脏腑辨证为辅,选穴为膻中、内关、百会、四神聪、丰隆、太溪、廉泉等穴,每次选穴 4～5 个,每日针刺 1 次。根据每天的状态变化而变换穴位,每次留针 15～30 min,7～10 次为 1 个疗程。

5. 口腔矫治

口腔矫治器:适用于单纯鼾症及轻中度的老年人,特别是有下颌后缩者。禁忌证:重度颞下颌关节炎或功能障碍、严重牙周病、严重牙列缺失者不宜使用。

6. 持续正压通气并发症护理

(1)面罩压迫和鼻梁皮肤损伤。选择大小和形状合适的面罩,调节合适的固定张力和位置。间歇松开面罩让老年人休息,必要时将纱布块垫于鼻梁处可以减少鼻梁的压力,也能减少面罩的上下滑动。如果面罩固定带是塑料制品,应在枕下及两侧脸颊处垫一干毛巾,利于皮肤透气,防止压疮。

(2)眼部刺激腹胀。呼吸机面罩佩戴太松,漏气导致的,应选择合适的鼻面罩,并调节松紧适度。应遵守预防为主、尽早处理的原则,指导老年人闭紧嘴,用鼻呼吸,并减少吞咽动作,避免把气吸到胃内,造成胃肠胀气。出现腹胀后可用热敷或顺时针按摩腹部,以刺激肠蠕动,减轻腹胀。给予流质或半流质饮食,还应避免吸气的压力过高。对腹胀明显的老年人可尽早采取胃肠减压或加用促进胃动力药,以排气消除腹胀。

(3)口咽干燥。刚开始佩戴呼吸机,为对抗呼吸机压力,不适应习惯张口所致,加强健康教育,鼓励老年人放松并尝试闭上嘴用鼻慢慢呼吸来调节,提高依从性,经解释可自动闭口,且多数老年人可因经口漏气不适,自动闭口而避免漏气。

(4)鼻部症状。干燥、充血、鼻炎等,每日清洁鼻面罩,采用具有加温、加湿功能的装置,对仍有鼻部干燥的可以用油膏或者油剂,鼻充血可用糖皮质激素治疗。

(5)幽闭恐惧感。鼓励老年人减轻心理负担,采用脱敏疗法,先脱机状态下佩戴鼻面罩,适应后逐渐延长呼吸机佩戴时间。

(三)快速眼球运动睡眠期行为紊乱

快速眼球运动(rapid eye movement, REM)睡眠期行为紊乱(REM sleep behavior disorder, RBD)是临床常见的 REM 期异态睡眠,是一种以 REM 睡眠期间伴随梦境出现肢体活动为特征的睡眠疾病,发作时常出现暴力行为并造成自身及同床者伤害,并破坏睡眠。通常出现于 40~70 岁人群,但也可起始于任何年龄,男性多于女性,常常发生在睡眠的后半段。典型临床表现是睡眠期间出现不同程度的肢体动作甚至是暴力行为,如殴打同床者,甚至下床活动、打人或毁物,动作比较粗暴、猛烈,如拳打、脚踢、翻滚、跳跃、呼喊、反复坠床等,患者在清醒后可清晰回忆梦境内容,但对睡眠中出现的异常行为无记忆。

1. 健康指导

(1)安全的睡眠环境。RBD 临床症状中的伤害性行为可高达 30%~81%,严重威胁老年人健康及生存质量,其中以体表瘀斑、撕裂伤、骨折的发生频率最高。为伴有伤害性行为的 RBD 老年人提供相对安全的睡眠环境,应作为非药物治疗的标准化治疗手段。推荐方法包括在地板上放置床垫、将家具边角用软物包裹、对玻璃窗进行安全性保护、睡前移去潜在的危险物品,如利器、玻璃、水杯、水壶等。

(2)分床同室居住。建议老年人的同床者分床同室居住直到 RBD 症状得到有效的控制。在梦境相关行为出现时,同室照护者及时觉醒,并看护老年人安全。

2. 用药护理

(1)氯硝西泮。目前认为氯硝西泮是治疗 RBD 的有效药物,可使 90% 以上的患者症状缓解而很少出现耐受作用,可显著减少 RBD 行为和外伤的发生。但对于 RBD 伴有步态异常以及阻塞性睡眠呼吸暂停综合征患者应谨慎使用。

(2)褪黑激素。褪黑激素是第二个常用的治疗 RBD 药物,其优势是不良反应较少,睡前服用 3~12 g 褪黑激素对于控制 RBD 症状效果显著。

3. 拔罐

拔罐是以中医理论为指导,以罐为工具,利用燃烧、抽吸等方法造成内部负压,使罐吸附于穴位或体表一定部位以防治疾病的一种中医治疗技术。可起到疏通经络,调节脏腑,平衡阴阳,宁神安眠之功效,对于睡眠紊乱具有较好疗效。

（1）以足太阳膀胱经背俞穴、督脉背部循行路线为主。

（2）在老年人背部沿足太阳膀胱经背俞穴、督脉背部循行路线进行留罐或闪罐;走罐时,在背部涂擦上按摩油或其他润滑剂,走罐过程中根据老年人的耐受度,灵活选择不同的手法及力度。

（3）留罐法和闪罐法每日或隔日 1 次,留罐法留罐 7～10 min,走罐法 7 d 1 次,5 次为 1 个周期。

（4）注意防止火灼伤皮肤:拔罐过程中勿移动体位,以防火罐脱落;对老年人留罐时间不宜过长,力度要小;偏实证者留罐时间适当增加,且力度可稍强。

4.运动疗法

运动疗法可以调节大脑皮质活动的强度,增强其对外界刺激的适应性,可改善脑神经的功能状态,从而形成"运动—减轻躯体症状—改善睡眠—增强信心"的良性循环。此外,适量运动还可通过促进体内内啡肽的释放及转移机制,改善睡眠障碍的焦虑、紧张等不良情绪。运动疗法尤其是有氧运动被认为可以达到接近镇静催眠药物的效果。由于运动无副作用,更无需考虑药物的依赖性、耐受及戒断反跳现象等问题,故被认为是治疗睡眠障碍的有效疗法之一。

中医学认为,运动功法可以活动筋骨,调节气息,畅达经络,疏通气血,调和脏腑功能,使机体阴阳平衡,增强体质从而使人精神抖擞,睡眠香甜,健康长寿。临床实践表明,运动功法还可以优化心理状态缓解大脑皮质的应激性反应,启动大脑的保护性抑制反应,消除焦虑紧张和抑郁状态,从而有利于提高睡眠效率和睡眠质量。

太极拳运动通过锻炼身体的柔性,可增强人体的体力和耐力,并可调整神经功能活动,使人的情绪稳定,心态平和,减少紧张情绪,通过身心调节来改善睡眠质量。

八段锦通过不同的动作疏通经脉进而起到内调脏腑的作用,习练八段锦要求循经取动等特定的运动,能使大脑皮质不断有序化,使神经系统与内分泌系统逐渐处于平衡稳定状态,逐渐优化整合机体的状态,对提高人体身心健康水平具有积极的效果。

气功锻炼对人体的神经系统、心血管系统、消化系统、呼吸系统和内分泌系统等均有良好的作用,从而改善睡眠质量。

睡眠障碍的运动疗法主要是有氧运动。可选择步行、慢跑、游泳、瑜伽、骑自行车、原地跑、球类运动、保健体操等有氧运动。用于睡眠障碍的运动功法主要有八段锦、太极拳、五禽戏、气功锻炼等。

（1）运动疗法应遵循的原则

1)内外协调统一,传统的运动功法练习需注意意守、调息、动行的统一。

2)注重动静结合,运动时要顺其自然,神态从容,摒弃杂念,神形兼顾,动于外而静于内。

3)和谐适度,锻炼时要注意掌握运动量的大小,反应运动量强度的客观指标主要包括心率、最大耗氧量和梅脱值,也可以结合自己的主观感觉加以评定。

4)个别对待,根据身体状况、年龄阶段、体质与兴趣爱好选择适合的练习方法,要做到因人而异,区别对待,不能强求一致。

5)持之以恒,坚持不懈。

(2)运动疗法注意事项

1)初练者首先要将姿势练熟,然后再进行呼吸、意念和姿势的配合锻炼。中老年人练习,可适当降低难度,如提足跟等动作可以不做,以免因练习引起血压升高、头痛、头晕等。对心脏病、糖尿病等老年人注意监督保护。

2)运动贵在坚持,重在适度。练习的强度以身体发热微微出汗为宜。适宜的运动后会觉得精神饱满,体力充沛,身体无不适感,睡眠质量高,食欲增加。

3)练习次数每天可以安排 1~2 次。每节锻炼的次数,要根据个人的体质和体力情况灵活掌握,逐渐增加,循序渐进,不可操之过急。

4)运动时间可在早晨或者在睡前 2 h 左右选择一些适宜项目进行锻炼,如在饭前锻炼,至少要休息 0.5 h 后才能用餐;饭后则至少要休息 1.5 h 以上才能锻炼。为了避免锻炼后过度兴奋而影响入睡,应该在临睡前 2 h 左右结束锻炼。

5)运动前后要重视热身、放松、保健,如拍打锻炼肌肉,用热水洗脚,换上干净的服装。

6)气功练习环境最好要安静,不宜在喧杂、容易产生突然剧烈响声和大风直吹的场所练习。站桩功最好是两人以上共同练习,可以相互照应。

(四)不宁腿综合征

不宁腿综合征又称多动腿综合征或不安腿综合征,是指夜间睡眠时,双下肢出现极度的不适感,如麻痹、胀痛、紧张、酸痛、瘙痒、灼热、蚁行感等,迫使老年人不停地移动下肢或下地行走,从而导致严重的睡眠障碍。应积极寻找并处理导致不宁腿倾向的原因,并调整好老年人的睡眠。症状轻或发作频率低者以物理治疗为主,症状严重或发作频繁者则需在物理治疗的基础上加上药物治疗。中医以振奋督脉、膀胱经阳气,疏通下肢经脉,通络化瘀为主,可采用刮痧、推拿、刺络、头针等方法综合治疗。

1. 健康指导

不宁腿常常与睡眠密切相关,所以首先应告诉老年人注意睡眠卫生,白天尽量不宜睡眠和服用含咖啡因等影响睡眠的饮料。白天的体力活动不要过多,会影响晚间睡眠,双下肢过度劳累会使不宁腿倾向明显加重。

入睡前可用温水洗脚,或用艾叶水泡洗,按摩局部肌肉等。此外要消除和减少或避免发病因素,改善生活环境,养成良好的生活习惯,防止感染。注意饮食卫生,合理膳食调配。注意锻炼身体,增加机体抵抗能力,不要过度疲劳,戒烟戒酒。保持平衡心理,克服焦虑紧张情绪。

2. 膳食护理

(1)当归荸荠薏米粥。将当归 10 g 切成片,煮 30 min,去渣后加入荸荠 20 g、薏苡仁 30 g、大米 50 g 煮粥,煮熟后加适量蜂蜜即可。

(2)桑枝鸡。将鸡肉 250 g 洗净,加水适量,放入洗净切段的桑枝 60 g 及绿豆 30 g,

清炖至肉烂,以盐、姜等调味即可。

（3）薏仁木瓜粥。将木瓜100 g、生薏苡仁30 g,洗净后放入锅中,加水用文火炖至薏仁熟烂,加入适量白糖调味即可。

3.推拿

（1）俯卧位。在老年人背部、腰部及患侧大腿下方到足跟部施以按揉法及㨰法、掌推法,以舒筋活血,改善局部营养状况,促进血液循环。

（2）俯卧位。下肢伸直,照护者以掌跟置于下肢股后方承扶穴处,自上而下按揉至委中穴。用拿捏法自小腿上部至跟腱处提拿小腿后侧肌肉,并点按承扶、委中、承筋、承山、阳陵泉等以松筋活血,疏经通络,止痛除酸。反复操作3～5遍。

（3）俯卧位。照护者用双手空拳,手放松,以尺侧的小鱼际及小指部同时交替击打股后部及小腿后侧部,3～5 min。

4.针灸

（1）针灸选穴。太溪、太冲、三阴交、足三里、阳陵泉、悬钟、关元。

（2）针灸方法。太溪、三阴交、足三里、关元等穴温针灸法,余穴针刺得气后行平补平泻法。留针30 min,每日1次,10次为1个疗程。

5.刮痧

刮痧是以中医理论为指导,用特制的器具在体表选用相应的手法进行刮拭以防治疾病的一种中医治疗技术。此法将点、线、面三者结合,同时对多个腧穴进行有效刺激,对于睡眠紊乱入睡延迟有良好的效果。

（1）以足太阳膀胱经、足少阳胆经、督脉为主进行刮拭。

（2）先在头部涂抹刮痧油,然后沿着督脉(神庭→百会→哑门→大椎)、足太阳膀胱经(眉冲→曲差→通天→天柱)、足少阳胆经(头临泣→承灵→脑空→风池→肩井;本神→头维→颔厌→曲鬓→上关→听宫→听会→率谷→浮白→完骨)3条经脉,从前向后刮5～6次。背部沿着督脉和膀胱经线自上而下刮3～5次。

（3）7 d 1次,5次为1个周期。

（4）刮拭头面部等暴露部位时,需向老年人说明,刮痧后可能短期会留下出痧的表现,痧痕影响美观,取得同意后方可刮。刮痧时力度应先轻后重,让老年人逐渐适应。对于不易出痧或出痧较少者、不可强求出痧。刮痧后不宜食用生冷寒凉的食物,出痧后当天不宜洗澡。

第七章　清洁照护

第一节　老年人口腔清洁

【学习课时】

1 学时。

【学习目标】

(1)掌握各种老年口腔清洁方法,并实际运用。

(2)了解口腔清洁的内容、目的及意义。

【学习要求】

(1)在学习过程中把主动健康理念融入老年人的清洁照护之中,建立主动健康思维体系与指导方法,最大限度发挥老年人在清洁照护方面的主观能动性。

(2)理论学习、技能操作、知识拓展学习。

清洁是每一个老年人的基本生活需要,也是促进老年人身体健康的重要保证。通过清洁照护可以使老年人身体感觉舒适、心情愉悦,满足老年人自尊的需要。同时,还可以提供观察老年人并与老年人建立良好关系的机会。

口腔是人体四大菌库(口腔、皮肤、结肠、阴道)之一。口腔的温度、湿度和食物残渣最适合细菌的生长和繁殖。长期卧床,失智、失能及生活不能自理的老年人,常常饮水少、进食少、消化液分泌减少,全身免疫功能低下,进食后食物残渣滞留,很容易导致细菌在口腔内生长繁殖,引起口腔或呼吸系统感染。进行口腔清洁护理,可以清除老年人口腔食物残渣,预防口腔炎症、溃疡、口臭及其他并发症。因此,口腔清洁卫生对保持老年人的健康十分重要。

一、评估

通过评估观察,及时发现老年人口腔现存的或潜在的健康问题,为预防和治疗口腔疾病提供重要依据。

(一)自理能力评估

评估老年人的自理能力,并提供相应的护理措施。对于生活能力完好的老年人,照护者提供必要的口腔卫生及保健指导;对于轻、中度失能的老年人,由照护者协助完成口腔清洁护理;对于重度、极重度失能的老年人,则由照护者帮助其完成口腔清洁护理。

(二)口腔卫生知识评估

通过与老年人交谈,了解其对口腔卫生状况的认识与态度,以提供相应的健康指导与护理。

(1)是否有早晚刷牙、饭后漱口的习惯。

(2)对于义齿的保养是否正确。

(3)对牙刷、牙膏的选用和保管是否恰当。

(4)对预防口腔疾病知识了解的程度。

(三)口腔状况评估

口腔状况评估内容见表7-1-1。

表7-1-1 口腔状况评估表

评估部位	评估结果		
	好	较好	差
口唇	润滑,质软,无裂口	干燥,有少量痂皮,有裂口,有出血倾向	干燥,有大量痂皮,有分泌物,易出血
黏膜	湿润,完整	干燥,完整	干燥,有破损或溃疡面
牙龈	无出血及萎缩	出血,轻度萎缩	易出血,有萎缩或肿胀
牙/义齿	无龋齿,无牙垢,义齿合适	无龋齿,有牙垢,义齿不合适	有龋齿,有牙垢,义齿不合适、齿间流脓液
舌	湿润,少量舌苔	干燥,中量舌苔	舌面干燥,大量舌苔或黄色舌苔覆盖
腭	湿润,无或有少量碎屑	干燥,有少量或中量碎屑	干燥,有大量碎屑,有破溃
气味	无或有气味	有难闻的气味	有刺鼻的气味
唾液	中量,透明	少量或多量	半透明或黏稠
pH 值	正常值(6.6~7.1)	偏酸性或偏碱性	偏酸性或偏碱性
损伤	无	小面积	大面积

二、口腔清洁照护

(一)协助老年人清洁口腔

1.口腔清洁的目的

1)保持口腔的清洁湿润,避免黏膜干燥,使老年人舒适,心情愉悦。

2)增进食欲,预防口腔感染。

3) 增强抵抗力,防止口臭。口腔清洁,唾液丰富,可以增强对口腔内细菌和病毒的抵抗力。

4) 与人交流更积极主动。没有口臭,讲话口齿清楚,与人交流会更有自信。

5) 观察舌苔、牙龈、口腔黏膜的变化及口腔有无特殊气味,提示老年人的身体状况。

2. 口腔清洁的方法

（1）餐后漱口。餐后漱口可以将附着在牙齿表面的食物残渣清除,减少口腔疾病发生的机会。同时可防止口臭,使口腔清洁舒适。因此,为促进口腔的正常功能,提倡每次餐后漱口。处于昏迷状态的老年人不应漱口。常用漱口液见表7-1-2。

表7-1-2 常用漱口液

漱口液名称	漱口液作用
生理盐水	清洁口腔,预防感染
复方硼酸溶液(朵贝尔溶液)	抑菌、除臭
1%~3%过氧化氢溶液	抗菌除臭,适用于口腔感染
1%~4%碳酸氢钠溶液	适用于真菌感染
0.1%醋酸溶液	适用于铜绿假单胞菌感染
0.08%甲硝唑溶液	适用于厌氧菌感染

（2）早晚刷牙。刷牙是最直接的口腔清洁方法,还可按摩牙龈,改善牙齿血液循环,对坚固牙齿,防止牙龈萎缩有一定的意义。协助老年人刷牙方法见表7-1-3。

表7-1-3 协助老年人刷牙

项目	操作步骤
准备	物品:牙膏、牙刷、水杯、水、毛巾、防水垫、水盆、必要时备润唇油
	照护者:着装整洁,洗净并温暖双手,无长指甲,必要时戴口罩
	环境:环境整洁,温湿度适宜
实施	1. 向老年人解释以取得合作
	2. 协助老年人坐稳,防水垫铺在身体前,放好水盆
	3. 准备好牙刷、牙膏,协助老年人身体前倾,刷牙前漱口
	4. 指导老年人刷牙采用竖刷法或在照护者协助下,采取上牙从上向下刷,下牙从下向上刷,螺旋刷洗咬合面,每次刷牙时间不应少于3 min
	5. 帮助漱口,用毛巾擦净口角水痕
	6. 刷牙完毕移除用物。口唇干裂时可涂抹润唇油

续表 7-1-3

项目	操作步骤
注意事项	1.每天早晚刷牙,动作轻缓,不应损伤牙龈
	2.刷牙不应采用横刷法
	3.牙刷宜选择刷头小,刷毛软硬适中的保健牙刷。每次使用后用流动水冲洗干净,将刷毛朝上放在通风干燥处保存
	4.一般不要长期使用同一品种牙膏,应交替使用不同品种牙膏

（3）正确使用牙线法。使用牙线剔牙对牙齿、牙龈损伤较小,并且能去除牙齿邻面菌斑、食物残渣。牙线器可直接将牙线嵌入牙齿之间,稍用力弹出即可。如没有牙线,可用尼龙线、丝线、涤纶线作牙线材料,将牙线缠绕在两手中指第一关节处,用示指或拇指持牙线以拉锯式将牙线轻轻嵌入两齿之间,然后沿一侧牙面轻轻剔除,再沿另一侧牙面轻轻剔除,每个牙缝反复数次,直至清洁为止。每次餐后宜用牙线剔牙,不宜用硬质牙签剔牙,防止损伤牙龈。

（4）棉棒（棉球）擦拭清洁口腔法。适用于失能老年人。操作方法见表7-1-4。

表 7-1-4　棉棒（棉球）擦拭清洁口腔法

项目	操作步骤
准备	物品:毛巾、大棉棒（棉球）、弯止血钳、镊子、治疗碗、手电筒、弯盘、水杯、吸管、漱口水、必要时备润唇油
	照护者:着装整洁,洗净并温暖双手,无长指甲,必要时戴口罩
	环境:环境整洁,温湿度适宜
实施	1.向老年人解释以取得合作
	2.协助老年人取侧卧位或平卧位,头偏向一侧（朝向照护者）,抬高床头30°
	3.将毛巾铺在老年人颌下及胸前。根据使用工具的不同,分别按以下方式操作 （1）使用消毒棉签时,将杯子置于枕边,取消毒棉签蘸适量漱口水 （2）使用棉球时,将弯盘置于口角边,先清点棉球数量,浸湿后一手持镊子夹取干净棉球递于另一手弯止血钳夹紧,拧至半干,湿度以不滴水为宜
	4.按顺序擦拭口腔 （1）协助老年人用吸管漱口,擦拭并湿润口唇 （2）检查口腔有无口腔炎症、溃疡 （3）嘱老年人牙齿咬合,由内至外分别纵向擦拭牙齿左右外侧面 （4）嘱老年人张开口腔,分别纵向擦拭上下牙齿各内侧面、螺旋擦拭咬合面 （5）弧形擦拭两侧颊部,由内向外擦拭上颚、舌面、舌下 （6）再次漱口 （7）检查口腔是否擦拭干净。使用棉球后,再次清点棉球数量
	5.用毛巾擦净老年人脸部、口角水痕
	6.撤去用物,整理床单位,协助老年人取舒适体位,必要时口唇涂擦润唇油

续表 7-1-4

项目	操作步骤
注意事项	1. 每天口腔擦拭不应少于 1 次。擦拭动作轻柔,以免损伤牙龈
	2. 处于昏迷状态的老年人不应漱口。可使用压舌板帮助老年人张口
	3. 擦拭上颚及舌面时,不可触及咽部,以免引起恶心与不适

(二)协助老年人清洁护理义齿

义齿是牙齿脱落或拔除后镶补的假牙。义齿与真牙一样会存积食物碎屑、牙菌斑和牙石,需要做好清洁护理。

(1)有义齿的老年人应每天清洁义齿,并在饭前、饭后漱口。

(2)义齿取下后,一手捏住义齿,另一手用软毛牙刷在流动水下刷洗义齿。

(3)义齿清洁后要用冷清水浸泡保存,需要时可浸泡在义齿清洁剂中。禁用热水或酒精浸泡保存,以免变色、变形和老化。

(4)佩戴义齿的老年人不宜吃太硬或黏性较大的食物,以防损坏义齿。每半年或一年到专业医院复查,确保义齿无变形破损,佩戴舒适。

【拓展知识】

使用漱口液的注意事项

使用漱口液可达到清洁口腔、消炎、减轻口腔异味的效果,但是专业医生建议,不要长期使用漱口液。因为长期使用含有药物成分的漱口液,会破坏口腔内的正常菌群,引起不良后果。

临床调查发现用盐水漱口 20 min 后,口腔内细菌数量开始恢复,1 h 后细菌数量便恢复到漱口前的水平。而用清水漱口后 10 min 细菌就开始恢复,但却要到 85 min 后才恢复到原来的水平。因为盐水漱口将口腔中的细菌杀灭的同时也会破坏口腔黏膜,口腔黏膜具有防御细菌生长的作用,将口腔黏膜破坏了就为细菌的迅速恢复创造了条件,因此用盐水漱口并不能真正达到消毒、杀菌的作用,偶尔用一下,可以暂时达到消炎目的,长期应用则对健康无益。选择何种漱口液,最好遵照医嘱进行,无特殊情况下,使用温开水清洁口腔即可。

第二节　老年人头发清洁

【学习课时】

1 学时。

【学习目标】

(1)掌握头发清洁护理的步骤及流程,并实际运用。

(2)了解头发清洁的内容、目的及意义。

【学习要求】

（1）在学习过程中把主动健康理念融入老年人的清洁照护之中，建立主动健康思维体系与指导方法，最大限度发挥老年人在清洁照护方面的主观能动性。

（2）理论学习、技能操作、知识拓展学习。

清洁、整齐的头发是一个人健康、自信、自尊的外在体现。老年人头发清洁护理主要包括梳头和洗头两方面。经常清洗头发，可使老年人感觉干净、舒适，防止细菌感染或寄生虫滋生。老年人梳头的目的并不仅仅在于美容，它还有重要的保健作用。

一、评估

（一）自理能力评估

评估老年人的自理能力，并提供相应的护理措施。对于生活能力完好的老年人，照护者可提供头发清洁与保养的健康指导；对于轻、中度失能老年人，照护者可以协助完成头发清洁护理；对于重度、极重度失能老年人，则由照护者帮助老年人完成头发清洁护理。

（二）个人卫生知识评估

评估老年人对头发清洁护理相关知识的了解程度及洗发的习惯，如洗发的频率、时间、水温、洗发和护发用品的选择等。

（三）头发状况评估

评估老年人头发的分布、长短、清洁状况、有无光泽；头发的脆性与韧性、干湿度；头皮有无瘙痒、破损、头虱；头发的生长和脱落情况等。

二、头发清洁照护

（一）协助老年人梳头

1. 目的

（1）维持老年人自尊，保持舒适、美观。

（2）除去头皮屑和污秽，保持头发清洁和整齐，减少感染机会。

（3）按摩头皮，促进头部血液循环，促进头发的生长和代谢。

2. 操作步骤及流程

（1）观察评估

1）评估老年人头部皮肤状况、身体状况、失能程度、意识状态及配合程度。根据具体情况协助老年人梳头。

2）评估老年人的接受程度，根据老年人的沟通反应采取相应的语言、表情及适宜触摸,引导老年人梳头的主动性。

3)评估老年人周围环境是否安全,引导老年人参与配合。

(2)诊断判断。判断护理需求程度以及对于示范引导的配合程度。

(3)组织计划

1)根据老年人生活自理能力决定梳头的方式。

2)根据周围环境情况及老年人的情绪状态,决定采取语言鼓励与引导老年人自主梳头。

(4)具体实施见表7-2-1。

表7-2-1 协助老年人梳头

项目	操作步骤
准备	物品:毛巾、梳子、纸(包脱落的头发用),必要时准备发夹、橡皮圈或线绳、30%酒精
	照护者:着装整洁,洗净双手,无长指甲
	环境:清洁舒适,无对流风,调节室温22~24 ℃
实施	1. 向老年人解释以取得合作
	2. 坐位梳头 (1)协助老年人坐稳,将毛巾围于其肩部 (2)一只手压住老年人头发根部,另一只手梳理头发至整齐,头发较长的老年人,可一只手握住头发中段,分段梳理,再从发根梳至发梢,头发打结时可用30%酒精溶液浸湿并从发梢缓慢梳理 (3)将脱落的头发缠紧包于纸中,卷起毛巾撤下,处理毛巾上的头屑及脱落头发
	3. 卧位梳头 (1)托住老年人头部,将毛巾铺于枕巾和头部之间 (2)帮助老年人将头部偏向一侧,按座位梳头方法,先梳理一侧,再梳理另一侧 (3)将脱落的头发缠紧包于纸中,卷起毛巾撤下,处理毛巾上的头屑及脱落头发
	4. 协助老年人取舒适体位,整理床单位
	5. 洗手
注意事项	1. 每天梳头不应少于1次。梳理过程中不应用力强拉头发
	2. 注意老年人的个人喜好,尊重老年人的习惯
	3. 头发梳理过程中,可用指腹按摩头皮,促进头部血液循环

(5)评价

1)环境整洁、安静、光线充足。梳头过程中,照护者要与老年人加强沟通,观察老年人的反应,保障安全。

2)对待老年人要有耐心,态度要和蔼,动作要轻柔,体现人文关怀。

3)应适时评价适时校正与促进。

【拓展知识】

老年人经常梳头好处多

1. 梳头是保护头发的好方法

据研究,反复梳头,可产生电感应,刺激头皮末梢神经和毛细血管,促进血液循环、新陈代谢。经常梳头可以帮助老年人保护自己的头发,防治脱发的发生。经常梳头可以增强摩擦,最终达到疏通经脉的作用。这样头发可也获得足够的营养,发质也会越来越好。

2. 梳头是促进大脑运动的好方法

老年人经常梳头可以帮助促进大脑运动,能够健脑安神。头是人的神经中枢所在地,分布有很多重要穴位。梳头不只是对头皮按摩,还能刺激头颈部穴位,促进头颅内血液循环,使脑神经兴奋性提高,血管扩张,淋巴回流加快,从而改善颅内的供氧,减缓脑细胞老化过程,起到健脑防衰的作用。

3. 梳头是治疗头痛的好方法

老年人通过梳理头发、刺激头皮,能使紧绷的神经得到放松,使紧张、痉挛的血管得以舒张,因此对血管神经性头痛、偏头痛、神经衰弱等病症有治疗作用。如果能坚持每天早晚梳头,保持心情愉快,就可使人免受慢性头痛的困扰。

4. 梳头是清洁头发的好方法

经常梳头的好处还体现在清洁头发上,能够有效地剔除掉断发、浮皮、污垢、分泌物等,保持头发、头皮的清洁,促进头部的皮脂腺进行分泌,增加新陈代谢。

5. 梳头是预防脑中风的好方法

老年人经常梳头能够有效地预防脑中风。经常梳头可以通过刺激静脉令头部的毛孔和进行排泄,散出身体中的邪气,从而改善体内的新陈代谢。另一方面,经常梳头要有耐心,应该梳理 10 min 左右的时间,直到头皮表面出现热量最好。

6. 梳头是一种养生的好方法

现代科学认为人的头部具有众多的血管和神经末梢,头发的颜色直接反映了器官盛衰的变化过程;中医方面则认为,脑部的精华在于头发,头发是身体血液剩余多少的体现,主宰了一切精神、神情活动。头发的情况直接表现了五脏六腑的情况。所以,我国中医方面将梳头护法作为养生方法之一。

(二)协助老年人洗头

1. 目的

去除头皮污垢、油脂、头皮屑,使老年人清洁舒适,促进头皮血液循环及新陈代谢。

2. 操作步骤及流程

(1)观察评估

1)评估老年人头皮状况、身体状况、失能程度、意识状态及配合程度。根据具体情况协助老年人洗头。

2)评估老年人对洗头的耐受程度,根据老年人的沟通反应采取相应的语言、表情及适宜触摸,引导老年人洗头的主动性。

3)评估老年人周围环境是否安全,引导老年人参与配合。

(2)诊断判断。判断护理需求程度以及对于示范引导的配合程度。

(3)组织计划

1)根据老年人生活自理能力决定洗头的方式。洗头的频率取决于个人日常习惯和头发卫生状况。

2)根据周围环境情况及老年人的情绪状态,决定采取语言鼓励与引导老年人自主洗头。

(4)具体实施见表7-2-2。

表7-2-2 协助老年人洗头

项目	操作步骤
准备	物品:洗头盆、橡胶单或防水垫、毛巾2条、耳塞或棉球、眼罩(纱布)、洗发水、护发素、梳子、电吹风、污水桶、温水(40~45℃)、水壶
	照护者:着装整洁,洗净双手,无长指甲。必要时穿防水围裙,戴口罩
	环境:清洁舒适,无对流风,室温22~24℃
实施	1.向老年人解释以取得合作
	2.关闭门窗,防止吹风受凉
	3.坐位洗头 (1)协助老年人坐稳,将洗头盆置于面前凳子上,将污水桶放置洗头盆一侧,毛巾围于老年人颈肩部,协助其身体前倾,头部位于洗头盆上方,提醒低头闭眼,双手扶稳洗头盆边沿 (2)手持调好水温的水壶缓慢淋湿老年人头发,先将洗发用品涂抹在手上,揉出泡沫,再用双手指腹反复揉搓头发 (3)持水壶冲洗老年人头发不应少于3次,直至泡沫洗净 (4)擦干头发和面部,移除老年人颈肩部毛巾,根据实际需要将吹风机调至最低档,吹干头发并梳理整齐
	4.卧位洗头 (1)协助老年人平卧躺好,在其肩颈部位围上1条毛巾,移除枕头至肩下,将防水垫置于其头颈部下面,再将1条毛巾铺于防水垫上,将洗头盆置于其头下,将污水桶放置洗头盆一侧,用棉球塞耳,提醒老年人闭眼 (2)手持调好水温的水壶缓慢淋湿老年人头发,先将洗发用品涂抹在手上,揉出泡沫,再用双手指腹反复揉搓头发 (3)持水壶冲洗老年人头发不应少于3次,直至泡沫洗净 (4)移除洗头盆,用毛巾擦干其面部及头发,取出双耳内的棉球 (5)根据实际需要将吹风机调至最低档,吹干头发并梳理整齐
	5.移除用物,整理床单位,协助老年人取舒适卧位
	6.洗手

续表 7-2-2

项目	操作步骤
注意事项	1. 每周洗头不应少于 1 次,动作应轻柔
	2. 洗头时间不宜过久,洗头过程中,注意观察并询问老年人有无不适,及时调整操作方法,当老年人出现面色、呼吸改变等不适反应时,应立即停止洗头
	3. 注意调节水温,避免水流入老年人眼、耳和鼻内,不应打湿被褥和衣物
	4. 头发洗过后,一定要干透,不能湿着头发睡觉,可能引发头痛不适等

（5）评价

1）环境整洁、安静、光线充足。洗头过程中,照护者要加强与老年人沟通,观察老年人的反应,保障安全。

2）注意对待老年人要有耐心,态度要和蔼,动作要轻柔,体现人文关怀。

3）应适时评价适时校正与促进。

第三节　老年人皮肤清洁

【学习课时】

1 学时。

【学习目标】

（1）掌握皮肤清洁的方法步骤,并实际运用。

（2）了解皮肤清洁的内容、目的及意义。

【学习要求】

（1）在学习过程中把主动健康理念融入老年人的清洁照护之中,建立主动健康思维体系与指导方法,最大限度发挥老年人在清洁照护方面的主观能动性。

（2）理论学习、技能操作、知识拓展学习。

皮肤分为表皮、真皮和皮下组织层,是人体最大的器官。完整的皮肤是保护人体免受微生物等有害物质入侵的天然屏障,具有调节体温、吸收、分泌、排泄及感觉等功能。随着年龄的增长,人的皮肤逐渐老化,其生理功能和抵抗力降低,皮肤问题也逐渐增多。因此,做好皮肤护理,保持皮肤清洁,是老年人日常生活护理必不可少的内容。

一、评估

（一）自理能力评估

评估老年人的自理能力,并提供相应的护理措施。对于生活能力完好的老年人,可自行皮肤的清洁护理,照护者提供有关皮肤清洁与保养的健康指导;对于轻、中度失能老年人,照护者可以协助完成皮肤清洁护理;对于重度、极重度失能老年人,如长期卧床、体质虚弱、活动受限等,则由照护者帮助老年人完成皮肤的清洁护理。

(二)个人卫生知识评估

评估老年人对皮肤清洁护理相关知识的了解程度及皮肤清洁护理重要性的理解程度。老年人洗澡的习惯,如频率、时间、水温以及清洁用品和护肤品的选择等。

(三)皮肤状况评估

评估老年人皮肤颜色、温度、弹性、完整性及清洁性,有无发红、破损、肿块等。

二、皮肤清洁照护

(一)协助老年人洗脸、洗手

为了形成生活节奏,老年人每天早晨要洗脸、洗手,让老年人每天的生活从清爽、轻松开始。具体操作见表7-3-1。

表7-3-1 协助老年人洗脸、洗手

项目	操作步骤
准备	物品:脸盆、温水(40~45 ℃)、洁面洁手用品、润肤膏、毛巾2条
	照护者:着装整洁,洗净双手,无长指甲。必要时戴口罩
	环境:清洁舒适,无对流风,室温22~24 ℃
实施	1.向老年人解释以取得合作
	2.洗脸前应检查老年人头面部皮肤情况,避开创面及皮疹部位,避免使用刺激性的洁面用品
	3.坐位洗脸 (1)协助老年人坐稳,在其胸前围上毛巾,脸盆放在身旁 (2)用温水润湿老年人面部,涂抹洁面用品并清洗干净,毛巾擦干面部,必要时,涂抹润肤膏
	4.卧位洗脸 (1)协助老年人平卧躺好 (2)先将毛巾铺垫在枕头上及老年人胸前被子上和下颌之间,再拿毛巾浸湿后拧干,十字对折呈4层,用毛巾4个角分别擦拭双眼的内眦和外眦 (3)清洗毛巾拧至半干,包裹于手上,涂抹洁面用品,分别擦拭额部、鼻部、鼻翼两侧、脸颊、耳后及颈部,再清洗毛巾擦干面部,必要时,涂抹润肤膏
	5.协助老年人洗手 (1)洗手前应检查老年人手部皮肤情况,如有破溃禁止操作 (2)将老年人双手浸湿后涂抹洁手用品并揉搓手掌、手背、手指、指缝、手腕,再次浸入水盆清洗后擦干
	6.移除用物,整理床单位,协助老年人取舒适卧位
	7.洗手

续表 7-3-1

项目	操作步骤
注意事项	1.每天洗脸、洗手不应少于 2 次,动作应轻柔
	2.面部有皮疹及损伤情况,应注意避开

（二）协助老年人剃胡须

胡须过长易使老年人显得憔悴苍老,最好每天或经常剃须。老年人剃须用电动剃须刀或安全剃须刀为宜。鼓励生活能力完好的老年人自己剃胡须,照护者应为他们准备好物品,拿来镜子,并让室内光线明亮。对于失能老年人应协助他们剃胡须,使用剃须刀时一定要小心,避免损伤皮肤。具体操作见表 7-3-2。

表 7-3-2　协助老年人剃胡须

项目	操作步骤
准备	物品:电动剃须刀、毛巾、润肤油
	照护者:着装整洁,洗净双手,无长指甲。必要时戴口罩
	环境:清洁舒适,无对流风,室温 22 ~ 24 ℃
实施	1.向老年人解释以取得合作
	2.帮助老年人坐稳或取舒适体位躺好,在其下颌至胸前垫上毛巾
	3.剃须 (1)清洁皮肤:剃须前首先要清洁面部皮肤 (2)软化胡须:洗净脸部后,再用热毛巾捂住胡须,或将软化胡须膏涂于胡须上,使胡须软化 (3)剃须:一手绷紧皮肤,一手打开电动剃须刀开关,按照从左至右、从上到下的顺序剃须。刮口周及鼻下部分时,可让老年人鼓腮配合 (4)剃须完毕用毛巾擦拭剃须部位,检查是否刮净、有无遗漏部位 (5)剃须后根据需要涂擦润肤油
	4.整理用物,放回原处备用。协助老年人取舒适卧位
	5.洗手
注意事项	1.每周剃须不应少于 1 次
	2.剃须过程中动作应轻柔,尽量不要逆刮,以免损伤皮肤。胡须较硬时,宜在操作前用温热毛巾热敷 5 ~ 10 min
	3.定期对剃须刀清理消毒

（三）协助老年人洗澡（淋浴、擦浴）

1.目的

（1）清洁皮肤，去除污垢，促进老年人身心舒适。

（2）促进血液循环，增强皮肤的排泄功能。

2.操作步骤及流程

（1）观察评估

1）评估老年人全身皮肤情况（有无皮疹、红点、湿疹、伤口、压疮）、身体状况（血压、心肺功能、关节活动功能）、失能程度及配合程度。老年人洗澡时，皮肤血管扩张，容易引起血压的变化；由于散热，又很容易发生体温下降。因此，在洗澡前一定要注意评估老年人身体状况，根据具体情况协助老年人洗澡。

2）评估老年人的接受程度，向其解释洗澡的目的、方法、注意事项及配合要点。根据老年人的沟通反应采取相应的语言、表情及适宜触摸，引导老年人洗澡的主动性。

3）评估老年人周围环境是否安全，引导老年人参与配合。

（2）诊断判断。判断护理需求程度以及对于示范引导的配合程度。

（3）组织计划

1）根据老年人生活自理能力决定洗澡的方式。洗澡的频率取决于个人日常习惯和皮肤卫生状况。

2）根据周围环境情况及老年人的情绪状态，决定采取语言鼓励与引导老年人自主洗澡。

（4）具体实施

1）协助老年人洗澡操作见表7-3-3。

表7-3-3 协助老年人洗澡

项目	操作步骤
准备	物品：防滑垫、梳子、洁发洁身用品、润肤膏、浴巾、毛巾、干净衣裤、洗澡椅（图7-3-1）或洗澡平车（图7-3-2）、防滑拖鞋，必要时准备轮椅、吹风机
	照护者：着装整洁，洗净双手，无长指甲。穿防水围裙
	环境：调节室温24～26 ℃，调整室内光线，不宜太明亮或太暗。浴室内有安全扶手（图7-3-3），地面有防滑设施等

续表 7-3-3

项目	操作步骤
实施	1. 向老年人解释以取得合作。测量老年人血压、脉搏、体温
	2. 保持浴室空气流通,防止缺氧
	3. 坐位洗澡 (1)关闭门窗,保持浴室温暖,地面放置防滑垫。根据身体状况,采取搀扶或轮椅运送的方式将老年人送入浴室,安置在洗澡椅上(图7-3-1) (2)协助老年人脱去衣裤,在洗澡椅上坐稳,双手握住扶手,先开冷水,再开热水开关调节水温至适宜温度,一般在38～42 ℃,照护者可用双手感受水温,用合适的方式让老年人体验水温是否适宜,并根据老年人意见调节 (3)嘱老年人闭眼。淋湿头发,涂擦洁发用品,由发际向头顶部用指腹揉搓头发。用水将泡沫冲洗干净 (4)由上至下涂抹洁身用品,顺序为颈部、耳后、双上肢、胸腹部、背部、双下肢,最后擦洗会阴、臀下及双足。照护者清洁双手为老年人清洁面部。将面部及全身冲洗干净,同时将地面冲洗干净,关闭水源开关 (5)使用毛巾擦干老年人面部及头发,用浴巾包裹并擦干身体,必要时涂抹润肤膏 (6)协助老年人穿着干净衣裤。梳理头发,需要时使用吹风机吹干头发。搀扶或用轮椅运送老年人返回房间取舒适体位,观察有无异常反应
	4. 平车洗澡 (1)关闭门窗,调节浴室至适宜温度,将老年人从床上转移到洗澡平车(图7-3-2)上推至浴室,调节好水温40 ℃,以温热不烫手为宜 (2)协助老年人脱去衣裤 (3)提醒老年人头部后仰,闭眼。淋湿头发,涂擦洁发用品,由发际向头顶部用指腹揉搓头发。用水将泡沫冲洗干净后擦干头发 (4)淋湿身体,涂抹洁身用品,先洗身体前面,顺序为颈部、耳后、双上肢、胸腹部、双下肢,再将老年人翻身侧卧洗背部、臀部,最后清洗会阴及双足 (5)照护者清洁双手为老年人清洁面部。将面部及全身冲洗干净,同时将地面泡沫冲洗干净,关闭水源开关 (6)使用毛巾擦干老年人面部及头发,将一条干浴巾平铺在老年人身下,另一条干浴巾包裹并擦干身体,必要时,涂抹润肤膏 (7)协助老年人穿着干净衣裤。梳理头发,需要时使用吹风机吹干头发。用平车运送老年人返回房间取舒适体位,观察有无异常反应
	5. 整理用物,开窗通风,擦干地面,清洗毛巾、浴巾及更换下的衣裤

续表 7-3-3

项目	操作步骤
注意事项	1. 夏季每天洗澡不应少于 1 次,其他季节每周洗澡不应少于 1 次
	2. 为老年人洗澡动作要轻柔
	3. 采用平车洗澡时,应将平车上两侧护栏拉起,防止老年人坠床
	4. 洗澡宜安排在老年人进食 1 h 后进行,沐浴后应及时喂水
	5. 洗浴过程中应观察老年人皮肤及身体状况,如有不适,立即停止操作,协助返回房间休息,并通知医护人员或家属
	6. 洗浴时间宜控制在 15 min 内
	7. 秋、冬季使用吹风机应调至最低档

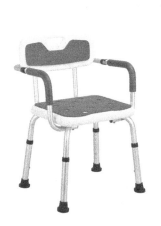

图 7-3-1　洗澡椅

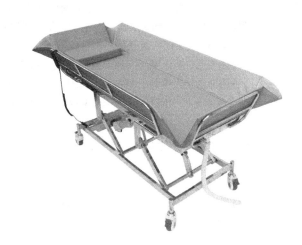

图 7-3-2　洗澡平车

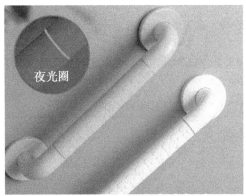

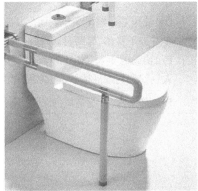

图 7-3-3　安全扶手

2)协助老年人床上擦浴具体操作见表7-3-4。

表7-3-4　协助老年人床上擦浴

项目	操作步骤
准备	物品:暖水瓶、橡胶单、洁身用品、润肤膏、浴巾、毛巾3条(身体、臀部、脚)、盆3个(身体、臀部、脚)、污水桶、干净衣裤,必要时备屏风、便器
	照护者:着装整洁,洗净双手,无长指甲。必要时穿防水围裙,戴口罩
	环境:关闭门窗,调节室温,屏风遮挡
实施	1.向老年人解释以取得合作
	2.关闭门窗,调节室温24~26 ℃,屏风或挂帘遮挡
	3.脸盆内盛装温水(45~50 ℃),协助老年人脱去衣裤,盖好被子
	4.浴巾半铺半盖被擦拭部位,用毛巾包上涂上洁身用品擦拭,清水洗净毛巾,擦净相应部位上的泡沫,再用浴巾沾干皮肤。按以下顺序清洁身体各部位 (1)擦洗面部:参照表7-3-1 (2)擦拭手臂:暴露一侧手臂,由前臂向上臂擦拭,按同样方法擦拭另一侧手臂 (3)擦拭胸部:将被子向下折叠暴露胸部,由上向下擦拭胸部及两侧 (4)擦拭腹部:盖被向下折叠至大腿上部,用浴巾遮盖胸腹部。打开浴巾下角,暴露腹部,顺时针螺旋形擦拭腹部及两侧腰部 (5)擦拭背臀:协助老年人翻身呈侧卧位,暴露背臀部,浴巾一侧边缘铺于背臀下,另一侧边缘向上反折遮盖背臀部;由腰骶部沿着脊柱向上擦洗至肩部,再螺旋形向下擦洗背部一侧,同样方法擦洗另一侧。环形擦洗左右侧臀部 (6)擦洗下肢:协助老年人平卧,盖好被子,暴露一侧下肢。一手扶住下肢的踝部,一手由小腿向大腿方向擦洗。按同样方法依次擦洗另一侧踝部、小腿、膝关节、大腿 (7)擦洗会阴参照表7-4-1 (8)清洗足部参照表7-5-1
	5.撤走用物,整理床单位。协助老年人取舒适卧位
	6.洗手
注意事项	1.床上擦浴时,动作应轻柔。擦拭过程中应随时用浴巾遮盖老年人身体,避免受凉
	2.注意保护老年人隐私,多人同住一室,应用屏风遮挡。擦拭过程中用浴巾遮盖未擦拭的部位
	3.擦洗过程中,应擦洗干净皮肤皱褶部位,随时添加和更换温水
	4.床上擦浴时间宜控制在15~20 min
	5.擦拭过程中应观察老年人身体状况,如出现寒战、面色苍白等情况,应立即停止操作并通知医护人员

（5）评价

1）环境整洁、安静、光线充足。洗浴或擦浴过程中，照护者要加强沟通，观察老年人的反应，保障安全。

2）注意对待老年人要有耐心，态度要和蔼，动作要轻柔，体现人文关怀。

3）应适时评价适时校正与促进。

第四节　老年人会阴部清洁

【学习课时】

1学时。

【学习目标】

（1）掌握老年人会阴部清洁的方法步骤，并实际运用。

（2）了解会阴部清洁的内容、目的及意义。

【学习要求】

（1）在学习过程中把主动健康理念融入老年人的清洁照护之中，建立主动健康思维体系与指导方法，最大限度发挥老年人在清洁照护方面的主观能动性。

（2）理论学习、技能操作、知识拓展学习。

由于会阴部的各个孔道彼此接近，故易发生交叉感染。尿道口是最清洁的部位，肛门是相对最不清洁的部位，因此进行会阴部清洁时，应首先清洁尿道口周围，最后擦洗肛门。如老年人生活能够自理，可在洗澡时进行会阴部清洁，如生活不能自理者，则由照护者协助完成会阴部清洁。

一、评估

（一）自理能力评估

评估老年人的自理能力，并提供相应的护理措施。对于生活能力完好的老年人，可自行清洁会阴，照护者提供有关会阴清洁与保养的健康指导；对于轻、中度失能老年人，照护者可以协助完成会阴清洁护理；对于重度、极重度失能老年人，如长期卧床、体质虚弱、活动受限等，则由照护者帮助完成会阴清洁护理。

（二）个人卫生知识评估

评估老年人每日有无清洁会阴部的卫生习惯；老年人使用清洁会阴部的用品是否恰当，清洁会阴方法是否正确；以及对保持会阴清洁与健康相关知识的了解程度。

（三）皮肤状况评估

（1）会阴部皮肤有无损伤、炎症、肿胀、疼痛等。

（2）会阴部有无分泌物过多、异味、瘙痒等。

（3）有无大小便失禁、留置尿管、泌尿生殖系统或直肠手术等。

二、会阴部清洁照护

1.目的

（1）清洁外阴及周围的皮肤,去除会阴部异味,增进舒适,预防和减少感染。

（2）防止皮肤破损,促进伤口愈合。

2.操作步骤及流程

（1）观察评估

1）评估老年人身体状况、失能程度及配合程度。根据自理能力确定老年人自行完成还是需要他人协助完成会阴部的清洁。

2）评估老年人的接受程度,向其解释清洁会阴部的目的、方法、注意事项及配合要点。

3）评估周围环境是否安全。

（2）诊断判断。判断护理需求程度以及对于示范引导的配合程度。

（3）组织计划

1）根据老年人自理能力决定清洁会阴部的方式。

2）根据周围环境情况及老年人的情绪状态,决定采取语言鼓励与引导自主清洁会阴部。

（4）具体实施见表7-4-1。

（5）评价

1）环境整洁、安静、光线充足。会阴部的清洁护理过程中,照护者要加强沟通,观察老年人的反应,保障安全。

2）注意对待老年人态度要和蔼,动作要轻柔,体现人文关怀。

3）应适时评价,适时校正与促进。

表7-4-1　协助老年人会阴部清洁

项目	操作步骤
准备	物品:一次性手套、专用毛巾、一次性垫布或浴巾、橡胶单、便盆,会阴盆或冲洗壶盛40～45℃温水
	照护者:着装整洁,洗净双手,无长指甲。戴口罩,戴一次性手套
	环境:关闭门窗,调节室温,屏风或挂帘遮挡,保护老年人隐私

续表 7-4-1

项目	操作步骤
实施	1. 向老年人解释以取得合作
	2. 调节室温 24 ~ 26 ℃,水温 40 ~ 45 ℃,关闭门窗,屏风或挂帘遮挡
	3. 在老年人臀下垫橡胶单和一次性垫巾或浴巾,脱下对侧裤腿盖于近侧腿上,被子盖于对侧腿上,协助屈膝仰卧位,暴露会阴部
	4. 协助老年人会阴部擦洗。照护者戴一次性手套,专用毛巾拧干后擦洗 (1)女性老年人由阴阜向下至尿道口、阴道口、肛门,边擦洗边转动毛巾,清洗毛巾分别擦洗左右侧腹股沟部位 (2)男性老年人由尿道外口、阴茎、包皮、阴囊、腹股沟和肛门。清水清洗毛巾,直至清洁无异味
	5. 协助老年人会阴部冲洗。协助老年人取屈膝仰卧位,臀下放便盆,盖被盖好远侧下肢,浴巾遮盖近侧下肢,照护者戴手套,一手持冲洗壶,一手拿毛巾,由上至下,边缓慢冲洗边擦拭会阴部、两侧腹股沟
	6. 清洁完毕,撤去便盆、橡胶单、一次性垫布或浴巾,更换内裤,整理衣被和床单位
	7. 开窗通风,将老年人安置于舒适体位
注意事项	1. 进行会阴擦洗时,每擦洗一个部位,毛巾应清洗一次或更换毛巾的位置,保持每个部位相对清洁
	2. 如老年人会阴部有伤口或手术,应按无菌操作,防止交叉感染
	3. 注意保护老年人隐私

第五节　老年人足部清洁

【学习课时】

1 学时。

【学习目标】

(1)掌握老年人足部清洁的方法步骤,并实际运用。

(2)了解足部清洁的内容、目的、方法及意义。

【学习要求】

(1)在学习过程中把主动健康理念融入老年人的清洁照护之中,建立主动健康思维体系与指导方法,最大限度发挥老年人在清洁照护方面的主观能动性。

(2)理论学习、技能操作、知识拓展学习。

现代医学认为,足是人体的"第二心脏",足部有无数的神经末梢与大脑紧密相连,与人体健康息息相关。老年人的足部皮脂腺分泌油脂减少,皮肤比较干燥,容易出现皲裂。因此,需重视老年人的足部清洁与保健。

一、评估

1. 自理能力评估

评估老年人的自理能力,能力完好的老年人由照护者提供足部清洁护理的健康指导;失能老年人由照护者协助其进行足部清洁护理。

2. 卫生知识评估

了解老年人每日有无清洁足部的卫生习惯,对足部疾病及足部清洁护理重要性的理解程度。

3. 足部评估

评估老年人足部皮肤有无损伤、炎症、肿胀、疼痛等异常情况。

二、足部清洁照护

1. 目的

清洁足部及脚趾间的污垢、汗渍,保持老年人足部清洁、舒适。

2. 操作步骤及流程

(1)观察评估

1)评估老年人身体状况、失能程度及配合程度。根据具体情况协助清洁足部。

2)评估老年人的接受程度,向其解释清洁足部的目的、方法、注意事项及配合要点。

3)评估周围环境是否安全。

(2)诊断判断。判断护理需求程度以及对于示范引导的配合程度。

(3)组织计划

1)根据老年人自理能力决定清洁足部方式及时间。

2)根据周围环境情况及老年人的情绪状态,决定采取语言鼓励与引导自主清洁足部。

(4)具体实施见表7-5-1。

表7-5-1　协助老年人足部清洁

项目	操作步骤
准备	物品:足盆内盛温水(40~45℃)、枕垫、防水布、洁足用品、浴巾、毛巾、纸巾、指甲刀、指甲锉
	照护者:着装整洁,洗净并温暖双手,无长指甲,必要时戴手套、戴口罩
	环境:整洁安静、安全、温湿度适宜
实施	1.向老年人解释以取得合作
	2.足浴时应检查老年人双足皮肤情况,如有破溃禁止操作
	3.坐位洗足。协助老年人坐稳,卷起老年人裤腿至膝部,足盆内盛40~45℃温水装至足盆的1/2处,将双足浸泡在足盆中不应少于5 min,毛巾涂抹洁足用品并进行揉搓足背、足底、脚趾、趾缝、踝部,再次浸入足浴盆清洗后擦干
	4.床上洗足 (1)卧床老年人采取床上洗足,揭开被尾暴露双足,膝下垫枕垫支撑 (2)在床尾铺防水布和浴巾,放上足盆,内盛40~45℃温水装至足盆的1/2处 (3)将老年人双足浸泡在足盆中不应少于5 min,支撑好双足,毛巾涂擦洁足用品,擦洗足背、足底、趾缝等各部位,再次浸没水中洗去泡沫后,将双足置于浴巾上
	5.撤去足盆,擦干双足,按需涂润肤乳
	6.根据需要修剪指(趾)甲 (1)在老年人床边铺开纸巾 (2)一手握住老年人手(足)指(趾),另一手持指甲刀修剪并用指甲锉锉平指甲边缘。其他指(趾)甲采取此方式逐一修剪并锉平指甲边缘 (3)清理用物,纸巾包裹指甲碎屑放入垃圾桶
	7.协助老年人将裤脚放下,取舒适体位
	8.整理用物,洗手
注意事项	1.足部清洁水温适宜,不可过热,以防烫伤
	2.饭前、饭后1 h内及足部有损伤不宜洗足
	3.床上洗足应动作轻缓,不应打湿被褥和衣物
	4.每月修剪指(趾)甲不应少于2次。指甲刀使用前后应消毒。修剪过程中不应损伤老年人指(趾)甲附近皮肤。老年人指(趾)甲较硬时,宜用温热毛巾包裹手、足5 min或在洗浴后进行修剪。修剪后指(趾)甲留存长度约1.5 mm。修剪完毕后指(趾)甲边缘要光滑,不可有毛刺。发现老年人有灰指甲、甲沟炎等应及时报医治疗

(5)评价

1)环境整洁、安静、光线充足。洗脚过程中,照护者要加强与老年人沟通,观察老年人的反应,保障安全。

2)注意对待老年人要有耐心,态度要和蔼,动作要轻柔,体现人文关怀。

3)应适时评价适时校正与促进。

【拓展知识】

足疗

足疗是运用中医原理,集检查、治疗和保健为一体的无创伤自然疗法。在中医理论中具有非常好的保健作用。民间素有"睡前一盆汤"的习惯做法和"春天洗脚,升阳固脱;夏天洗脚,除湿祛暑;秋天洗脚,肺润肠濡;冬天洗脚,丹田温灼"的说法。

足疗包括两部分:足浴和足部按摩。中医学对脚部的保健非常重视。人体的五脏六腑在脚上都有相应的投影(图7-5-1),连接人体脏腑的12条经脉,其中有6条起于足部,脚是足三阴之始,足三阳之终,双脚分布有60多个穴位与内外环境相通。如果能坚持睡前用热水洗脚,能刺激这些穴位,促进气血运行、调节内脏功能、疏通全身经络,从而达到祛病驱邪、益气化瘀、滋补元气的目的。

从理疗学的观点看,热水洗脚是一种浸浴疗法。洗脚时,水温以40～50 ℃为宜,水量以淹没脚的踝部为好,双脚浸泡5～10 min。同时,用手缓慢、连贯、轻松地按摩双脚,先脚背后脚心,直至发热为止。这样,能使局部血管扩张,末梢神经兴奋,血液循环加快,新陈代谢增强。如能长期坚持,不仅有保健作用,还对神经衰弱引起的头晕、失眠、多梦等症状有较好的疗效。

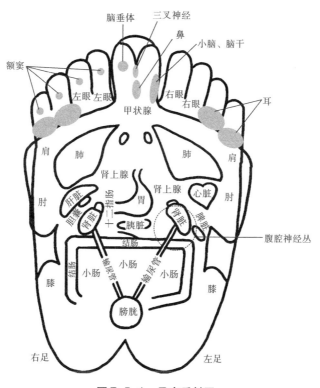

图7-5-1 足底反射区

第八章 智慧生活照护

第一节 概述

【学习课时】

1 学时。

【学习目标】

(1)掌握老年智慧生活照护的概念。

(2)熟悉老年智慧生活照护的应用前景及发展趋势。

(3)了解老年智慧生活照护的特点和意义。

【学习要求】

(1)在学习过程中树立"积极老龄化""健康老龄化""幸福老龄化"等理念,将老年服务、生活照护、健康管理、智能控制、计算机网络、移动互联网和物联网等技术融合起来支持老年人的养老服务和健康管理需求。

(2)理论学习与国内外前沿老年智慧生活照护、智慧医养结合的理念及知识拓展学习。

一、老年智慧生活照护的概念

人口老龄化是我国当前和未来一段时期面临的重要国情。伴随着经济发展与生活水平的提高,老年人对日常生活服务和照护管理等有了更新、更高的要求。

互联网、信息技术的高速发展与人工智能的迅速崛起,尤其是一些智能技术在各种养老模式及医疗保健中的应用,逐步推进照护服务从人工化向智能化、智慧化转变,不断促进服务内容的延伸、方式的变革和功能的突破,开启了老年智慧生活照护服务体系建设,成为新型老龄化科技应对的重要部分,为老年人尤其是失能、半失能老人提供更为优质、高效、便捷的服务。

老年智慧生活照护目前尚未有非常明确的定义,在英文文献中,可以看到 Smart Elderly Care、Smart Care for the Aged 和 Smart Senior Care 等词语,这些词语均含有智能照护、智慧养老之意。参考智慧养老的含义,老年智慧生活照护的概念可以理解为:运用信息技术等现代科学技术(如互联网、社交网、物联网、移动计算、大数据、云计算、人工智能、区块链等),以家庭或社区、养老机构、医养结合机构的传感网系统与智慧照护信息平台为载体,围绕老年人的生活起居、卫生保健、护理看护、健康管理、康复照料、娱乐休闲、学习分享等各方面提供信息化、智能化的健康照护产品和服务,支持老年人的友好、自主式、个性化智能交互,一方面提升老年人的生活质量,另一方面利用好老年人的经验和智慧,使智慧科技和智慧老人相得益彰,目的是使老年人过得更幸福,过得更有尊严,更有价值。

老年智慧生活照护的核心内容是将智能产品和互联网融入照护服务,医疗机构、养老服务等各类服务机构由传统的电话预约或确定时间上门转变为以需求为导向,借助智能设备和互联网平台,按照老年人或其家属的下单要求、紧急情况及时高效地提供照护服务。除了机器人等人工智能设备可以代替照料人员、护理人员提供部分照护服务外,通过监控与传感器等相关设备可随时了解老年人的健康状况和服务需求,将传统照护主体纳入智慧照护服务体系的框架,推进其与社区、养老机构以及老年人之间的互动。

老年智慧生活照护场景切入

二、老年智慧生活照护特点

与传统照护模式相比,老年智慧生活照护有以下特点。

(一)具有互通互联性

传统照护模式的需求提出及供给方式、种类较为单一,导致了服务供需之间缺乏连续性和差异化的服务策略。而具有互联性的老年智慧生活照护,体现了信息科技的集成融合,无论目标群体在何处,被授权的照护服务者都能通过"互联网+"和大数据的模式对数据进行分析,并且运用人工智能产品和信息化技术,达到"精准照护"的目的。同时,通过信息网络,可实现不同部门、机构之间的信息交换和协同工作。

(二)具有连续性、人文性

连续性是指通过庞大的云计算中心,对于老年人屡次服务内容、服务频次、服务效果、健康情况等,按照家庭、个人、区域、个性化服务需求和内容分类等,并按照时间节点、类型顺序等予以存储,并对于数据的采集和应用具有连续性和持续性作用,方便实时调阅、动态分析,及时反馈调整照护服务策略。并且可以做到量化、连续化、智能化地采集数据,为智能化分析工作提供源源不断的第一手资料,更加精准服务老年人需求。通过高科技的技术、设备、设施以及科学、人性化的资源整合方式,为老年人提供全方位、广覆盖、智能化、高品质的养老服务,从饮食生活、医疗保健到居家养老、文化养老,直至临终关怀,充分体现了以人文本和人文关怀的理念,这是智慧养老的根本目的。

(三)具有高效创新性

老年智慧生活照护通过应用现代科学技术与智能化设备,融合了老年服务技术、医疗保健技术、智能控制技术、计算机网络技术、移动互联网技术和物联网技术等,使这些现代技术集成起来支持老人的服务与管理需求,提高服务工作的质量和效率,同时又降低了人力和时间成本,用较少的资源最大限度地满足老年人的服务需求,体现了信息科技的集成价值。这些智能设备通过相应的适老化设计,可以完成人工不愿做、人工做不好,甚至人工做不了的为老服务,为求解"未富先老"和"无人养老"(主要指没有人愿意做护理人员)两个困局提供思路和实现方式。同时,可借助丰富的照护服务和健康信息,在伦理与法律许可的范围内,突破传统的照护和医学模式,针对照护服务产品、医疗器械与设施设备、诊疗方式、服务内容和体系进行技术创新,激发更多智慧养老及医疗健康领域内的创新发展。

(四)具有预防性

预防性是指通过实施目标服务对象日常生活及健康情况的监测,及时发现可预见性安全事件或严重疾病征兆,提前进行提示与预警,做出快速、有效的反应,防范不良事件的发生。同时,针对老人出现的紧急情况,利用紧急呼叫监控等设备及时应答解决。

(五)具有多样性

老年智慧生活照护除了服务老年人的物质生活层面,还包括老年人的精神生活层面。在物质生活层面,主要是为老年人的生活提供足够的支持;在精神生活层面,主要是丰富老年人的精神生活,让老年人能够活得更有意义。同时,智慧化生活可以让老年人的智慧也得到再次利用和发挥,通过网络技术和社交网络平台,利用老年人的经验和智慧,帮助老年人老有所为,发挥自己的价值和余热,使老年人焕发人生第二青春,实现自己的成功老化。

(六)具有普及性

目前,我国主要是以居家为基础、社区为依托、机构为补充、医养相结合的养老服务体系。国家从2011年开始陆续出台了《关于加快发展养老服务业的若干意见》《国务院关于积极推进"互联网+"行动的指导意见》《智慧健康养老产业发展行动计划(2017—2020年)》《关于开展智慧健康养老应用试点示范的通知》等文件,推动智慧健康养老产业发展和应用推广。我国国民经济和社会发展第十四个五年规划和2035年远景目标纲要指出,发展银发经济,开发适老化技术和产品,培育智慧养老等新业态。在国家政策的大力支持下,随着信息化网络手段的发展与普及,老年智慧生活照护可打破城市居家、社区、乡镇、养老机构、医疗机构及医养结合机构之间的限制性和管理制度上的制约与影响,让全面提供智能化的照护服务及高质量医疗健康服务得到普及推广,最终实现互联互通、科技引领、安全便捷、惠及全民的健康管理服务模式。

三、老年智慧生活照护的意义

老年智慧生活照护以"老人为中心",优化老年人健康社会环境,提高老年人的生活质量,为解决我国社会老龄问题提供了新的思路与方向。老年智慧生活照护应用于社区及居家老人、养老机构、医疗机构、医养结合机构、养老及医疗行业监管等方面,通过改变信息交流传递方式、利用智能产品辅助人工服务、强化资源配置整合力度、提升服务管理效率,对稳增长、促改革、调结构、惠民生和全面建成小康社会具有重要意义。

（一）老年智慧生活照护是应对人口老龄化的客观要求

我国老龄化形式日益严峻,据国家统计局、国务院第七次全国人口普查主要数据显示,中国60岁及以上人口超2.64亿,占18.70%,与2010年相比上升5.44个百分点。让所有老年人都能老有所养、安度晚年是全社会的共同愿望。但目前国内专业的养老照护人员数量远不能满足我国的养老需求,且空巢老人、无子女老人和失独老人逐年增多,给老年人的生活照顾、医疗保健及精神照料等方面带来了诸多不便。通过可穿戴设备、智慧服务机器人、智能护理床等为主体的人工智能产品能够成为老年人的陪伴者,缓解照护人员供需矛盾。老年智慧生活照护不仅为老年人提供衣食住行等生活援助,还包括医疗保健、康复照护、健康促进、学习教育、健身娱乐、情感慰藉、参与社会等职能,使得高品质的服务具有可及性。并可以与子女联通信息,让不在身边的子女及时了解老人生活、健康状况。因此,老年智慧生活照护是建立完善的社会养老保障体系的必要补充,是解决老年人养老问题、适应老年人及其家庭需求的客观要求。

（二）老年智慧生活照护是提高老年人生活质量的现实需要

提高老年人生活质量,让老年人享受舒适、安全、高质量的照护服务,是加强社会主义精神文明建设的需要,也是国家对养老事业提出的新要求。智慧生活照护通过智能家居、安防系统、健康监测等使老年人的生活更加便捷、舒适、安全,使老年人对各种信息获取高效、敏感,对信息的理解更加专业化,能够促进老年人主动健康意识,通过康复锻炼、智能游戏互动等项目促进身心健康。为老年人提供全方位的照护服务,是社会文明进步的重要标志,不仅有利于社会养老事业的发展和完善,还有利于形成积极的社会风尚,使老年人在一种积极、活跃、愉快的精神状态中安度晚年,满足人民群众对美好生活的向往和追求。

（三）老年智慧生活照护是加快推进医养康养结合服务的重要内容

目前,我国超过1.8亿老年人患有一种或一种以上慢性病,失能和半失能老年人超过4 400万,医疗卫生、康复护理、生活照护、健康管理等需求迫切。由于增龄、衰老、衰弱、疾病、失能等需要的医疗康复及生活照护服务,是老年人的刚需,也是我国养老服务体系建设的痛点和难点。为实现健康老龄化,党中央、国务院高度重视养老服务工作,加快推进医养结合,成为积极应对人口老龄化国家战略的重点任务。老年智慧生活照护通过信息平台监测的健康信息,让健康管理者可以及时发现老年人的健康危险信号,进而预警并做出有效干预,并可针对目标群体的健康发展动态做出更适宜的决策,实现预防疾病发展或恶化、提供个性化的健康管理模式。更为重要的是,通过使用智慧照护系统,能够减少慢性病患者住院的次数,节省等待看病的时间,从而降低就医成本。因此,构建老年智慧生活照护服务模式,对于加快推进医养康养结合,实施健康老龄化战略目标具有重要的现实意义。

四、老年智慧生活照护应用前景及发展趋势

"互联网+"将信息科技创新成果与经济社会各领域融合发展具有广阔前景和无限潜力,已成为不可阻挡的时代潮流。数字化、网络化、智能化的深度融合与集成创新,让医养结合养老服务插上智慧的翅膀,结合传统家庭、社区、机构等方式,将各方紧密联系起来,满足老年人的生物质、精神等需求,为老年人提供了更加健康舒适、便捷安全的智慧生活照护服务。

目前,国外有些国家已率先进行了有关智慧养老、智慧生活照护项目的实践,并取得了一定的成效。美国的弗吉尼亚州有很多的医疗门诊安装了远程医疗网络,三成服务对象都是老年人,投入使用后有效地提高了服务效率。英国使用了机器人护士服务于家庭和社区,不仅可以完成日常的护理工作,还能与老年人互动,为老年人提供咨询建议。英国生命信托基金会将智慧的理念运用到老年公寓的建设中,通过在家居和地板中植入芯片等方式监控老年人生活的异常情况。

我国的智慧养老、智慧生活照护服务得到了政府和各地的积极推动,已有很多优质的服务项目得到实施。基于医疗云平台的智慧医疗、智慧健康养老针对老年人的特点,结合可穿戴医疗和健康设备,推出的一站式智能化老年健康管理服务,可为用户提供心率监测、健康咨询、运动健康、用药助手、慢病管理等服务。用户足不出户即可享受高质量的免费解惑答疑、检测及药品查询等服务。智能科技赋能老年人的典型照护场景有生活辅助、远程看护、紧急呼援、风险预警、能力评估、机能、认知康复、精神慰藉等。

国家《"十四五"民政事业发展规划》指出,引导养老机构依托新兴技术手段,构建"互联网+养老服务"和智慧养老模式,培育服务新业态。支持新兴材料、人工智能、虚拟现实等新技术在养老服务领域的集成应用与推广。开发适老化技术和产品,重点发展适老康复辅助器具、智能穿戴设备、服务型机器人与无障碍科技产品。智慧生活照护不仅给老人带来便利,给服务机构带来便利,给照护人员带来便利,高效连接服务机构、制造商、金融机构、保险机构、政府部门、老人家庭,具有广阔的应用前景。

前沿产品及服务展示

智慧生活照护服务的发展趋势具有信息化、一体化、集成化、场景化等特点,但目前也存在一些问题,如产品与业务场景脱节、操作者水平受限、缺乏统一标准、专业人才缺乏等,未来在智慧生活照护产品及服务设计中要更趋实用性、创新性、推广性,能够在老年人实际居住、生活、照护等场景中投入应用,充分体现"以老年人为中心"的理念,针对老年人养老服务的实际需求,能够取得明显的直接或间接应用效果,综合考虑投入成本和实现难度,采用的模式和应用的产品技术稳定性、可靠性、可复制性,并形成将智能技术跟人工服务充分结合,建立需求评估→终端感知→服务响应→结果评价的闭环。

第二节　智慧生活照护服务体系

【学习课时】

2 学时。

【学习目标】

（1）了解老年智慧生活照护服务体系的相关概念。

（2）熟悉老年智慧生活照护服务体系的服务内容及形式。

（3）掌握老年智慧生活照护服务体系的应用及管理方法。

【学习要求】

（1）在学习过程中建立互联化、物联化、智能化的思维体系与模式方法，并融入老年人生活照护各个方面之中，为老年提供便捷、舒适的智慧生活照护服务。

（2）理论学习与国内外前沿知识拓展学习。

一、老年智慧生活照护服务体系相关概念

中国快速发展的人口老龄化伴随着日益明显的高龄化、失能化、家庭结构小型化和空巢化趋势，老年人在生活照料、医疗卫生、康复护理等方面的服务需求越来越高，迫切需要加快发展老龄服务业，构建老年智慧生活照护服务体系。

老年智慧生活照护服务体系与我国的养老服务密切相关，是养老服务体系的内涵提升。我国的养老服务体系主要是指与经济和社会发展水平相适应，以满足老年人基本生活需求、提升老年人生活质量为目标，面向所有老年群体，提供基本生活照料、护理康复、精神关爱、紧急救援和社会参与的设施、组织、人才和技术要素形成的网络，以及配套的服务标准、运行机制和监督制度。养老服务体系涵盖老年人在生活中获得的全方位服务支持的系统，既包括家庭提供的基本生活设施和生活环境，也包括社区提供的各种服务和条件，还包括政府、社会提供的有关服务的形式、制度、政策、机构等各种条件。老年智慧生活照护服务将智能化、互联化、物联化的服务融入老年人的养老生活照护，以及医养结合服务中，为老年人的生活提供帮助。

老年智慧生活照护体系主要是指老年人在生活中获得全方位服务支持的系统。包括为家庭、社区、养老机构、医疗机构、医养结合机构等老年人提供的信息化、智能化的生活设施和生活环境、医疗卫生服务和条件等。老年智慧生活照护服务体系是基于"设备的安装—需求信息的产生—需求信息的传输—需求信息与供给信息的对接—物化服务的供给—服务质量反馈"这一运行机制，以传感网系统与信息平台为载体，为老年人提供实时、快捷、高效、低成本的照护服务。

老年智慧生活照护服务体系将生活照料、医疗康复和主动关怀融为一体，是对养老服务体系的延伸，是在人口老龄化加剧的新时期，人们对养老服务内容和形式之间关系的重新思考，是一种新型照护模式的服务体系。

老年智慧生活照护服务体系顺应国家大力推动智慧健康养老产业发展和应用推广

的号召。随着信息化网络手段的发展与普及,老年智慧生活照护服务体系及模式可打破城市居家、社区、乡镇、养老机构、医疗机构及医养结合机构之间的限制性和管理制度上的制约与影响,最终实现互联互通、科技引领、安全便捷、惠及全民的健康养老管理服务模式。

二、老年智慧生活照护服务体系的服务内容及形式

(一)老年智慧生活照护服务体系的服务内容

老年智慧生活照护服务体系为老年人提供全方位的服务,囊括了老年人生活需求的方方面面,如生活照料服务,健康生活服务,安全方案服务、品质生活服务和公共卫生服务等。具体服务内容丰富广泛,主要概括为以下几个方面。

1. 生活护理服务

包括助餐、助浴、助洁、助行、清理卫生、代办以及日间照料等。

2. 医疗卫生服务

具体包括疾病救治、健康咨询、健康体检、预防保健、健康宣教、康复护理、安宁疗护等医疗保健服务,以及提醒服药、陪同就医等服务。

3. 精神文化服务

通过服务人员或智慧服务机器人等与老年人的日常陪伴、聊天、读书等,使老年人获得情感关怀、精神慰藉。同时,老年人可借助平台上的相应模块进行游戏互动等文化娱乐项目,愉悦身心。

4. 健康管理服务

为老年人建立健康档案,根据老年人的生活习惯与身体特征,为老年人量身打造契合自身意愿的健康管理服务,并通过娱乐游戏引导老年人加强锻炼,促进主动健康。

5. 其他服务

如走访服务、法律咨询及援助服务、根据老年人的需求开展个性化的养老等。

(二)老年智慧生活照护服务体系的服务形式

老年智慧生活照护服务体系的服务形式,是利用物联网、云计算、移动互联网、信息智能终端等新一代信息技术,通过对老年人服务需求信息的感知、传达、发布和对服务资源的整合共享,通过"线上"下单,以上门服务为主要方式,实现对老年人的智慧化、个性化的照护服务。

(1)对身体状况较好、生活基本能自理的老年人,提供家庭服务、老年食堂、法律服务等;对生活不能自理的高龄、独居、失能等老年人,提供家务劳动、送饭上门、健康监测、康复促进、紧急呼叫和安全援助等服务。

(2)利用智能手环、智能护理床等智能设备和传感设备,监测老年人心率、血压、体温和血糖等身体特征,一旦出现异常数据,系统自动链接智慧养老信息平台并发出警报,服

务人员或签约的医疗机构及时前往老人家庭查看,防止疾病恶化,减少疾病风险。

（3）通过线上和线下的医疗保健知识讲座,为老年人提供自救知识、康复指导、智能保健设备的租赁,以增加老年人的医疗常识,减少疾病的发生。

（4）智能家庭系统通过支持老年人与子女的实时沟通与信息互动,减轻老年人的焦虑不安感,提高心理健康水平。

老年智慧生活照护服务形式通过先进的理念、方法和技术,应用现代科学技术与智能化设备,融合了老年服务、医疗保健、互联网和物联网等技术,体现了信息科技的集成价值,提高了服务效率。突破了传统的照护模式,针对照护服务产品、医疗设备、诊疗方式、服务内容和体系进行了技术创新。同时,体现了"以人为本"的思想,以老年人的需求导向作为出发点,通过高科技的技术、设备、设施以及科学、人性化的资源整合方式,让老年人随时随地都能享受到高品质的服务,并且做到量化、连续化、智能化的数据采集、分析,更加精准服务老年人需求。

三、老年智慧生活照护服务体系的应用及管理

老年智慧生活照护服务体系是一个复杂的系统工程,不仅包括信息系统的建设,还涵盖了体制机制改革、标准制定等一系列问题。其应用建立在以下几项要素的基础之上:服务主体、客体;信息技术与平台系统;人工智能产品与设施;服务实现方式;照护内容及标准;服务评价体系和管理机制等。

老年智慧生活照护服务体系的服务主体,即服务的提供方,包括社区居家养老服务中心、社区卫生服务中心、老年公寓、护理院、医院、医养结合机构等的服务人员。

老年智慧生活照护服务体系的服务客体,即服务的对象,包括居家、社区及机构中的全体老年人,重点面向生活不能自理的老年人,主要包括残障老年人、慢性病老年人、易复发病老年人、大病恢复期老年人及各种疾病终末期老年人等。

信息技术与平台系统是通过现代信息技术（云计算、物联网、人工智能和互联网等）实现老年照护需求信息接收和存储,能及时对老人的服务指令做出响应,完成老年服务需求方与供给方的信息中转,并通过对老年人服务需求的数据汇总与分析,实现精准服务。

人工智能产品与设施如智能腕表、智能起夜灯、智慧服务机器人、安防报警装置、智能家居等,通过与老年人的互动,识别老年人的需求,满足老年人服务需求的同时,有效对接医养服务信息平台,实现健康监护、紧急报警、医疗救护等服务。相关智慧生活照护服务产品介绍如表8-2-1所示。

服务实现方式主要有两种。一是老年人自身主动通过移动终端购买服务。通过智慧养老信息平台向相应的服务提供者发送服务需求,由社会组织前往提供服务。二是子女为老年人购买服务。子女通过电话沟通、视频监控或主观判断了解到老年人的服务需求,然后通过子女客户端向社区和机构养老云平台发送需求。

照护内容及标准主要包括老年人生活照护服务过程中涉及的专业知识、技能和方法。要符合相关养老服务领域、医疗卫生领域的相关标准。

表8-2-1 智慧生活照护相关服务产品

一级分类	二级分类	相关产品
智能家居	可穿戴设备	智能手环、智能手表、智能皮带、智能胸针等
	通信电子产品	老年智能手机、智能平板等
	智能厨房	云智能灶具、烟雾探测器、燃气探测器、水浸传感器、智能冰箱等
	智能卫浴	智能马桶、洗头机、沐浴床、移位机等
	智能卧室	智能睡眠监测器、智能音乐安眠系统、智能窗帘、智能灯控、智能气象衣柜等
	智能客厅	家用空气净化器、智能小家电、红外线摄像头、智能开关、智能互联网+医院平台等
	智能安防	智能门锁、门磁联动、非法入侵报警系统
康复照护	行动辅助设备	各式轮椅、助行器、拐杖、电动车、无障碍步行辅助器等
	听力及语言辅助器具	电话扩音器、人造耳蜗、助听器等
	健康监控器具	健康监控沙发、智能药物茶几等
	康复护理器材	呼吸训练器、多功能护理床等
主动健康	自我检测器材	智能体温计、智能血压计、血糖检测仪、血脂检测仪、耳温枪、心血管检测仪、听诊器、测精宝、健康检测仪、体重计、计步器、身体脂肪测量器等
	按摩器械	疼痛按摩器材、按摩椅、脚底按摩器、按摩垫、按摩带、按摩靠背、按摩枕、远红外线按摩理疗床等
	理疗养生	足疗机、磁疗经络仪等
休闲娱乐	运动锻炼	散步机、晨练音响、柔力球、计步器等
	书籍读物	手拿式LED放大镜、有声读物、评书机、老人打字软件等
	文娱游戏	投影天花板、地面投影、动态游戏等

老年智慧生活照护服务体系的评价和管理机制,包括服务质量评价、服务提供机构的准入机制、管辖部门、管理方式等。服务质量评价体系,即通过一定的评价指标对服务项目进行评价,包括服务对象满意率、社会第三方调查满意度、不良事件发生率、文书书写合格率等。通过这些指标客观地评价照护服务质量、满意度、安全管理、医疗护理质量等。服务提供机构及服务人员的准入标准、管理制度及方式等可以参照国家相关规定。

第三节　智慧生活照护服务平台

【学习课时】

4 学时。

【学习目标】

(1)掌握老年智慧生活照护服务平台需求表达方式、运营使用及管理方法,具备对各种信息及时处理分析的能力。

(2)熟悉老年智慧生活照护服务数据管理及信息安全保障策略。

(3)了解老年智慧生活照护服务平台框架设计原则。

【学习要求】

(1)在学习过程中树立"急老人所急"的理念及维护信息安全的意识,充分发挥智慧化信息平台作用,推动智慧生活照护服务贴近老人,缩短"银色数字鸿沟",更好惠及老年人生活照护服务。

(2)理论学习与国内外前沿知识拓展学习、老年智慧生活照护服务平台运用实际操作学习。

一、老年智慧生活照护服务平台框架设计

智慧生活照护服务系统是借助互联网管理平台、大数据分析、人工智能等技术,有效整合通信网络、智能呼叫、互联网等科技手段,依托信息与智能呼叫救援服务平台,在建立老年信息数据库的基础上,以提供健康监测、紧急救援、生命护理、家政服务等为基本内容,依托社区居家或服务机构资源有效整合为服务主体,建立健全老年智慧生活照护服务体系,在该平台上实现多主体的实时沟通、交流或者传达意见和发出服务请求等,发挥平台监督管理与中枢调控的作用。智慧生活照护云平台组成如图8-3-1所示。

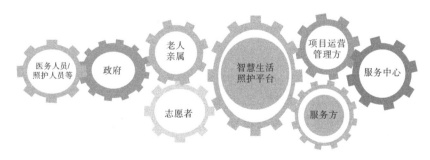

图 8-3-1　智慧生活照护云平台组成

通过智慧化养老设备及智慧生活照护平台实现老人、子女及亲属、机构、服务的连接,形成紧密、联动的服务圈。

（一）老年智慧生活照护服务平台设计原则

老年智慧生活照护服务平台的设计应兼具服务信息的交换及业务运营的管理功能，使各种服务产品、服务信息能够在平台上充分流动并得到支撑和实现。其设计应遵循可运营、可维护、可管理的原则，使各种服务信息能够在平台上顺畅流动，以满足系统安全、数据安全的需要，以及未来功能拓展的需要，并形成统一的、规范的、标准化的市场秩序，保证合法经营者的利益和老年人的权益。

（二）智慧生活照护服务系统建设原则

智慧生活照护服务系统是一项涉及多学科知识的复杂系统工程，其建设应遵循以下原则。

1. 标准化原则

智慧生活照护服务系统功能涉及国家有关部委制定的法律、法规，包括医疗、教育、科研、财务、会计、审计、统计、病案、人事、药品、保险、物资、设备等，必须保证与我国现行的有关法律、法规、规章制度相一致，并能满足各级养老机构、医疗机构和各级卫生行政部门对信息的要求，须上报的统计报表应与现行规定一致。

2. 整体性原则

智慧生活照护服务系统建设应该充分考虑居家、社区、养老机构及医养结合机构的养老需求、照护服务需求、机构和综合服务业务发展的总体需求。整个系统都应符合以系统集成为中心的智慧化生活服务系统建设思路，各子系统的软硬件设计均应考虑满足总体需求，并应按信息标准化的统一标准进行运作。

3. 实用性原则

实用性是评价智慧生活照护服务系统的主要标准。它应该能满足居家、社区及机构的照护服务需求及信息需求，符合现行养老机构、医养结合机构等的体系结构、管理模式和运作程序，能对提高养老服务质量、医疗服务质量，以及提高相关服务工作效率和管理水平，并带来一定的经济效益和社会效益，对社会产生积极作用。

4. 安全性原则

智慧生活照护服务系统在设计时应充分考虑安全问题，系统建设应能够实现全天候连续安全运行，性能可靠，易于维护。应具有多种应急解决方案，保证高可靠性和安全性。设定多种内部网络设置层级授权机制，设定系统内部终端和访问者的权限，设定操作者多层级电子签名机制，防止数据删改和电子确认等漏洞。对数据采集和处理应保证数据只有一个入口，做到数据一次性录入，多处共享，并具有多级数据校验和质量控制，包括程序级数据的完成性验证和数据库级数据的完整性验证，保证数据安全可靠。

5. 开放性原则

系统的重要系统模块既可以做到单独运行也可以做到共享运行，预留各种开发性标准接口，可按用户角色的需求进行随时调整和组建，灵活地扩充其业务功能，并与其他业务系统或其他非本公司产品进行无缝互连,满足业务种类增加、业务流程变化及进一步发展的需求。

6.先进性原则

无论是系统操作平台的选择,还是软件功能的编制,都要有一定程度的超前性。整个系统的工作站客户端应有良好的、规范的、统一的人机界面,支持多窗口、无极缩放、随意迁移、最大最小化按钮、菜单操作、语音操作等,其用户界面尽可能实现易学、易用、易维护的人机交互形式和图形化的界面,并提高系统的处理速度和响应时间。

(三)老年智慧生活照护服务平台的架构设计

1.社区居家智慧生活照护服务平台的架构设计

社区居家智慧生活照护服务系统整体框架由智慧社区养老助老云服务平台、社区居家用户、社区居家养老服务云呼叫中心和云服务平台加盟商构成。其中,社区智慧生活照护云呼叫中心为核心部分,老年人可通过设置在家中的一键呼叫器呼叫子女及紧急报警,也可通过智能手机或固定电话拨打公共服务热线、根据语音助手来完成相应的服务需求。同时,老年人可通过智能电视、智能终端或智能手机上的APP查看和预约智慧社区养老助老云服务平台提供的相关服务。社区周边及全市养老服务商可通过云服务平台加盟合作,为老年人提供全面周到的服务。

社区居家智慧生活照护服务平台的架构设计功能应涵盖为居家老年人提供生活照料服务、健康生活服务、安全方案服务、品质生活服务和公共生活服务等老年人生活的方方面面,能够为老年人提供全方位的服务。具体功能介绍如下。

(1)档案动态管理。以政府为主导的多级信息采集及填报,建立适合开展养老服务的老年人信息档案。包括老人基础信息、健康信息、交谈记录信息等。

(2)智能呼叫。包括智能求救和智能求助。当出现紧急、重大事情时,如老年人突然生病、家中着火等,老年人按下红色按钮,服务中心客户端的主界面出现老年人的呼叫求救信息列表,服务中心的工作人员可以在第一时间根据老年人的地理位置实施救助。一般性的求助信息,如代购、助洁、咨询等,老年人按下绿色按钮,服务中心客户端的主界面会出现该老年人的呼叫求助信息列表,服务中心的工作人员随即安排相应的人员进行服务。

(3)定位监测。当老年人外出迷失方向时,老年人按呼叫终端紧急按键(SOS),平台能迅速定位老年人所在的位置,子女也可以主动查询老年人的位置。

(4)视频监控。实现各类传感器和计算机网络的实时连接,让老年人的日常生活能被子女及服务者远程查看,也方便救助者快速判断事件的状况以便迅速处理。

(5)主动关怀。通过语音、短信、呼叫等对老年人进行问候、祝福,可以将疾病预防、保健知识、需要提醒的事项、天气情况、社区活动及政府相关政策等主动传递给老人,让老人感受到社会和政府的关爱。

(6)远程健康监控。本着"远程监控–健康档案–健康预警–健康促进"的思路设计,远程监测老年人的各项指标,如生命体征等,及时发现老年人的异常状况并通知本人或子女,可以提供老年人就医地医院参考,子女和医生可以通过 APP 实时查询。

(7)安防报警。分为门禁、监控、报警,防止不明身份人员进入,监控了解室内情况,对非法入侵、水电煤气发生泄漏等意外情况进行监测报警,能够第一时间通知到本人和社区相关人员。

(8)物业管理。提供住户信息发布、在线报修、物业在线缴费、投诉建议等,并可以在线查询相关信息与处理情况。

(9)志愿者管理。用于志愿者注册,开展志愿服务信息收集、记载、保存,建立志愿服务情况查询、证明机制等。

(10)智能家居管理。将与家居生活有关的各个子系统如安防、灯光控制、窗帘控制、煤气阀控制、信息家电、场景联动、地板采暖等有机地结合在一起,通过网络化综合智能控制和管理,实现"以人为本",适合老年人的全新家居生活体验,使得老年人的家居生活更方便、更便捷。

(11)其他。如平台管理、运营管理、业务受理、服务商考核等。

2.机构智慧生活照护服务平台的架构设计

机构智慧生活照护服务平台的设计目标是基于物联网的智慧养老机构或医养结合机构管理系统,即在满足养老机构基本业务管理需求的基础上,通过应用物联网技术,增添对老年人的关爱,加入看护管理的功能,进而提高机构的管理服务水平。整个系统的框架设计如图 8-3-2 所示。

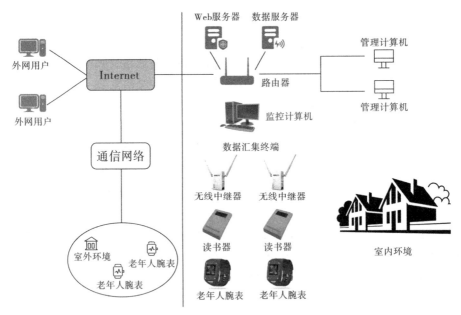

图 8-3-2　基于物联网的养老机构管理系统的整体结构
(引自《智慧养老实践》)

该系统由硬件部分和软件部分组成。硬件部分主要由腕表部分、读写器部分、无线数据中继器、监控计算机和服务器(数据服务器和 Web 服务器)组成。软件部分主要包含运行在养老机构看护管理中心计算机上的桌面看护管理平台软件以及供老年人的子女等访客访问的 Web 软件。桌面管理平台面向机构管理人员,将养老机构业务管理功能以及看护管理中的信息管理、人员监测和人员定位等功能集合,Web 网站平台使看护人员、老年人及子女等通过浏览器直接获取所需的信息。基于"高内聚,低耦合"的软件设计标准,机构在设计时对系统软件进行了模块划分,同时借鉴"三层架构"的软件架构设计思想设计了本管理系统的软件架构,如图 8-3-3 所示。

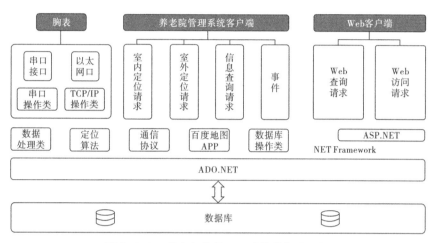

图 8-3-3　养老机构管理系统软件部分架构

（引自《智慧养老实践》）

　　整个软件架构可以分成表示层、业务逻辑层和数据访问层,另外还有数据库部分。由于数据访问层中的数据库操作类和 ASP. NET 技术都是建立在. NET Framework 的基础上,因此数据访问层和业务逻辑层并没有明确的分离,但在具体功能的实现上是分离的。

　　（1）表示层。主要包含养老机构管理系统的桌面客户端和浏览器网站两部分:桌面客户端将给相关人员提供一个交互界面,相关人员通过该界面可进行数据录入、功能选择、结果输出。实现业务管理和养护管理;网站部分则通过浏览器实现了访客随时访问养老机构。另外,引入物联网的概念后,腕表也可以被看作是一个用户,它通过系统提供的各种硬件接口与软件系统交互。

　　（2）业务逻辑层。是连接表示层和数据访问层的桥梁,所有的系统功能和业务逻辑都在这一层中进行处理。桌面客户端的查询请求、控件事件请求、定位请求、数据输入等汇聚到业务逻辑层,业务逻辑层对这些请求进行分类,然后借助通信协议、定位算法、数据处理类等自定义类以及像百度地图 API 这样的第三方类库,在 NET Framework 的支持下进行分析处理,然后经由自定义数据库类和 ADO. NET 的帮助与数据库进行通信,最后将处理结果返还给表示层。来自浏览器方面的访问、查询等用户交互则使用 ASP. NET 技术进行处理、反馈。腕表部分的数据通信通过串口、以太网口接入软件系统,在串口操作类和 TCP/IP 操作类的帮助下接收数据,之后经由数据处理类进行分类、处理和储存。

　　（3）数据访问层。主要提供对数据的操作,这一层将底层数据和业务逻辑分离开,提高软件的可维护性、扩展性和健壮性。此外,数据库部分设计步骤包括数据需求收集和分析、数据库的概念设计、逻辑设计、物理设计及数据库的实现和调整。

从总体上来讲,机构智慧生活照护服务平台的架构设计功能应满足机构日常的管理看护需求,其功能应涵盖两方面。第一,业务管理包括接待管理、费用管理、老年人管理、人事管理、照护管理、用药管理、评估管理、携带物品管理、仓库管理、系统管理、数据维护、报表统计等功能;第二,看护管理包括室内定位、室外定位追踪、门禁、摔倒监测、生命体征监测、一键呼叫、夜间查房等功能。

二、老年智慧生活照护服务平台需求表达

智慧生活照护服务的基本内容与老年人的需求相关,主要有以下几点:第一是物质生活方面的需求,如衣食住行用;第二是精神文化需求,如文化娱乐等;第三是卫生保健、医疗康复、护理等;第四是情感和心理慰藉方面的需求,如心灵沟通,另外老年人也有为社会发挥余热来实现自身价值的要求,这也是心理慰藉的一个方式。养和医是老年人生活中最重要的两点。

1. 社区居家养老服务商城

社区居家养老服务商城系统包含两部分内容,分别为 PC 端和手机微信端居家养老服务商城。老年人和其家属可以通过这两种方式查询和购买服务。

(1)PC 端居家养老服务商城。PC 端居家养老服务商城是一个集合辖区内所有养老服务商的服务信息的网络商城,商城网站对老年人所需的服务进行了分类,并详细地阐述和说明了每个服务项目。让老年人及其亲属认为方便易懂。老年人及其亲属在找到所需服务后单击并买单。然后填好地址,服务商立即派社区服务人员前去服务。社区居家养老服务商城的栏目架构如图 8-3-4 所示。

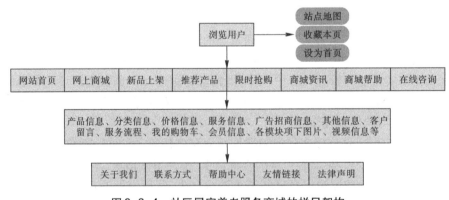

图 8-3-4 社区居家养老服务商城的栏目架构

(引自《智慧养老实践》)

针对老年人的服务需求,社区居家养老服务商城不仅提供适用于老年人的日常商品,同时也为老年人准备了为其量身定制的服务产品,诸如健康检测服务,家政服务等。针对不同老年人的实际生活情况,社区居家养老服务商城为老年人提供了多种下单方式,如网站直接下单、拨打服务热线下单、微商城下单和手机浏览器下单等,支持多种模

式的购物方式,提供多种优惠促销方案、多种支付方式,网上商城将客户资料、产品资料、总金额、支付方式、配送方式等信息自动生成完善的订单,并发送到商城管理后台,供商城管理员实时处理。

(2)手机微信端居家养老服务商城。老年人及其亲属不仅可以通过官方微信服务号中的微商城查询和购买限老服务的商品,还可以通过官方微信服务号向用户推送最新的养老服务信息和居家养老服务促销信息。系统总体架构包含微信公众号、微信后台和微官网应用三部分。微信商城订单流程如图8-3-5所示。

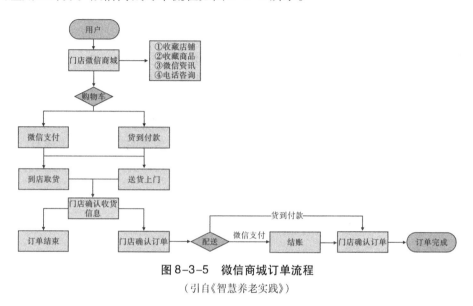

图8-3-5 微信商城订单流程

(引自《智慧养老实践》)

2. 机构智慧生活照护服务平台需求表达

机构智慧生活照护服务平台有业务管理和看护管理两方面需求。其软件平台分为两部分:一部分是面向养老机构管理人员的桌面管理平台,主要是将养老机构业务管理功能以及看护管理中的信息管理、人员监测和人员定位等功能集合;另一部分是 Web 服务平台,使看护人员,老年人及子女、普通访客通过浏览器直接获取所需的信息。

桌面管理平台软件所要实现的功能比较多,为了提供友好的、操作便利的交互界面,我们可以重新规划这些功能,将所有要实现的功能并入院内监护子系统、院外监护子系统和信息管理子系统。

(1)院内监护子系统。该系统将通过在显示界面添加搜索框、控制按钮的方式实时查看老年人的状态,对养老机构内老年人的生活起居、身体状况、看护需求进行监护管理。其软件呈现方式选择以机构各个区域的平面设计图为背景,将老年人的位置实时地在平面图上以图标形式显示,还可增加语音提示实现老年人的摔倒报警和一键呼叫等功能。工作人员若想要查询老年人的当前位置,可在院内监护管理界面输入查询内容,单击功能按钮就可以在交互界面的室内平面图上看到结果。同时在交互界面可显示信息列表,用来呈现查询结果以及显示更多的老年人的信息,方便看护管理人员查看。

(2)院外监护子系统。该系统将电子地图嵌入到桌面管理软件的院外监护界面中,借助该电子地图的 API 进行室外定位开发。可对外出老年人的实时定位和外出路径跟踪。监护服务的设计与机构内监护软件部分的设计大体相似,都实现了呼叫、老年人摔倒报警、脉搏记录和位置查询功能。院外监护子系统的设立主要是为了保证老年人外出时的人身安全,同时提供相应的应急支持。

(3)信息管理子系统。该系统主要为信息的录入、查询和显示。联结外界沟通,不需要实地拜访就能了解该养老机构,让老年人的子女不论身处何处都可以实时地获知老年人的状况,工作人员在机构或家中都可了解自己的工作计划。信息系统中数据库的设计、实施、运行、维护对实现看护功能至关重要,要进行数据需求搜集和分析、归纳、转化和优化等。数据库的需求包括数据需求和事务需求两类。数据需求是指用户需要从数据库中获得信息的内容与性质,主要有老年人的基本信息、来访及接待记录、室内活动记录、院区外定位记录、护理记录、不良事件记录、特殊服务、缴费记录等,以及楼层房间信息、员工信息、货品出入库信息、系统参数、系统操作日志等。事务需求分析是指用户需要完成的处理功能。医养结合机构管理系统中用户可通过信息管理软件子系统记录数据的事务需求(主要是老年人的需求)。看护管理软件所涉及的事务需求主要有:老年人的详细信息、院区内事件详细信息的记录、外出期间按时发回的定位信息的记录、查询老年人所在楼层、定位信息等。

三、老年智慧生活照护服务平台运营及管理

(一)社区居家智慧生活照护服务平台运营及管理

社区居家智慧生活照护服务平台运营管理系统包括服务商加盟平台管理系统、服务商配送及服务管理系统、社工服务管理系统和志愿者服务管理系统。如图 8-3-6 所示。

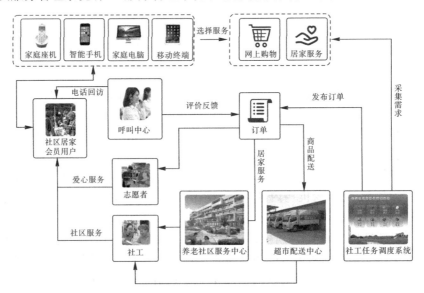

图 8-3-6　社区居家养老服务平台运营管理系统的构架

(引自《智慧养老实践》)

1.服务商加盟平台管理系统

服务商加盟平台管理系统是管理社区居家养老服务商的基本资料及其在养老服务平台上开设的店铺的系统。

2.服务商配送及服务管理系统

服务商配送及服务管理系统采用的是混合拓扑结构,各个环节之间的数据是实时交互的,是依托 Java 2 平台企业版(Java 2 Platform Enterprise Edition,J2EE)平台的分层结构而设计的,采用浏览器/服务器(Browser/Server,B/S)模式。根据物流信息配送管理系统的特点,可以将物流及服务配送管理系统分成客户显示层、控制层和数据库层三层架构。根据系统的功能需求分析,基于 J2EE 平台的服务商配送及服务管理系统主要由前台订单跟踪管理、后台订单管理、配送范围管理、订单配送及车辆管理、订单配送路线管理和配送点管理等六层功能模块。

3.社工服务管理系统

社工服务管理系统的组织结构主要包括民政局、社区居民、社工和系统管理员,其中社区居民是民政局服务的对象,社工则是民政局雇用的具有一定服务技能的工作人员。社工会定期走访社区居民,并为社区居民提供各种专业服务;社区居民可以主动向民政局提出服务请求,也可以在社工上门走访时请求社工帮助解决各类问题,并且可以将社工的服务质量反馈到系统中,以对社工服务起到监督作用。系统管理员主要是查看和维护系统相关的参数,并设置系统的参数。社工服务管理系统通过责任片区划分、服务受理、民情走访、工作录入、服务反馈、绩效管理、民政信息管理等模块进行开展。

4.志愿者服务管理系统

社区志愿者在服务居民、缓解社会矛盾、促进社区安全方面等方面发挥着重要的作用。志愿者服务管理系统通过系统管理、基础数据管理、志愿者管理、活动管理、考核管理等模块实施。

(二)机构智慧生活照护服务平台运营及管理

机构智慧生活照护服务平台运营管理系统中引入了物联网技术,即在管理软件开发的基础上添加了相关的硬件设计,以及软、硬件相结合所产生的新应用。机构智慧生活照护服务平台运营管理分为业务管理和看护管理。

1.业务管理

按业务流程划分为六大管理功能模块,具体如下。

(1)接待管理。包括对来访、接待记录的录入、查看,以及接待过程中可能涉及的养老机构的当前信息。接待管理主要管理和支持养老机构的接待工作,使其科学化、标准化、高效化,在提高接待水平的同时又方便管理人员查询过往的接待记录。

(2)费用管理。是业务管理功能中比较繁重的一部分,包含了养老机构中各种缴费金额的设置,以及老年人在入院到出院的整个过程中的资金管理、费用缴纳。

(3)老年人管理。从老年人入院开始,涵盖老年人在养老机构中的衣、食、住、行,同时还可以提供一些温馨服务,如向老年人发出生日提醒和祝福。包括入院登记、护理记录、事故记录、特殊服务、请假管理、退住管理等;服务记录能方便老年人及其子女了解老年人在养老机构中的生活状况。

(4)人事管理。用来管理机构内部员工人事档案及相关资料,包括员工信息、员工离职、员工请假、员工奖惩等。养老机构了解每一位员工的信息,有利于更好地安排员工的工作。

(5)仓库管理。包括货品信息、货品入库、货品出库、货品库存等情况,方便相关人员查询物资的情况,帮助养老机构管理物资储备。

(6)系统管理。主要配置养老机构管理系统的软件平台,提供了管理员的增添、删除,不同管理员的权限设置、管理员密码的修改、系统运行默认参数设置及系统运行日志等功能,使养老机构能够按照自身养老机构的需求配置软件平台,同时掌控平台的运行情况。

2.看护管理

通过实体环境中引入腕表、读写器、无线数据中继器等硬件设备,实现以老年人为中心的看护管理功能,主要包括以下几方面内容。

(1)室内定位。帮助养老机构中的看护人员迅速找到特定老年人。佩戴腕表的老年人在布设读写器的养老机构范围内走动,腕表被读写器读到后,读写器将定位数据通过无线数据采集终端发送到监控计算机中,后台管理系统对数据进行处理,并将老年人的位置通过图标的方式标注在指定楼层信息的平面图上。老年人位置变动后,其图标位置也会跟随变动从而实现实时室内定位。

(2)室外定位追踪。方便养老机构中的看护人员和老年人的子女查看老年人的位置,防止老年人在外出时迷路走失。老年人佩戴的腕表内部集成了 GPS 定位模块,当老年人走出养老机构时,腕表工作模式由室内模式转换为室外模式,GPS 模块被激活,定时将老年人所在的经纬度信息发送回养老机构的监控计算机进行处理存储,后以图标的方式标注在地图上,实现室外定位功能。并可以通过调取数据库中存储的信息实现老年人外出轨迹标记的功能。

(3)门禁。主要是利用腕表中集成有源 RFID 所具有的远距离、非接触读取、多标签同时读取的特点而设计的,方便老年人的出入。老年人腕表中的有源 RFID 标签将会与布设在出口处的 RFID 读写器进行通信,识别老年人的信息后自动开、关门。同时,老年人每次的出入信息都会传到后台管理系统,并在数据库中记录。

(4)摔倒检测。老年人的腕表中加入加速度传感器模块,腕表中的控制模块定时采集加速度值,并按照检测算法对其进行处理判断,如果加速度值超过预定加速度阈值则判断为老年人摔倒,并将此信息通过射频模块发送到监控计算机,监控计算机处理存储后,在室内监护界面上标注摔倒的老年人,并语音提示看护人员。这样看护人员可以在第一时间做出反应,对老人进行紧急救护。

(5)脉搏检测。通过腕表中加入的脉搏检测传感器模块,可以使养老机构实时地监控老年人脉搏的变化,并将数据存储在数据库中。对过往数据的分析有利于养老机构及早地了解老年人身体状况的变化趋势,保证老年人的身体健康。

（6）一键呼叫。腕表中集成了 GSM 通信模块,利用其语音通话功能提供一键呼叫的看护管理功能。老年人在有需求或者遇到紧急情况下,都可以直接与养老机构服务平台联系。

（7）夜间查房。管理平台在固定时间通过布设在房间中的读写器检查老年人的位置,并与数据库中注册的房间位置进行比对,确认每一位老年人是否在自己的房间。此功能的设置可减轻养老机构护理人员的工作负担,提高工作效率。

四、老年智慧生活照护服务平台数据管理及信息安全保障

老年智慧生活照护服务平台是智慧养老系统的核心,集成了现有养老业务系统和各类创新养老服务,支持养老服务的运营管理、数据分析和业务应用。智慧生活照护服务系统也是一种信息系统,是利用先进的互联网技术与高端智能设备,智能处理养老信息流功能的人机信息系统。其信息安全受多种因素的影响,在设计中应充分考虑安全问题,通过安全访问、负载均衡、数据库连接池等技术可以有效地提高系统的安全性。

（一）老年智慧生活照护平台数据管理与安全

数据安全是整个健康信息系统设计最为关键的一环,如果数据本身安全得不到保障,那么智慧生活照护系统的建立也就并无意义,甚至会给机构、用户造成各种损失。

1. 老年智慧生活照护平台数据的基本特征

（1）数据有效性、保密性。有效性是指信息数据的真实有效,可以在法律上加以界定。保密性是指信息不会泄露给未经授权用户、实体,也不会被他们使用,保密性是保证网络信息安全的重要手段。

（2）数据的完整性。完整性是指正确生成、存储和传输信息,未经授权不能因偶然或故意的添加、删除、修改、伪造、无序和重放而被破坏或丢失。

（3）数据的不可否认性。在网络信息系统的信息交互过程中,不可能所有参与者都否认已完成的操作和承诺。信息源证据的使用可以防止发送者错误地否认他发送的信息,而接收证据的提交可以防止接收者否认他收到信息。

（4）数据的可用性。可用性是指信息可以被授权访问实体时使用需求,即信息服务仍然可以在需要的时候为授权用户提供有效的服务,允许授权用户或实体时使用它或当网络部分受损或退化时使用它。

（5）数据的可控性。可控性是控制信息传播和内容的特征。不良内容不允许通过公共网络传播。可控性是企业信息系统的一个重要特征。所有需要公开发布的信息在发布之前都必须经过审核。

2. 老年智慧生活照护平台数据安全隐患

（1）数据传输安全。数据在网络中的传输是指数据在信道上传送所采取的方式。数据要在网络中进行传输则必须遵循一些计算机网络相应的通信协议,如 TCP/IP、IPX/SPX、HTTP 等协议,其次在信道的流入流出也会有其相应的规则。数据在 TCP/IP 结构体系中会面临来自网络黑客、计算机病毒等利用通信协议中的安全隐患,对系统端的数据

进行远程操控、盗窃、破坏,从而导致信息数据的泄露或者破坏。而对于数据流通的信道部分,则同样会存在信道窃听及信道不稳定导致数据失真甚至误导信息管理人员等问题。

(2)数据存储安全。数据存储是信息系统一个相当重要的模块,如果信息系统存在数据存储隐患有可能会引起系统宕机,会给相应机构及巨大用户群体造成难以挽回的损失。健康信息系统针对的数据本身具有数据量大、类型复杂,以及对于并发性处理要求较高,目前广泛使用的数据存储主要是数据库和云存储。因云储存技术的不成熟性,会存在相应的安全隐患,如访问控制中断、高级持续威胁、隐私泄露及数据丢失和中断等。此外,由于黑客可能通过分析用户的个人信息和习惯来预测用户的行为。因此,对隐私披露的威胁更为严重。

(3)数据使用安全。在数据的获取、处理分析及存储等每个环节都会有相应人员对数据进行一系列的访问操作,其中人员的权限管理及各机构部门的权限配置情况根据信息系统建设的主要业务的不同会有不同分配,那么在管理权限配置过程中系统敏感性操作,不同子系统部门间的数据共享及数据访问路径会对数据安全造成一定的安全隐患。

(4)数据监控功能。随着计算机及网络技术的更新,网络安全对于数据安全的重要性也日益凸显,那么信息系统建设必定会设置监控功能,对于健康信息系统的监控设计也必定体现在数据流动的各个关卡。在健康信息系统运行的日常,会接触到来自机构的大量数据,这些数据由网络手段进行传输,在信息系统呈现结构化。常见健康类信息系统监控功能设置主要体现在:对终端桌面的监控、分布式系统控制中、网络自动监控、数据库自动监控。

3.老年智慧生活照护平台数据安全管理措施

(1)网络层面

1)防火墙技术。防火墙是一种最常见的网络防护应用技术,通过对特定的网络段和服务建立有效的访问控制,在内部网络和外部网络之间形成安全屏障。主要用于保护企业内部网络免受外部网络的非法入侵。按其外部形式,可分为硬件防火墙和软件防火墙。防火墙通过监测、限制、更改通过"防火墙"的数据流,保护内部系统不受外部的攻击。防火墙主要有两个功能:IP 地址认证和地址传输。IP 地址认证是通过识别数据包的IP 地址是否与网关接口匹配来修改 IP 地址,从而防止未经授权的访问。网络地址传输是广域网和局域网之间的"地址传输"过程。它将局域网中使用的 IP 地址映射为防火墙使用的"安全"IP 地址,从而屏蔽局域网中的真实 IP 地址,保护局域网。

2)入侵检测技术。与防火墙技术结合使用,可以形成主动性的防护体系。可以弥补防火墙的不足,为网络安全提供有效的入侵检测,从计算机网络系统的几个关键点收集信息,并对其进行分析,以确定网络中是否存在安全违规和攻击的迹象并采取相应的保护措施,如记录跟踪和恢复的证据、断开网络连接等,可以帮助系统处理网络攻击,扩展系统管理员的安全管理能力,提高信息安全基础设施的完整性。目前,有 3 种入侵检测方法:基于主机的入侵检测系统、基于网络的入侵检测系统和"经典"搜索方法,3 种方法各有优缺点,可以相互补充。

3)云技术安全。可缓解健康数据爆发的存储问题,云数据的安全保障可通过身份认证及加密操作组成,利用各种数字签名,云服务器保障及云加密技术可有效保证云数据的安全性。但是云技术发展年限相对较短,也出现了未经授权的访问管理,Internet协议漏洞等威胁数据安全的担忧,需要技术完备的空间较大。

4)虚拟专用网络。属于远程访问技术。但其本质还是在公用链路上传输数据,但在传输的过程中利用加密技术在公网中封装一条数据通信隧道,使得数据能够安全地在公用链路中流通。

5)数据加密常用技术。包括数据加密和户数脱敏。数据加密指的是对原始数据运用加密算法成为密文,解密需要用到密钥,解密后密文又成为明文的状态。在实际应用中其常用类型包括对称加密、非对称加密及身份认证。数据脱敏处理一般是对某些敏感信息运用某种规则进行不同程度的变形,由于健康类信息涉及维度较大、种类繁多、关系错综复杂,脱敏处理不同程度的把控应按照各个子系统所需要的最大信息维度进行,如果需查看超出自身权限类数据则需由该部门提交数据使用申请,审核通过后按照一定的规章制度进行使用。

（2）系统层面

1)数据库安全。是数据库的安全设施建设应首要考虑的问题,一旦数据库出现严重安全问题,那么相应数据也会荡然无存。数据库安全从系统层面考虑主要面临的是系统缺陷与漏洞及受到外来攻击的风险,常用的技术保护措施如数据库防火墙技术、数据库加密技术、数据库脱敏技术及数据库安全技术等。数据库从数据角度分析,进入数据库数据的安全审计、定期的数据及日常操作日志的自动化备份也需予以重点关注。

2)系统的安全漏洞。系统包括终端操作系统和业务系统。终端操作系统是业务系统运行的基础环境,是所有软件得以运行的基础,应选取更安全的操作系统使数据安全隐患降低,但目前主流系统或多或少都会存在漏洞,如I/O设备认证信息泄露、流氓软件监听、敏感权限获取等,另一方面健康信息自身漏洞的隐患,这类隐患程度往往是由于信息系统中的程序员在编写代码时不注意安全性问题,如使用大量开源或旧组件导致安全漏洞的风险。

（二）老年智慧生活照护服务信息系统的安全保障策略

1.开展评估安全风险

应充分评估信息系统的特点,以及在数据安全、信息安全、网络安全、系统安全、管理安全等方面存在或潜在的风险,并认真进行分析、梳理和研究,针对问题及风险制订相应的防范措施,构筑整体的安全保证环境。

2.建立安全管理制度及法律监管机制

参照国际上先进的安全体系理论和现有的安全法律、法规、标准、规范,建立切合实际情况、便于操作的安全管理相关制度和措施,如信息系统物理安全制度、技术管理制度、员工管理制度、系统检测制度、安全审计制度、各项操作流程、应急预案、医疗信息安全管理制度、服务质量安全管理制度、资金安全管理制度、档案安全管理制度等。同时,加强法律监管机制,加强个人隐私信息的保护,建立多层次、全方位的综合监管治理体系,对违法、违规行为予以制止,并根据严重程度和造成的损害情况,就民事、行政、刑事责任等各方面制定相应的惩处措施。

3. 实施安全管理措施

（1）物理安全

1）环境安全:包括机房物理位置的选择、物理访问控制等。机房位置选择应尽可能地独立且不受环境因素的干扰,设备应处于无尘半封闭式机房。做好防盗窃、防破坏、防雷击、防火、防水和防潮。机房应配备温湿度自动调节装置,做好温湿度控制,可将冬夏两季的室内温度分别控制在（20±2）℃和（23±1）℃,相对湿度保持在40%～70%,使室内设备运行处于适宜条件,增强报警设备灵敏度,为机房物理安全提供有效保证。应将通信线缆铺设在地下或埋在管道之中,以减缓损坏。同时,应做好机房电力电压的供应、设备电磁防护及防静电措施。要对已认证的实体进行权限的授予,对来访人员访问要求进行限制,凡是来访者需递交访问申请,待相关负责人审批过后,通过刷权限卡或身份识别卡再次对身份进行认证才允许进入机房。同时,要规定访问人员可访问的设备、地点和时间范围。

2）设施设备安全:首先,做好设施设备采购、运输、安装等方面的安全措施。其次,对设备进行区域划分,按照重要程度应分为不同等级、不同区域,利于来访控制也有利于设备管理和维护。区域之间设置物理隔离装置,在关键区域之间设置一定区域范围的缓冲带,以便进行设备组装、设备交付、设备转移。再次,网络中的设备,特别是安全类设备使用过程中,应得到生产厂家或供货单位的技术支持服务,对关键设备和系统,应设置备份系统。最后,设备操作人员在日常工作中应熟练掌握使用方法,加强设备维护保养,时刻注意设备使用情况,如设备运行状况、设备散热情况,发现问题及时处理,并做好记录。

（2）系统应用安全

1）网络安全:应将网络系统设计成一个支持不同级别用户或用户群的安全网络,负责保证系统内部的网络安全。可将入侵检测系统与防火墙结合使用,形成主动性的防护体系。网络安全管理还可使用网络安全检测工具,对网络设备、防火墙、服务器、主机、操作系统等进行安全监测,检查报告系统中存在的问题和漏洞,及时发现安全隐患,及时采取补救措施,增强网络安全性。

2）操作系统安全:包括硬件安全（存储保护、运行保护和I/O保护）、对用户的表示和鉴别、对访问权限的控制、对文件进行安全等级评判等。应选择安全的操作系统平台,防止入侵系统（黑客入侵、病毒入侵、破坏系统组件、故意损坏数据等）和非授权的访问。对于重要的服务器系统,应选择安全级别更高的操作系统,具备强制性用户认证机制,不在网络中明码传输口令或密匙。软件的使用需要经过有关部门的认证,用户从网络上下载的免费软件不经过检查与批准一律不得使用。另外,系统的漏洞多发生在系统的实现和配置阶段,要定期监测、扫描、弥补系统的安全漏洞,做好用户口令、授权等管理,加强主机系统的审计分析与入侵检测。

3）应用安全措施:对应用系统进行安全设置,包括本地认证、登录双向身份认证、权限控制、数据的数字签名与认证等。安全措施包括应用安全审计、数据备份、防范计算机病毒。安全审计是对信息系统的各种事件及行为实行监测、信息采集、分析并针对特定事件和行为采取相应响应动作。比较常见的是对数据库的安全审计,倘若数据库出现一些状况,可以利用这些审计日志进行回顾分析,便于调查。数据库日志应当记录用户标识、时间、所操作对象、事件名称、出错代号等。数据备份是将数据以某种方式保留,以便在计算机及其系统遭受攻击破坏造成数据丢失时,恢复其完整性,可分为完全备份、差量备份、按需备份,管理者应按照自身需求选择相应备份,在制订备份策略时要考虑备份频率和范围、备份存储方式等。防范计算机病毒可利用专业杀毒软件进行病毒查杀,不打开来源不明的网站链接、文件及邮件,不断更新病毒库,跟踪最新病毒。

4)系统容灾对策:选用高可靠性的计算机系统和网络设备,重要的服务器系统和网络中心关键设备都应实现硬件或配件冗余,具备容错功能。配置磁带机,系统管理人员可对系统和重要数据进行定期备份或实时备份。

5)安全审计:安全审计是提高网络安全性的重要工具。应建立安全审计组织,对网络层、系统及信息内容等进行安全审计。不仅能识别谁访问了系统,还能指出系统正被怎样地使用,有助于管理者迅速识别问题,并为网络犯罪行为及泄密行为提供取证依据。同时,可通过对安全事件的收集分析,有选择性地对其中的某些站点或用户进行审计跟踪,以便及时发现并预防可能产生的破坏性行为。

(3)人员安全管理

1)工作人员:包括医护人员、后勤人员等的安全管理,要成立安全专项管理组织,负责跟踪人员安全问题的预防和处理工作,为工作人员提供必要的安全设备,组织员工定期体检,建立员工健康档案。同时,加强对医护人员的安全知识及安全防护技能培训,熟练掌握操作技能,严格按照执业范围、国家政策、行业标准、服务规范等进行工作,运用各种安全设备,做好安全防护。

2)用户安全:包括用户身份认证、访问控制、通信安全及支付安全等方面,除有针对性的应对协议技术以外,建议采用区块链技术,当健康信息系统中的某一节点的数据被篡改或被破坏并不会对区块链中所存储的数据产生影响,可有效进行用户安全管理。同时,采取一定的监管措施,如建立多个服务器把数据分门别类地存储在不同的服务器上,在减轻单个服务器负载的同时将用户风险分散到了各个服务器上,并且在用户身份认证、访问控制、通信和支付等用户使用系统时的各个环节采用用户名、密码、动态口令、邮箱确认等多种方式相结合的方法进行认证,增加了不法分子的破译难度;成立专门的应对用户安全突发情况的应急处理部门对用户安全进行维护;健康信息系统相关技术人员应不断学习以提升对硬件和软件的维护;强化相关法律法规的建设,同时要倡导健康信息系统、行业进行自律,从业人员应规范自己的言行,从内部和外部同时对不法行为进行治理;用户个人安全素养教育,了解系统运作的过程和不法分子危害用户安全的各种途径,提高安全防范意识。

第四节　智慧生活照护服务管理

【学习课时】

4 学时。

【学习目标】

(1)掌握老年智慧生活照护服务方式及需求评估方法。

(2)掌握老年智慧生活照护服务形式匹配及健康宣教内容和方式。

(3)熟悉老年智慧生活照护服务管理及评价方法。

【学习要求】

(1)在学习过程中,树立"老人至上"和质量安全意识,让老年人享受到高质量的智慧生活照护服务,提高老年人服务参与率、准确率及满意率。

(2)理论学习与老年智慧生活照护服务实际操作训练。

老年人照护过程是一个专业服务过程。随着医养结合事业的不断发展,服务机构和照护者的工作质量直接影响老年人的生命质量,照护质量也反映了医养机构的服务水平。做好科学高效的照护服务管理与质量监控,是医养机构服务能够取得长足发展的重要保障。

老年智慧生活照护作为一种高效新型的照护模式,为各项服务工作的开展带来了极大的便利。但同时,必须做好相关制度、流程、规范等的设计和标准化建设,做好服务质量与安全的监控和管理,充分打造以"老人为中心""以人为本"的管理文化和服务理念,让智慧照护服务切实为老年人的生活提供安全、便捷的支持与帮助,让老年人充分感受到尊重、尊严与价值,享受到优质的生活与健康照护。

一、老年智慧生活照护服务方式及需求评估

老年人在生理、心理、经验等各方面,与其他阶段的人群有着明确的差异,老年人的需求也有很大的不同。照护人员要对智慧居家照护平台或机构平台提供的需求信息及时做出反应。

(一)智慧生活照护的主要方式

1. 直接服务型

针对老年人安全照护和健康养老等需求,在居家、社区和机构等场所,通过智能产品和技术的运用,直接提升老年人起居活动安全性和自主生活。

2. 机构赋能型

在养老服务机构和养老服务组织中运用智能产品和技术,大幅提升养老服务质量、解放机构人力、物力。

3.公共平台型

面向政府公共服务和智能监管的各类信息平台;面向老年人和广大市民,提供信息公开、供需对接、便捷服务等功能的互联网+养老信息平台。

4.综合运用型

依托综合为老服务中心等枢纽服务设施和服务网络,构建面向整个社区、整个街镇的智慧养老服务体系,实现智慧养老在居家、社区、机构养老服务中的全面运用,为老年人提供便捷、精准、多样化的智慧照护服务。

(二)老年智慧生活照护需求评估

老年智慧生活照护需求评估,是开展智慧医养结合服务的基础和前提,是采用多学科方法评估老年人的基本情况、躯体情况、功能状态、精神心理及社会功能状态、服务需求等,并对评估情况进行综合分析,制订个性化的照护计划,最大限度地满足老年人的需求,提高生活质量。

1.基本情况评估

(1)基本信息(包括但不限于)

1)生活史:包括姓名、性别、民族、出生日期、籍贯、婚姻状况、教育水平、职业和工作、宗教信仰、常用语言、烟酒史、生命中重大事件、重要经历等。

2)家庭情况:包括家庭主要成员、主要照护者情况等。

3)经济情况:包括收入情况、社会地位、保险情况、医疗费用、支付能力等。

(2)一般医学情况

1)身体情况:包括身高、体重、生命体征、神志、视力、听力、口腔情况、饮食、睡眠、大小便等。

2)疾病情况:有无罹患传染病、慢性疾病、精神疾病、认知障碍、老年综合征等情况,包括相关病历、诊断报告、体检报告、康复方案、护理计划等。

3)意外事件:近1个月内有无发生跌倒、坠床、走失、噎食、焦虑、抑郁、自杀等情况。

4)用药情况:包括处方药、非处方药、自用保健药、药物过敏史等。

5)其他:辅助用具使用情况等。

(3)个性特征

1)性格特点:包括认知、性格、情绪、思维、行为、与人交往、衣着外表、性取向。

2)生活习惯:包括起床、就寝时间,午睡时间,就餐时间,活动时间等。

3)饮食习惯:包括喜欢的食物、不喜欢的食物、过敏食物等。

4)兴趣爱好:包括喜欢的活动、经常进行的活动、特别不喜欢的活动。

(4)服务需求

1)协助需求:包括协助进食、协助行走、协助穿衣、协助洗漱、协助如厕、协助洗澡等。

2)陪同需求:包括陪同就医、陪同购物、陪同聊天等。

3)代办需求:包括代购物、代为处理个人事务。

4)特殊需求:包括特殊护理要求、营养要求、环境要求、交往要求等。

2.老年人日常能力评估

包括老年人日常生活活动能力评估、老年人精神心理及社会功能状态评估、老年人感知觉与沟通能力评估等(详见第二章第二节相关内容)。

3.老年人营养情况评估

营养对老年人维持健康有重要作用。合理的营养有助于改善老年人的营养状况、疾病状况以及功能指标,降低疾病的并发症和死亡率,延缓老年进程,提高生命质量。营养摄入不足、偏食、口腔疾患、吞咽困难、消化吸收能力降低、患有长期慢性消耗性疾病等都会造成营养不良。老年人通常存在营养不良情况,导致身体衰弱和疾病的加重,因此营养监测和评估对预防老年营养不足,识别营养不良风险,及时开展营养干预,具有重要作用。

4.老年人环境安全评估

跌倒是威胁老年人生命质量的重大风险,跌倒后死亡率高、后果严重。老年人发生跌倒原因很多,有疾病因素、药物因素、环境因素等。其中环境的不安全,是造成老年人在家跌倒的重要因素,因此应做好老年人环境,包括居家和住院环境的安全评估,并根据评估情况分析安全风险,采取必要的防范措施,如保持地方的干燥平整、穿着合适的衣裤及鞋,居家的适老化改造、安排必要的辅助安全设施等,以减少老年人跌倒风险。

二、老年智慧生活照护服务形式匹配及宣教

(一)老年智慧生活照护服务形式匹配

老年智慧生活照护要在对老年人进行护理需求评定的基础上,制订个性化、人性化的照护计划,结合老年人的意愿,匹配适宜的老年智慧生活照护服务形式。照护的目的是服务好"三条命":性命(身心结构功能)、生命(日常活动及文化娱乐)、使命(社会参与社会奉献)。照护计划的制订首先要找出老年人的照护问题,与老人及家属达成共同目标,所有工作人员知晓并认真执行。

照护形式的匹配要精准对接需求。不同情况的老人可以有多种多样的需求及照护问题,可以运用ICF工具明确首优问题、中优问题、次优问题,融合需求综合考虑紧急事项及优先次序,为老人匹配合适的照护服务,提供合适的智能产品,如有的老年人能够自理,可以考虑使用健康管理类可穿戴设备:健康手环、健康腕表、接穿戴监护设备等,对血压、血糖、血氧、心电等生理参数和健康状态信息进行实时、连续监测,实现在线及时管理和预警,开展主动关怀、健康促进项目;残障老年人可以使用辅具协助活动;有跌倒风险的老人使用跌倒监测;认知症老人匹配定位、防走失系统等。另外,家庭服务机器人,也是智慧生活照护智能产品的一个发展方向,可满足个人及家庭家居作业、情感陪护、娱乐休闲、残障辅助、安防监控等需求,为老人提供轻松愉快、舒适便利、健康安全的现代家庭生活,提高老年人生活质量。

（二）老年智慧生活照护服务宣教

"互联网+"时代的来临为养老产业注入了新的活力,但老年人普遍存在"数字鸿沟"现象,存在对智能产品的使用不熟练等问题,甚至不正确使用智能产品造成伤害的事件,需要照护人员做好宣教指导。一方面,智能产品和智慧服务流程力求操作简便、使用高效。一方面,照护人员要对老人年采取多种形式的宣教,如实操演示、图片示意、文字解说、视频讲解等,指导老年人正确掌握使用方法和注意事项,确保老年人使用时人身安全和产品有效发挥作用。宣教内容主要如下。

（1）疾病管理方面。病情监测、异常预警、紧急救助、康复服务的相关知识。

（2）居家健康照护。健康监测、远程看护、亲情关怀、健康促进、健康评估反馈等知识。

（3）个性化照护管理。照护计划、家政配餐代买等智慧便民服务和关怀照料项目的使用技能、安全风险防范知识等。

（4）智能产品的使用。介绍智能产品如腕表、监测设备、门禁系统、移动定位、消费娱乐、远程探视、安防系统等产品的功能、使用方法及注意事项。

（5）医养机构规章制度。讲解入院及出院办理流程、入住须知、环境及膳食事项、费用查询及支付途径、参保报销政策等信息。

三、老年智慧生活照护服务质量管理及评价

老年智慧生活照护服务是将智能技术与人工管理充分结合,建立"需求评估—终端感知—服务响应—结果评价"的服务闭环。其质量管理包括需求评估、照护计划、措施实施、质量评价等环节,通过评价找出问题进行调整改进,实现服务质量的持续提升。智慧照护平台的应用,以老年人为中心,使家庭、社区、医养结合机构不同场景形成全过程,针对照护评估、照护问题、照护计划,进行标准流程管理和质量控制,甚至与长期护理保险平台链接,可以使照护服务管理进入新模式,提升照护管理水平。

老年智慧生活照护的服务管理,首先要符合国家相关政策法规、行业标准、服务规范等要求,同时结合机构实际情况,要建立健全老年智慧生活照护服务流程、服务标准、质量与安全管理制度、服务质量评价体系、智能设备使用管理制度、操作规程、宣教制度,以及应急预案等,开展标准化建设。照护者应经过规范化培训,熟练掌握相关知识与技能、并执行,为老年人提供安全、舒适、高效的智慧生活照护服务。

老年智慧生活照护服务质量的评价,是对服务开展情况、服务成效等方面进行综合评价和分析,是对老年人服务质量保障的必要手段。评价的内容可以从规章制度的执行情况、智能设备不良事件的发生率、老年人相关安全事件的发生率、老年人信息及隐私安全保障、老年人满意度等方面进行评价。可以采取现场评价、考核考试、问卷调查、第三方评价等方式进行。

老年智慧生活照护服务质量评价结果的适用,是针对评价中发现的问题加以改进,进一步优化服务内容匹配、服务需求链接、服务流程便捷、智能设备适配、信息安全保障等问题,持续提高服务质量,提高老年人的服务体验及获得感、幸福感。

参考文献

［1］李祥臣,俞梦孙. 主动健康:从理念到模式［J］. 体育科学,2020:40(2):83-89.

［2］席杨娟,张文光,李晓俞,等. 医养结合模式下护理专业人才的现状分析［J］. 护理研究,2019:33(9):1556-1558.

［3］国家卫生健康委. 关于印发医养结合机构管理指南(试行)的通知［DB/OL］. (2020-10-10)［2021-06-08］. http://www. nhc. gov. cn/cms-search/xxgk/getManuscriptXxgk. htm id=5ef52256dd284034ba72cfeec0fd5aa4.

［4］国家卫生健康委. 关于政协十三届全国委员会第三次会议第4462号(社会管理类401号)提案答复的函［DB/OL］. (2021-01-22)［2021-06-09］. http://www. nhc. gov. cn/wjw/tia/202101/d3272d0005c64526996c607fa894c3aa. shtmL.

［5］中华人民共和国卫生部,中国人民解放军总后勤部. 临床护理实践指南［M］. 北京:人民卫生出版社,2011.

［6］王红漫. 老年健康蓝皮书——中国健康老龄化研究与施策［M］. 北京:中国财政经济出版社,2020.

［7］国家卫生计生委. 国家卫生计生委办公厅关于印发安宁疗护实践指南(试行)的通知［EB/OL］. (2019-08-27)［2021-06-09］. http://www. nhc. gov. cn/lljks/tggg/201908/81fcf0e4d6484fcfa345b9284d272e05. shtml.

［8］陈作兵,杨芳. 中国医养结合专家共识［M］. 杭州:浙江大学出版社,2019.

［9］马玉. 医养结合专业人才培养的创新思考［J］. 管理观察,2018,(28):175-176.

［10］国家卫生健康委. 关于印发老年失能预防核心信息的通知［DB/OL］. (2019-08-23)［2021-06-27］. http://www. nhc. gov. cn/lljks/tggg/201908/81fcf0e4d6484fcfa345b9284d272e05. shtmL.

［11］Integrated care for older people (ICOPE). guidance for person-centred assessment and pathways in primary care. Geneva:World Health Organization;2019. Licence:CC BY-NC-SA 3.0 IGO.

［12］Integrated care for older people(ICOPE). implementation framework:guidance for systems and services. Geneva:World Health Organization;2020. Licence:CC BY-NC-SA 3.0 IGO.

［13］中华人民共和国中央人民政府. 教育部办公厅等七部门《关于教育支持社会服务产业发展提高紧缺人才培养培训质量的意见》［EB/OL］. (2019-09-12)［2021-06-11］. http://www. mca. gov. cn/article/xw/tzgg/201910/20191000020119. shtmL.

［14］郭飏,付雪连,廖艳芳. 医养结合模式下复合型养老护理人才课程体系的构建［J］. 护

理实践与研究,2021,18(4):617-619.

[15]胡奎娟."健康中国"视域下健康体适能社区服务模式应用研究[J].体育科技文献通报,2019,27(1):114-116.

[16]中华人民共和国人力资源和社会保障部.中共中央国务院印发《"健康中国2030"规划纲要》[EB/OL](2016-10-25)[2021-8-19].http://www.mohrss.gov.cn/SYr-lzyhshbzb/zwgk/ghcw/ghjh/201612/t20161230_263500.htmL.

[17]李小寒,尚少梅.基础护理学[M].6版.北京:人民卫生出版社,2017.

[18]李玲,颜晓萍.老年护理学[M].北京:北京大学医学出版社,2019.

[19]化前珍,胡秀英.老年护理学[M].4版.北京:人民卫生出版社,2017.

[20]宋岳涛.老年综合评估[M].2版.北京:中国协和医科大学出版社,2019.7.

[21]于卫华,戴夫,潘爱红.医养结合老年护理实践指南[M].合肥:中国科技大学出版社,2018.8.

[22]吴仕英,肖洪松.老年综合健康评估[M].成都:四川大学出版社,2015.10.

[23]付敬萍,张鯽.老年心理护理[M].武汉:华中科技大学出版社,2020.8.

[24]尤黎明,吴瑛.内科护理学[M].北京:人民卫生出版社,2017.6.

[25]王芳.老年护理学基础[M].北京:化学工业出版社.2018.

[26]陈红华,王欣.安妮娜.老年护理学[M].天津:天津科学技术出版社.2018.

[27]李善玲,李节.实用老年护理学[M].南京:江苏凤凰科学技术出版社.2017.

[28]周泽纯,曾诗慧,孙鼎涵,等.老年精神健康评估工具的应用现状与分析[J].护理研究,2020,34(3):439-443.

[29]余运英.老年心理护理[M].北京:机械工业出版社.2016.

[30]张洁,张丹丹,王海妍.衰弱老年人非药物干预的研究进展[J].中华护理杂志,2020,55(10):1588-1592.

[31]WANG Y,WANG J D,ZHOU C Y,et al. Analysis on multiple cooperative participation of the elderly care in the combination of medical treatment and care in China[J]. Medicine and Society,2019,32(12):61-64.

[32]YAN Z Q. The urban elderly's willing to live in elderly care and support institutions and its determinants--analysis based on survey data of the elderly in Guangzhou in 2017[J]. South China Population,2018,33(6):58-65.

[33]范卉,徐中芹,马春霞.老年临终病人死亡质量研究现状及护理进展[J].护理研究,2018,32(8):1184-1186.

[34]李梦媛,修英菊,彭歆,等.终末期患者死亡质量测量工具的研究进展[J].护理学杂志,2017,32(9):101-104.

[35]郑真真,周云.中国老年人临终生活质量研究[J].人口与经济,2019(2):44-54.

[36]孙蕊,刘欣梅,李静,等.社区医务人员老年综合评估知信行现状调查及影响因素分析[J].中华现代护理杂志,2021,27(4):475-480.

[37]廖文玲,曾庆兰.新编基础护理技术[M].上海:复旦大学出版社,2012.

[38]臧谋红,吴桃信.基础护理学[M].上海:同济大学出版社,2016.

[39]樊予惠.日常照护技术[M].郑州:郑州大学出版社,2020.

[40]杨巧菊.护理学基础[M].3版.北京:中国中医药出版社,2016.

[41]中国就业培训技术指导中心,人力资源和社会保障部社会保障能力建设中心.养老护理员(高级)[M].北京:中国劳动社会保障出版社,2013.

[42]蔡聚雨.养老康复护理与管理[M].上海:第二军医大学出版社,2012.

[43]朱春梅,周庆华.常用护理技术[M].上海:第二军医大学出版社,2010.

[44]张少羽.基础护理技术[M].北京:人民卫生出版社,2010.

[45]姜安丽.新编护理学基础[M].2版.北京:人民卫生出版社,2012.

[46]臧少敏,陈刚.老年健康照护技术[M].北京:北京大学出版社,2013.

[47]朴顺子,尚少梅.老年人实用护理技能手册[M].北京:北京大学医学出版社,2012.

[48]裴晓梅.老年长期照护导论[M].北京:社会科学文献出版社,2010.

[49]臧少敏.老年照护技能训练[M].北京:中国人民大学出版社,2015.

[50]谌永毅,刘翔宇.安宁疗护专科护理[M].北京:人民卫生出版社,2020.

[51]蒲秋霞,李红伟,宏亚丽.国外布里斯托大便分类法的应用现状及其启示[J].护理研究,2019,33(9):1552-1555.

[52]张博寒,刘悦,田莉,等.老年患者吸入性肺炎防治与管理的最佳证据总结[J].中华现代护理杂志,2021,27(7):888-895.

[53]中国营养学会中国居民膳食指南科学报告工作组.《中国居民膳食指南科学研究报告(2021)》简介[J].营养学报,2021,43(1):1-2.

[54]中国吞咽障碍膳食营养管理专家共识组.吞咽障碍膳食营养管理中国专家共识(2019版)[J].中华物理医学与康复杂志,2019,41(12):881-888.

[55]许明双.《美国居民膳食指南(2020—2025)》老年人膳食推荐解读[J].食品安全导刊,2021,4(17):63-65.

[56]肖凤霞,卢少萍,徐永能,等.饮食日记对出院后老年卧床患者营养状况的影响[J].现代医院,2020,20(9):1354-1357.

[57]赵忠新.睡眠医学[M].北京:人民卫生出版社,2016.

[58]侯惠如,皮红英,杨晶.中国老年医疗照护教学与实践指导[M].北京:人民卫生出版社,2018.

[59]张鹏,李雁鹏,吴惠涓,等.中国成人失眠诊断与治疗指南(2017版)[J].中华神经科杂志,2018,51(5):324-335.

[60]陆林,王雪芹,唐向东.睡眠与睡眠障碍相关量表[M].北京:人民卫生出版社,2016.

[61]扎圣宇.快动眼睡眠行为障碍的筛查量表及临床特征研究[D].上海:上海交通大学,2016

[62]左美云.智慧养老内涵与模式[M].北京:清华大学出版社.2018.

[63]金新政,尹剑,王斌.智慧养老[M].北京:科学出版社.2019.

[64]张云萍,黄河.智慧养老实践[M].北京:人民邮电出版社.2020.

[65]李冬梅,许虹,东海林.医养结合养老服务机构运营管理实务[M].北京:机械工业出版社.2019.

［66］韩振秋,郭小讯.社区居家养老服务手册［M］.北京:化学工业出版社.2020.

［67］周郁秋,张会君.老年健康照护与促进［M］.北京:人民卫生出版社.2019.

［68］马晓风,董会龙.老年人心理护理［M］.北京:海军出版社.2017.

［69］许继勇,舒明雷,周书旺,等.基于云平台的智慧健康养老服务系统设计与实现［J］.山东科学,2017,30(5)117-122.

［70］房欣,黄卫东.人工智能机器人在老年照护中的应用及思考［J］.长春中医药大学学报,2021,37(2)447-450.